卫生人力资源管理

主编　杨添安　邓剑伟

中国财经出版传媒集团

中国财政经济出版社

图书在版编目（CIP）数据

卫生人力资源管理／杨添安，邓剑伟主编 . －－北京：
中国财政经济出版社，2021. 11
ISBN 978 - 7 - 5223 - 0795 - 4

Ⅰ.①卫…　Ⅱ.①杨…②邓…　Ⅲ.①医药卫生人员
－人力资源管理　Ⅳ.①R199. 2

中国版本图书馆 CIP 数据核字（2021）第 190952 号

责任编辑：彭　波　　　　　责任印制：史大鹏
封面设计：卜建辰　　　　　责任校对：胡永立

中国财政经济出版社 出版

WEISHENG RENLI ZIYUAN GUANLI

URL：http：//www. cfeph. cn
E - mail：cfeph@ cfeph. cn
社址：北京市海淀区阜成路甲 28 号　邮政编码：100142
营销中心电话：010 - 88191522
天猫网店：中国财政经济出版社旗舰店
网址：https：//zgczjjcbs. tmall. com
北京密兴印刷有限公司印刷　各地新华书店经销
成品尺寸：185mm×260mm　16 开　25. 25 印张　603 000 字
2021 年 11 月第 1 版　2021 年 11 月北京第 1 次印刷
定价：75. 00 元
ISBN 978 - 7 - 5223 - 0795 - 4
（图书出现印装问题，本社负责调换，电话：010 - 88190548）
本社质量投诉电话：010 - 88190744
打击盗版举报热线：010 - 88191661　QQ：2242791300

新冠疫情爆发以来，公共卫生体系的作用与重要性彰显无疑。在全球卫生健康环境不断变化、疫情席卷全球的背景下，我国更需要大力发展和推动公共卫生事业稳定与长期发展，而这需要大量高质量的卫生人力资源。卫生人力资源管理是为了充分发挥卫生事业发展中人力资源管理的作用、提升组织绩效和人力资本价值而产生的。党的十八大以来，以习近平同志为核心的党中央高度重视卫生健康人才队伍建设，强调从提升发展空间、薪酬待遇等方面入手关爱医务人员身心健康。我国陆续发布《国家卫生健康委、人力资源社会保障部、财政部关于建立保护关心关爱医务人员长效机制的指导意见》《关于深化卫生专业技术人员职称制度改革的指导意见》等文件，为建立、保护、关心、爱护医务人员的长效机制，推动全社会形成尊医重卫的良好氛围提供了有力的政策支持，也将卫生人力资源的重要性展现在公众的面前。为更好地优化我国卫生人力资源，响应国家战略号召，调动我国卫生人力资源积极性，使得员工与组织共同发展，此教材应运而生。

卫生人力资源是指卫生技术人员的数量、质量和从事医疗卫生工作的能力，它是社会人力资源的组成部分，是反映一个国家、地区卫生服务水平的重要标志，对社会经济发展起着十分重要的作用。随着我国卫生事业的发展，更需要适应时代的专业教材。基于健康中国战略对我国卫生事业及卫生人力资源建设的要求，本书汇聚多学科力量，焦健康人文，对卫生人力资源管理的内容进行了系统梳理。本书呈现六篇十七章的架构，章节内容除了涵盖传统的卫生人力资源管理模块，还加入了依托国家战略布局所形成的新内容。

本书从卫生人力资源管理的几个模块出发，结合案例与图表系统性地介绍了卫生人力资源选、育、留、用等多个方面。在卫生人员的聘用等方面，聚焦如何依托数字经济发展所建立的大数据平台，实现卫生部门人员管理的数字化与个性化；在培训开发方面，重视健康人文倡导的德才兼备的卫生人力资源的开发；在绩效薪酬方面，融合新医改精神，重视增加医务人员劳动价值；呼应健康中国战略，关注卫生人力资源身心状态及其可持续就业能力；此外，顺应数字化潮流，融合国家关于推进互联网诊疗提高服务效率、降低服务成本等内容，提出多学科融合、培养"医学＋X"复合型人才的举措，响应教育部、卫生健康委关于推动新医科人才培养模式的呼吁。

本书对健康中国和数字化的宏观背景下卫生人力资源管理进行了具体的阐述，可服务于公共卫生学、公共卫生事业管理、公共管理、卫生管理、卫生事业管理等相关专业的全日制和非全日制的本科生与研究生使用，也可用于医院管理部门人员及各级卫生管理干部的培训，具有较高的实践性。

本教材的选题、逻辑与结构由教材编写组在借鉴其他教材、文章的基础上重新整理提出。其中第一、二、十七章，由杨添安、张琳梓、钟冰洁完成，第三、四、十五章由邓剑伟、臧子璇、鞠雪梅完成，第五、六、七、八章由杨添安、吴振楠、高永闯、高思博完成，第九、十、十四、十六章由邓剑伟、金璇、鞠雪梅、吴振楠完成，第十一、十二章、十三章由杨添安、高思博、臧子璇完成。由于编者的个人因素，书中难免出现不足之处，敬请广大读者批评指正。

本书受北京理工大学工商管理国家级一流本科专业建设项目、北京理工大学创新计划《疫情背景下北京市可持续发展对策研究》项目资助。

目录

MULU

第一篇

导　论

第一章 卫生人力资源管理导论

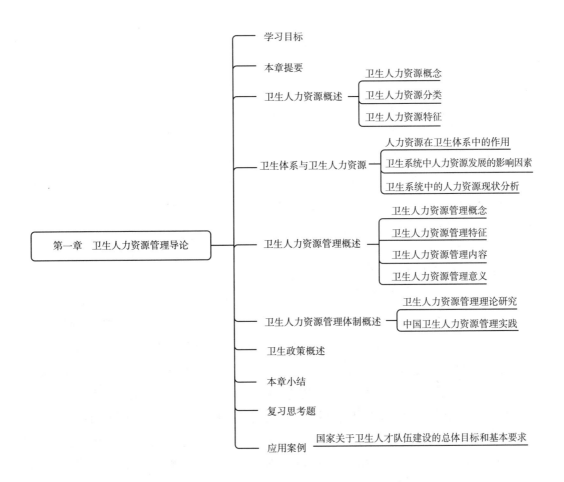

学习目标

通过本章的学习，你应该能够：

掌握：卫生人力资源概念与特征，卫生体系与卫生人力资源的关系，卫生人力资源管理的概念与特征。

熟悉：卫生人力资源管理体制的结构与运作方式。

了解：我国主要的卫生政策。

🎯 **本章提要** ——————————————————————————————

卫生人力资源及其有效管理是卫生组织顺利开展其他活动的前提和基础，因此，了解卫生人力资源管理理论对组织制订发展战略、设计科学的卫生人力资源体系具有重要意义。本章主要介绍卫生人力资源管理的基础概念与理论。首先，介绍卫生人力资源、卫生体系与卫生人力资源的概念；其次，介绍卫生人力资源管理的具体内容和体制建设；最后，阐述当前相关的卫生政策。

第一节　卫生人力资源概述

21 世纪，人类社会进入了以知识为主宰的全新经济时代，人力资源作为知识资本的主体，其价值已成为衡量各类组织整体竞争能力的重要标志。卫生事业肩负着增进人类健康的伟大使命，作为实现这一神圣职责的核心力量——卫生人力资源，毋庸置疑，是一个国家、地区及各级各类卫生组织实现其战略目标的决定性资源。因此，卫生人才队伍建设、卫生人力资源管理，关系到卫生事业发展大计，这对国家、地区、卫生组织来说都具有重要的战略价值及现实意义。

一、卫生人力资源概念

卫生人力资源（Human Resources for Health）又称卫生人员，是一个国家、地区卫生系统的重要组成部分，是卫生系统实现、保持和强化自身功能的载体；卫生人力资源的数量、质量、结构分布、状态，决定着一个国家或地区提供卫生服务的能力与水平。因此，了解卫生人力资源的概念与特征，对获取、使用、保持与激励卫生人力具有重要的意义。

广义上的卫生人力资源是指已经或正在接受卫生职业培训，正在或可能参与、促进、保护、改善人口健康活动的所有个人的集合；广义上的卫生人力资源包括：①正在卫生组织中工作的人员；②正在医学院校学习、毕业后可能补充到卫生组织中的人员；③曾经接受过卫生职业培训但未在卫生组织中工作，以及在卫生组织中离退休但仍具有工作能力的人员。在以上三部分人员中，第一部分人员是卫生人力资源的主体。

狭义上的卫生人力资源是指在卫生组织（卫生行政组织、卫生服务组织、社会卫生组织）中从事或提供卫生服务及相关服务的所有人员的集合。本书将卫生服务组织中构成卫生人力资源的个体称为卫生人员，卫生人员是在医院、基层医疗卫生机构、专业公共卫生机构及其他医疗卫生机构工作的在职人员。

本书中的卫生人力资源（以下简称卫生人才，卫生人员等）主要是指卫生人员部分。

二、卫生人力资源分类

卫生人力资源可分为卫生技术人员、其他技术人员、管理人员以及工勤技能人员四大类。

1. 卫生技术人员。卫生技术人员包括执业医师（含临床、口腔、中医、公共卫生等类别）、执业助理医师、注册护士、药师（士）、检验技师（士）、影像技师（士）、卫生监督员和见习医（药、护、技）师（士）等卫生专业人员，但不包括从事管理工作的卫生技术人员（如院长、副院长、党委书记等）。一般将具有副高级以上职称的卫生技术人员称为高级卫生人力资源。

2. 其他技术人员。其他技术人员是指从事医疗器械修配、卫生宣传、科研、教学等技术工作的非卫生专业人员。

3. 管理人员。管理人员是指担负领导职责或管理任务的工作人员。其包括从事医疗保健、疾病控制、卫生监督、医学科研与教学等业务管理工作的人员，以及从事党政、人事、财务、信息、安全、保卫等行政管理工作的人员。

4. 工勤技能人员。工勤技能人员是指承担技能操作和维护、后勤保障服务等职责的工作人员。工勤技能人员分为技术工和普通工。技术工包括护理员（工）、药剂员（工）、检验员、收费员、挂号员等，但不包括实验员、技术员、研究实习员（计入其他技术人员），也不包括经济员、会计员和统计员等（计入管理人员）。

三、卫生人力资源特征

卫生人力资源除了具有人力资源的一般特点外，还具有鲜明的行业特征：

1. 劳动需要高度复杂的专业知识与技能。医疗卫生服务的复杂性与风险性，决定了从事医疗卫生服务的人员必须具备足够的专业知识技能和经验。

2. 培养周期长、成本高。从事医疗卫生服务的人员不但需要系统的专业知识与技能，更需要丰富的临床经验，而这些能力的取得是需要一定时间的，因此，相对于其他行业的人力资源，卫生人力资源需要培养的时间更长。除了医学生在校学习时间普遍高于其他专业之外，在岗卫生人员还需要不断地进行知识更新，其实践经验的积累也需要漫长的时间。只有经过长期、持续的专业知识、技能的学习与经验累积的卫生人员，才能够胜任这种高度专业性的工作。漫长的培养周期也决定了卫生人力资源的高培养费用及高时间成本。

3. 劳动具有高风险性。卫生人力的劳动风险是由卫生职业本身特点决定的。由于疾病的复杂性、服务对象个体状况的多样性，医学对许多疾病的认识还很有限，这使卫生人员在提供服务时要面临许多不确定因素，伴随着许多已知或未知的医疗风险；与此同时，卫生人员在提供服务的过程中也具有职业暴露的风险，职业暴露一旦发生，就会对卫生人员的身体健康或生命安全造成严重的威胁；而在面对重大疫情、自然灾害等突发公共卫生事件时，卫生人员要承受巨大的社会责任、工作强度和心理压力，因此，其劳动强度高，工作难度大。

4. 劳动需要不同专业的人员共同协作。医疗卫生服务的复杂性与连续性，决定了医疗卫生服务的提供者，必须通过明确的分工与有效的协作才能够完成这种高度复杂的工作，例如，病人手术要通过临床医生、护士、麻醉师、药剂师等不同岗位专业人员的共同协作才能得以完成。

5. 社会责任重大。医疗卫生服务关系到人的生命与健康，卫生人员的责任心、知识技能水平与病人安全以及服务的效果息息相关，因此，卫生人员承担着巨大的社会责任和对公众救死扶伤的义务。

6. 注重个人成长与发展卫生。卫生人员属于高知识群体，他们接受过良好的专业教育，拥有明确的职业理想，对人生价值的实现具有很高的追求，因此，他们对自己所从事的工作具有很高的忠诚度，也更加注重个人成长与发展。

第二节　卫生体系与卫生人力资源

本节主要介绍在卫生体系中人力资源的作用，影响因素和现状。首先，介绍卫生体系的概念、人力资源在卫生体系中所发挥的作用；其次，介绍卫生体系中人力资源发展的影响因素，包括卫生服务需求、卫生系统因素和社会经济环境因素等；最后，从卫生人力资源的数量、结构和分布等方面分析卫生人力资源的现状；最后，阐述政府在卫生系统人力资源中的管理策略，包括卫生人力资源规划、培养和使用三个方面。

一、人力资源在卫生体系中的作用

对于卫生组织而言，人力资源是最为重要的资源，那么从卫生系统的角度，人力资源也具有同等的重要性，这可以由卫生人力资源费用支出、卫生服务结果以及健康产出反映出来。

1. 卫生系统的主要目标是促进、恢复和维持健康。所有以此为主要目标的人力、财力和物力资源及相关活动都属于卫生系统的范畴。世界卫生组织（World Health Organization，WHO）认为卫生系统包括六个主要的构成部分，分别是卫生服务提供、卫生人力资源、卫生信息、医疗产品和技术、卫生筹资以及领导管理。可见，卫生人力资源是整个卫生系统的重要组成部分之一，它对整个卫生系统的有效运转、卫生政策的制定和实施、卫生服务的提供以及最终的健康结果均具有重要的影响。

卫生系统通过提供卫生服务来促进、恢复和维持人群的健康。所有卫生服务都由一定的卫生技术人员来提供。卫生系统的其他资源（财力、技术、设备、药品、信息等）也都由卫生人力资源来操作和使用，才能转化为有效的卫生服务。卫生人员用自己的知识技术和优质服务为患者诊断和治愈疾病、减轻病痛、消除致病因素、预防疾病发生。因此，卫生人员的数量是否充足、结构和分布是否均衡、知识和技术是否适当、激励机制是否合理等因素都会影响到卫生服务的提供，进而影响人群的健康水平。

2. 卫生人力资源与卫生服务和健康产出的关系。全球各国卫生人员的数量与卫生服务和健康产出的关系研究发现，每千人口卫生人员的数量与儿童免疫接种率和孕产妇的专业接生率（Skilled Birth Attendance）密切相关。具体而言，每千人口卫生技术人员数达到 1.5 时，麻疹疫苗接种率可以实现 80% 的目标；每千人口卫生技术人员数达到 2.5 时，80% 的孕产妇可以接受专业接生。据此，一些国际组织提出，若要实现基本卫生服务项目的全民覆盖，每千人口卫生技术人员数量须达到 2.5 人。同样，卫生人力的数量与孕产妇死亡率、婴儿死亡率以及 5 岁以下儿童死亡率等千年发展目标（Millennium Development Goals，MDG）也密切相关，尤其是对于降低孕产妇死亡率的作用更明显。

3. 卫生人力资源的费用。卫生人力资源在卫生系统中的地位还体现在卫生人力的费用支出上。在世界各国的卫生系统中，卫生人力资源的费用在卫生总费用中都占很大的比例，有时高达 75%。特别是在中低收入国家，这一比例一般超过三分之二。尽管如此，与其他卫生资源相比，卫生系统中人力资源的规划和管理并没有得到足够的重视。

二、卫生系统中人力资源发展的影响因素

卫生系统中人力资源的发展受到多种因素的影响。分析卫生人力资源的现状或相关政策时，必须充分考虑这些影响因素的作用，才能因地制宜地制定出有效的卫生人力资源政策。这些影响因素可以分为三大类：卫生服务需求因素、卫生系统因素和社会经济环境因素。

1. 卫生服务需求因素。人群的健康状况决定了卫生服务需求，而卫生服务需求的多少决定着对卫生人力资源的数量和质量的要求。因此，分析人群健康状况及其对卫生服务的需求，是人力资源规划和发展的重要内容。具体特征有三点：

①卫生服务需求呈上升趋势。新中国成立初期，人口期望寿命只有 35 岁，1957

年达到 57 岁，到 2005 年人口期望寿命提高到了 73 岁。同时，婴儿死亡率和孕产妇死亡率也有明显下降。这些数据一方面说明了居民健康状况自新中国成立以来得到了大幅度的提高；另一方面，也说明了居民对卫生服务需求的增加，特别是在目前良好的经济和社会保障基础上，居民对卫生服务的需求更加突出。

②卫生服务需求地区差异显著。尽管居民健康状况有明显提高，但健康指标的地区差异仍然非常显著。2005 年，城市地区的人均期望寿命为 74.8 岁，而农村地区为 72.2 岁，城乡差异为 2.6 岁；2010 年中国城市地区婴儿死亡率为 5.8‰，农村地区为 16.1‰，农村地区是城市地区的 2.8 倍；西部地区的孕产妇死亡率是东部地区的 2.5 倍。这些健康状况的差异意味着西部地区和农村地区的居民需要更多的卫生服务，也就意味着西部和农村地区对卫生人力资源的需求量要高于东部和城市地区。

③疾病谱的变化导致卫生服务需求的变化。疾病谱的变化对卫生人力资源的规划也有着至关重要的影响。由于社会经济快速发展、居民行为生活方式以及生存环境的变化，慢性非传染性疾病的患病率和死亡率逐年上升，已经成为主要的疾病负担。第四次国家卫生服务调查的结果显示，全国慢性病患病率达到 20%，慢性病患病人数达到 2.7 亿。位列前四的死因依次是脑卒中、肿瘤、老慢支、心脏病，占死亡总数的 75%。慢性病患病率的快速增长对卫生服务提出了新的挑战，对卫生人力资源的数量和结构也提出了新的要求。对于慢性非传染性疾病的防治，卫生人力资源既需要具备疾病诊断和治疗的知识技能，又需要掌握健康教育和行为干预等方面的知识技能，因此对从事慢性病防治的卫生人员的知识结构提出了新的挑战。

2. 卫生系统。卫生人力资源作为卫生系统的一个重要组成部分，与卫生系统的其他组成部分之间相互协调、相互作用。卫生系统的每个部分发生变化，都会对卫生人力资源产生一定的影响。本部分主要讨论权力下放、非公立医疗系统、医疗保障政策及其他卫生政策对卫生人力资源的影响。

①权力下放。卫生系统的权力下放（Decentralization）是指将卫生系统的资源、权力、功能等要素由中央向地方转移，或者由上级部门下放到下级部门。实施权力下放通常是为了提高卫生服务的效率，提高卫生服务的公平性，加强社区参与及部门合作等。中国于 20 世纪 80 年代中期开始在卫生系统实施权力下放。首先，通过实施院（所、站）长负责制，扩大了卫生机构的自主权。其次，全国大部分的乡镇卫生院管理权陆续由县卫生局下放到乡镇政府，乡镇政府负责卫生院的人事及财务管理，而县卫生局只负责业务上的监督与指导。但是由于运行效果不佳，目前大多数乡镇卫生院的管理权限受县卫生局统一管理。由于卫生人力资源在卫生系统内十分重要，从权力下放的定义可以看出，卫生人力资源及其管理权往往是权力下放的重要内容，因此权力下放将不可避免地对卫生人力资源管理产生深远影响。另外，权力下放的背景、组织形式以及政策形成和实施过程也是卫生人力资源管理的重要影响因素。

②非公立医疗系统。20 世纪 80 年代末，在全球范围内开始了一场以市场为导向的卫生体制改革。非公立医疗系统（或称为私立医疗系统、民营医疗系统）的发展是这场改革的主要内容之一。非公立医疗系统为医疗市场引入了竞争机制，为提高卫生服务的效率和质量发挥了重要作用。中国非公立医疗系统出现于 20 世纪 80 年代，多由私人诊所发展壮大或民间资本参与公立医院改制而来。随着卫生体制改革的深入开展，非公立医疗机构在中国卫生事业中发挥着越来越重要的作用。到 2011 年，中国民营医院数量达到 8 440 家，占医院总数的 38.4%，但非公立医院的床位数只占医院总床位的 9.7%。

非公立医疗机构的规模对于卫生人力资源的影响主要在于对公立医疗机构卫生人员的吸引。如果非公立医疗机构提供的工资待遇高于公立医疗机构，将有一部分卫生技术人员选择离开公立医疗机构，到非公立医疗机构就业。2011 年非公立医疗机构的卫生技术人员占中国卫生技术人员总量的 14.7%，比 2004 年增加了 7 个百分点。

③医疗保障政策。医疗保障政策的目的是为参保者提供经济风险保护，使患者不至于因利用卫生服务而致贫、返贫。中国目前基本医疗保障制度包括城镇职工基本医疗保险、城镇居民基本医疗保险、新型农村合作医疗和城乡医疗救助制度，前三种医疗保险几乎覆盖了所有城乡居民。

许多国家的经验和证据表明，拥有医疗保险能促进居民对卫生服务的有效利用，从而使医疗机构和卫生人员的服务量大大增加。中国从 2003 年实行新型农村合作医疗以来，乡镇卫生院的服务量持续增长，住院服务量的增长尤其明显，医生日均担负的门诊人次从 2004 年的 4.6 人次增加到 2011 年的 8.5 人次。

医疗保障制度对医生的服务提供行为也可能产生直接的影响。部分医生会因为病人拥有医疗保险而提供额外的服务，即医生诱导需求（Supplier Induced Demand）。

④其他卫生政策。许多其他的卫生政策也会对卫生人力资源产生影响。例如，基本药物制度会影响医生的处方行为和业务收入。在推行了住院分娩政策后，妇产科医生的需求量快速增加，而在此之前提供助产服务的传统接生员则只能停止提供助产服务，改做其他工作。

3. 社会经济环境因素。卫生系统之外的宏观社会经济环境对卫生人力资源也会产生直接或间接的影响。具体表现为以下三点。

①经济发展。经济发展对卫生人力资源产生了多方面的影响。经济发展促进了人群对健康的期望以及对优质卫生服务的需求，进而对卫生人力的数量和质量都提出更高的要求。经济发展以及与其相适应的科技发展在很大程度上改变了医务人员的工作特点和提供卫生服务的方式，如更多地依赖仪器设备和最新的药品等。此外，不同地区，尤其是城乡之间经济发展水平的差异也决定了不同地区对卫生人力资源的吸引力，造成卫生人力资源在地域之间和城乡之间分布的不均衡。

②教育政策。高等院校的数量，尤其是医学院校的数量，决定了医学教育培训的规模。在 1999 年出台的高等教育扩招政策的鼓励下，中国医学院校的办学规模迅速扩大。2008 年高等医学院校的招生数量比 1998 年的招生数量增加了 6 倍，学生与教师的比例增加到原来的 3 倍，但我国高水平综合性大学医学院录取分数往往偏低。这种变化使医学毕业生数量增加，但同时也对医学教育质量也产生了一定的影响。

③劳动力市场。劳动力市场的供需关系和开放程度与卫生人力资源的发展密切相关。当某地区劳动力市场供给大于需求，该地区剩余的劳动力会转向其他领域或其他地区就业。反之，当供给小于需求时，则会吸引其他领域或其他地区的人才前来就业。中国在 20 世纪 90 年代之前，大多数高校毕业生回原籍工作，由政府部门统一安排。随着劳动力市场的逐渐开放，这一限制已经基本取消，大学毕业生可以选择在不同地区灵活就业。在这种情况下，农村地区很难吸引到其需要的人才，尤其是高水平卫生人才。

三、卫生系统中的人力资源现状分析

充足的卫生人员数量、合理的卫生人员结构和分布以及优良的工作绩效是保障基本卫生服务提供的重要前提。要了解一个国家或地区卫生人力资源现状，必须对这些基本信息进行分析。本部分将介绍卫生人力资源现状分析所使用的指标以及注意事项，并基于《2020 中国卫生健康统计年鉴》的资料，对中国卫生人员的数量、结构、分布特征以及工作绩效加以描述。

1. 卫生人员数量。分析一个国家和地区的卫生人力资源状况，首先要了解卫生人员的数量，其可以用绝对数或相对数表示，通常采用的指标是每千人口卫生技术人员数。例如，截至 2019 年年底，中国的卫生人员总量为 1 293 万人，其中卫生技术人员 1 015 万，每千人口卫生技术人员的数量达到 7.26 人。

分析卫生人员数量可以做两类比较：一类是横向比较，即不同国家或地区间卫生人员数量的比较。由于不同国家和地区人口规模的不同，这种横向比较只用相对数进行比较，即每千人口卫生技术人员数量的比较。世界卫生组织负责收集和比较各国卫生人员数量的信息，但由于各国卫生人员种类、统计口径以及卫生信息系统的差异，甚至获取资料的年份也各有不同，有时难以对卫生人员数量进行直接的比较。以每千人口医生数为例，世界卫生组织网站最新的资料显示，2018 年，中国每千人口医生数为 1.98 人，美国为 2.61 人，以色列为 4.62 人，伊朗为 1.58 人，全球平均水平为 1.56 人。与全球其他国家相比，中国的每千人口卫生技术人员数量处于中等水平，但仍然落后于发达国家。分析卫生人员数量的第二类比较为纵向比较，即同一国家或地区不同年份卫生人员总量或每千人口卫生技术人员数量的变化趋势。对于变化趋势的分析可以清楚地了解该国家和地区卫生人力资源发展的情况，为分析医学教育和卫生人力政策对卫生人力资

源的影响，以及今后卫生人力资源的规划和管理提供重要信息。中国卫生人员总量在过去60多年的时间里，总体保持上升的趋势。20世纪50年代，卫生人员数量快速增长，每年递增约11万人。60年代停滞不前，在180万人上下波动。70~80年代快速发展，每年递增约15万人，90年代后增速放慢。2001~2003年卫生人员数量出现负增长。2005年以后，卫生人员数量再次快速增长，每年递增均超过20万人。其中，2019年比2018年增长60多万人。2016年和2017年两年也分别比前一年增加50多万人。图1-1显示了从1949年新中国成立以后中国卫生人员总数量的变化趋势。其中，值得一提的是中国农村"赤脚医生"队伍的变化。1968年，随着"赤脚医生"制度开始建立，卫生人员总数量在这段时间显著上升；而从1985年开始，中国不再使用"赤脚医生"名称，开始建设和发展乡村医生队伍；到2019年年底，中国已经有144万名乡村医生。

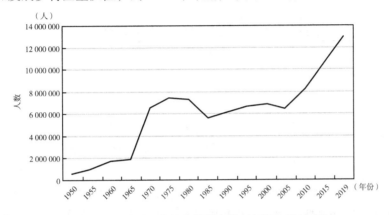

图1-1　中国卫生人员总量的变化（1950~2019年）

2. 卫生人员结构。卫生人员的结构对卫生服务的提供也会产生重要影响。不同年龄、不同性别的卫生人员提供服务的方式在很大程度上受到其知识和技能的影响。分析卫生人员的结构包括许多内容，本部分从卫生服务的角度，重点分析卫生人员的类别、性别、年龄和学历结构。

①卫生人员类别结构。不同类别卫生人员的结构决定着卫生服务提供的模式。如在以预防为主、公共卫生服务均等化的政策框架下，公共卫生人员的数量对于公共卫生服务的提供至关重要。医护比（医生和护士数量的比例）对于医疗机构的服务提供影响甚大。中国护理人员长期处于短缺的状态，新中国成立初期的医护比约为1:0.1，虽然护士数量的增长速度明显比医生的增长速度快，但仍处于短缺状态。到2019年，医护比基本维持在1:1左右，而在加拿大这一比例为1:3.6，泰国为1:5.2。当护理人员数量较少时，医生就需要承担一些护士的工作，从而降低卫生资源配置的效率。

②卫生人员性别结构。卫生人员通常以女性居多。2019年中国卫生技术人员中女性占72.2%，其中，注册护士这一职业中，女性更是高达97.4%。由此可见，女性在

卫生服务提供中发挥着重要的作用。尤其是那些非正式的卫生人员，如照顾病人的护工等，女性的作用更是不可替代，但这些信息在卫生统计资料中往往得不到全面的反映。

③卫生人员年龄结构。卫生人员的年龄结构对于卫生人力资源规划至关重要。在预测卫生人力供给中需要根据卫生人员的年龄结构预测未来的退休人员数量。如果现有卫生人员中接近退休年龄者的比例较高，那就意味着在未来一段时间内有较多的人会退休，在人员供给量的规划中必须充分考虑这一因素。目前中国卫生技术人员的年龄结构以中青年为主，2019 年卫生技术人员中 25～54 岁年龄段的人数占 83.2%，55 岁及以上的卫生技术人员只占 10.9%。但与 2011 年资料相比，55 岁以上的卫生技术人员所占比例有所上升（见表 1-1）。

表 1-1　　　　　　　中国卫生技术人员年龄构成（2011 年和 2019 年）

年龄段	2011 年（%）	2019 年（%）
25 岁以下	8.2	5.9
25～34 岁	35.0	39.5
35～44 岁	29.5	26.1
45～54 岁	18.2	17.6
55～59 岁	5.5	5.3
60 岁及以上	3.6	5.6

④卫生人员学历结构。学历结构反映卫生技术人员接受医学专业教育的水平，在很大程度上影响着医疗服务的质量。中国卫生技术人员的学历通常分为研究生、大学本科、大专、中专、高中及以下五类。中国卫生技术人员的学历水平不断提高，2019 年，拥有大学本科及以上学历的卫生技术人员数量占 38.5%，而 2011 年这一比例只有 25.7%。在所有卫生技术人员中，执业医师的学历明显高于其他类别的卫生技术人员，大学本科及以上学历者占 66.2%，而在注册护士中，大学本科及以上学历者只占 23.8%（见表 1-2）。

表 1-2　　　　　　　中国卫生技术人员学历构成（2011 年和 2019 年）

学历	2011 年（%）			2019 年（%）		
	卫生技术人员	执业医师	注册护士	卫生技术人员	执业医师	注册护士
研究生	3.4	9.1	0.1	5.9	16.1	0.2
大学本科	22.3	43.9	9.5	32.6	50.1	23.6
大专	37.0	28.6	44.1	39.4	22.7	49.4
中专	33.4	16.2	44.0	21.0	10.2	26.3
高中及以下	3.8	2.2	2.4	1.2	1.0	0.5

3. 卫生人员的分布。卫生人员的分布是分析卫生人力资源现状的一个重要方面，包括地域分布和城乡分布。从地域分布来看，中国的东、中、西部地区的卫生人力资源分布不均衡。2019 年，东部地区每千人口卫生技术人员数为 4.44 人，而中部和西部地区分别为 2.89 人和 2.81 人。经济水平、社会发展程度、卫生投入和卫生服务需求量的差异是造成卫生人力资源配置地域差异的主要原因。卫生人力资源的城乡分布差异是限制农村地区卫生事业发展的重要因素。与卫生人力的地域差异相比较，卫生人力的城乡差异更大。2019 年中国城市地区每千人口卫生技术人员数为 5.54 人，而在农村地区，这一数字仅为 4.61 人。

第三节 卫生人力资源管理概述

卫生人力资源是卫生资源中最重要且最具活力的部分，其状况直接影响到人民健康水平的提高和卫生事业的发展，因此，各级各类卫生组织要通过有效的人力资源管理，来充分发挥卫生人力资源在卫生事业发展中的重要作用。

一、卫生人力资源管理概念

卫生人力资源管理（Human Resources for Health Management）是指卫生组织根据组织发展战略要求，运用现代科学理论与方法，对卫生人力资源进行有效获取、开发、配置与使用，并通过培训、考核、薪酬等一系列管理措施，发掘卫生人员的潜能，充分调动卫生人员工作积极性与创造性，最终实现卫生组织与员工共同发展的目标。

卫生人力资源管理的概念可以从以下几个方面来理解：

1. 卫生人力资源管理的目的是实现卫生组织战略目标及满足卫生人员工作需求；

2. 卫生人力资源管理是卫生组织的战略性人力资源管理，其一切管理活动都必须与实现卫生组织战略目标保持一致；

3. 卫生人力资源管理涵盖卫生人员从获取、配置、使用、开发到激励的全过程；

4. 卫生人力资源管理活动丰富、灵活，并随着社会的发展、管理理念的变化而不断变化。

二、卫生人力资源管理特征

1. 战略性。卫生人力资源管理是从卫生组织的全局和发展目标出发，对卫生组织系统中的人力资源进行一系列管理活动，其目的是保障卫生组织战略目标的实现，因此，卫生人力资源管理具有鲜明的战略性特征。

2. 人本性。大多数卫生人员具有较高的学历背景，作为知识型员工，对尊重、理解、文化、管理模式、个人价值实现等方面具有更高的关注与要求，因此，卫生人力资源管理所采用的管理方法更加重视"以人为本"，更加重视员工的参与。

3. 全员性。医疗卫生服务具有多学科交叉性及多岗位协作性的特点，优质医疗卫生服务的提供要靠卫生组织中所有岗位人员的共同努力，因此，卫生人力资源管理的对象是卫生组织中的全体员工。

4. 互惠性。卫生人员作为知识密集性人力资源，更加注重个人的发展与自身价值的体现，因此，对卫生人力资源的管理强调获取组织绩效和员工满意的双重结果；强调组织和员工之间的"共同利益"，并重视发掘员工更大的主动性和责任感。

5. 创新性。不同类型的卫生组织，在组织目标、组织架构、业务特点、工作流程等诸多方面存在差异，相同类型的卫生组织也会因其规模、功能定位的不同，而对人力资源管理模式有着不同的要求；同一卫生组织在不同发展时期采取的人力资源管理政策也会不同；管理科学的发展、管理技术的进步对卫生人力资源管理同样产生着重要的影响。因此，卫生人力资源管理会随着时代发展，与时俱进地更新管理理念、改进管理方法，使卫生人力资源发挥出越来越大的作用。

三、卫生人力资源管理内容

1. 卫生人力资源规划。以卫生组织发展战略和组织目标为基础，制订与实施卫生人力资源规划，以实现卫生组织中的人力资源供需平衡，保障卫生组织在长期发展的同时，最大限度地实现员工的个人利益与价值。卫生人力资源规划有利于组织明确在未来一定时期内人力资源管理的重点，有利于发挥卫生人力资源管理职能以及相关政策的合理定位，保持卫生人力资源长期竞争优势。

2. 工作分析、设计与评价。工作分析是人力资源管理的基础性工作。通过工作分析、设计与评价，掌握卫生组织中各类职位的相关信息，明确各职位对任职者的要求，在此基础上，将工作分析的结果与人力资源管理各职能模块有效地衔接起来，从而为整个卫生人力资源管理体系的建设提供基础，满足卫生组织发展的客观要求。

3. 卫生人员招聘与甄选。人员招聘是卫生组织获取卫生人才的途径。通过招聘不但可以吸引、筛选、获取组织发展所需的卫生人员，还可以通过招聘平台传播组织文化、提升组织形象、提高组织竞争能力，因此，人员招聘是卫生人力资源管理的重要内容。

4. 卫生人员素质测评。素质测评是卫生人力资源管理的基础性工作，现被广泛应用于卫生人员招聘、选拔、配置、考核、职业规划等工作之中，人员素质测评工具的使用使卫生人力资源管理更加规范化与科学化。

5. 卫生人员培训。人员培训是卫生人力资源开发与增值的重要途径。通过培训让卫生人员理解、接纳组织文化，提高专业素质，提升工作绩效，进而实现卫生组织整体绩效的提升。

6. 卫生人员绩效管理。绩效管理是卫生人力资源管理的核心工作之一，卫生组织通过对员工进行科学、系统、有效的绩效管理，来不断提升卫生人员个人绩效水平，继而提升卫生组织的整体绩效水平，以保障组织目标的实现。卫生人员绩效管理与其他人力资源管理模块关系密切，卫生人员绩效考评结果可为人员培训、人员配置、薪酬调整、职业生涯规划管理等卫生人力资源管理工作提供重要依据。

7. 卫生人员薪酬管理。科学、合理、公平、有竞争力的薪酬机制，能够有效地激发卫生人员工作积极性，提升其工作效率与工作品质；不合理的薪酬机制会抹杀卫生人员的工作热情，甚至可能导致其价值观与工作行为的扭曲，直接影响到医疗卫生服务的安全性与质量。因此，制订科学合理的薪酬政策，确定合理的薪酬水平与设计合理的薪酬结构，对吸引、获取、保留、激励卫生人员意义非凡。

8. 卫生人员职业生涯规划管理。在保障卫生组织目标实现的前提下，最大限度地实现员工个人发展目标是现代人力资源管理的崭新理念。卫生组织在对卫生人员进行全面评估的基础上，根据组织发展的需要，结合卫生人员职业胜任特征与个人意愿，帮助卫生人员进行职业生涯设计与实施，实现组织发展与个人成长同步、组织目标与个人发展目标同向的双赢局面。

9. 卫生人员关系管理。卫生组织通过拟订和实施各项人力资源政策和管理行为，调节卫生人员与卫生人员之间、卫生人员与卫生组织之间的相互关系，从而共同实现组织和个人的目标。卫生人员关系管理包括沟通管理、冲突管理、卫生人员离职及人事关系管理、劳动关系管理、职业安全管理等内容。

10. 卫生人员激励。卫生人员的工作状态对其工作绩效会产生直接且重要的影响。卫生组织通过组织文化、薪酬政策、晋升管理等经济性与非经济性激励手段对卫生人员进行有效激励，保持卫生人员高昂的工作热情，吸纳、保留优秀卫生人才，提升人类健康水平。

四、卫生人力资源管理意义

1. 有效的卫生人力资源管理可以提升卫生组织绩效，支撑卫生组织战略目标的实现；

2. 有效的卫生人力资源管理可以提升卫生人力资本的价值，使卫生组织获得核心竞争力；

3. 有效的卫生人力资源管理可以将卫生人员的个人工作目标与卫生组织目标达成

一致，实现共赢；

4. 有效的卫生人力资源管理能够做到人岗匹配、人尽其才、才尽其用，充分发挥卫生人员的潜能，更好地为人类健康服务；

5. 有效的卫生人力资源能够充分调动卫生人员的工作积极性与创造性，提高其工作满意度，使卫生人员所提供的卫生服务更加优质、高效。

第四节　卫生人力资源管理体制概述

卫生人才是中国人才的重要组成部分，卫生事业是国家实现人才强国战略目标的重要领域，加强卫生人才建设是中国进入世界人才强国行列"这一人才发展总体目标的必然要求，因此，国家非常重视卫生人才的开发与管理工作。自20世纪80年代人力资源概念被引入中国之后，其引起了国内很多学者的兴趣与关注，对中国的卫生人力资源管理实践也产生了重大影响。

一、卫生人力资源管理理论研究

1988年"国际劳工组织亚洲人力资源开发网、中国人力资源开发研究中心成立暨首届学术研究会"在贵阳隆重举行，揭开了中国系统、全面、规范、有组织的卫生人力资源管理理论研究的序幕。此后，有关卫生人力资源管理方面的研究逐步增多，研究的内容逐步扩大，研究的深度逐步增加，并取得了可喜的成果。

到目前为止，对卫生人力资源管理的理论研究既包括基础性研究、应用性研究，也包括技术与方法学方面的研究。研究内容包含卫生人力资源战略与规划、卫生人员评价、培训、薪酬管理、绩效管理、职业生涯规划管理等。

国家卫生健康委员会人才交流服务中心是承担全国卫生人力资源开发管理与服务工作的部属事业单位，目前已初步建立起包括卫生人才评价、人才社会化服务、人才培训、国际化交流与合作、卫生人才政策研究、人才宣传等卫生人力资源开发与服务链，该中心在全国卫生人力资源管理的理论研究及管理实践上起到了引领作用。

二、中国卫生人力资源管理实践

1. 卫生人力资源管理机构。国家卫生健康委员会人事司负责全国卫生行业各类卫生组织人力资源的宏观管理，其主要职责是：根据国家卫生事业发展的战略要求，拟订国家卫生和计划生育人才发展政策；承担机关和直属单位的人事管理、机构编制和队伍建设等工作；拟订各类卫生专业技术人员资格标准并组织实施；组织指导卫生和计划生育管理干部岗位培训工作等。国务院有关部门包括国家发展和改革委员会、人力资源和社会保障部、财政部等在各自的职责范围内参与卫生人力资源发展相关政策的拟定。各省、自治区、直辖市卫生厅（局）人事处在国家卫生和计划生育委员会人事司的指导下，负责本地区卫生人力资源管理工作，包括拟订本地区的卫生人才发展规划和制订相关政策并指导实施；会同有关部门拟订各类卫生专业技术人员资格标准并组织实施；负责机关和指导直属单位的人事管理、机构编制、劳动工资、安全、离退休人员服务等工作。

2. 卫生人事制度改革。卫生人力资源是推进医疗卫生事业发展、维护人民健康的重要保障。新中国成立以来，特别是改革开放以来，中国的医疗卫生事业取得了长足的进步，人民群众的健康水平不断提高，种种成绩的取得与国家卫生人才规模的扩大、质量的提高、人才结构的不断改善、人才效能的不断提升直接相关。长期以来，国家在卫生人力资源的宏观管理上，出台了一系列相关政策与措施，保障卫生人才在准入、配置、分类、开发、薪酬绩效、激励等方面做到统筹规划、科学管理，保证卫生人才队伍健康、有序的发展。

2000 年以来，原国家卫生部联合中组部、人事部等国务院相关部委先后颁布、出台了一系列重大卫生人事制度改革措施，主要包括《关于深化卫生事业单位人事制度改革的实施意见》《关于卫生事业单位内部分配制度改革的指导意见》《医疗事业单位年薪制暂行办法》《卫生事业单位工作人员考核暂行办法》《关于卫生事业单位领导干部选拔任用制度改革的指导意见》《事业单位岗位设置管理试行办法》《关于卫生事业单位岗位设置管理的指导意见》《关于加强卫生人才队伍建设的意见》《全民健康卫生人才保障工程实施方案》《关于实施医院护士岗位管理的指导意见》等。国家通过实施卫生人事改革政策与措施，逐步建立起符合卫生工作特点的政事职责分开、政府依法监督、单位自主用人、人员自由择业、科学分类管理、配套措施完善的管理新体制，建立起人员能进能出、职务能上能下、待遇能高能低、人才结构合理，有利于优秀人才脱颖而出，充满生机和活力的运行机制。

2011 年原国家卫生部颁布了《医药卫生中长期人才发展规划（2011～2020 年》（以下简称"规划"），为中国卫生人力的发展描绘出了振奋人心的宏伟蓝图。"规划"的制定强化了人才是第一资源的理念，落实人才强国的总体要求，突出人才优先、以用为本，坚持公共医疗卫生的公益性质，大力推进医药卫生人才制度建设和机制创新，实现医药卫生人才全面发展，为加快中国医疗卫生事业改革发展和实现全面建设小康社会奋斗目标提供坚实的医药卫生人才保证。"规划"中明确提出，中国到 2020 年，造就一支数量规模适宜、素质能力优良、结构分布合理的医药卫生人才队伍，营造人才发展的良好环境，为加快中国医疗卫生事业改革发展，实现人人享有基本医疗卫生服务提供强有力的人才保障。

近十年，中国卫生人才建设的主要任务是强化基层医疗卫生人才队伍建设；加强公共卫生人才队伍建设；大力开发医药卫生专门人才；加强高层次医药卫生人才队伍建设；统筹推进其他各类医药卫生人才队伍建设。在卫生人力资源管理制度建设与创新方面的主要工作是：建立住院医师规范化培训制度；建立全科医师制度；建立公共卫生专业人员管理制度；完善村级卫生人员管理制度；建立卫生管理人员职业化制度；强化医药卫生人才投入机制；创新医药卫生人才培养开发机制；创新医药卫生人才使用评价机制；创新医药卫生人才流动配置机制；创新医药卫生人才激励保障机制。

第五节　卫生政策概述

大多数卫生政策与卫生人力资源的关系也非常密切。卫生政策通常是由卫生管理人员来制定和实施的，卫生服务提供者（医生、护士等）也是卫生政策的重要执行者。一方面，制订和实施卫生政策对卫生人力资源提出了很高的要求。卫生政策制定者需要理解卫生政策的背景、内容、过程以及各利益相关者，需要在政策制定过程中合理使用证据，进行循证决策。卫生政策执行者需要理解卫生政策的内容和要求，有足够的能力和动力来严格执行卫生政策，将卫生政策最终转化为有效的卫生服务。因此，卫生人力资源是卫生政策能够合理制订和顺利实施的重要保障。另一方面，卫生政策会在一定程度上改变卫生技术人员的工作内容和工作方式，如基层医疗机构的医务人员在提供服务的过程中需要遵循基本药物政策的要求，使用目录范围内的药品，再如临床路径政策要求医务人员按照固定的路径提供临床服务；公共卫生均等化政策可能需要一部分临床医生承担一些公共卫生服务的任务；医疗保险政策（如新型农村合作医疗）会吸引更多的患者就医，从而增加医务人员的工作量。更为重要的是，卫生政策可能改变卫生人员的激励机制，进而影响他们的服务提供行为。最为明显的例子是供方支付制度政策：如果支付方式为按项目支付（Feefor Service），医务人员就可能被激励提供更多的服务（包括检查和药物等）；如果支付方式改为按人头支付（Capitation），医务人员就失去了提供更多服务的动力。

本章小结

广义上的卫生人力资源是指已经或正在接受卫生职业培训，正在或可能参与促进、保护、改善人口健康活动的所有个人的集合；狭义上的卫生人力资源是指一定时期内，在卫生组织中从事或提供卫生服务及相关服务的人员总和。

卫生人力资源可分为卫生技术人员、其他技术人员、管理人员以及工勤技能人员四大类。

卫生人力资源具有鲜明的行业特征：劳动需要高度复杂的专业知识与技能；培养周期长、成本高；劳动具有高风险性；劳动需要不同专业的卫生人员共同协作；社会责任重大；注重个人成长与发展。

卫生人力资源的发展和管理受众多因素的影响。首先，居民的健康状况及其对卫生服务的需求是决定卫生人力资源需求的重要因素。其次，卫生系统和卫生政策中的其他组成部分与卫生人力资源相互影响，如权力下放、非公立医疗机构的发展等。另外，卫生系统之外的其他宏观社会经济环境对卫生人力资源也产生着重要的影响，包括经济发展、教育政策、劳动力市场等因素。

卫生系统中人力资源的现状分析包括：卫生人员的总数量、每千人口卫生技术人员的数量以及横向和纵向的比较；卫生人员的性别结构、年龄结构和学历结构；卫生人员的地域分布和城乡分布。

卫生人力资源管理是指卫生组织根据组织发展战略要求，运用现代科学理论与方法，对卫生人力资源进行有效获取、开发、配置与使用，并通过培训、考核、薪酬等一系列管理措施，发掘卫生人员的潜能，充分调动卫生人员工作积极性与创造性，最终实现卫生组织与员工共同发展的目标。

卫生人力资源管理特征包括战略性、人本性、全员性、互惠性、创新性。

🔖 复习思考题

1. 阐释中国卫生人事制度改革的动因。
2. 分析成功执行卫生人事制度改革政策所面临的主要障碍。
3. 简述卫生人力资源与卫生服务和健康产出的关系。
4. 描述一个国家和地区卫生人力资源现状应该主要包括哪些方面？
5. 为什么许多医学毕业生宁愿转行不做医生，也不愿意到农村地区就业，为农村居民提供医疗卫生服务？阻碍他们到农村地区就业的因素有哪些？

🔖 应用案例

国家关于卫生人才队伍建设的总体目标和基本要求

2019 年是健康扶贫攻坚拔寨的冲刺之年，也是我委"工作落实年"。为全面加强贫困地区卫生健康人才队伍建设，坚决打赢健康扶贫攻坚战，保障贫困人口享有基本医疗卫生服务，防止因病致贫、因病返贫，现就有关要求通知如下。

一、总体要求

（一）总体思路。以习近平新时代中国特色社会主义思想为指导，深入贯彻党的十九大和十九届二中、三中全会精神，落实党中央、国务院脱贫攻坚决策部署，践行新时代党的组织路线，坚持问题导向，聚焦贫困地区脱贫攻坚和卫生健康服务薄弱环节，深化人才发展体制机制改革，着力聚集爱国奉献的卫生健康优秀人才，为打赢脱贫攻坚战提供坚强有力的人才支撑。

（二）任务目标。全面落实现有人才培养开发、流动配置、使用评价、激励保障政策措施，鼓励引导人才向贫困地区流动，对长期在贫困地区工作的卫生健康人才，通过完善职称晋升、教育培训、薪酬待遇政策，鼓励人才"留得下""干得好"；对没有执业医师的乡镇卫生院，要多措并举，力争实现到2020年贫困地区每个乡镇卫生院有1名全科医生的目标，让基层始终有人民健康的守护人。

二、主要措施

（一）创新上下联动的用才机制。围绕"县要强、乡要活、村要稳、上下联、信息通"，加强县域医疗共同体（以下简称医共体）、乡村一体化建设，建设500个县域医共体。以资源共享、人才下沉、技术协作为重点，鼓励县域内以县级医院为龙头，与乡镇卫生院建立医共体，强化县医院与乡镇卫生院一体化管理，建立医共体内人员柔性流动、双向交流机制。积极推行基层卫生健康人才"县管乡用""乡管村用"管理机制。

（二）精准实施全科医生特岗计划。做好中央财政支持的全科医生特岗计划招聘工作，各地要进一步完善聘用、待遇保障等配套政策，加大补助力度，增加岗位吸引力，确保人员招聘到岗。在设岗时，要重点考虑无执业医师的乡镇卫生院，可结合县乡人才一体化改革和医共体建设，由县级医疗卫生机构选派特岗医生到乡镇卫生院工作，实行岗位常设，人员定期轮换。同时，招聘对象可放宽至经过助理全科医生培训合格的全科执业助理医师。

（三）健全人才智力帮扶协作机制。持续推进万名医师支援农村卫生工程，深入推进三级医院对口帮扶贫困县县级医院工作，每年为帮扶县医院"解决一项医疗急需，突破一个薄弱环节，带出一支技术团队，新增一个服务项目"，帮扶效果列入帮扶机构年终考核、等级评审内容，作为评先树优必要条件。落实城市二级及以上医院医师晋升高级职称前须到基层医疗卫生机构服务1年的政策，下派人员优先派驻到临床医师短缺、医疗需求较大的基层医疗卫生机构，并与基层医疗卫生机构外出培训工作相结合，实行"顶岗派驻"，明确下派人员岗位职责，强化管理考核，确保实效。

（四）因地制宜加强本土人才培养力度。鼓励地方立足本地，以需求为导向，采用多种方式优化医学人才培养结构。继续做好农村订单定向医学生培养工作，完善毕业生就业安置和履约管理，落实定向医学生编制、岗位和待遇。加强以全科医生为重点的基层人才培养，积极支持引导在岗执业（助理）医师参加转岗培训，注册从事全科医疗工作。

（五）完善基层卫生健康人才招聘政策。按照中央组织部、人力资源社会保障部《关于进一步做好艰苦边远地区县乡事业单位公开招聘工作的通知》要求，乡镇卫生院公开招聘大学本科以上毕业生、县级医疗卫生机构招聘中级职称或者硕士以上人员，全科医学、妇科、儿科等急需紧缺专业人才，可采取面试（技术操作）、组织考察等方式公开招聘。对公开招聘报名后形不成竞争的，可适当降低开考比例，或不设开考比例划定合格分数线。对放宽条件招聘的人员，用人单位可以视情况在聘用合同中约定 3~5 年最低服务期限，并明确违约责任和相关要求。在最低服务期限内，其他单位不得以借调、帮助工作等方式将其借出或调走。

三、政策保障

（一）大规模开展基层人才培训提能。落实《健康扶贫卫生健康人才能力提升方案》，建立健全基层技术人员定期进修学习机制，以补短板为目标，以提高基层医疗卫生服务能力和家庭医生团队实用技能为重点，加强基层紧缺人才培训和县级骨干医师进修培训。完善全科医生继续教育制度，大力发展远程继续教育，实现全科医生继续医学教育全覆盖。

（二）全面强化落实基层卫生职称改革。全面贯彻落实《关于进一步改革完善基层卫生专业技术人员职称评审工作的指导意见》，对论文、科研不作硬性要求，可作为评审参考条件，单独设立评审组、完善评价标准。对长期在艰苦边远地区和基层一线工作的卫生专业技术人员，业绩突出、表现优秀的，可放宽学历等要求，同等条件下优先评聘。探索实行取得中级职称后在贫困县农村基层连续工作满 10 年的卫生专业技术人员，经职称评审委员会考核认定，直接取得副高级职称，原则上限定在基层医疗卫生机构聘任。

（三）深入推进薪酬制度改革。落实"两个允许"要求，综合考虑基层医疗卫生机构公益目标任务完成情况、绩效考核情况、人员结构、事业发展、经费来源等因素，统筹平衡与当地县区级公立医院绩效工资水平的关系，合理核定基层医疗卫生机构绩效工资总量和水平。在基层医疗卫生机构绩效工资内部分配时设立全科医生津贴项目，在绩效工资中单列。提升全科医生工资水平，使其与当地县区级公立医院同等条件临床医师工资水平相衔接。

四、组织实施

（一）高度重视，狠抓落实。2020 年脱贫攻坚行动将进入考核收尾阶段，各地各部门要高度重视，增强使命感和紧迫感，抓紧 2019 年一年时间，按照中央统筹、省（自治区、直辖市）负总责、市（地）县抓落实的工作体制，结合贫困地区实际制订具体的实施方案，明确时间表、路线图，层层压实责任。

（二）加大投入，加强保障。地方各级卫生健康行政部门要积极争取地方党委、政府支持，加强沟通协调，在健康扶贫专项资金中，加强卫生健康人才队伍建设经费支持保障力度，特别是全科医生特岗计划中央财政补助资金由每人每年 3 万元提高到 5 万元后，各省份要及时增加配套资金，确保经费保障力度。

（三）摸清底数，加强考核。我委将利用全国健康扶贫动态管理系统，每半年统计并通报 832 个贫困县 13 235 个乡镇卫生院的执业（助理）医师、全科医生（含加注全科的执业医师）具体情况。各省级卫生健康行政部门要根据系统反馈的医师队伍情况，将"到 2020 年贫困地区每个乡镇卫生院有 1 名全科医生"作为健康扶贫重要考核内容，建立工作台账，细化职责分工，明确任务要求，加强结果考核，想方设法推动工作落实，努力创造可复制可借鉴的成功经验。

案例来源：国家卫生健康委办公厅．国家卫生健康委办公厅《关于进一步加强贫困地区卫生健康人才队伍建设的通知》[EB/OL]．（2019 - 3 - 29）[2021 - 11 - 06]．http：//www.nhc.gov.cn/renshi/s3573/201904/8590c98f416747d78fa187770c83e7ba.shtml.

第二篇

卫生人力资源战略与规划

2

第二章　卫生人力资源战略管理

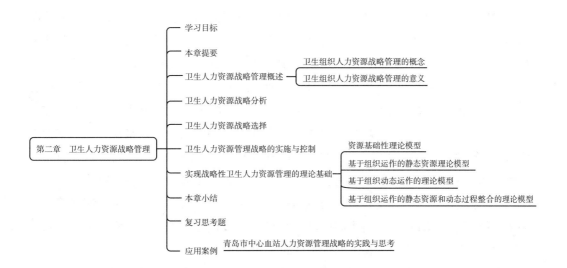

第二章　卫生人力资源战略管理
- 学习目标
- 本章提要
- 卫生人力资源战略管理概述
  - 卫生组织人力资源战略管理的概念
  - 卫生组织人力资源战略管理的意义
- 卫生人力资源战略分析
- 卫生人力资源战略选择
- 卫生人力资源管理战略的实施与控制
- 实现战略性卫生人力资源管理的理论基础
  - 资源基础性理论模型
  - 基于组织运作的静态资源理论模型
  - 基于组织动态运作的理论模型
  - 基于组织运作的静态资源和动态过程整合的理论模型
- 本章小结
- 复习思考题
- 应用案例　青岛市中心血站人力资源管理战略的实践与思考

学习目标

通过本章的学习，你应该能够：

掌握：卫生人力资源战略管理的概念和意义。

熟悉：卫生人力资源战略管理的流程。

了解：卫生人力资源战略管理的基本理论。

本章提要

人力资源战略是卫生组织顺利开展其他人力资源管理活动的前提和基础，因此，在组织发展战略指导下，制定科学的人力资源战略是确保人力资源管理活动对组织运营有效发挥支持和保障作用的前提。本章主要介绍如何在卫生组织中开展人力资源战略管理。首先，介绍卫生组织人力资源战略管理的概念的意义；其次，介绍开展卫生人力资源战略管理的流程，包括战略分析、战略选择以及战略选择与控制；最后，阐述实现战略性卫生人力资源管理的几种理论。

第一节 卫生人力资源战略管理概述

一、卫生组织人力资源战略管理的概念

战略管理一般包括三个层面：组织层面、业务层面和职能层面。组织层面的战略管理用以确定组织未来一定时期的总体发展方向，协调组织内部各层级和各部门之间的关系，合理配置各种资源，从而实现组织的总体目标。它主要关注两个方面：一是组织的长远发展目标；二是怎样实现目标。业务层面的战略管理主要关注组织的经营战略。对于有一定规模的组织来说，这样的组织往往由多个部门组成，不同部门提供的业务不同，面临的外部环境也不尽相同，因此，对一家综合医院来说，各科室面对不同的服务对象、不同病种、不同的外部环境和不同的资源支持，应当结合该科室的实际，采取不同的战略来指导该科室的服务活动，即业务层面的战略。职能层面的战略多是为了贯彻、实施和支持组织的总体战略与业务战略而在组织特定的职能管理领域所实施的战略管理，主要解决职能部门如何有成效地开展工作，为实现组织战略和业务战略提供支持。人力资源战略管理就属于职能战略的一种。

卫生组织人力资源战略管理是指为了更好地实现卫生组织的目标而调动组织全体员工积极性的管理活动，是使组织人力资源得到有效开发、合理配置、充分利用和科学管理的制度、法令、程序和方法的总和。人力资源战略管理是以"整合"与"适应"为特征，探索人力资源管理与组织生存和发展关系的一种人力资源管理模式。

二、卫生组织人力资源战略管理的意义

1. 有利于组织明确战略目标。任何一个卫生组织所处的环境都是在不断发展变化的，卫生组织的战略目标也需要随着这种变化不断调整。人力资源战略是围绕组织的战略目标制定的，卫生组织实施人力资源战略管理，有利于卫生人员对组织环境和目标的变化有进一步的了解，进而有利于提高组织对环境变化的适应能力和组织自身的核心竞争力。

2. 有利于为卫生组织战略目标的实现提供人力资源保障。实施人力资源战略管理，需要依据组织战略的要求，来预测实施组织战略所需的人力资源的供需情况，在科学预测的基础上采取相应的措施，平衡人力资源的供给与需求，从而为实现组织战略目标提供必要的人力资源保障。

3. 有利于发挥人的主观能动性。想要调动卫生人员的积极性和创造性，需要给他们制订明确的目标、配置合理的资源、给予适当的激励，而人力资源战略管理以"整合"与"适应"为特征，满足了这些条件，进而就可以最大限度地发挥卫生人员的主观能动性。

4. 有利于创造实现组织战略目标的环境。卫生组织的战略目标需要根据不同部门的资源配置分解为更加具体的目标体系，辅以有效的激励条件才能得以实现。不同部门和不同的组织层面有不同的围绕组织战略目标制订的子目标，这有利于为实现组织战略目标创造有利的环境。

5. 有助于个人发展。开展人力资源战略管理，可以帮助卫生人员明确组织未来的人力资源需求，并进一步明确自己努力的方向，参照组织发展对人力资源的需求来设计自身的职业生涯发展道路，从而促进卫生人员更好地发展。

第二节　卫生人力资源战略分析

不同的卫生组织采取的组织战略不同，所实施的人力资源战略也不同，实施人力资源战略管理的基本步骤包含战略分析、战略选择、战略实施与控制三步。

卫生组织人力资源战略分析的根本目的是分析影响本组织当前和今后一段时期发展的各种因素，并从中选择制订本组织的人力资源战略时须考虑的各种具体影响因素。一般包括下述三个方面的内容。

1. 明确组织战略及其对人力资源管理的要求。实施人力资源战略管理的根本目的是更好地贯彻组织的发展战略，而组织战略又是实现组织长远发展目标的统筹规划，所以制订人力资源战略的基本依据之一是组织战略。通过分析组织战略，进一步明晰组织的发展目标和实现目标所需完成的重要任务，根据实现目标和完成任务的需要来制订人力资源战略。

2. 分析人力资源管理所面临的外部环境。卫生组织人力资源战略管理的外部环境是指存在于人力资源管理工作之外的，对人力资源管理有作用的各种因素的总和。外部环境可以分为宏观环境和微观环境两个层面。其中，宏观环境主要是指对组织的人力资源管理产生影响的社会因素，包括政策环境、经济环境、法律环境等；微观环境主要是指存在于组织周围的，直接制约和影响组织人力资源管理活动的各种因素，包括竞争对手的人力资源政策、卫生行业的薪酬水平、卫生人力资源的来源等。

3. 分析组织的内部条件。进行人力资源战略分析需要了解组织自身所拥有的各种资源或条件，进一步明晰组织对人力资源有什么样的吸引力；需要明确组织本身所拥有的资源具有哪些优势与不足；需要了解组织员工对组织的人力资源管理有何期望和诉求；需要分析在制订实施评价人力资源战略的过程中各利益相关者会采取什么样的措施和反应等。要开展这些工作，就需要对组织的内部条件进行分析。

●**知识拓展**：分析组织的内部条件，可以分为三个阶段。

第一阶段是全面观测，了解本机构的优势和劣势。第二阶段是分层审核，评价本机构的优势和劣势。第三阶段是制定战略，要充分发挥优势，回避劣势。

●**知识拓展**：SWOT 分析

所谓 SWOT 分析，即基于内外部竞争环境和竞争条件下的态势分析，就是将与研究对象密切相关的各种主要内部优势、劣势和外部的机会和威胁等，通过调查列举出来，并依照矩阵形式排列，然后用系统分析的思想，把各种因素相互匹配起来加以分析，从中得出一系列相应的结论，而结论通常带有一定的决策性。

运用这种方法，可以对研究对象所处的情景进行全面、系统、准确的研究，从而根据研究结果制定相应的发展战略、计划以及对策等。

S（Strengths）是优势、W（Weaknesses）是劣势、O（Opportunities）是机会、T（Threats）是威胁。按照企业竞争战略的完整概念，战略应是一个企业"能够做的"（即组织的强项和弱项）和"可能做的"（即环境的机会和威胁）之间的有机组合。

在适应性分析过程中，企业高层管理人员应在确定内外部各种变量的基础上，采用杠杆效应、抑制性、脆弱性和问题性四个基本概念对这一模式进行分析：

1. 杠杆效应（优势＋机会）。杠杆效应产生于内部优势与外部机会相互一致和适应时。在这种情形下，企业可以用自身内部优势撬起外部机会，使机会与优势充分结合发挥出来。然而，机会往往是稍纵即逝的，因此企业必须敏锐地捕捉机会，把握时机，以寻求更大的发展。

2. 抑制性（劣势＋机会）。抑制性意味着妨碍、阻止、影响与控制。当环境提供的机会与企业内部资源优势不相适合，或者不能相互重叠时，企业的优势再大也将得不到发挥。在这种情形下，企业就需要提供和追加某种资源，以促进内部资源劣势向优势方面转化，从而迎合或适应外部机会。

3. 脆弱性（优势＋威胁）。脆弱性意味着优势的程度或强度的降低、减少。当环境状况对公司优势构成威胁时，优势得不到充分发挥，出现优势不优的脆弱局面。在这种情形下，企业必须克服威胁，以发挥优势。

4. 问题性（劣势＋威胁）。当企业内部劣势与企业外部威胁相遇时，企业就面临着严峻挑战，如果处理不当，可能直接威胁到企业的生死存亡。

第三节　卫生人力资源战略选择

在进行了卫生组织人力资源战略分析之后，接下来就要进行战略选择。人力资源战略选择阶段所要解决的问题是决定组织的人力资源管理工作向何处发展。通常分为三个基本步骤。

1. 制订可供选择的卫生组织人力资源战略方案。根据不同层次管理人员在人力资源战略分析和选择工作中的参与程度，可以将形成人力资源战略方案的方法分为三种基本形式：自上而下的形式，即先由组织人力资源管理的最高层制订组织人力资源管理的总体战略，然后由下属各部门根据自身的实际情况将组织人力资源管理的总体战略具体化，从而形成系统的战略方案；自下而上的形式，即组织人力资源管理的最高层不对下属部门做任何具体的规定，但要求各下属部门积极提交本部门人力资源管理战略的方案，从而汇总形成组织的人力资源战略管理方案；上下结合的形式，即组织人力资源管理的最高层和下属各部门的管理人员共同参与，通过上下级管理人员的沟通和磋商，制订出适宜的人力资源管理战略。这三种形式的主要区别在于人力资源战略制订中集权与分权的程度。

2. 评估人力资源战略的备选方案。评估人力资源战略的备选方案通常采用两个标准：一是考虑所选择的战略是否充分发挥了组织的人力资源优势，有效避免了其劣势，是否充分利用了外部对人力资源管理提供的各种机会，并将对组织的潜在威胁降到最低程度；二是考虑组织员工等利益相关者对可供选择的人力资源战略的接受程度，这直接决定所选择的人力资源战略的实施效果和实施的难易程度。

3. 人力资源战略选择。通过战略备选方案的评估，最终要从各种可行方案中选择最优方案作为组织的人力资源战略，以供实施。

第四节　卫生人力资源管理战略的实施与控制

卫生人力资源管理战略的实施与控制就是将人力资源战略转化为组织的行动，并最终实现人力资源战略管理的目标。卫生组织人力资源战略的实施与控制需要重点关注下述几个问题：

1. 在卫生组织内部各部门和各层次间，如何合理地分配与使用现有的人力资源？

2. 为了实现卫生组织的总体战略，还需要从组织外部获得人力资源的数量与质量，如何进行有效的招聘，如何有效使用人力资源？

3. 要实施既定的人力资源战略还需要对机构的内部结构和岗位设置进行哪些调整? 怎样调整?

4. 如何处理出现的利益再分配与组织文化的适应问题? 如何通过对组织文化的建设来保证人力资源战略的成功实施?

第五节　实现战略性卫生人力资源管理的理论基础

关于实现战略性卫生组织人力资源管理,目前包括以下几种基本理论模型:资源基础性理论模型、基于组织运作的静态资源理论模型、基于组织动态运作的理论模型,以及基于组织运作的静态资源和动态过程整合的理论模型。

一、资源基础性理论模型

资源基础性理论最早由彭罗斯(Penrose)于 20 世纪 50 年代在《组织增长理论》一书中提出,20 世纪 80 年代以后,经沃纳菲尔特(Wernerfelt)和巴尼(Barney)等人的发展,逐渐形成组织战略管理领域的一套较为系统的理论。资源基础性理论强调组织所拥有的资源应该和其所具有的能力相一致,一个组织如果拥有一些有价值的、难以替代和模仿的、稀缺且不可移动的关键性资源,就会为组织获取持续竞争优势奠定良好的基础。人力资源是所有组织的关键性资源中最重要的资源,资源基础性理论把人力资源管理理论和战略管理理论相结合,揭示了人力资源是实现组织发展战略的关键性资源,对组织的发展有重要的战略性意义。

近年来,许多专家学者从资源基础性理论出发,对如何将人力资源转化为组织的持续竞争优势进行了进一步的拓展研究,其主要包括两个方面:一方面,运用资源基础性理论研究分析某一组织的人力资源实践,以及组织的人力资本库转化为组织战略资产的可能性;另一方面,研究分析如何保持和提升人力资源的优势。一个组织的人力资源优势主要来源于人力资本本身的优势以及人力整合过程的优势两个方面。如果能够把人力资源及其管理所产生的这两种优势有效地结合起来,组织的人力资源及其管理就会具有更高的价值性、稀缺性、不可模仿性和不可替代性等特征,组织的人力资源优势就会转化为组织持续的竞争优势。

二、基于组织运作的静态资源理论模型

基于组织运作的静态资源理论模型是另一种人力资源战略管理的理论模型。其

核心思想是在战略性人力资源管理中，保持组织运营所需要的与组织所拥有的各种人力资源密切相关的静态资源，是组织竞争优势的主要源泉。该理论主要包括下述两个方面。

一是角色行为理论。角色行为理论的代表人物有卡茨（Katz）和卡尔（Kahn）等。该理论认为角色是组织系统相互依存、互相作用的组成部分。这一理论中的角色不仅是指个体角色，还包括社会系统中的多重角色，以及多重角色的安排者和评价者。该理论认为，角色参加者的角色期待不仅决定着自己的行为，还会影响组织成员的行为。帮助组织成员实现组织内、外部角色参加者的期待是人力资源管理者的重要任务。根据这一理论，科学的战略性人力资源管理活动所激发出来的相应角色行为是构成组织竞争优势的关键要素，也是实施人力资源战略管理的关键任务。

二是人力资本理论。该理论认为人力资本是一种凝聚在人体里面的、可以为组织创造未来收入的资产。人力资本是组织最重要的资本，人力资本开发是管理的中心问题，也是提高组织运行效率的关键。所以在现实世界中，人力资本常常被看作组织的战略资产，获取人力资本也成为组织竞争的重要领域。

三、基于组织动态运作的理论模型

基于组织运作动态过程的理论模型主要是将组织运作的相关因素与运作情境结合起来，来分析研究战略性人力资源管理。人力资源管理过程是获取竞争优势的关键，为该理论的核心。借助于人力资源管理过程，可以帮助组织形成一种独特的，对人力资源具有吸引、培训、激励、评价和酬劳等功能的，嵌入组织内部的动态机制。

人力资源管理过程理论认为，人力资源为组织所带来的竞争优势实质上来源于人力资源管理过程，这为人力资源战略管理提供了一个新的视角，但由于其只注重人力资源的管理过程，不可避免地会忽视人力资本优势的获取。

四、基于组织运作的静态资源和动态过程整合的理论模型

这一理论吸取了前几个理论的精华，试图从组织运作所需的人力资本存量和人力资源动态整合过程两个角度，来揭示战略性人力资源管理的内在规律。基于组织运作静态资源和组织运作动态过程整合的理论模型主要以人力资源优势理论和战略性人力资源管理基本模型为代表。

人力资源优势理论吸收了资源基础理论的精髓。如果一个组织的竞争优势主要来自组织对人力智能的合理管理与正确运用，它就会获得人力资源优势。这种人力资源优势包括人力资本优势和人力资源整合过程优势。如果一个组织拥有高技能水平的管

理者、技术专家及处于战略岗位的成员组成的"内圈核心",以及由具有特殊行业技能的成员组成的"外圈核心",并且这两个核心被职工广泛认可与接受,这个组织就获得了人力资本的优势。两个"核心"代表组织的人力资本优势,两个"核心"被广泛认可与接受,说明组织能够良好地处理成员关系和协作问题,组织也就获得了人力资源整合过程的优势。在发挥人力资源优势的过程中,人力资源管理实践起着关键作用,组织应该有比竞争对手更佳的内部利益整合和雇员发展的质量。人力资源优势同样具有稀缺性、价值性、难以模仿和替代性、难以移动性等特征。

战略性人力资源管理基本模型强调静态资源与动态管理过程的结合。该理论认为战略性人力资源管理由人力资源管理实践系统、人力资本存量和组织成员关系和行为构成。人力资源管理实践系统包括员工队伍组建、职位设计、员工培训与员工参与、员工报酬与奖励、员工评价及沟通。其既包含组织人力资源管理的全部实践活动,又包含管理实践活动与组织战略、组织文化及其他实践活动的匹配。人力资本存量主要包括组织运作所需的、与组织战略相吻合的知识、技能和能力。与人力资本存量主要强调的知识、技能和能力不同,组织成员关系和行为主要强调员工的自由意愿、认知和情感。由于组织成员的知识、技能和能力只有通过人力资源管理系统才能转化为组织需要的具体行为,从而为组织创造价值,所以组织成员关系和行为是人力资源实践系统和人力资本存量共同作用的结果。组织成员关系和行为的持续依赖于雇员与组织间的良好关系,以及组织成员的主人翁意识,组织的发展目标应该基于组织成员的愿景。

本章小结

1. 卫生组织人力资源战略管理是为了配合组织总体战略的实施而采取的职能战略,是市场条件下医疗卫生组织人力资源管理的重要内容。

2. 卫生组织人力资源战略管理包括人力资源战略分析、人力资源战略选择和人力资源战略实施与控制三个基本步骤。

3. 战略性人力资源管理理论包括资源基础性理论模型、基于组织运作的静态资源理论模型、基于组织动态运作的理论模型,以及基于组织运作的静态资源和动态过程整合的理论模型。

复习思考题

1. 简述制订卫生组织人力资源战略的流程。

2. 战略性人力资源管理的理论模型包括哪些?

应用案例

青岛市中心血站人力资源管理战略的实践与思考

血站是为临床采集并提供用血的机构，是不以营利为目的的公益组织。人力资源管理是血站管理的核心，血站发展和血液安全的前提，随着卫生医疗体制改革和社会的不断进步，人力资源管理已成为现阶段血站管理工作的"瓶颈"，甚至影响到采供血事业的发展；因此，创新人力资源管理模式，优化人力资源配置，已成为我国采供血机构的迫切任务。

青岛市辖 7 区 4 市，截至 2012 年共有 872 万人口，当年本站共采集全血 31.2 吨、机采血小板 11 075 个治疗量，有效地保障了全市 86 家医疗机构的临床用血。青岛市中心血站建站十年以来，一直秉持"人力资源是第一资源"的理念，以下是该站在人力资源管理战略方面的相关做法。

1. 数量变化满足血站管理的规范化要求。

该站 1993 年成立并独立建制（时名青岛市红十字会中心血站），核定人员编制 80 人，建站伊始实有人员 19 名（包括离休、退休各 1 人）。随着采供血量的增长和事业的发展，2004 年、2006 年和 2010 年分别核增编制 10 人、40 人和 20 人，共增加编制 70 人，目前核定人员编制 220 名。2006 年年底，青岛市根据国家相关法律法规和《血站管理办法》《采供血机构设置规划指导原则》等文件的要求，对全市采供血机构实行统一管理，将原来 6 个具有法人资格的基层血站统一划归本站管理，同时这些原属于区市的人员编制（75 人）也统一上划，并新增编制 40 人。2007 年 1 月 1 日，青岛市实现采供血机构统一管理，调整后全站实有在编人员 165 人，其中市站 91 人，即墨、胶州、胶南、平度、莱西献血服务部 74 人，到 2012 年终，该站实有在编人员 210 人。建站以来，特别是最近 10 年，通过采取在职学习、招聘、调入和限制入职条件等综合措施，使该站人员和专业的结构逐步趋于合理，不断满足事业持续健康发展的需要，实现了血站管理的规范化。

2. 结构变化适应血站工作专业化、知识化的需要。

2002 ~ 2012 年，全站人员结构组成发生了很大变化：在编人员数量，从 81 人增加到 210 人；卫生专业技术人员的由 57 人增加到 158 人，所占比例由 70.3% 增加到 75.2%，医生、护士、技师人数分别由 11 人、17 人和 28 人增加到 54 人、50 人和 51 人，其中医生、护士所占比例由 19.3%、29.83% 增加到 34.18%、31.65%，技师由 49.12% 降至 32.28%。学历方面，硕士由 3 人增加到 25 人，本科毕业生由 15 人增加到 123 人，所占比例分别增加到 11.9% 及 58.57%；中层干部学历，硕士实现零的突破，达到 5 人，本科毕业生由 6 人增加到 23 人，所占比例分别增加到 15.5%

及 69.69%。

3. 青岛市中心血站与全国 357 家采供血机构工作人员结构比较。

通过对该站与全国 357 家采供血机构工作人员结构的比较发现,无论是在编人员技术人员比例,还是本科以上学历者与中级及以上职称者所占比重,本站均明显高于全国平均水平。

案例来源:赵林,郑克芬,李志涛,冯智慧. 青岛市中心血站人力资源管理战略的实践与思考 [J]. 中国输血杂志,2014,27 (06):660 – 663.

第三章 卫生人力资源规划

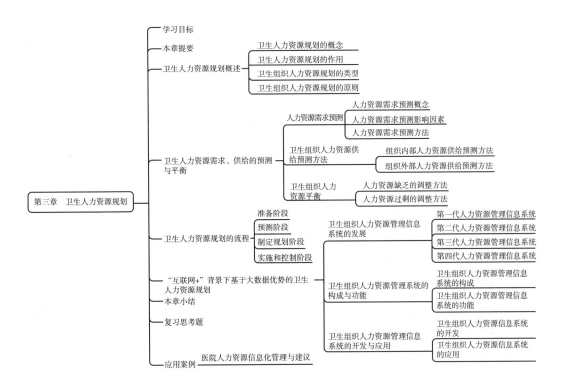

🎯 **本章提要** ━━━━━━━━━━━━━━━━━━━━━

本章主要介绍如何在卫生组织中进行人力资源规划。首先，介绍人力资源规划的概念、作用、类型和原则；其次，介绍人力资源规划的需求、供给预测与平衡；再次，阐述了卫生人力资源规划的流程；最后，从"互联网＋"背景下介绍了卫生人力资源管理信息化的发展、功能、开发与应用。

● **知识拓展：** 我国"十四五"期间医院卫生人力资源发展战略

1. 人才引领，战略提升。

人才是医院发展的核心竞争力。"十四五"期间，医院要将人力资源战略提到与医院发展战略相同的高度。我国公立医院卫生人力资源将从数量型转向质量型发展，大型三级医院应提高高级职称比例，培养与国际接轨的现代化人才体系；县级医院要培养适宜性人才，提升中级职称人才的比例。民营医院的战略也应该从"低成本"转向"差异化"和"集中化"，相应的人力资源管理也将由"薪酬诱引型"转向"投资型"和"参与型"，促进民营医院人力资源质量提升。大型公立医院需要提升医疗水平，为建设国家医学高峰提供医学人才，县级医院应成为县域医疗中心，提升卫生技术人员医疗服务水平。同时，各类医院都应弥补医院卫生技术人员应急管理能力短板，并加强公共卫生人才的引进与培养。

2. 总量控制，提质增效。

"十四五"期间，我国将继续控制三级医院规模无序扩张趋势，激励公立医院优势资源下沉，继续改善"床护比""医护比"，着力提高医疗服务质量，以提高医院运行绩效为目标，建立科学、高效的人力资源管理机制和人才保障机制。同时，"互联网＋医疗健康"将促使医院使用现代信息技术开展人力资源电子化管理，加速人才"选用、育、留"一体化。医疗服务信息化，如远程医疗、AI技术在临床的应用将提升医疗服务效率，改善医师工作负荷，同时也对医院卫生人力资源提出了更高的技术要求。

3. 改善结构，以人为本。

"十四五"期间，我国将继续优化卫生岗位结构比例，优化薪酬结构在评价体系中体现医院人员医疗本色的回归。医院首先要优化岗位结构比例，适度增加医师中级职称的比例，提高护士中级、高级职称比例，塑造职称宽窄合适的金字塔结构。调动医务人员积极性是公立医院改革的最主要微观目标，而绩效管理则是调动积极性的主要手段。要完善卫生人员岗位评价标准，重新评估岗位价值，以岗位风险、岗位责任、协作性等标准作为岗位价值基础，以岗位价值为导向改革薪酬体系，响应国家"破四唯"的号召，以新的绩效体系指导医院人员回归"诊疗"本色。我国公立医院绩效管理将继续发挥人力资源管理指挥棒作用，但会把重心从薪酬分配和晋升逐渐转移到促进员工培训和职业生涯规划上来，更多地体现"以人性为本"，关注医务人员的潜能发掘，将绩效结果更好地用于员工个人职业发展。

第一节　卫生人力资源规划概述

一、卫生人力资源规划的概述

卫生组织人力资源规划是指通过对卫生组织的人力资源现状进行分析与评估，在此基础上结合卫生组织的战略规划对组织未来的人力资源需求进行预测，并采取相应的人力资源管理措施来保证组织在未来一定时期内，人力资源在数量、结构和质量方面达到供需的动态平衡。

人力资源规划的概念可以从下述几个方面来理解：一是制订组织的人力资源规划必须以组织的发展战略和组织目标为基础，组织的人力资源规划是为实施组织发展战略和实现组织目标服务的；二是人力资源规划需要体现组织内外环境的要求，适应组织内外部环境的变化；三是人力资源规划的主要工作是制订必要的人力资源政策和措施；四是制订和实施人力资源规划的根本目的是实现组织中的人力资源供需平衡，在保证组织长期持续发展的同时，最大限度地实现员工个人利益。

卫生组织人力资源规划的过程是组织在未来一定时期内，对各种卫生人力资源的需求量、拥有量和供求关系进行预测，以及对卫生组织人力资源的数量和知识技能类型的预测过程。随着人口数量的增长和结构的变化，以及社会经济的发展和医疗卫生技术的提高，社会对卫生服务的需求会发生变化，同样地，卫生组织在资源方面的需求也会发生相应的变化，尤其是人力资源。这就需要卫生组织根据社会需要对自身的人力资源规划进行调整，从而为卫生事业的发展和医学教育的规划打下良好的基础。

二、卫生人力资源规划的作用

卫生人力资源的有效配置是卫生组织发展的基础，寻找人才、引进人才、留住人才、培养人才是人力资源管理部门的重要任务。人力资源管理部门在组织发展中所发挥作用的大小主要由人力资源规划工作的质量来衡量，这是由于人力资源规划最具战略性，其与组织发展战略及目标任务计划的制定紧密相连。

医学科学的特点决定了卫生人力资源规划具有重要的意义。医疗行业技术含量高、学科发展快、技术更新迅速，与人民的健康和生命息息相关，同时它又是一个高风险的行业，对技术人员的素质要求较高。随着生命科学的重要地位越来越突出和医学科技的迅猛发展，高技术人才的引进和培养成为卫生组织适应潮流的关键，而与之相适应的卫生人力资源的规划也就显得愈加重要。

1. 人力资源规划是组织制订战略目标的重要依据。人力资源是第一资源，是组织诸多资源中最积极、最具活力、最关键的资源。卫生组织在制订战略目标时，首先需要考虑的是组织内拥有的以及可以挖掘的卫生人力资源。一套切实可行的人力资源规划有助于组织管理层全面深入地了解组织内部人力资源的配置状况，进而科学合理地确定组织的战略目标。

2. 人力资源规划是组织发展的重要保障。任何组织的生存与发展都受到不断变化的内部和外部环境的制约。在日趋激烈的市场竞争环境中，组织如果不能事先对内部的人力资源状况进行系统分析，并采取有效措施对其进行管理，则很可能会导致人力资源不足或过剩。普通员工的短缺可以在短时间内从劳动力市场上招聘，也可以通过对现有员工进行有目的的培训以满足需要。但是当组织面临中高级管理人员和专业性较强的技术人员短缺时，组织很难在短期内寻找到合适的人员，将会对组织的正常运行与发展带来很大的影响。卫生人力资源规划工作能较好地避免这一情况的出现。

3. 人力资源规划能使组织有效控制人力成本。薪酬是卫生组织人力成本中最大的支出。组织的薪酬总额主要由组织中的人员分布，包括不同职务、不同级别的人员数量所决定。一般情况下，处于发展初期阶段的组织，中低层职位的员工比较多，人力成本相对低廉。但随着组织的成长，员工职位水平会不断地提升，工资成本也会不断地增加。如果一个组织缺乏人力资源规划就很难对未来的人力成本进行预测，很可能会出现成本上升、效益下降的现象。因此，通过人力资源规划，在对人力资源进行科学预测的基础上，科学调整人员分布，可有效地控制人力成本，提升组织竞争力。

4. 人力资源规划有助于满足员工需求和调动员工的积极性。人力资源规划展示了组织内部未来的发展机会，使员工能充分了解自己的哪些需求可以得到满足以及满足的程度。如果员工明确了哪些是可以实现的个人目标，就会去努力追求，从而具有较高的工作积极性、主动性和创造性。否则，在前途和利益未知的情况下，员工就会消极怠工，甚至有能力的员工还会采取另谋高就的方法实现自我价值，从而削弱组织实力、降低士气。而这将会进一步加速员工流失，使组织的发展陷入恶性循环。

三、卫生组织人力资源规划的类型

按照不同的划分标准可以将人力资源规划划分为不同的类型：

1. 按照人力资源规划的内容，可以将其划分为人力资源的培训规划、晋升规划、招聘规划、配置规划等。

2. 按照规划所涉及的人力资源的分布范围，可以将人力资源规划划分为区域性人力资源规划、行业人力资源规划、机构人力资源规划和部门人力资源规划等。本章详细介绍组织层面的人力资源规划。

3. 按照人力资源规划所覆盖的时间期限，可以将其划分为短期规划（1～5年）、中期规划（6～10年）和长期规划（10年以上）。5年以下的规划为短期规划，时间在2年以下的又称为人力资源计划。短期规划的重点在于经费预算和人力资源招聘，着眼于保证短期的人力资源需要。中、长期人力资源规划主要关注的是组织的发展战略。

行业人力资源规划的期限一般与国家经济社会总体规划期限相一致。地区的人力资源规划也要与区域的总体规划相一致。卫生组织的人力资源规划原则上应与卫生事业发展总体规划期限一致，同时也要考虑卫生行业人力资源规划和所在区域的总体人力发展规划。卫生组织作为高技术含量的机构以及医学本身的特点，决定了人力资源尤其是掌握高精尖技术人才的获得不是一个短期的过程，需要对人力进行一个长期的培养和管理的过程，卫生组织人力资源规划以中、长期为宜，并附以短期规划。

四、卫生组织人力资源规划的原则

1. 重视组织内外环境的变化。编制人力资源规划必须重视对组织内、外环境变化的分析，以增加组织对环境的适应性，更好地促进组织发展。其中组织的内部变化包括组织发展战略的调整、组织员工的流动、组织的凝聚力等。外部变化主要包括政府有关人力资源的政策调整、人才市场供求关系等。为了更好地适应内外变化，在制订人力资源规划时应该对可能出现的各种情况做出尽可能准确的预测和风险评估，并制订相应的应对策略。

2. 确保组织发展所需的人力资源。制订人力资源规划的根本目的是为组织提供人力资源保障。其重要工作包括预测组织人员的流入情况、流出情况、内部流动情况、人力资源的社会供给状况，以及分析人员流动的损益等。在此基础上有效地保证组织的人力资源供给，并开展更深层次的人力资源管理与开发。

3. 兼顾组织和员工的利益。组织的发展和员工的发展互相依托、互相促进。只重视组织的发展，而忽视员工发展，员工就会消极怠工，影响到组织发展目标的实现。因而要制订一份好的人力资源规划，一定要兼顾组织与员工的利益，将员工利益和组织利益有机结合在一起，融合到人力资源规划中去。

第二节 卫生人力资源需求、供给的预测与平衡

人力资源预测包括需求预测和供给预测，在明确了卫生人力资源需求和供给情况的基础上，卫生组织可以根据人力资源供需状态选择适宜的人力资源平衡策略，以解

决人力资源过剩或短缺的问题。

一、卫生组织的人力资源需求预测

（一）人力资源需求预测的概念

人力资源需求预测是指采用一定的方法对组织未来某一特定时期内所需人力资源的数量、质量以及结构进行估计的活动集合。卫生组织在人才引进的过程中常常有这样的现象：机构的人力资源部门不清楚组织需要招聘人才的结构和数量，花大力气从著名院校招聘的高学历人才进入本机构后，却由于没有合适的岗位而被闲置，这不但对提高机构的整体服务水平和员工的整体素质没有任何帮助，还导致人才的浪费。究其原因是没有做好本机构的人力资源需求预测工作。

人力资源预测是编制人力资源规划的基础性工作，对组织的发展有着重要作用。其具体表现在两个方面：一是通过人力资源需求预测可以提前采取措施，留住或招募组织发展所需要的人才，提高组织的竞争力，确保组织目标的实现；二是人力资源预测是人力资源管理的重要依据，可以为组织录用、晋升、培训、调配人员提供依据，并可引导员工进行职业生涯规划和职业发展，调动员工的积极性。

（二）人力资源需求预测的影响因素

人力资源需求预测受多方面因素的影响。在进行人力资源需求预测时应该全面考虑这些影响因素的变化及其对人力资源需求的影响。医疗卫生行业属于社会服务领域，影响医疗卫生组织人力资源需求的主要因素有下述几个方面。

1. 居民卫生服务需求的变化。随着社会经济的发展、人民生活水平的提高以及人口结构的变化，居民的健康状况和疾病谱发生着变化，人们对医疗卫生服务的需求也发生了相应的变化，从而影响到医疗卫生服务机构的人力资源需求。

2. 医疗卫生组织提供服务的变化。为了更好地适应市场需要，在市场竞争中占据优势，医疗服务机构需要对自己的服务内容、服务方式、服务技术等进行调整，而这些调整与变化必然会影响到组织的人力资源需求。

3. 劳动生产率的变化趋势。社会发展和科技进步将会对生产率产生影响，从而影响到组织的人力需求。如自动生化分析检验装置的引进，会极大地提高医学检验的工作效率，从而减少对检验人员的需求。微创手术的引用，也会减少感染发生的可能和护理工作的需要，从而影响对护理人员的需求。

4. 医学继续教育的需求。医疗卫生服务是知识密集型和技术密集型服务，需要医务人员不断地学习和提高。特别是一些基层服务机构，常常采用脱产进修的方式对其职工进行不断的培训，无形中会加大对医护人员的需求。

5. 员工的流失情况。随着卫生体制改革的不断深化，用人制度也在不断的改革。其中基本趋势之一就是人员的可流动性增加。这既会给组织招募新的人员带来机会，也容易导致现有人员的流失。特别是组织的一些精英，其工作选择的余地更大，在进行人力资源需求预测时必须考虑人员流失的可能性。

6. 政府方针政策的影响。医疗卫生体制改革是一个持续的过程，国家对医疗卫生相关政策也在不断地调整。进行卫生人力资源预测，必须考虑这些政策的变化对卫生人力资源的影响。

7. 工作时间的变化。由于人们工作方式的变化和工作节奏的加快，以及居民对医疗卫生服务要求不断提高，医疗卫生服务机构的工作时间也会发生相应的变化，如有的医院增设夜班门诊等，从而对医疗卫生人力需求产生影响。

8. 社会安全福利保障。社会安全福利保障会对员工的工作时间、工作方式等产生影响，从而影响人力资源的需求。

（三）人力资源需求预测的方法

人力资源需求预测的方法分为定性方法和定量方法两大类。其中定性预测方法主要有经验预测法、专家预测法（又称专家会议法）、德尔菲法、驱动因素预测法等；定量预测方法主要包括简单趋势模型预测法、单变量预测模型（一元线性回归分析）、多元回归预测法、计算机模拟法等。不同的预测方法有其不同的针对性和适用范围。在具体的人力预测工作中要根据具体情况合理选用预测方法。对医疗卫生组织而言，常用的方法有下述几种。

1. 比例定员法。这是一种根据医疗技术人员与服务对象的数量及比例，或者不同"职系""职级"之间员工的比例确定卫生人力的方法。这种方法特别适用于制订医院各级各类人员的计划。例如，根据原国家卫生部制定的《医疗机构专业技术人员岗位结构比例原则》，医院高级、中级、初级员工的比例分别是：一级医院为 $1:2:8\sim9$，二级医院为 $1:3:8$，三级医院为 $1:3:6$。医院病床数与医院工作人员数的比例为：300 张床位的医院为 $1:1.3\sim1.4$，$300\sim500$ 张床位的医院为 $1:1.4\sim1.5$，500 张床位以上的医院为 $1:1.6\sim1.7$。此外，医护之间、卫生技术人员与管理人员之间、卫生技术人员与工勤人员之间的比例都有相关的规定，医院可以参照这个比例标准，综合考虑辖区的人口、经济发展状况、医院的规模和人才结构等因素来具体确定其人员的编制。

2. 效率定员法。这是一种根据医疗卫生组织各科室的工作总量（劳动定额）和员工的工作效率确定其人员编制的方法。效率定员法主要适用于卫生技术人员、工程技术人员、工勤人员的编制确定。其公式为：

编制 = 工作总量/员工的工作效率 × 出勤率

例如，某医院门诊部平均每天有肌内注射患者 300 人次，每名护士平均每天可注射患者 60 人次，注射室护士的出勤率为 90%。根据上述公式：

注射室护士编制计算公式为：300/60 × 90% = 4.5

那么，该医院门诊部注射室应配备护士 4 ~ 5 人。

3. 岗位定员法。这是一种以卫生组织某一部门或科室工作岗位的数量以及岗位的工作量，员工的工作效率、工作班次、出勤率为依据，计算确定卫生组织所需人员总数的方法。如在计算医院住院部所需医疗技术人员总数时，可以依据医院的床位数及病床使用率等，计算确定总编制数。计算公式为：

编制总人数 = 医院床位数 × 医院床位的使用率 × 每位病人每天所需服务的平均时间/每名医疗技术人员日均诊疗时间

例如，某医院内科病房有床位 100 张，床位使用率为 90%，每名病人每天诊疗耗时 3 小时，每名护士每天工作 8 小时。根据上述公式，编制数为：

100 × 90% × 3/8 = 33.75

那么，该医院内科病房应配备护士 33 ~ 34 人。

4. 设备定员法。这是一种根据机构所拥有设备的数量和使用班次、每台设备所需员工的数量和员工的出勤率确定人员编制的方法。设备定员法特别适用于医院医技科室操作人员总数的确定。其公式为：

编制总人数 = 所拥有的设备台数 × 设备使用的班次 /（每台设备每班次所需的人员 × 员工的出勤率）

例如，某医院放射科有 X 光机 2 台，每天各使用 2 个班次，每台设备每个班次需要人员 1 名，其出勤率为 85%。根据上述公式，编制数为：

2 × 2/（1 × 85%）= 4.7

因此，该医院放射科 X 线室的操作人员编制应为 4 ~ 5 人。

5. 职责定员法。这是一种根据一定时期卫生组织的总体任务、岗位职责，以及组织内部的业务分工来确定组织人员编制的方法。该方法特别适用于医院内部的管理人员、工程技术人员、工勤人员等，因为这类人员的职责比较繁杂，工作难以量化，无法应用前述几种方法进行精确计算，大多以平日的观察和经验为依据。

医院人力资源需求预测的目的之一就是确定医院人力资源存量与需求量是否均衡，其平衡公式为：

计划期内医院人力资源补充量 = 计划期内医院人力资源总需求量 - 计划初期医院人力资源总量 + 计划期内医院人力资源减少总量

据此，确定医院人力资源需求的数量、质量和结构，编制人力资源需求计划。那么卫生组织需要招聘人员的质量与数量、招聘要求等就一目了然，招聘到合适人才自然也就不成问题了。

二、卫生组织人力资源供给预测方法

人力资源需求预测是对组织未来所需员工的数量和类型进行预测。但是组织的人力资源管理中不仅要进行需求预测，而且要解决以下几个问题：所需员工是来自组织内部还是外部劳动力市场？所需员工的能力和素质能否满足组织的需求？组织如何根据不同岗位、部门的人员流动情况进行人员配置？这就涉及人力资源供给预测。

（一）组织内部人力资源供给预测方法

1. 替换单法。这种方法是在对组织所拥有的人力资源进行全面的调查，以及对已有员工的能力及其潜力进行全面评估的基础上，确定组织内部各个职位的内部供应源状况。应用替换单法时，需要根据组织现有工作人员的分布情况以及绩效评估的有关资料，在明确未来理想人员分布和流失率的前提下，对组织的各个职位，特别是管理层的继任计划预做安排，并且要记录下各个职位的接班人预计可以晋升的时间，作为内部人力资源供给的依据。通过一系列的分析和计算，依据待补充职位空缺所要求的晋升量和人员补充量就可以确定出人力资源的供给量。

使用替换单法一般有5个基本步骤：一是分析确定某个待预测的内部供给的具体岗位；二是分析该岗位的晋升者可能的来源；三是评估人员的能力素质和工作绩效，预测其可能提升的时间；四是分析岗位人员的可能流动率；五是计算该工作岗位的内部供给。

2. 马尔科夫模型。这是目前比较常用的人力资源供给预测方法，是一种用于预算组织内人员淘汰流动等情况的数学模式。其基本思想是找出过去人力资源变动的规律，来推测未来人力变动的趋势，其关键是确定转移率。马尔科夫模型的应用前提为：①马尔科夫性假设，即$t+1$时刻的员工状态只依赖于t时刻的状态而与$t-1$、$t-2$时刻状态的无关；②转移概率稳定性假设，即不受任何外部因素的影响。马尔科夫模型的基本表达式为：

$$N_i(t) = \sum N_i(t-1) \times P_{ij} + V_i(t)$$

其中，$N_i(t)$——时刻t时i类人员数；

P_{ij}——人员从j类向i类转移的转移率；

$V_i(t)$——在时间（$t-1$，t）内i类所补充的人员数。

某类人员的转移率＝转移出本类人员的数量/本类人员原有总量

这一模型要求大量的数据信息以获得员工的转移概率矩阵，且其假定前提使得其预测的有效性和对实际的指导性也有所降低。利用这一模式进行预测的基本步骤是先做一个人员变动矩阵（见表3-1），表中的每一个因素表示从一个时期到另一个时期在两个工作之间调动的员工数量的历史平均百分比，用于反映每一种工作中人员变动的概率，一般以5~10年的长度为一个周期来估计年均百分比。周期越长，根据历史上人员变动所推测的未来人员变动情况就越准确。然后用这些历史数据代表每一种工作人员变动的概率，将规划初期每一种工作的人员数量与人员变动概率相乘，再纵向相加，便可得到组织内部未来劳动力的净供给量（见表3-2）。

表3-1　　　　　　　　　　　　马尔科夫分析矩阵

终止时间	流动可能性矩阵				
	A	B	C	D	流出
A	0.60	0.15	0.05	0.00	0.10
B	0.25	0.70	0.05	0.10	0.15
C	0.00	0.00	0.75	0.15	0.15
D	0.00	0.00	0.05	0.80	0.10

表3-2　　　　　　　　　　　　现任人员应用矩阵

原有员工人数		现任人员应用矩阵				
		A	B	C	D	流出
A	78	47	12	4	0	7
B	65	16	46	3	7	9
C	52	0	0	39	8	7
D	40	0	0	2	32	4
终止期员工人数		63	58	48	47	30

通过表3-2可以发现，从现任矩阵人员应用矩阵来看，A岗位原有员工78人，到了AA便只有47人（78×60%＝47），到了AB便只有12人（78×15%＝12），到了AC便只有4人（78×5%＝4），流出人数为7人（78×1%＝7），以此类推，我们便可以清楚地看出在终止时间各个工作岗位的人数以及流出的人数。

3. 供给预测矩阵法。这是一种运用结构化表格进行人力资源供给预测，并将预测结果标在表上的常用方法。在预测工作中，管理人员无论是采用直觉判断还是量化分析，都可以使用这个结构化表格。该表格简明地总结了人力需求关键比率和指标，以及预计的人员配置来源。

4. 供给推动模型。这一模型是用自下而上的方法来预测员工在组织中的流动。员工可能流动出其现任工作岗位，进入其他工作岗位，或离开该组织。该模型用根据以往经验或假设得出的比率来说明员工的流动。

一种基本的矩阵构成了这种模型，通常情况下是一种二维矩阵。在这种矩阵中，列被界定为项目、职能或组织单位，行用来说明层次。通过人才盘点，将当前员工的实际数量分配到该矩阵的每个单元。如果我们看到员工有从一个单位转移到另一个单位或完全离开该组织的可能性，我们就能制作出一个"转换比率"或概率的矩阵或表格。这使我们能够了解在该系统中人员流动的动力，这是预测的基础。实际上，在某些模型中，每一种转换比率都可能改变，因此，可以根据非常特殊的假设进行预测。

将转换比率用于这个矩阵的过程告诉我们，员工会保持在某种特定状态，还是会在未来某个时候流动到各种可能的其他状态。简单地说，从该矩阵的每个单元来看，该模型能计算出将要出现以下变化的员工数量：因任何原因离开该组织被晋升到另一个单元的工作上；横向调动或降职等。

（二）组织外部人力资源供给预测方法

1. 市场调查预测方法。这是一种组织内的人力资源管理人员组织或亲自参与市场调查，并在掌握第一手劳动力市场信息资料的基础上，经过分析和推算，预测劳动力市场的发展规律，从而预测自身所需人员供给趋势的方法。由于市场预测方法强调调查得来的客观实际数据，较少涉及主观判断，可以在一定程度上减少主观性和片面性。因此，有学者称市场调查预测方法是客观性市场预测法。

2. 外部劳动力市场的相关因素预测方法。这种方法是通过调查和分析，找出影响劳动力供给的各种因素，探索各种因素对劳动力市场发展变化的作用方向和影响程度，预测未来劳动力市场的发展规律和趋势。

①组织因素。相关因素预测方法关键的第一步就是分析劳动力数量对供给的影响。例如，对大学来说，适当的组织因素可能是学生的录取数；对医院来说，可能是病人数。组织因素要想有意义，必须至少满足两个条件：第一，组织因素应该与组织的基本特性直接相关，以便人们根据这一因素来制订组织计划；第二，所选因素的变化必须与所需员工数量的变化成比例。

②劳动生产率。要准确地预测人员供给，就必须知道劳动生产率的变化和组织因素的变化。此变化之所以重要，是因为对某一年劳动力供给的预测必须能够反映该年预计的劳动生产率以及对商品或服务的需求情况。

三、卫生组织人力资源平衡

在组织的运营过程中，组织人力资源的供需经常处于失衡状态。在组织扩张时期，组织人力资源需求旺盛，人力资源供给不足，人力资源部门用大部分时间进行人员的招聘和选拔；在组织稳定时期，组织的人力资源表面上可能会暂时处于稳定状态，但组织局部却仍然同时存在着退休、离职、晋升、降职、补充空缺、不胜任岗位、职务调整等情况，处于结构性失衡状态；在组织衰败时期，组织人力资源总量过剩，人力资源需求不足，人力资源管理部门需要制订裁员、下岗等政策。总之，组织人力资源的供需状况经常处于变化之中，需要人力资源管理部门不断地调整人力资源结构和规模，使组织的人力资源始终能够达到供需的动态平衡。

（一）人力资源缺乏的调整方法

当组织的人力资源供给小于需求时，组织的人力资源处于短缺状态。此时人力资源管理的重点是采取多种措施获取组织发展所需的人力资源，消除人才短缺。其主要方法包括招聘、晋升、继任和培训等。

1. 外部招聘。当人力资源不足时，这是最常用的调整方法。当人力资源总量不能满足组织运营和发展需要时，采用外部招聘的方法能较快地缓解人力资源短缺。但需要注意的是，当组织人力不足时，应首先考虑通过内部调整、内部晋升等措施来满足人力资源需求，再考虑外部招聘。

2. 内部招聘。这是指当组织出现职务空缺时，将组织内部其他岗位的员工调整到该职务的方法。该招聘方法的优点在于：首先，丰富员工的工作阅历，有助于提高员工的工作积极性；其次，其招聘成本比较低。因此，在组织的人力资源面临短缺时，应首先考虑通过组织内部的挖潜和调整，通过内部招聘解决人力资源的不足。只有当内部招聘无法满足需要时，才进行外部招聘。

3. 内部晋升。这是指当较高层次的职务出现空缺时，从组织内部较低职位的人员当中选择合适的人员，提升其职务安排到空缺的岗位任职。内部晋升是员工职业生涯规划的重要内容，是对员工原来工作业绩和工作能力的肯定，对员工有较强的激励作用。由于内部员工对组织更为了解，因此能很快适应新的工作环境，节省招聘成本。

● 知识拓展

内部晋升的优点：有助于鼓舞职工的士气，提高职工的工作积极性和工作热情；内部晋升的人员对组织比较了解，能够更快地适应新的工作；组织对内部职工比较了解，内部晋升选对人的概率比较大；还可以增加组织对外的吸引力，更有助于吸引外部的优秀人才。

内部晋升的缺点：可能会引起其他人的嫉妒或不满；容易导致"近亲繁殖"；还可能会使组织失去更优秀的人才。

4. 继任计划。这是指对发展潜力较大、具有胜任更高层次岗位工作能力的员工进行跟踪考察的过程。继任计划是为组织储备人力资本的重要方法，在国外比较流行。继任计划通常分为三个阶段：挑选、开发和频繁接触。其中，挑选的方法包括组织相关的测试、有目的的招募以及业绩评价等；开发主要是针对候选人制订职业生涯发展规划，并对其进行相应的培训、轮岗、挂职锻炼等开发活动；频繁接触主要是指让培养对象与最高层领导频繁接触，使其更好地了解领导风格与组织文化。

5. 技能培训。对组织现有员工进行必要的技能培训，不仅可以让其更好地适应当前的工作，还能适应更高层次的工作，从而为内部晋升的有效实施准备好后备力量。当组织将要出现业务调整和经营转型时，组织应该提前对员工进行培训，使其提前掌握新工作所需的知识与技能，以保证组织业务调整和经营转型后，原有的员工能够尽快适应新的工作要求，最大限度地避免组织冗员现象。

（二）人力资源过剩的调整方法

当组织所拥有的人员超过组织需求时，就会出现人员过剩。为了有效地控制组织成本，组织不得不对人力资源进行调整。消除人力资源过剩的主要方法包括提前分流、无薪休假或裁员等。

1. 分流。当卫生组织的人力资源过剩时，可以采用拓展服务领域，创造新的就业岗位，适当分流一部分员工。

2. 减少人员补充。在组织人力资源比较充裕的情况下，可以减少对外招聘甚至冻结对外招聘。当出现员工退休离职等情况时，可以通过内部调整进行人员补充。

3. 增加无薪假期。当组织出现短期人力过剩的情况时，可以采取增加无薪假期的方法，通过轮休减少在岗人员。

4. 裁员。裁员是一种最无奈但最有效的减少人员剩余的方式。在进行裁员时，应该注意制订适宜的裁员政策，以免引起职工不满，对组织造成负面影响或给社会增加负担。

第三节　卫生人力资源规划的流程

卫生组织人力资源规划的流程大体可以分为 4 个基本步骤：准备阶段、预测阶段、制订规划阶段和实施控制阶段。

一、准备阶段

在制订组织人力资源规划时，首先，明确现阶段的组织战略及其对人力资源战略规划的要求，把握影响组织战略目标的宏观环境和行业环境；其次，根据组织现有的人力资源信息，对组织各类人力资源的数量、质量、结构、利用和流动率等进行统计分析，全面了解组织的人力资源现状。

1. 成立规划工作小组。规划工作小组在机构法人领导下工作，其成员应包括组织的人力资源管理部门、财务部门、业务管理部门、业务科室的负责人，特别是重点科室业务管理专家。必要时，还需要聘请院外管理学专家和医学专家参加。

2. 确定规划期限。要根据本机构实施组织战略的基本要求，在广泛听取各方面意见的基础上，确定组织人力资源规划期限。

3. 分析组织人力资源现状。分析人力资源现状首先要进行调查。通过调查摸清总体人员的一般情况，如性别、年龄、学历、能力、专业等；各科室、部门人员的性别、年龄、学历及知识结构；各级各类人员的知识、技能及其岗位职称的情况组织；各个时期，特别是最近几年的人员流动情况；组织内部人员成长情况等。在调查的基础上，对调查资料进行分析，包括将人员的数量、质量和结构与经济社会发展及组织的综合发展目标进行比较，找出人才队伍存在的主要问题和未来发展可能出现的问题，分析探讨解决现存问题的途径和办法，并提出未来发展的建议。

如果需要对未来一定时期的人力资源进行预测，还需要收集分析人力资源的历史资料，通过对过去若干年本单位人力资源发展情况进行统计分析，为预测提供原始数据。

二、预测阶段

这一阶段主要包括需求预测和供给预测两部分。其中，需求预测是根据组织的战略规划以及组织所处的内外部条件来选择合适的需求预测技术，对人员需求的结构、数量和质量进行预测。人力资源供给预测包括内部供给预测与外部供给预测。其中，内部供给预测是根据组织现有的人力资源及其未来变动情况确定未来所能提供的人员数量和质量；外部供给预测主要是对外部人力资源供给进行预测，确定未来组织可能得到的各类人员的供给情况。

1. 分析宏观人力资源环境。宏观人力资源环境分析包括国内和所在辖区的卫生人力发展情况；卫生人力资源供需状况；卫生人力市场行情；当地生产和更新人力资源的能力；从国内外、省内外和当地引进人力的必要性和可能性；人力资源开发的制约因素。

2. 机构人力需求量预测。预测规划期间国家和区域可能发生的经济、社会人口和政策变化，以及由此可能引起的卫生人力资源需求变化，研究其对卫生人力开发、流动可能带来的影响。然后，通过比较和分析，对趋势进行预测。如果变化趋势具有线性特征，就可以用外推法进行定量预测，如当地人口增加对卫生人力需求的影响即可用此法预测。

需要特别注意，在规划时段可能发生的重大医疗体制改革卫生政策和人才政策的变化，并预测由此可能引起的人力资源的发展变化。科学预测是做好规划的前提，预测应提供多个可行性方案，作为讨论、研究、决策的参考。

三、制订规划阶段

人力资源战略规划主要包括人力资源数量、结构和质量三方面。人力资源数量规划是依据组织未来业务模式、业务流程和组织结构等因素，确定组织未来的人力资源编制以及人员配比关系，并在此基础上制订组织未来的人力资源需求计划和供给计划。人力资源数量规划的实质是确定组织目前的人数及组织未来需要的人数。人力资源结构规划是依据行业特点、组织规模、未来发展战略等对组织人力资源进行分层分类的分析，同时设计组织的职位、职责和权限等，从而明确各类人员在组织中的地位、作用及其相互关系。人力资源质量规划是依据组织战略、业务模式、业务流程和组织对员工行为的要求，设计各类人员的任职资格要求，包括素质模型、行为能力及行为标准等，是组织选人、用人、育人和留人的基础和前提条件。人力资源质量规划有两种表现形式：任职资格标准和素质模型。任职资格标准主要反映组织战略及组织运行方式对各类人员的任职行为能力要求；素质模型则反映各类人员需要何种行为特征才能满足任职所需的行为能力要求。

1. 确定人力资源规划的指导思想、战略目标和战略重点。在对机构内外部环境发展变化预测的基础上，从组织的人才现状出发，制订规划的指导思想、战略总目标、阶段目标和指标。组织的人力资源规划立足人力资源素质的整体提高，应突出重点。学科带头人队伍建设和重点科室建设应成为规划的重点。

2. 确定实施条件。要在调查研究的基础上，提出实现规划目标所需的保障条件和措施。

3. 修改完善规划。制定出规划后，要通过研讨和论证等方式听取多方意见，对规划进行反复修改。

4. 提交通过。制定好规划后，要将规划草案提交职代会讨论通过，并以最高领导的名义颁布实施。

四、实施和控制阶段

人力资源规划方案最终要在执行阶段付诸实施。方案执行阶段的关键问题必须有实现既定目标的组织保证，以及保证执行规划的具体人员所需的必要权力和资源。人力资源规划是一个长期持续的动态过程，它具有滚动的性质。组织将人力资源的总规划和各项业务计划付诸实施后，要根据实施的结果进行控制并及时进行反馈，以及时修正人力资源规划方案。

第四节 "互联网＋"背景下基于大数据优势的卫生人力资源规划

"互联网＋"时代，各类新兴技术已经在相关领域中得到了相对广泛的应用，其中要数这类技术在医院人力资源管理工作中的应用最值得关注。总体来说，这方面的改革克服了传统医院人力资源管理模式的缺陷、提高了工作效率，更加激发起了基层医护人员的工作积极性，为医院核心竞争力的提升打下了坚实的基础。人力资源与信息系统结合，最大的优势就是可以利用大数据进行更加高效、精准、科学的规划与调整，本节将会对人力资源信息系统的发展、构成、功能、开发及应用进行介绍，了解如何利用信息化带来的大数据优势来制订卫生人力资源规划。

一、卫生组织人力资源管理信息系统的发展

人力资源管理信息系统的发展史是组织人力资源管理需求提升和信息技术发展的直观体现。计算机最早应用于组织管理就是源于对组织人力资源的管理。从最初将计算机应用于工资计算至今，人力资源管理信息系统的发展大致经历了四个阶段。

（一）第一代人力资源管理信息系统

20世纪60年代，计算机技术开始进入实际应用阶段，对于一些规模较大的组织，依靠传统的手工计算和发放工资不仅需要较多的人力和时间，还非常容易出现差错，为了解决这一问题，计算机技术开始用于辅助计算工资，从此产生了第一代的人力资源管理信息系统。

受当时的技术条件和社会需求的限制，第一代的人力资源管理信息系统的用户非常少，并且仅仅是作为一种自动计算薪资的工具，不仅不能记录许多必要的非财务信息，也不具有薪资历史信息的存储功能；既不能自动生成财务报表又不能对薪资数据进行分析。但第一代人力资源管理信息系统的出现展示了人力资源管理的美好前景，即运用计算机的自动化来替代费时费力的手工操作，用计算机的高准确性避免传统手工计算的错误及误差，使一些大型组织大规模集中处理薪资变为现实。

(二) 第二代人力资源管理信息系统

第二代人力资源管理信息系统产生于 20 世纪 70 年代末。这一时期计算机技术飞速发展，与此同时，与计算机相关的系统工具和数据库技术也在快速发展。与第一代人力资源信息系统不同，第二代人力资源管理信息系统将非财务的人力资源信息和薪资的历史信息都纳入了管理范围，并具有了较好的报表生成和薪资数据分析功能。由于第二代人力资源管理信息系统主要是由计算机专业人员开发研制出来的，因其对人力资源管理的需求和理念重视不够，导致非财务的人力资源信息不够系统和全面。此时的人力资源管理信息系统主要侧重于相关信息数据的收集和维护，主要的功能模块包括人事信息和薪资福利等。

(三) 第三代人力资源管理信息系统

随着计算机技术的发展和市场竞争的加剧，人力资源日益成为组织中最重要的资源。到 20 世纪 90 年代，"以人为本"以及"公平、公正、合理"成为组织管理的基本理念，组织的管理水平不断提高，对人力资源管理信息系统也提出了更高的要求。这一时期的另一个特征就是个人电脑开始广泛普及，数据库技术、客户/服务器技术，特别是互联网技术迅速发展，引起人力资源管理信息系统的革命性变化，开始进入第三代人力资源管理信息系统。这一时期的人力资源管理信息系统从人力资源管理的角度出发，用集中的数据库将薪资福利、人力招聘、员工职业生涯设计和培训、职位管理、绩效管理，以及个人信息和历史资料等人力资源管理信息统一管理，形成了集成的信息源。友好的用户界面，强有力的报表生成工具、分析工具和信息的共享使人力资源管理人员从战略角度来思考组织的人力资源规划和政策变为可能。

(四) 第四代人力资源管理信息系统

进入 21 世纪，舒尔茨所提出的人力资本理论开始广泛应用于人力资源管理，以人力资本控制为主要职能的第四代人力资源管理系统应运而生。随着组织信息化步伐的加快，信息技术在组织管理中所起的作用越来越大，组织的人力资源管理越来越依赖于信息技术。人力资本管理系统已经成为组织人力资源管理未来发展的趋势。

二、卫生组织人力资源管理信息系统的构成与功能

(一) 卫生组织人力资源管理信息系统的构成

随着科学技术的不断发展，国内外人力资源管理信息技术也发展迅速，各种类型的人力资源管理信息系统不断出现。虽然不同的人力资源管理信息系统各有特点，但

从功能上来分析，大致可分为以下五个模块：

1. 人力资源管理模块。人力资源管理系统从科学的人力资源管理角度出发，从组织的人力资源规划开始，记录招聘、岗位描述、培训、技能、绩效评估、个人信息、薪资和福利、各种假期离职等与员工个人相关的信息，并以易访问和可检取的方式储存到集中的数据库中，将组织内员工的信息统一管理。完整地记载员工从面试到离职整个周期的薪资、福利、岗位变迁、绩效等历史信息。该模块可以管理较多的人力资源和薪资数据，具有灵活的报表生成功能和分析功能，使人力资源管理人员从烦琐的日常工作中解脱出来，同时综合性的报表也可供组织决策人员参考，如生成按岗位的平均历史薪资图表，员工配备情况的分析图表，个人绩效与学历、技能、工作经验、接受过的培训的关系分析等。

2. 薪资和福利模块。该模块通常用于组织薪资管理和福利计算的全过程，其中包括设定组织的薪资和福利政策、自动计算个人所得税、自动计算社会保险等代扣代缴项目。通常，这些程序还可以根据组织的政策设置，计算由于年假、事假、病假、婚假、丧假等带薪假期以及迟到、早退、旷工等形成的对薪资和福利的扣减，能够设定组织的成本中心并按成本中心将薪资和总账连接起来，直接生成总账凭证，还能存储完整的历史信息以供查询和生成报表，这类系统也可以处理部分简单的人事信息。

3. 培训管理模块。培训管理模块一般通过培训需求调查、预算控制、结果评估和反馈以及培训结果记载等手段，实现培训管理的科学化，并且和人力资源信息有机地联系起来，为组织人力资源的配备和员工的升迁提供科学的依据。

4. 考勤管理模块。为了进行有效的出勤管理，很多组织购置了打卡机、考勤机等设备。考勤管理程序一般都与这些设备相接，根据事先编排的班次信息，过滤掉错误的数据，生成较为清晰的员工出勤报告，并可转入薪资和福利程序中，使考勤数据与薪资计算直接挂钩。其生成的文档还可作为历史信息保存，用于分析、统计和查询。

（二）卫生组织人力资源管理信息系统的功能

1. 提供整合、集中的信息源。人力资源管理系统，可以用集中的数据库将与人力资源管理相关的信息全面、有机地联系起来，有效地减少了信息更新和查找中的重复劳动，保证了信息的相容性，从而提高工作效率。

2. 提供易访问、易查询的信息库。采用和实施人力资源管理系统，可以将依赖于人的过程改为依赖于计算机系统的过程。组织管理人员只要获取了相应的权限，就可以随时进入系统，直接查阅相应的信息。

3. 有利于体现公平性原则，留住人才。很多组织都不同程度存在着人才流失现象。除了薪资因素之外，还有很多其他因素，如工作环境、领导公平与否、培训机会和个人前途等。现在不少人利用业余时间学习了很多的课程，得到了证书，有了一技之长。如果将这些新技能输入人力资源管理系统，在某个岗位需要人时，先搜寻一下组织内部是否有合适的人选，这样有助于留住人才，达到激励员工的目的。

4. 提高管理水平。采用和实施人力资源管理系统不仅仅是为了提高工作效率。实施人力资源管理系统能够获得全面、准确、一致和相容的信息，这不仅可以让领导对组织的人力资源现状有更加全面和准确的认识，同时也可以生成综合的分析报表供领导决策参考。如在薪资普调或薪资体系变更前，生成按岗位的历史薪资分析报告等，可辅助组织领导进行科学化决策。实施人力资源管理系统的过程本身也包含着回顾组织本身的机构和岗位设置、管理流程、薪资体系等，并根据软件中所蕴含的先进管理思想来改变现行的体系。

另外，信息的透明和安全是相互矛盾的两个方面。人力资源管理系统的安全性设计使机密的人事薪资信息处在一种"受控"状态下的透明。只有得到系统授权的用户才可以访问被允许获取的信息。因此，我们不需要担心因为采用人力资源管理系统会降低人事薪资信息的保密性，相反，信息的安全性会因为人力资源管理系统的采用而得到加强。

三、卫生组织人力资源管理信息系统的开发与应用

（一）卫生组织人力资源管理信息系统的开发

1. 系统设计目标。

基于现代人力资源管理的思想与理念，从整个卫生组织层面建立系统、集中、统一、完整的人力资源信息库，实现机构人力资源信息的动态交换和实时更新，实现机构人力资源信息的综合查询、多维分析和预测，充分发挥机构资源的整体效益，发掘其潜在能力，实现人力资源信息的及时传递与共享，为人力资源开发和人力资源规划战略提供有效支持。

2. 系统分析。

（1）组织结构分析。从医院管理和各个部门科室分工的角度对组织结构、岗位、职能与人员配置的合理性进行分析，有助于组织机构高效、合理地配置岗位、职能与人员，有利于各岗位人员的能力发挥和组织结构的精简。

（2）功能结构分析。医院人力资源管理信息系统为医院内部的人力资源管理活动提供信息服务，它覆盖了医院内部人事管理的各项工作，包括系统基本设置、职工信息管理、干部信息管理、工资薪金管理、档案管理、教育培训管理、基本信息统计、信息维护以及帮助功能。

（3）业务流程分析。根据对组织结构和业务功能体系分析的结果，对各部门、科室的业务信息和流程等进行详细调查分析。流程分析的目的是了解各个业务流程的每

个节点，明确各个部门之间的业务关系，明确每个业务处理的意义，为业务流程的合理化改造提供建议，为系统的数据流程变化提供依据。

（4）数据流程分析。根据系统的业务流程，确定业务数据流程，即输入相关信息，如机构设置、定编定员和职位设计；工作评估和人员考核信息；人员岗位变动和人员素质变动，通过相关控制手段，如国家有关的方针、政策、指令和医院有关的规章制度，输出医院人事管理制度、各种人才需求计划、人才测评结果、薪酬调整结果以及其他统计报表等。

3. 系统设计。

（1）系统功能结构设计。医院人力资源管理系统的功能可分为系统基本设置（用户、密码设置）、职工信息管理（职工基本信息、人事履历管理、人事变动管理、人事报表打印、劳动合同管理、学历履历管理、技术资格管理）、干部信息管理（基本信息管理、干部任免管理等）、工资薪金管理（职工信息维护、考勤管理、工资管理、工资变动、奖金管理、部门管理等）、档案管理（系统记录员工的档案编号及数目）、教育培训管理（职业技能鉴定、培训履历、管理教育培训统计）、基本信息统计、信息维护以及帮助功能。

医院人力资源管理系统开发不仅可以采用传统的 C/S 结构（即客户端/服务器端两层结构），也可以采用目前最为流行 B/S 结构（即客户端、应用服务器、Web 服务器三层结构）。

（2）代码设计。代码设计模块及其内容见表 3-3。

表 3-3　　　　　　　　　　　　　　代码设计模块及内容

职务	职务编码，职务名称
岗位	岗位编码，岗位名称，拼音码
文化程度	文化程度编码，文化程度，拼音码
专业	专业编码，专业名称
职务代码	代码，系列等级名称，职务系列名称，拼音码，职务等级
工作经历	序号，人员编码，人员姓名，开始工作时间，工作单位，部门，职务，职业
部门	部门编码，部门名称，分类编码，拼音码
人员	人员编码、人员姓名、别名、拼音码、性别、身体状况、政治面貌、民族、出生日期、文化程度、工资格编码、专业人员标志、岗位编码住址

（3）输入设计。设置新用户的类别与权限，超级用户可以对系统所有信息进行管理，普通用户只能查询信息或信息的提交，通过设置用户权限可以实现对系统用户分类管理。输入的职工信息主要包括职位、编号、办公室、工作时间、岗位。档案管理的内容包括职工编号、姓名、出生年月、家庭住址、联系电话等重要的基本信息。

（4）输出设计。输出是系统产生的结果或提供的信息，包括医院内部浏览查询功能、职工浏览功能和职工工资查询浏览功能等，便于医院管理系统的各种使用者能更方便快捷地查询职工信息，职工查询信息如职工编号、姓名、职位、工资时间、所得提成、业务状况等。

（二）卫生组织人力资源管理信息系统的应用

人力资源管理信息系统子系统主要是根据卫生组织内部的有关数据以及人事变动数据，输出各种有关人事状况的报表。根据应用目的，将人力资源管理信息系统分解为若干个子系统，其中工资绩效管理、档案管理和教育培训管理信息系统具体应用如下：

1. 工资绩效管理信息系统。以医院为主体，支持院、科、个人三级绩效管理模式，同时灵活的绩效管理系统能够满足卫生主管部门的要求。根据设置，可计算由于年假、事假、病假、婚假、丧假等带薪假期以及迟到、早退、旷工等形成的对薪资的扣减，采用逐级上报审批的设计流程，实现工资发放、业务处理、绩效考核，支持不同来源数据的自动统计，包括经济数据、工作量数据、各种问卷调查数据及其定性指标的量化等；绩效系统与其他系统紧密集成，自动取出关键绩效数据，保证绩效考核数据的准确及时；针对不能采用指标打分的考核形式，能够提供目标任务的计划、执行录入等功能，实现全方位的考核，弥补指标考核的缺陷；提供移动考核方式，对于现场工作量比较大的考核任务，通过智能客户端进行移动考核，考核数据自动传输，提高考核效率；支持绩效考核结果自动参与绩效奖金计算，实现薪酬激励。

2. 档案信息管理。全面的人事档案管理包括教育经历、工作经历、社会关系、证照信息、兼任岗位、奖惩记录、调动记录、合同信息、职称评定、物品领用信息；检索方式包括分类检索、快速检索、高级查询等，支持检索条件保存；批量计算指根据出生日期批量计算人员年龄，批量计算工龄、本单位工龄，根据身份证号批量计算年龄性别、出生日期；强大、灵活、全面的数据统计功能，最大限度地支持自定义报表打印，如档案卡、就职卡、工作证等；支持职称评定、离职、人员调动等操作；支持人员信息的分类（管理级别、工种、民族等）和分部门的信息统计汇总，实现对全体职员的档案存放情况、档案分类目录、档案查阅、借用及销毁等管理工作，可以打印各种形式的档案报表。

3. 教育培训信息管理。实现职业技能鉴定信息维护、查询、统计功能，并对培训工作中涉及的课程、资源渠道、讲师、费用等相关信息进行分类管理。根据医院发展战略和组织的核心能力，制订岗位胜任能力模型和任职资格标准，明确工作岗位的胜任能力要求；根据胜任能力要求，设计学分课程体系，制订课件、组织教学活动等；

根据培训要求，制订培训策略，设计课程计划、培训方式和培训预算，最后评估培训效果等。

　　•**知识拓展**："互联网＋"时代下的人力资源管理新趋势

　　1. 在人力资源管理中融入大数据技术。

　　大数据技术成为人力资源管理工作中的主要工具，在繁复的人力资源管理工作中会产生大量的数据和信息，管理人员需要通过大数据技术对管理档案和数据进行分析、组合和传输。在"互联网＋大数据技术"的环境下，实现人力资源的整合与分配，提供更加个性化和标准化的服务。利用大数据进行人员管理、绩效考核、分配薪酬以及分析市场经济等，成为"互联网＋"时代下人力资源管理的新趋势之一。

　　2. 提供新型福利。

　　随着互联网技术在人们生活和工作中的逐渐普及，人们的价值观和人生观受到了很大的冲击。经济全球化的发展趋势越来越快，人们的职场需求和价值观呈现出一种多元化的趋势。普通的涨薪已经不能满足职员的职场需求。在"互联网＋"时代背景下，一些卫生组织采取了津贴和节假日发放福利等新型福利。新型福利比传统的涨薪更能够被职员接受，单亲补贴、旅游补贴和月经休息日等福利使卫生组织的人力资源管理变得人性化，对留住人才有很大的作用。随着互联网的传播，新型福利将在卫生组织管理工作中成为一种必然的发展方向。

　　3. 人力资源管理者的思维转变。

　　在"互联网＋"环境中，单一的管理方式和知识结构已经无法适应市场经济的发展，在社会市场经济体制的不断改革中，卫生组织人力资源管理呈现一种多元化的发展趋势。人力资源管理者的管理理念与管理水平在新时代的要求下有了新的突破，人力资源管理者不仅具有人力资源管理能力、行政管理能力，还进行了互联网思维培训，掌握了行业产业链的知识，财务管理的能力也得到了很大的提高。在"互联网＋"时代背景下，人力资源管理者实现了跨界思维的转型。

本章小结

　　1. 卫生组织人力资源规划是人力资源战略管理的重要内容，其主要目的是保证卫生组织未来一定时期内人力资源在数量和质量方面达到供需的动态平衡。

　　2. 卫生组织人力资源的预测包括人力资源的需求预测和人力资源的供给预测。

　　3. 卫生组织人力资源的平衡包括人才缺乏的调整和人力过剩的调整。

　　4. 卫生人力资源管理信息系统是改善人力资源管理模式、提高人力资源管理水平的有效手段。

复习思考题

1. 指定卫生组织人力资源战略规划的重要意义有哪些?
2. 简述卫生人力资源规划的流程。

应用案例

医院人力资源信息化管理与建设

目前,很多医院的人力资源管理工作依然使用 Office、WPS 等办公软件进行处理,缺乏系统性的维护管理功能,容易造成数据遗漏,影响数据准确。有的医院虽然有信息化管理系统,但仍是单机模式,功能单一,与医院其他管理系统缺乏信息融通,各自形成"信息孤岛",无法实时共享,在与其他部门联合时,显得比较笨重,费时费力,是医院人力资源管理中的"痛点"。而这种"痛点"的症状,同样反映在汕头大学医学院附属肿瘤医院中。主要存在以下问题:

(1)人力资源模块未使用过系统,基本上是通过 Excel 表进行手工核算,数据统计较为困难。人员电子档案主要通过 Excel 表进行手工统计,需要应用到报表时较为困难,数据更新不及时,数据共享程度低。

(2)人员信息表单较为简单,系统预制字段基本满足需求。现阶段系统预制字段还有很多不能收集统计,数据较为滞后。

(3)各部门需要人员花名册时,虽然人事科能够提供,但是这些部门也有自己的一套人员信息数据。该数据库的部门职务、职称等字段比人力资源数据滞后,人事科有些字段数据又由其他部门提供,如职称需要党办提供、所属科室由院办提供。这就造成了数据混乱繁杂。

(4)考勤数据只需要提交每月最终考勤数据。该数据由下级科室提交,最终由人事科考勤专员汇总,形成考勤月报,交由薪酬同事做薪资。考勤模块不用进行排班考勤。休假数据也不需要在系统中进行提交统计,只需要在考勤月报中录入休假情况即可。

(5)薪资模块数据有相应的标准表,有两套薪资体系:一套是针对在编人员,另一套针对聘用人员。它们相对于薪资项目较为统一,表内计算公式较为简单,需要在系统中直接算出每月薪资数据,不需要导入数据。薪资模块报表有几张,较为简单,需要在系统中设计。

针对以上存在的问题,汕头大学医学院附属肿瘤医院引进"望海"HERP 软件系统,在软件实施的同时,规范医院管理流程,完善基础数据。

首先,该医院搭建了一系列的软硬件实施环境,为人力资源管理信息化搭建好了物质基础。

　　然后，该医院在综合系统上组建了一体化信息平台。参照医院信息化整体发展思路及建设标准，在东软系统基础平台上与HERP医院综合运营管理系统中建立的基础信息平台，统一核算单元字典、职工字典、供应商字典、物资字典等，保证内部系统的统一。

　　此外，医院在系统中进行了功能模块划分，主要划分为以下功能模块：科室管理、人事档案管理、合同管理、薪酬福利管理、考勤管理、报表管理。系统主要基于日常人力资源管理信息的统计分析和人力成本分析，通过考勤管理提供的准确工作量为成本核算系统的人力成本分摊提供准确依据。依靠薪酬福利、考勤管理直接向会计核算系统的工资发放提供薪酬福利考勤数据，并与HERP平台的绩效奖金系统实现数据共享，从而实现HERP系统将医院人、财、物三大核心管理要素融为一体的设计目标。

　　汕头大学医学院附属肿瘤医院"综合运营管理系统"中的"人力资源"模块于2019年3月试运行至今，经过不断实践，取得以下成效：①提高医院工作运转效率；②提升信息的真实性、准确性、及时性；③提升人力资源管理水平。

案例来源：钟萍，章淑平，江耀睦. 新时期医院人力资源管理的信息化建设［J］. 福建电脑，2021，37（06）：58-60.

第三篇

卫生人力资源招聘、甄选与录用

3

第四章 卫生人力资源职位分析 与胜任素质

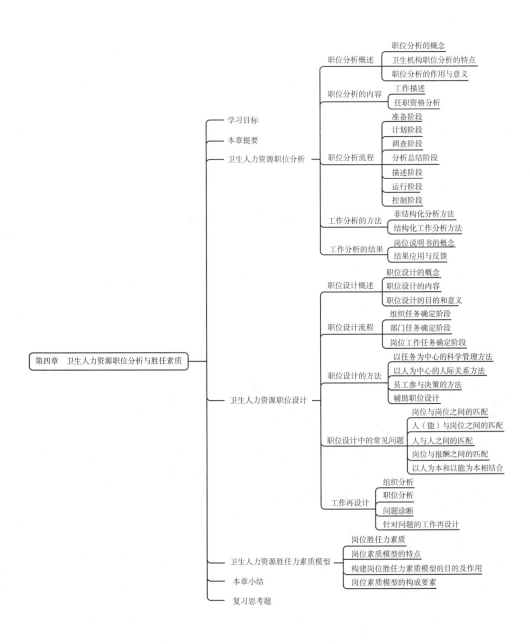

职位分析概述
- 职位分析的概念
- 卫生机构职位分析的特点
- 职位分析的作用与意义

职位分析的内容
- 工作描述
- 任职资格分析

职位分析流程
- 准备阶段
- 计划阶段
- 调查阶段
- 分析总结阶段
- 描述阶段
- 运行阶段
- 控制阶段

工作分析的方法
- 非结构化分析方法
- 结构化工作分析方法

工作分析的结果
- 岗位说明书的概念
- 结果应用与反馈

学习目标
本章提要
卫生人力资源职位分析

职位设计概述
- 职位设计的概念
- 职位设计的内容
- 职位设计的目的和意义

职位设计流程
- 组织任务确定阶段
- 部门任务确定阶段
- 岗位工作任务确定阶段

职位设计的方法
- 以任务为中心的科学管理方法
- 以人为中心的人际关系方法
- 员工参与决策的方法
- 辅助职位设计

职位设计中的常见问题
- 岗位与岗位之间的匹配
- 人（能）与岗位之间的匹配
- 人与人之间的匹配
- 岗位与报酬之间的匹配
- 以人为本和以能为本相结合

工作再设计
- 组织分析
- 职位分析
- 问题诊断
- 针对问题的工作再设计

第四章 卫生人力资源职位分析与胜任素质

卫生人力资源职位设计

卫生人力资源胜任力素质模型
- 岗位胜任力素质
- 岗位素质模型的特点
- 构建岗位胜任力素质模型的目的及作用
- 岗位素质模型的构成要素

本章小结
复习思考题

🎯 **学习目标**

通过本章的学习，你应该能够：

掌握：卫生人力资源职位分析的概念、特点、作用与意义，职位分析的内容和流程。

熟悉：卫生人力资源职位设计的内容，职位设计的流程和方法。

了解：岗位胜任力素质模型的概念、特点、目的和构成要素。

🎯 **本章提要**

本章主要介绍如何在卫生组织中进行职位分析和职位设计。首先，介绍卫生人力资源职位分析的概念、特点、作用与意义，职位分析的内容和流程；其次，讲述职位设计的内容，职位设计的流程和方法，以及如何对既定组织进行职位再设计；最后，围绕岗位胜任力素质模型展开，对岗位胜任力的概念、特点、目的、作用和构成要素进行阐述。

第一节　卫生人力资源职位分析

职位分析是现代人力资源管理中一项基础核心的工作，本节主要介绍职位分析的概念、卫生组织职位分析的特点等内容。

一、职位分析概述

（一）职位分析的概念

在卫生人力资源管理工作中常会遇到一些需要解决的实际问题：某项工作的职责和权限是什么，什么样的人才能担任这一工作，其工作相对重要性与报酬标准等。要解决好以上问题不能单凭管理者的个人主观经验，而需要进行详尽的职位分析才能掌握有关工作的全面信息，达到人与工作的最佳匹配。

学者们从不同角度对职位分析给出了不同定义。付亚和孙健敏将职位分析定义为"全面了解工作并提取有关工作全面信息的基础性管理活动"和"采用科学的方法或技术全面了解一项工作或提取关于一项工作的全面信息的活动"；萧鸣政认为"职位分析即分析者采用科学的手段与技术，对每个同类岗位工作的结构因素及其相互关系，进行分解、比较与综合，确定该岗位的工作要素、特点性质与要求的过程"。

　　所谓职位分析，也称工作分析或岗位分析，是一项用来分析某一工作任务与性质的程序，通过全面了解、获取与工作有关的详细信息，对组织中某个特定职位的工作内容和职务规范、任职资格进行描述和研究。它是现代人力资源管理中一项基础、核心的工作，是工作信息提取的情报手段，便于对组织进行有效管理。

　　具体而言，职位分析需要解决的问题可以归纳为6W1H，即做什么（What），为什么做（Why），谁来做（Who），何时做（When），在哪里做（Where），为谁做（For Whom）和如何做（How）。

　　1. 做什么。指从事的工作活动，主要包括任职者所要完成的工作活动、任职者的工作活动结果或产出、任职者的工作活动标准。

　　2. 为什么做。指任职者的工作目的，也是该项工作在整个组织中的作用，主要包括工作的目的、工作在组织中与其他工作之间的关系。

　　3. 谁来做。指从事该项工作人员的必备要求，主要包括身体素质要求、知识技能要求、教育与培训要求、经验要求、个性特征要求。

　　4. 何时做。指该项工作活动进行的时间安排，主要包括工作时间安排是否有固定时间表、工作活动的开展频度区分、每日进行的活动、每周进行的活动以及每月进行的活动等。

　　5. 在哪里做。表示工作进行的环境，主要包括工作的自然环境、工作的社会和心理环境。

　　6. 为谁做。工作的请示汇报对象、工作的信息提供对象或工作结果提交对象、工作监控与指挥对象。

　　7. 如何做。指任职者如何进行工作活动以获得预期的工作结果，主要包括工作活动程序与流程、工作活动涉及的工具与机器设备、工作活动涉及的文件记录、工作中的关键控制点。

　　通过职位分析提供的这样一个架构，可以让卫生人力资源管理人员得到许多与工作相关的信息，并将卫生机构中各项工作的内容、性质、责任、权利与员工所应具备的基本条件，包括知识、技能资历、能力等加以综合研究分析。正是从这个意义上来说，职位分析是整个卫生人力资源管理工作的基石和起点。需要注意的是，职位分析是一项动态的人力资源管理职能，必须随着卫生政策的变动、卫生机构的发展和组织结构的调整适时修正。

（二）卫生机构职位分析的特点

　　卫生机构的专业技术性强，工作岗位细分繁杂，在人力资源管理方面有着自身的特殊性。目前，人力资源管理实务强调"以岗位为核心的人力资源管理整体解决方案"，实际上就是指人力资源管理的一切职能都是以职位分析为基础的。因此，在新形势下卫生机构人力资源管理的重点工作范围发生了较大的改变，工作程序逐步标准化，考核标准尽可能趋于量化，新的卫生机构职位分析旨在确定相应的组织机构、岗位职务标准，并进行定员定编。其中岗位职务标准的制定非常重要，应尽可能做到全面量化和细化。

在卫生机构的人力资源管理实践中，虽然国家对卫生行政机构和卫生事业单位员工的职位、职级以及工资待遇的等级都有规定，但在人员编制、人员聘用、人才预测等方面缺乏统一的标准，其中一个可能的重要原因是职位分析不够详细与规范，因此更需要全面开展职位分析。

开展职位分析的前提是明确职位的类别与等级划分。以医疗机构为例，一般是融医疗卫生、教学和科研于一体的，因此其人员的职系、职组、职级、职权等繁多。

（三）职位分析的作用与意义

职位分析是人力资源管理的一项常规性工作和基本工具，也是整个组织管理系统中的基本方法与技术。对于新建立的组织、原职位的工作内容及性质等出现变化或从未做过职位分析的组织而言，进行职位分析是十分必要的，这可以帮助管理者理清思路，找到人力资源管理的切入点。

职位分析可以用于招聘和选拔员工、发展和评价员工，并服务于薪酬福利政策以及工作和组织设计（见表4-1）。

表4-1　　　　　　　　　　　　　　职位分析的作用

招聘和选拔员工	发展和评价员工	薪酬福利政策	工作和组织设计
1. 人力资源规划	员工培训和技能	决定工作的报酬	工作设计/重新设计
2. 识别内部劳动力	发展	标准	提高效率和激励
3. 市场招聘	角色定位	确保同工同酬	明确权责关系
	职业生涯规划	确保工作报酬差	明确工作群之间的内在联系
4. 选拔	业绩考核	保障公正合理	
5. 安置			
6. 公平就业机会			
7. 实际工作概览			

1. 职位分析有利于选拔和任用合格的人员。通过职位分析形成的工作说明书，明确规定了卫生机构工作岗位的近期和远期目标、各职位的性质特征、担任此类职位所必需的任职条件、以及进行工作的具体程序与方法。一方面，职位分析确定了选人、用人的标准，有利于提高招聘录用的质量，降低组织的用人风险，提高组织内部人力资源配置的效果；另一方面，也为应聘者提供了真实可靠的信息。

2. 职位分析提供绩效考评的标准和客观依据。由职位分析形成的工作说明书对每一职位的工作内容及目的都有清晰的界定，为科学考评标准的建立和考评的实施提供了依据。同时，也使任职者明确了自身工作与考核标准的差距，有利于其自身工作的改进，提高卫生服务效率和质量。

3. 职位分析有利于公平合理的薪酬管理。薪酬管理涉及职位本身所要求的技能、职责、教育水平、工作环境等因素，职位分析可以提供这些信息并明确工作的价值，为薪酬发放提供可参考的标准。

4. 职位分析是有效发展和评价员工的基础。通过职位分析，组织可制定出评价员工的客观标准，并根据工作要求和实际聘用人员的不同情况，有区别、有针对性地安排培训内容，以提高员工与职位的匹配程度。同时，使员工了解工作发展方向，便于制订自己的职业发展计划。

5. 职位分析服务于工作和组织设计。组织结构的科学性和合理性在很大程度上促进或约束着岗位工作的开展，进行职位分析的一个重要内容就是要为卫生机构的组织结构优化和再设计提供基础数据。通过职位分析，可以全面揭示出组织结构层级关系对岗位工作的支持和影响，明晰工作流程，帮助明确各项工作之间在技术和管理责任等各个方面的关系，消除盲点、减少重复、提高效率，为最佳组织模式的选择提供决策依据。

二、职位分析的内容

职位分析包括的内容根据职位分析的目的不同而有所不同。一般情况下，职位分析主要涉及两个方面的内容：一是工作描述（工作的内容是什么），即工作岗位的研究。要研究每一个工作岗位的目的，该岗位所承担的工作职责和工作任务，以及与其他岗位之间的关系等。二是任职资格（招聘什么样的人来从事这一工作）的研究。研究能胜任该项工作并完成目标的任职者必须具备的条件与资格，如工作经验、学历、能力特征等。

（一）工作描述

工作描述主要包括三个方面的内容。

1. 基本信息。包括工作名称、编号、所属部门、职务等级、员工数目、制定日期等。值得注意的是，工作名称必须清晰、准确、标准化，各项工作按照统一的代码体系编码，使工作代码既能反映出工作岗位所属部门，又能反映出工作岗位的上下级关系，最好还能反映出该岗位的工作性质和其在组织中的地位。

2. 工作活动和工作程序。包括工作摘要、工作范围、职责范围、工作量、工作标准、工作时间及轮班、工作设备及工具、工作流程、人际交往和工作往来、联系、监督指导关系、职位升迁关系等。

3. 工作环境。包括工作场所中潜在的危险、职业病、工作环境的舒适程度等。

（二）任职资格分析

任职资格分析的书面形式称为任职说明书，其明确该工作岗位对任职人员的各项要求，具体说明从事某项工作的任职者所必须具备的教育背景、工作经验、生理要求和心理要求等。

任职条件主要包括四个方面的内容：

1. 基本素质。年龄、性别、最低学历要求、必备知识、专长领域、工作经验、接受的培训教育、特殊才能等。

2. 生理素质。体能要求、气质、健康状况、灵敏性等。

3. 综合素质。包括语言表达能力、合作能力、进取心、职业道德素质、人际交往能力、团队合作能力、性格、兴趣等。

4. 专业技术要求。包括医疗卫生专业基础知识、专业技能，以及教学科研、实验能力等。

●知识拓展——某医院妇产科主治医师任职说明书

任职资格：

◆教育工作背景：妇产科学相关临床医学专业硕士研究生以上学历、学位，具备临床工作经验。

◆从业资格要求：医师资格证、执业医师证、主治医师及以上职称。

◆培训经历：妇产科临床新技术、新方法培训，医疗管理知识培训，专业外语知识培训。

◆经验：6年以上妇产科临床工作经验。

◆知识技能技巧：熟悉妇产科临床知识；熟悉医疗管理知识；较强的沟通能力，具备解决突发事件的能力；熟悉妇产科专业的外语知识；熟练使用办公软件、办公自动化设备及科技情报检索设备；做事客观、严谨负责、踏实、敬业。

◆能力：具有良好的人际沟通协调能力、组织能力以及高度的团队精神，责任心强，较强的计划制定和执行能力，良好的外语阅读和交流能力。

●知识拓展——职位分析的相关术语

◆工作要素：指工作中不能再分解的最小动作单位。

◆任务：为了达到某种目的所从事的一系列活动。它可以由一个或多个工作要素组成。

◆职责：个体在工作岗位上需要完成的主要任务或大部分任务。它可以由一个或多个任务组成。

◆职位：根据组织目标为个人规定的一组任务及相应的责任。

◆职务：一组重要责任相似或相同的职位。这些职位的性质、类别完全相同，完成工作所需的条件也一样。

◆职系：是指一些工作性质相同，而责任轻重和困难程度不同的岗位所构成的系列或群体，所以职级、职等也分不同的职位系列，如卫生机构就分为护理、药剂等不同的职系。

◆职级：指将工作内容、难易程度、责任大小、所需资格皆很相似的职工们划为同一职级，实行同样的管理制度与报酬。职级是对不同类别职务进行平衡比较的统一标尺。以职务层次为横轴，以级别为纵轴构成的"坐标系"，可以衡量、标识担任不同类别职务的员工在组织中所处的位置。

◆职权：依法赋予职位的某种权力，以保障履行职责，完成工作任务。

◆职业：在不同组织、不同时间，从事相似工作活动的一系列工作的总称。

◆职位族：又称工作类型。是指两个或两个以上的工作任务相似或要求的人员特征相似的一组工作，如管理职位、医疗卫生职位等。

三、职位分析流程

职位分析是一项技术性很强的工作，需要做周密的准备，同时，还需要具有与卫生人力资源管理活动相匹配的科学的、合理的操作程序。职位分析的过程就是对工作进行全方位评价的过程，包括准备、计划、调查、分析总结、描述、运行和控制七个阶段。前六个阶段是依照职位分析的流程按部就班地依次进行，控制阶段贯穿于职位分析的整个过程当中，职位分析的每个步骤、每个阶段都要有控制，只有有效地控制才能保证职位分析的顺利进行。

（一）准备阶段

这一阶段的主要任务是了解情况，建立职位分析小组，明确职位分析的目的和意义，确定分析的对象，并与相关部门和相关人员建立起良好的工作联系。由于职位分析人员在进行分析时，要与医疗卫生工作现场或医务人员接触，因此分析人员应该先在办公室内研究该工作的书面资料和现有文件。同时，要协调好与卫生机构各级管理人员之间的合作关系。在这一阶段，主要解决以下几个问题。

1. 明确职位分析的总目标、总任务。任何工作只有明确了工作的目的和意义，才能正确有效地进行下去，职位分析亦如此。职位分析开始时首先要明确职位分析的目的和意义，因为职位分析的目的不同，所需要采集、处理的工作信息内容和工作量也不同，职位分析人员的选择不同，所需费用也不同。理清进行职位分析主要想解决的问题，明确获取职位分析信息的用途何在，才能确定职位分析的侧重点范围、对象、工作量和内容，并选择合适的信息收集方法。同时，还可以根据职位分析的总目标和总任务，对卫生机构现状和机构内各类职位进行初步了解，掌握各种基础数据和资料。

2. 建立职位分析小组。职位分析小组，也称专家组，通常是由职位分析专家组成，其任务是编制职位分析工作方案，进行工作信息的收集、整理和分析，最后形成相应的职位分析文件，以及对各个岗位任职者进行相应的培训等。职位分析小组成员选择的恰当与否，是整个职位分析能否取得成功的关键所在。

卫生机构的职位分析通常由卫生人力资源管理者、专家、卫生机构负责人、科室主任（直线主管）和工作任职者共同努力与合作完成。职位分析小组成员的分工是：卫生人力资源专家观察和分析正在进行的工作，然后编写出工作说明和工作规范，再由工作任职者及其直接主管来审查和修改职位分析小组所产出的反映工作活动和职责的那些结论性描述（见表4-2）。职位分析专家一般指具有职位分析专长，并对卫生机构的组织结构及机构内各项工作有深刻认识的人员。职位分析专家可以来自卫生机构内部，也可以从卫生机构外部聘请，专家的来源和专家的数量可以根据卫生机构的实际情况而确定。

表4-2　　　　　　　　　　卫生机构职位分析各主体职能

卫生人力资源管理者/专家	直线主管	工作任职者
1. 参与战略计划的制订和机构的改革	1. 参与战略计划的制订和机构的改革	1. 参与战略计划的制订和机构的改革
2. 向管理者和员工宣传职位分析的重要性	2. 与卫生人力资源管理者、专家一起确定是否需要对职位进行分析或再分析	2. 当工作发生重大变化表明需要进行职位分析或重新分析时，帮助管理者认识到这一点
3. 与管理者一起确定是否需要对职位进行分析或再分析	3. 明确职位分析的目的并协助进行职位分析	3. 提供职位分析需要的精确信息
4. 发挥作为职位分析专家的作用，或者帮助挑选外部专家进行职位分析	4. 协助确定在职者参与职位分析	4. 使用职位分析的结果、制定职业发展计划和决定对工作的选择
5. 与管理者和员工一起制定和更新职位说明	5. 通过面谈和问卷调查参与职位分析	5. 理解职位分析和其他人力资源管理工作之间的关系
	6. 促进在职者参与职位分析	

3. 确定职位分析的对象。职位分析目的不同，职位分析的对象也不相同。由于受时间资金和人力的限制，不可能对所有的岗位都进行职位分析，因此，在选择职位分析对象时，一定要选择有代表性、典型性的工作进行分析。职位分析小组与有关单位和人员建立起良好的工作关系，尽可能熟悉所要分析的工作。分析人员即便是在卫生

机构人事管理部门工作或已经在本机构工作的老员工，也要在一定程度上熟悉机构的组织结构以及目标工作的内容。

准备阶段的主要目的就是要在实地观察和对相关人员访谈前，尽最大可能丰富职位分析人员对目标工作的认识。在这个过程中，职位分析人员要获得有关人员的支持和信赖，以使随后的职位分析能够顺利进行。

（二）计划阶段

为了使职位分析工作能够顺利有效地进行，职位分析小组应制订一个职位分析方案，根据职位分析的任务、程序，将工作分解成若干工作单元和环节，以便逐项完成。每个单元和环节都应明确规定开始和结束的时间，以及相应的负责人。同时，在这个阶段还要确定工作信息的来源和收集信息的方法等。

本阶段的另一个目的是要规划好职位分析各方面的细节。例如，在准备阶段中，分析人员必须弄清楚一些问题：要收集哪些信息？如何获得这些信息？怎么表现出来？将使用哪种信息收集方法？从谁那里获得这些信息（直接上级工作任职者等）？需要哪些人参与分析？何时分析？职位分析要分析什么等。

在这一阶段应主要解决好以下几个问题。

1. 设计职位分析方案及职位调查方案。职位分析方案是职位分析小组开展工作的依据。因为实施一次完整的职位分析活动，往往需要调动大量的资源，需要花费相当长的时间，需要来自各个方面的人员配合。所以，在实施这样一个比较复杂的活动之前需要制订一个方案，即职位分析的蓝图，以便有计划、有条理地实施职位分析。为使研究工作迅速有效，分析人员还应制订一个职位调查方案。职位调查方案是职位分析人员进行工作信息收集的依据，所有的职位分析人员都应该遵照职位调查方案所规定的调查方法，在规定的时间内完成相关工作信息的收集任务。

在职位分析小组设计职位调查方案时，卫生机构各级有关部门都要提供有关信息，全力配合职位分析小组的工作，以使方案设计科学、合理、有效。卫生机构的各个部门应当明确，职位分析并不是职位分析小组的事情，而是各个部门、各个工作岗位自己的事情，职位分析做好了，各个岗位、各个部门都将是最直接的受益者。一个完整的职位调查方案应包括调查目的、调查范围和对象、调查内容和项目、调查方式方法、调查的时间和地点，以及确定调查表格和填写说明等。

在职位分析中有些信息需要深入各个工作岗位进行实地收集，而现存的背景资料对于职位分析也是非常重要的，不能忽视。无论是选择卫生机构内部信息还是卫生机构外部信息，或者利用现有资料，又或者进行实地工作信息收集，在选择信息来源时，都应注意以下几点：

（1）不同层次的信息提供者提供的信息存在差别；（2）职位分析人员应站在公正

的角度听取不同的信息，不要事先存有偏见；（3）使用各种职业信息文件时，要结合本卫生机构的实际情况，不可照搬照抄，对卫生机构原工作文件要在研究分析的基础上批判地采用。

2. 选择收集信息的方法。收集工作信息的方法多种多样：有定性的方法，也有定量的方法；有结构化的方法，也有非结构化的方法；有以考察工作为中心的方法，也有以考察任职者特征为中心的方法。在具体的选择过程中，既要考虑职位分析的目的，也要兼顾分析岗位的不同特点和实际条件的限制，有针对性地选择一种或几种方法才能行之有效。在职位分析中，常用的方法包括面谈法、问卷法、观察法、工作日志法和关键事件法等。而且，在职位分析中很少单独使用一种信息收集方法，往往是将不同的方法加以结合，取长补短，以便更好、更全面地获得所需的信息。

（三）调查阶段

这个阶段的主要任务是根据调查方案对各个职位进行认真细致的调查研究，收集相关工作信息。调查中可灵活运用访谈、问卷、观察等方法，广泛深入地收集有关职位工作信息和各种数据资料。收集信息的核心内容包括：工作的职责是什么，内容是什么，要求什么样的学历、工作经验、技能、环境条件、心理、情绪和身体健康状况等。

调查阶段的工作内容包括以下几点。

（1）准备工作调查资料和各种调查问卷；（2）编制工作调查提纲；（3）安排工作调查日程；（4）设计调查问卷；（5）确定工作调查方法。在多种调查方法中选择适合本次调查的调查方法，用于收集有关工作的特征以及所需的各种信息数据，以便对各种工作特征和任职人员特征的重要性和发生频率做出排列或等级评估。

在这个阶段需要做好以下几方面的工作：

（1）与有关人员进一步沟通。由于职位分析需要深入具体的工作岗位上，在进行这项工作的过程中必然要同大量的工作任职者和管理者有所联系，因此，赢得他们的理解和支持是非常必要和重要的。在与医务人员进行沟通时，可以通过召集科室会议的形式进行，在会上可以由职位分析小组的有关人员对医务人员进行宣传和动员。通过这样的沟通可以让参与职位分析的有关人员了解职位分析的目的和意义，消除内心的顾虑和压力，争取他们在实际收集信息时的支持与合作。同时，由于职位分析过程中有很多需要员工配合的事情，通过与员工的有效沟通，可以让员工了解工作的时间安排和进度安排，这样他们就会了解自己大概会在什么时候，花费多少时间进行配合，便于他们事先安排好自己的工作，以留出足够的时间来配合职位分析工作。

（2）制订每一个阶段的具体实施计划。在职位分析的计划阶段已经有了职位分析的实施方案。但这样的方案通常只是提供了大致的计划和整个职位分析的步骤及时间安排，而没有细化到每个阶段的实施计划。职位分析小组进行职位分析的每个步骤都要制订切实可行的计划，以保证这一阶段任务的及时完成。同时，在计划执行的过程中，可能由于外部客观环境发生了变化，要进行计划的修订，要将修订好的计划及时通知相关部门和有关人员，使他们有时间安排自己的活动。

（3）确定信度和效度。在进行工作信息收集时，职位分析人员还应注意分辨所收集到的信息是否准确、翔实，以保证职位分析结果的信度和效度。

（四）分析总结阶段

职位分析是分析和综合组织某个工作有关信息的过程。分析总结阶段是整个职位分析的一个重要阶段，在这个阶段的主要任务是对调查阶段所收集的信息进行分析、分类、整理、转化和组织，使之形成书面文字，为下一阶段的工作描述做好准备。

（五）描述阶段

仅仅研究、分析一组工作并未完成职位分析，分析人员必须将获得的信息予以加工，并写出报告，编制成职位说明书、岗位说明书以及任职说明书等。因此，这一阶段的主要任务是对收集到的各种数据进行加工、整理、归纳，并做出相关的工作报告和编制相应的文件。具体工作如下：

（1）仔细审核已收集到的各种信息；（2）创造性地分析、发现有关工作和工作人员取得成功的关键原因；（3）归纳、总结出职位分析的必需材料和要素；（4）编制岗位说明书和任职说明书。

（六）运行阶段

此阶段是对职位分析的验证，只有通过实践的检验，职位分析才具有可行性和有效性，才能不断适应外部环境的变化，从而不断完善职位分析的运行程序。另外，在全面做好职位分析之后，也要对本次职位分析的结果及运行状况进行检查，为以后再进行职位分析做好准备。

运行阶段的工作主要有两部分：

（1）培训职位分析的运用人员。这是为了使卫生机构内部员工了解职位分析的过程及结果的运用，也可为部门再进行职位分析打下坚实的基础。因此，培训运用人员可以增强管理活动的科学性和规范性。

（2）制订各种具体的应用文件。职位分析所形成的岗位说明书、任职说明书等都是一些基础性的文件，要保证卫生人力资源管理活动的正常进行还必须制订一系列的具体应用文件，如招聘制度、绩效考评制度、薪酬管理等，以使卫生人力资源管理活动能够规范、科学、有效地进行。

（七）控制阶段

控制活动贯穿着职位分析的始终，是一个不断调整的过程。随着时间的推移，任何事物都在变化，职位分析也不例外。卫生机构的服务具有不确定性，这种不确定会直接或间接地引起组织分工协作体制发生相应的调整，从而也相应地引起工作的变化。因此，工作要有成效，就必须因地制宜地做些改变。另外，职位分析文件的适用性只有通过反馈才能得到确认，并根据反馈修改其中不适应的部分。所以控制活动是职位分析中一项长期的重要活动。职位分析控制的主要任务是保证卫生机构职位分析工作能够按照计划进行，不偏离机构的宗旨和使命，保证职位分析及时、有效地完成。同时还要使各个岗位的工作职责、岗位设置与机构外部环境保持一致。控制活动贯穿于整个职位分析过程中，存在于卫生机构进行职位分析的各个阶段。

四、工作分析的方法

工作分析的方法主要是指工作活动和职责信息收集的方法，一般可以分为结构化方法和非结构化方法两类。在实践中，由于不同的卫生机构所进行的工作分析侧重点会有所不同，因此选择真正适合本机构实际情况的工作分析方法是工作分析取得成功的一个重要因素。

（一）非结构化分析方法（Unstructured Job Analysis Method）

非结构化分析方法主要是一些传统的方法，通用性很强，可用于各种目的和各种性质的工作分析中，包括直接观察法、访谈法、非结构化问卷调查法、关键事件法等。但是值得注意的是，这类方法搜集的信息多以定性为主，叙述较多，带有较强烈的主观色彩。

1. 直接观察法。这是工作分析中最简单也是最常用的一种方法，指的是工作分析人员观察所需要分析的工作过程，通过交流操作等方式收集工作信息，以标准格式记录各个环节的内容、原因和方法。这种方法可以系统地收集一种工作的任务、责任和工作环境方面的各类相关信息。直接观察法适用于相对稳定的重复性操作岗位，而不适于职能和业务管理岗位，因为后者的工作中包含许多难以测量的脑力活动而使信息收集不准确。

通过现场观察，可以对工作者的工作过程进行观察，并以文字、图表或图像等形式记录工作行为各个方面的特点，了解工作中所使用的工具设备；了解职位所包含的工作活动所需的外在行为表现、工作环境和体力消耗等内容。

使用直接观察法时，要注意工作行为样本的选择要有代表性。观察人员在观察前要有详细的观察提纲和行为标准；在观察时应尽量不要引起被观察者的注意，如果有可能，应有几个观察者在不同的时间进行观察，以尽量消除观察结果的偏差；在观察记录中，要避免机械记录，记录应能反映与工作内容有关的各项重要信息，并对工作信息进行比较和提炼。

2. 访谈法。这是一种应用最为广泛的工作分析方法，即工作分析者通过与有关人员的交谈来获取岗位信息的方法。访谈对象包括现在从事该工作岗位的任职者，既往在这个工作岗位上的任职者，该工作岗位的上级、下属以及与该工作岗位有业务往来的外部顾客等。具体到医院的工作分析，可以通过三类访谈形式搜集相关信息：①对目标医务人员进行个人访谈；②对做同种工作的医务人员进行群体访谈；③对完全了解被分析工作的主管人员进行主管人员访谈。访谈法亦可配合座谈会、焦点小组访谈等方式进行。

一般来说，任职者最清楚自己的本职工作，通过面对面地交换信息，除了了解有关工作的一般信息外，分析人员还可以比较详细地了解有关任职者的工作态度、工作动机等深层次地反映心理特征的内容，以运用到具体的管理实践中去。

访谈法的优点在于：通过与岗位任职者（即工作承担者）进行面谈，可以发现一些在其他情况下不可能了解到的工作活动和行为。工作分析访谈还为组织提供了一个良好的机会来向大家解释工作分析对于组织和广大医务人员的重大意义等。此外，访谈法还是一种比较简单，但收集信息比较迅速的方法。访谈法的缺点在于：任职人员在回答问题时有可能会扭曲信息，这可能是被访谈者在无意中造成的，也可能是其主观作用的结果。当然，耗时多、成本高、需要经验和访谈能力等因素也制约着访谈法的运用。

在实际操作中，访谈的内容主要涉及工作设置的目的、工作内容、工作性质与范围以及任职者所承担的责任等方面。了解组织为什么要设置这样一项工作，根据什么来确定对这项工作的报酬；了解该职位对组织目标的贡献程度；了解工作性质与范围，以及工作在组织中的地位；了解工作所需的技术知识、管理知识、人际知识、需要解决的问题以及任职者的自主权等内容，这些都是访谈的核心。由于访谈设计问题较多，为避免遗漏和偏离，保证质量，最好事先拟订一份详细的访谈提纲，这样便于记录、归纳与比较。

在访谈实践中需要把握以下一些基本技巧：

（1）事先清晰地说明访谈的目标和方法。即在访谈前，分析者应该对访谈哪些内容、为什么要访谈和怎样访谈有一个很明确的计划；（2）在访谈前，确认访谈的问题会不会让回答者感到难堪、威胁或不舒服；（3）控制访谈，使访谈指向一定的目标；（4）控制个人举止、行为等其他会影响结果的因素；（5）记下意外的重要信息，尤其是正式访谈计划中没有想到的或新的信息。

3. 非结构化问卷调查法。问卷调查法是工作分析人员通过让被调查人员填写问卷以获得工作信息的方法。这种方法的关键是要制订一份针对性强、内容适中的问卷，高质量的问卷总是建立在问卷设计者对要分析的工作事先了解的基础上。问卷法适用于脑力工作者、管理工作者或工作不确定因素很大的职位。

非结构化问卷是目前国内使用较多的职位分析问卷形式，其特点在于能对职位信息进行全面、完整的调查收集，使用范围广泛，能根据不同的组织性质、特征进行个性化设计。其不仅是一种信息收集工具，而且包含任职者和职位分析执行者信息加工的过程，因而其分析过程更具互动性、分析结果更具智能性。与结构化问卷相比，非结构化问卷存在精度不够、随意性强、与分析人员主观因素相关度高等缺陷，但是非结构化问卷也有适应性强、灵活度高等优势。

4. 关键事件法（Critical Incident Technique，CIT）。这是指工作分析的调查人员、本岗位医务人员或与本岗位有关的医务人员，将劳动过程中的"关键事件"加以记录，在大量收集信息之后，对岗位的特征和要求进行分析研究的方法。这里的关键事件是指在医疗服务过程中，给工作造成显著影响的事件。通常关键事件对工作的结果有决定性的影响，关键事件基本决定了工作的成功与失败、盈利与亏损、高效与低产等。

运用关键事件法进行工作分析，其重点是对岗位"关键事件"的选择和识别，以区分特别有效的工作行为和特别无效的工作行为，这给工作分析人员提出了很高的要求。关键事件法需要记录的内容大致包括：导致事件发生的原因；有效和无效行为的特征；行为的后果；任职者可以控制的范围及对努力程度的评估。

关键事件的记录可由任职者的直接主管或其他目击者去完成，按照行为发生的顺序来记录。为了给确定任职资格提供事实依据，往往需要大量的有效和无效的关键事件，并把它们划分成不同的类别和等级。实际操作步骤如下：

（1）把每一关键事件打印在卡片上；（2）让多位有经验的职位分析者对所有卡片进行分类，分类的标准可以统一，也可以不统一，对那些分类有争议的事件进行讨论，直到取得一致意见；（3）对类别予以明确的概括和定义；（4）资格条件比较。从关键事件的分类与概括中可能得出数个任职资格条件。其中一些可能比另一些重要，重要程度可按下面的标度评分：1 分表示很不重要；2 分表示比较重要；3 分表示重要；4 分表示非常重要；5 分表示极其重要。然后以平均分数值作为各个任职资格条件的权重值。

与其他工作分析的方法相比，关键事件法的最大特点是简单、快捷，并能获得非常真实可靠的资料，因而被广泛用于人力资源管理工作，如识别挑选标准并确定培训、绩效评估的行为锚定与行为观察。由于是在行为进行时观察与测量所描述职务行为，所建立的行为标准更加精准，同时也能更好地确定每一行为的利益和作用。当然，关键事件法也存在明显的不足，如耗费时间、描述有限、难以涉及平均绩效水平等。

5. 工作日志法。这是指对卫生人员整个工作日的工时利用情况，按实际时间消耗的顺序，进行观察记录和分析的一种方法。

这种方法就是要求从事具体工作的卫生人员每天记工作日记或日志，即让工作者每天按时间顺序记录下自己所进行的工作任务、工作程序、工作方法、工作职责、工作权限以及各项工作所花费的时间等，一般要连续记录10天以上。它可以向工作分析小组提供一个非常完整的工作图景，在以与卫生人员及其上级进行面谈为辅助手段的情况下，这种工作信息收集方法的效果会更好。

这种方法的基本依据是：从事某一工作的卫生人员对本工作的情况和要求最清楚，因此，由工作者本人记录最为经济与方便。但是这种方法有可能存在一定的记录误差，记录者或多或少会带有自己的主观色彩，因此要求事后对记录分析结果进行必要的检查纠正，可以由工作者的直接上级来实施。

工作日志法的优点是：信息可靠性强，适用确定有关工作责任、工作内容、工作关系、劳动强度等方面的信息；采取逐日或在工作活动后记录，可避免遗漏；所需费用较少；可以收集到最详尽的数据。它适用于管理或其他随意性大、内容复杂岗位的工作分析。

工作日志法包括三个主要步骤：第一，写实前准备；第二，实际观察记录；第三，整理分析。写实前应做好充分的准备，首先是选择合理的写实对象，为了分析和改进工时利用的情况，找出工时损失的原因，应选择表现优秀、表现普通和表现较差的三组员工作为对象，分别进行写实，以便于分析和比较。其次还要对写实对象的工作地情况，如设备、器械、诊疗组织、工作地布置、医务人员技术等级或能力等进行充分了解；进入实际的写实观察记录时，应从上班的时间开始进行记录，一直到下班结束。将整个工作日的工时消耗毫无遗漏地记录下来，以保证写实资料的完整性。在观察记录过程中，写实人员要集中精力，按顺序判明每项活动的性质，并简明扼要地记录每一事项及起止时间。

完成实际的写实观察记录后，应对写实资料进行整理，计算各活动事项消耗的时间；对所有观察事项进行分类，通过汇总计算出每一类工时的合计数、编制工作日写实汇总表；在分析研究各类工时消耗的基础上，分别计算出每类工时消耗占全部工作时间和占作业时间的比重；拟订各项改进工时利用的技术组织措施，计算通过实施技术组织措施后，可能提高劳动生产率的程度等，最后再根据写实结果撰写写实分析报告。

常用非结构化调查方法特点比较如表4-3所示。

表4-3　　　　　　　　　　　常用非结构化调查方法的特点比较

调查方法	特点	优点	缺点
观察法	在工作现场运用感觉器官或其他工具，观察特定对象的实际工作动作和工作方式	1. 适用于大量标准化、周期短、以体力活动为主的工作 2. 易于发现一些细节上的问题	1. 不适用于以智力活动为主的工作 2. 不适用于周期长、非标准化的工作 3. 不适用于各种户外工作
访谈法	与任职人员面对面的谈话来收集工作信息数据	1. 直接 2. 与任职人员进行双向交流，了解较深入，可以发现新的、未预料到的重要工作信息	1. 受访谈者和访谈对象的主管因素影响较大 2. 对职位分析人员的素质要求高，职位分析人员素质的高低将对访谈结果产生重大影响 3. 访谈法不能单独使用
问卷调查法	由任职人员填写经过特别设计的调查问卷来获取工作信息	1. 可以面面俱到，收集尽可能多的工作信息 2. 可以收集到准确、规范、含义清晰的工作信息 3. 可以随时安排调查	1. 问题事先已经设定，调查难以深入 2. 工作信息的采集受问卷设计水平的影响较大 3. 对任职人员知识水平要求较高
工作日志法	医务人员按照要求记录其每天的工作任务与活动	分析人员不仅可以从中了解该工作的内容，还能知道在每件工作上所花费的时间	1. 对医务人员的要求较高 2. 医务人员必须积极主动 3. 医务人员很难做到不间断地进行记录

● 知识拓展

直接观察法的提纲示例

观察者事先拟订一份详细的观察提纲，根据提纲中的具体条目来记录，将有助于全面、准确地进行观察和记录。

日期：

观察时间：

工作部分：

被观察者职位：

观察者姓名：

工作内容：

工作类型：

观察内容：

1. 什么时候开始正式工作？
2. 上午工作多少小时？
3. 上午休息几次？
4. 第一次休息时间从_____到_____。
5. 第二次休息时间从_____到_____。
6. 上午完成多少门诊人次数？
7. 平均多长时间完成一人次门诊？
8. 最快的一人次门诊花费几分钟？
9. 最慢的一人次门诊花费几分钟？
10. 与同事交谈几次？
11. 每次交谈时间？
12. 门诊室内温度？
13. 上午抽了几支烟？
14. 上午喝了几次水？
15. 什么时候去吃午饭？
16. 发生医患沟通不顺次数？

● **知识拓展**

工作分析访谈示例

通常职位分析中访谈问题包括如下：

◆你向谁报告？

◆谁向你报告？

◆你的主要职责？

◆你怎么运用大部分的工作时间？

◆分配给你的工作从何而来？完成的工作上报给谁？

◆你的工作挑战是什么？

◆工作之前必须完成哪些准备工作？

◆你要怎样提高医疗服务质量？

◆你觉得哪些工作是重要的？哪些是不重要的？

◆工作过程可以怎样加以改善？

◆可以用何种不同的方式来工作，以降低费用或成本？

◆完成工作职责所必须遵守的原则、规定、政策？

◆你在医疗收入和支出方面所负的责任如何？

（二）结构化工作分析方法（Structured Job Analysis Method）

针对非结构化方法存在的问题，为搜集到更加量化和准确的信息，人力资源管理学者和专家开发出了一些新型的职位分析方法，这类方法主要包括职位分析问卷法（Position Analysis Questionnaire，PAQ）、管理职位描述问卷法（Management Position Description Questionnaire，MPDQ）和功能性工作分析方法（Function Job Analysis，FJA）等。

1. 职位分析问卷法（PAQ）。这是 1972 年由麦考密克（E. J. McCormick）提出的一种适用性很强的数量化工作分析方法，他认为人类工作的领域有某种潜在的行为结构和秩序，并且有一个有限系列的工作特点可以描述这个领域。PAQ 包括 194 个项目，其中 187 项被用来分析完成工作过程中员工活动的特征（工作要素），另外 7 项涉及薪酬问题。PAQ 工作元素的分类见表 4 - 4。

表 4 - 4　　　　　　　　　　　　PAQ 工作元素的分类

类别	内容	例子	工作元素数目
信息输入	员工在工作中从何处得到信息，如何得到	如何获得文字和视觉信息	35
思考过程	在工作中如何推理、决策、规划；信息如何处理	解决问题的推理难度	14
工作产出	工作需要哪些体力活动、需要哪些工具与仪器设备	使用键盘仪器、装配线	49
人际关系	工作中与哪些人员有关系	指导他人或与公众、顾客接触	36
工作环境	工作中自然环境与社会环境是什么	是否在高温环境或与内部其他人员冲突的环境下工作	19
其他特征	与工作相关的其他活动、条件或特征是什么	工作时间安排、报酬方法、职务要求	41

使用 PAQ 方法时，工作分析人员要对岗位员工使用程度、时间长短、重要性、发生的可能性、对各个工作部门以及部门内部的各个单元的适用性等方面给出 6 分制的主观评分。PAQ 的优点在于，对所有工作项的问卷，PAQ 能用 5 个尺度去衡量，并提供了一种量化的分数排序，这 5 个基本尺度是：具有决策、沟通能力；执行技术性工作的能力；身体灵活性与体力活动；操作设备与器具的能力；处理资料的能力及相关的条件。

PAQ 对工作进行了等级划分，工作分析人员可以根据决策、熟练性活动、身体活动、设备操纵以及信息加工等特点，对每一项工作分配一个量化的等级分数，然后，按照这一信息来确定每一种工作的等级或工资等级。然而，这样的打分排序会使工作活动的描述过于抽象，对具体工作的安排缺乏指导意义。

2. 管理职位描述问卷法（MPDQ）。这是一种结构化、以工作为基础、以管理型职位为分析对象的职位分析方法，由托诺（W. W. Tornow）和平托（P. R. Pinto）在 1976

年提出。MPDQ 与 PAQ 方法非常相似，包括 197 个用来描述管理人员工作的问题，此类问卷由管理人员自己填写，采用 6 分标准对每个项目进行评分，致力于解决管理职位因其工作活动复杂性、多样性和内在性给职位分析带来的困难。

MPDQ 主要收集、评价与管理职位相关的活动、联系、决策、人际交往、能力要求等方面的信息数据，通过特定的计算机程序加以分析，有针对性地制作各种与工作有关的个性化信息报表，最终为人力资源管理的各个职能板块，包括工作描述、工作评价、人员甄选、培训开发、绩效考核、薪酬设计等提供信息支持。

3. 职能工作分析法（FJA）。这是由美国培训就业局开发的一种综合的工作分析方法，主要是通过对人事资料之间的相互关系的确定来进行工作描述与任职说明。FJA 的基本内容如下：

（1）完成什么工作与如何才能完成工作，这两者之间存在很大的区别。在工作分析中，了解后者更为重要；（2）每份工作都与资料、人和事有关；（3）当涉及资料、人和事时，员工们以独特的方式发挥作用；（4）每份工作都要求员工以某种方式与资料、人和事发生联系；（5）只有一小部分确定的、可识别的职能与资料、人和事有关；（6）将这些职能从简单到复杂进行排列。最简单的资料将作为比较资料，而最复杂的则作为综合资料；（7）资料、人和事三个层次提供了两种衡量工作的方法：其一，衡量三种职能间相互关系的总和，相对较复杂；其二，衡量每种职能所占的比例。

FJA 法的优点在于对工作内容提供了非常彻底的描述，对培训的绩效评估极其有用。但是由于 FJA 要求对每项任务做详细分析，因而撰写起来相当费力气和时间。

五、工作分析的结果

在工作分析的结果形成阶段，还需要对收集到的信息进一步审查和确认，一方面可以保证信息的准确和完善；另一方面有助于任职者和上级主管对工作分析结果的理解和认可，并对工作增加交流沟通。工作分析形成的书面文件主要是岗位说明书。

（一）岗位说明书的概念

岗位说明书是对某一岗位的目的和任务、内容和特征、职责和权限、标准和要求、时间和地点、流程和规范、环境和条件等的书面描述。对管理阶层而言，岗位说明书可以清楚描述管辖范围内各下属的任务、职责分配及工作内容，各成员之间的工作关系，有助于其更有效地完成管理责任；对于机构而言，岗位说明书则可以作为协调各部门运作的基本引导，使最高管理层能够系统地分配职权、指定责任范围，充分发挥部门间的整体合作。

在撰写岗位说明书时，应该注意以下几点：

（1）根据工作分析规范和经过分析处理的信息，草拟工作描述与工作规范；（2）将草拟的工作描述和工作规范与实际工作进行对比；（3）根据对比的结果决定是否需要进行再次调查研究；（4）修改工作描述与工作规范；（5）若有需要，可以重复以上工作，特别是重要的岗位，其工作规范与工作描述应进行多次修订；（6）形成最终的工作描述与工作规范；（7）在工作描述与工作规范的基础上形成岗位说明书；（8）将工作描述、工作规范与工作说明书应用于实际工作中，注意收集应用中的反馈信息，并不断完善；（9）对工作分析本身进行总结评估，注意将工作描述、工作规范与工作说明书存档保存，为今后的工作分析提供经验与信息。

（二）结果应用与反馈

岗位说明书编写完成，并不意味着工作分析工作就此结束，对工作分析结果的应用也是非常关键的。只有切实应用了工作分析的结果，才能体现出工作分析的价值。而且在实际应用中，可能会发现一些重要问题，通过反馈，可以为后续的工作分析提出要求。具体来说，主要包括两个方面的工作：一是岗位说明书的使用培训；二是使用岗位说明书的反馈与调整。

完成工作分析之后，应针对每项工作活动进行检查，以改善或重新设计最有效的工作分析表。常用的方法是定期对每项工作进行如下检查：

（1）该项工作可以删除吗？（2）该项工作可以简化吗？（3）该项工作可以被合并吗？（4）该项工作可以改良吗？（5）该项工作可以创新吗？

通过以上检查之后，能够发现现有的工作概念、内容、方法或者已经不尽合理，应该改良，或者需要做部分更换，或是发现原有的一套已经完全过时，必须淘汰，以全新的方法代替，否则就不能提高工作质量和附加值。

第二节　卫生人力资源职位设计

在当前强调"以人为本"的时代，卫生机构也越来越关注员工对工作的满意程度。他们是否喜欢工作的内容？从事这样的工作是否使他们获得快乐？他们的职业风险是否能通过适当的工作安排来有效化解？这样的工作安排是否能让医务人员最有效率地发挥出最大潜力？卫生机构的工作效益来自员工的工作有效性（可以理解为诊疗服务的效果）和患者的满意度，而这往往取决于医务人员是否有比较强的动机来做这项工作，是否能愉快地工作。如果医务人员不能从工作中获得满意，那么卫生机构或许应该对工作进行重新设计。

一、职位设计概述

（一）职位设计的概念

职位设计是指将组织的任务组合起来构成一项完整工作的方式，它确定关于一项工作的具体内容和职责，并对该项工作的任职者所必须具备的工作能力、所从事的日常工作活动以及该项工作与其他工作之间的关系进行设计。为了有效地达到组织目标并满足个人需要，不断提高工作绩效，需要对工作内容、职责、权限和工作关系等各方面进行设计和整合，这个过程就是职位设计。

作为职位分析的一个产物，职位设计在前者提供的信息的基础上，研究和分析工作如何做以促进组织目标的实现，以及如何提高员工工作满意度以调动员工的工作积极性。职位设计所关心的是工作的结构化，组织内部进行持续的完善或重组可能会改进他们的工作，以删除不必要的工作任务或找到更好的工作方法。

●知识拓展

索尼总裁盛田昭夫说过，用人好比"砌石墙"，石头不可能是按一定规律生产出来的，而是有棱有角没有规则形状的。砌墙时要根据每块石头的不同形状来安排最适合它的位置。随着"石头"本身的变化和工作任务的变化，有时候还要不断变换"石头"的位置以保持最合适的安排。盛田昭夫的"砌石墙"用人理念道出了只有员工的能力和工作岗位相互适应，相互匹配，即人（能）岗匹配，才能充分挖掘员工潜力、发挥其最大效能。职位设计则为能岗有效匹配提供了基本保证。

（二）职位设计的内容

职位设计的内容包括工作内容、工作职责、工作关系、工作产出、对工作结果的反馈以及任职者的反应。

1. 工作内容，指确定工作的一般性质。这是关于工作范畴的问题，包括工作的种类（医疗护理、医技管理或后勤）、自主性、复杂性难度、强度和工作完整性。

2. 工作职责，指完成每项工作的基本方法和要求，包括工作责任、权限、信息沟通、工作方法和协作关系，是关于工作本身的描述。

3. 工作关系，指员工在工作中所发生的人与人之间的关系，包括同事之间的关系、上下级之间的关系、与其他部门之间的关系、与外部单位之间的关系等。

4. 工作产出，指工作的业绩和成果的产出情况，包括工作绩效和工作者的反应。前者是工作任务完成所达到的数量、质量和效率等具体指标；后者是指工作者的出勤率、离职率和对工作的满意程度等，以及组织根据工作结果对任职者所作出的奖惩。

5. 对工作结果的反馈，指工作本身的直接反馈和来自别人对自己所做工作的间接反馈，即同级、上级、下属人员、客户等各方面的反馈信息。

6. 任职者的反应，指岗位任职者对工作内容、职责关系、工作产出和反馈的意见。

总之，一个好的职位设计可以减少单调重复性工作带来的不良效应，而且还有利于建立整体性的工作系统，能够充分发挥劳动者的主动性和创造性，为劳动者提供更多的机会和条件。

（三）职位设计的目的和意义

职位设计是一种职业与个人终身兴趣完美融合的艺术，它让人与工作相匹配，从而使人们的终身兴趣得以展现。其主要目的是增加卫生机构留住人才的机会。

1. 改变卫生机构员工和工作之间的基本关系。职位设计建立在这样的假设基础上，即工作本身对员工的激励、满意和生产率都有强烈的影响，打破了工作是不可改变的传统认识。

2. 改善卫生机构员工对工作的态度。职位设计不是试图改变卫生机构员工的态度，而是假定在工作得到适当的设计后，改善员工的工作态度，使其更积极地投入工作。

3. 重新赋予工作以乐趣。通过重新设计工作，使"原来工作也可以这样做"成为员工的新发现。

4. 改善卫生机构人际关系。研究表明，职责分明的职位设计有利于改善人际关系，员工的工作热情也会有所提高。当然，不适当的职位设计和再设计也会起到适得其反的效果。

5. 职责分明。职责分明的职位设计可以大大提高员工的工作积极性，进而提高其工作绩效。

二、职位设计流程

职位设计并不是简单的重组和流程再造，亦不是管理者一个人拍脑袋就能完成的工作。工作岗位设计科学与否，将直接影响卫生机构人力资源管理的效率和科学性。不可否认，任何组织在运行的过程中总会出现这样或那样的问题，这可能是由于组织结构设计不合理造成的，也可能是由于部门或岗位设置不完善，亦或是因为部门之间的关系不合理所导致的。因此，卫生机构管理人员需要对组织的结构、部门、岗位及相互关系进行调整或重新设置。对于新的组织而言，也要通过职位设计来设置服务于组织的部门和岗位。总的来说，职位设计包括组织设计和具体的职位设计。

职位设计的流程主要分为三个步骤，即组织任务的确定、部门工作任务的确定和岗位工作任务的确定。

（一）组织任务确定阶段

1. 内外环境分析。任何卫生机构总是存在于特定的环境之中，职位设计人员要对其外部和内部环境有清楚的认识。其中，卫生机构的内部环境主要包括竞争优势（人力资源方面、设备与设施方面、医疗服务与学科发展方面等）及其可模仿性、可持续性和稀缺性等，而外部环境则包括政治、法律（如政策支持力度）、经济（如所处城市经济发展状况和服务人群收入等）、社会（如人口老龄化、社会舆论等）、技术（如医学技术、同类医院医技发展情况）等方面。

2. 组织定位分析。确定并分析组织的目标和宗旨、所处行业、机构的战略定位、业务领域范畴、核心竞争力。

3. 组织任务分析。弄清了卫生机构的外部环境、内部优势和目标宗旨、战略定位等问题之后，就可以确定组织的工作任务了。明确新设的组织或既定组织的总体工作任务是什么，进而开展对更加详细的工作任务的确定和分析工作。

（二）部门任务确定阶段

1. 分析并改进业务流程。确立或分析组织的业务流程，确定关键业务流程，对不合理的部分进行改进。

2. 组织结构设计。确立更大范围上的工作内容。

3. 部门工作任务的确定。根据所设计的组织结构，进一步确定部门的职责和工作任务。部门工作任务是岗位工作任务的集合。

（三）岗位工作任务确定阶段

1. 设计部门内的岗位。每个部门都有一定的工作任务，而工作任务是由岗位上的员工来完成的，所以这一阶段的工作就是根据任务设计岗位，具体包括：需要什么岗位、多少岗位、岗位上的工作量。

2. 界定岗位工作。在这个阶段，要确定工作的性质，设计岗位的具体职责、职权、上下级关系和任职资格。

3. 形成设计文件。其实设计文件的形成是贯穿在前面三个阶段之中的，组织任务的确定、部门任务的确定和岗位工作的界定分别产生各自的文件。

三、职位设计的方法

职位设计的方法主要包括：以任务为中心的科学管理方法；以人为中心的人际关系方法；员工参与决策的方法；辅助职位设计的方法。

（一）以任务为中心的科学管理方法

1. 工作轮换化。将员工轮换到与其原有工作技能相近的工作岗位，以减轻员工对单一工作的厌烦感，并激发员工的兴趣。工作轮换应充分考虑员工的自愿性，并做到有序、有计划地进行。

2. 工作扩大化。即将工作横向扩展，扩大个体完成多种不同工作的数量，使工作本身变得多样化。通常扩充的新工作同员工原来所从事的工作具有相当高的相似性或相关性。该方法是通过增加职务工作内容使员工的工作内容增加，这在一定程度上可以提高员工的新鲜感，培养员工多种知识和技能。其最终目标是提高效率，即减少任务之间的等待时间，提高组织灵活性，减少对支援人员的需要。

3. 工作丰富化。即将工作向纵深方向扩展。卫生机构可通过提高或增加对卫生人员的要求，赋予其更多的责任，赋予员工更大的自主权，加强对员工的培训等来提高员工的工作挑战性和工作的意义，提高员工的自主性，使员工获得成就感和认同感并不断进行自我完善和提升。这种职位设计模式通常包括重新安排工作任务和进程、加入新任务、增加任务的变化性以及增加与别人接触的机会。

（二）以人为中心的人际关系方法

在职位设计中运用人际关系思想，是在按照传统方法设计出来的枯燥的工作内容中增加管理的成分，增加工作对员工的吸引力。这种方法强调工作对承担这一工作的员工的心理暗示和影响。即员工需要从工作中得到的不仅表现为经济利益的外在报酬，更表现为工作成就感和满足感的内在报酬。

（三）员工参与决策的方法

员工参与决策可以使员工全身心地投入到组织中，让员工充分地参与到关键的工作流程和组织的决策中去。员工参与决策可以产生一系列的有利因素，包括对组织目标的承诺、意见一致的决策执行和鼓励在完成任务时发挥的团队精神。

优秀业绩工作体系就是员工参与决策的一种代表方法。该方法由具有多种技能的员工组成，工作小组具体分工和工作完成方式由小组负责。小组成员在既定的技术和财务预算的约束下自主完成工作任务，小组成员对最终的服务和产出负责。工作小组管理者的责任不是去设计具有内在激励作用的工作，而是建立工作小组，确保小组的成员拥有完成工作所需要的资格；同时，小组的目标与整个组织的目标相一致。这种方法将科学管理哲学与人际关系方法较好地结合了起来。

（四）辅助职位设计

辅助职位设计，指采取缩短工作周、弹性工作制或工作分享的方法来提高员工的积极性。尽管该方法不涉及岗位工作内容的调整，但由于改变了员工的工作时间从而提高了工作效率，因此被称为辅助职位设计方法。该方法可以有效地降低缺勤率和离职率，提高员工的工作满足感。

辅助职位设计利用了经过实践检验的各种工作任务、责任和所需要的技能以及工作内容之间的联系，强调各种工作在不同组织间的共性和相似之处，按照决定工作内容的通用做法来决策，大大简化了工作量。对许多组织而言，这种简单的职位设计方法是可行的。

总之，每个组织使用的职位设计方法都可能不同，在一个组织中，也可以对不同层次的员工和不同的工作类别实行不同的职位设计方法。而且，一个组织可以使用一种职位设计方法，也可以同时使用几种职位设计方法。

四、职位设计中的常见问题

随着经济的发展和卫生服务先进理念的引进，一方面，卫生服务更加个性化；另一方面，卫生机构员工的素质和对生活质量的要求有了很大的提高。卫生机构要适应当前的变化，从工作和经济的需求出发，同时考虑人性化和心理的需求。所以职位设计最主要的目标就是力求在生产效率与人性需求之间寻求一个适度的平衡点，使社会系统和服务系统有效地整合起来。职位设计中常见的问题有以下几点。

（一）岗位与岗位之间的匹配

岗位设置是否合理，直接影响着组织目标的实现和任务的完成，以及员工能力价值的最大限度发挥。

首先，岗位匹配要依据系统原则。任何完善的组织机构都是一个独立的系统，其由若干个相互区别、相互联系、相互作用的岗位组成。每一个岗位都应该依据卫生机构的目标和任务来设置（即因事设岗），都应有其存在的价值。同时每一个岗位还应与其上下左右的岗位之间保持相互协调、相互依赖的关系，从而保证各岗位之间同步协调，发挥组织的最佳"整体效应"。

其次，岗位匹配要依据能级原则。"能级"是指一个"组织"中各岗位功能的等级，实质上就是岗位在"组织"这个"管理场"中所具备的能量等级。一个岗位功能的大小是由它在组织中的工作性质、任务的繁简难易、责任轻重及所需资格条件等因素所决定的。功能大的岗位，在组织中所处等级越高，其能级就越高；反之，功能小的岗位，等级越低，其能级就越低。因此，设计岗位时，应依据每个岗位功能的大小，使其分别处于相应的能级位置上，从而形成一个有效的岗位能级结构，进而为能岗匹配、能酬匹配提供合理的依据。

（二）人（能）与岗位之间的匹配

进行人岗配置时应该根据每个人的能力模式和能力水平（能级）将其安排在相应的岗位上，还应该根据岗位所要求的能级安排相应的人，因岗选人；要用人之长，避人之短，做到"岗得其人，人乐其岗"，充分调动员工的工作兴趣和热情，发挥其最大的潜能。只有这样，才能使员工适时获得职业生涯发展的机会（恰当的岗位），进而充分发挥其主动性和创造性，卫生机构也因此获得诊疗水平的提升和患者满意度的改善。

（三）人与人之间的匹配

人与人之间存在一种关系，这种关系如果是相互协调、相互推动、相互促进，或者用一句话说，是相互补充的，就会导致"1 + 1 > 2"，产生增值。相反，如果人与人之间是与"互补"相反的关系，就会导致"1 + 1 < 2"，产生内耗。员工因组织目标和任务而组成工作群体，在群体内，应依据每个员工的能级类型，在岗位上安排互补型人才配置，以形成群体内最佳的知识结构、能力结构、性格结构和年龄结构等，从而使员工之间能够相互取长补短、兼容互益、协调有序，进而产生群体能力合力的最大化。

（四）岗位与报酬之间的匹配

报酬是卫生机构对员工的工作表现和工作绩效给予的相应回报，是一种激励手段，员工不仅在乎报酬的绝对值大小，更在乎自己的报酬与同一岗位或不同岗位的其他员工进行权衡比较时，感受是否公平合理。因此，必须明确岗位能级结构，并依据每个岗位能级大小来设定相应的报酬等级，且要尽量减少其可比较的机会，以实现"能者有其酬"，使报酬发挥其最佳的激励作用。

（五）以人为本和以能为本相结合

"以人为本"是指以人为中心，把尊重人、爱人、关心人作为卫生机构经营活动的基本出发点，它是现代卫生机构管理的基本原则和基本理念。而"以能为本"是指以人的能力为中心，把最大限度地发挥人的能力、实现能力价值的最大化作为卫生机构发展的推动力量。卫生机构在实行"以人为本"的管理过程中，必须逐步转向对人的知识、智力、技能和实践创新能力的管理，这是卫生机构发展的需要。"以能为本"的管理源于"以人为本"的管理，但又高于"以人为本"的管理。因此卫生机构只有"以人的能力为本"才能真正做到"以人为本"。如今，卫生机构已认识到，卫生机构之间的竞争，是人的竞争。实践证明，能岗有效匹配是保证员工各尽其用、各尽其才、各尽其潜的最有效的方法，而作为能岗匹配的方法基础——职位设计，就应该将提高人的能力作为出发点，为实现人的巨大潜在能力的释放提供最有利的基本保证，从而提高员工对工作本身的满意度，使其工作乐在其中。

五、工作再设计

工作再设计，即对已经存在的但不适合组织发展、缺乏激励效应等的工作进行重新设计。卫生机构的工作再设计主要有以下几个步骤：组织分析、职位分析、问题诊断、针对问题的工作再设计。

（一）组织分析

组织分析是明确卫生机构的组织发展战略与目标、组织结构与层次、组织文化、岗位体系和岗位确立状况的过程。无论是卫生机构自己开展此项工作还是通过外包的形式来进行都应该考虑到这些因素，因为这些因素对于深入地了解卫生机构的结构、工作和岗位体系都是必不可少的。组织结构是一个大的框架，组织的所有活动都在这个框架下进行。选择什么样的结构对于卫生机构的正常运作是至关重要的。

对于既定组织的工作再设计是一个针对原有组织进行改进的过程。再设计之前要分析医院等卫生机构的战略定位、目标宗旨、业务领域、行业范畴，然后进行组织业务流程的设计、工作任务的分解和工作的界定。

（二）职位分析

在组织分析的基础上，卫生机构需要进一步地分析各个科室和岗位的地位等问题，这就是职位分析。在实际操作过程中，组织分析与职位分析是同时进行、相互补充的，在组织分析中能够发现工作和岗位存在的问题，在职位分析中会透视出问题的组织根源。

（三）问题诊断

工作问题诊断就是对工作中存在的问题进行全面、系统、深入的调查分析，并找出解决的办法去排除问题，使机构运行正常，实现预期的发展目标。就像医生诊断病人一样，通过望、闻、问、切知晓人体的生理疾病，然后对症下药，消除病情。同理，工作问题诊断也是通过望、闻、问、切，对组织、岗位以及业务流程进行诊断分析，观察卫生机构有无"疾患"，然后找出解决的办法，让卫生机构成为一个健康的组织，发挥其职责，实现其目标。工作问题诊断包括对所在的组织诊断、岗位体系诊断、业务流程诊断。

（四）针对问题的工作再设计

针对问题的再设计是在准确地诊断出工作中存在问题的基础上，对症下药，进行工作再设计的过程。问题确定了之后，随后的工作就是对症下药。卫生机构存在什么样的问题，就需要采取相应的措施对机构的工作进行重新设计，从而解决问题。

第三节　卫生人力资源胜任力素质模型

一、岗位胜任力素质

所谓素质，意指能将某一职位上表现优秀的员工与表现一般的员工区分开来的个体特征，包括动机、特质、自我概念、知识及技能等方面。在国内，素质又被翻译成能力、胜任力、资质等，因此岗位素质模型也被称为岗位胜任力素质模型。岗位胜任力素质模型，是指将某一个（类）岗位所要求的主要素质集合在一起而形成的模型。构建良好的岗位胜任力素质模型，在于明确该岗位聘任人员时应考察候选者的哪些素质。自20世纪60年代以来，管理界一直着力于帮助企业寻找那些与员工个人素质相关的且有助于企业提高其绩效的因素。直到1973年，心理学家麦克利兰（Mcclelland，"素质理论之父"）认为，从第一手材料直接发掘的、真正影响工作业绩的个人条件和行为特征就是素质。之后，学术界定义素质为驱使人们产生工作绩效的各种个人条件和行为特征的集合。对于素质的概念，可以总结出以下几点：（1）素质与工作绩效有密切的关系，可以通过员工素质预测员工的工作绩效；（2）素质是可区分、可度量的，通过评价与工作绩效相关的素质的种类和等级能够区分员工产生绩效的领域和工作绩效的等级；（3）素质是呈多维状态的，涵盖若干因素，如知识、技能、动机、特质、态度、自我形象等。近年来，管理界对素质的关注转向了组织的岗位，认为组织中每个岗位都有与其匹配的素质类型和等级，应该将员工具备的素质与岗位与其所要求的素质结合起来，形成岗位胜任力素质模型。

胜任力（Competency）的概念最初是在教育领域中得以运用，在管理界得到广泛使用是从麦克莱兰（Mcclelland）对美国选拔国外服务信息官的研究开始的。1973 年，其发表了《测量胜任特征而不是智力》一文，对以往的智力和能力倾向测验进行了批评，主张用胜任特征测试代替智力和能力倾向测试。他将胜任力定义为：胜任力是指能够区分在特定的工作岗位和组织环境中绩效水平的个人特征。随后学者们又提出了许多胜任力的定义，但是至今学术界也没有一个统一的定义。学者们在使用此概念时，主要有两种不同的观点：一种观点认为，胜任力是潜在的、持久的个人特征。这种观点强调，胜任力是个体的潜在特征，它与一定工作或情境中的、效标参照的、有效或优异绩效有因果关系。例如，斯宾塞（Spencer）认为，胜任力是个体的内在特征，这一内在特征同工作和情境中相关绩效之间存在某种程度的因果关系。这种特征观的理论着重从发现人的特征的角度来研究人的胜任力。另一种观点则将胜任力看作个体相关行为的类别。此观点认为，胜任力是"保证一个人胜任工作的，外显行为的维度"。弗莱彻（Fletcher）指出，胜任力是指一类行为，这些行为是具体的、可以观察到的、能证实的，并能可靠地合乎逻辑地归为一类，如"敏感""主动""分析"等。这种行为观的理论着重从外显的人的行为来研究胜任力。目前，比较被学术界认可的胜任力的定义为：在一个组织中绩效优异的员工所具备的能够胜任工作岗位要求的知识、技能、能力、自我概念、价值观和特质，它具有三个重要特征：（1）与任务情景紧密联系，具有动态性。也就是说，它在很大程度上会受到工作环境、工作条件以及岗位特征的影响，在某一工作岗位上非常重要的知识技能，在另一个工作岗位上可能会成为制约其发展的障碍因素；（2）与员工的工作绩效有密切的关系，或者从某种角度来看，它可以预测员工未来的工作绩效；（3）能够区分组织中的绩效优秀者与绩效一般者。也就是说，优秀员工与一般员工在胜任力上会表现出显著性的差异。组织可以将胜任力指标作为员工的招聘、考评以及提升的主要依据之一。只有满足上述三个重要特征的知识、技能、能力和特质才能够被定义为胜任力。而胜任力模型则是指担任某一特定的任务角色所需要具备的胜任力特征的总和。

二、岗位素质模型的特点

作为组织细胞的岗位，其存在的意义就在于通过岗位主持人完成岗位工作，实现岗位绩效，进而实现组织绩效，体现组织价值。要达到这一目的，关键在于岗位主持人要能够高质高效地完成岗位工作，而岗位主持人能够完成岗位工作是有条件的，这个条件就是要具备特定的素质。所谓岗位素质模型就是指岗位主持人为了顺利地完成岗位工作，实现岗位价值，所必须具备的素质的综合，包括知识、技术能力与特质，即岗位胜任力素质的综合。岗位胜任力素质模型具有以下几个方面的特点：

1. 多维性。岗位胜任力素质模型包含知识、技能、能力、特质等多种形式的素质，既包括员工的知识、技能等表象素质，又包括能力、特质等潜在的心理品质。因此岗位胜任力素质模型具有多维性。

2. 具体性。岗位素质模型是与具体的工作岗位相联系的，受到该岗位的工作、职责和职权、环境以及激励与约束机制等岗位要素的影响。这些因素决定了岗位主持人胜任本岗位工作所需具备的各种知识、技能、能力等综合素质，不同的工作岗位，其岗位素质要求是有区别的。具体的岗位胜任力素质模型因岗位不同而不同。

3. 动态性。岗位所处的宏观环境、行业环境和组织环境都是处于不断的变化、发展之中的，因此岗位环境、岗位的要素也处于不断的发展变化之中。岗位胜任力素质的要求要能够适应环境的变化并随之而变化，根据环境的要求作动态调整，能够体现出环境对岗位的要求。

4. 层次性。由于岗位内部结构的存在，岗位可以划分为不同的档次，档次与档次之间具有层次性，每一个具体的档次都应有不同的素质要求，即每一个档次都有自身的岗位素质，因此，岗位素质模型是包括不同档次岗位胜任力素质模型在内的综合，档次的层次性决定了岗位胜任力素质模型的层次性。

5. 战略性。岗位素质模型所收录的素质都是岗位的核心素质，这些核心素质能够支持岗位主持人优质高效地完成岗位工作，通过岗位工作促进组织战略的实现。

三、构建岗位胜任力素质模型的目的及作用

1. 岗位胜任力素质模型是建立岗位目标管理体系的重要基础。

岗位目标管理模式要求建立人员岗位目标管理体系、能力评价体系和业绩管理考核体系，最终建立一个科学、合理、公平、公正、较富市场竞争力并能有效促进组织战略目标实现的人力资源管理系统。建立岗位目标管理模式，主要包括六个方面的内容，即组织分析、工作分析、岗位评价、人—岗匹配设计、岗位目标设立和建立控制系统，其中人—岗匹配设计的基础之一就是岗位胜任力素质模型的构建。人—岗匹配就是要让员工进入岗位结构体系中与其素质能力相符的岗位及档次。岗位胜任力素质模型的构建为人员进入岗位和相应档次提供了依据和标准，是实现人—岗匹配的有效途径。因此，岗位胜任力素质模型的构建是岗位目标管理体系中一项非常基础的工作，是非常必要的，也是非常重要的。

2. 岗位胜任力素质模型是促进人力资源管理科学化、规范化的重要工具。

岗位素质模型的主要作用表现为：一是判断员工素质能力是否与岗位相匹配的依据；二是确定员工招聘、员工进岗进档的标准，为员工评价提供依据；三是建立岗位内部档次划分标准，完善组织岗位结构体系；四是为薪酬体系建立和绩效目标设定奠定基础；五是使员工培训更具针对性和科学性。

构建岗位胜任力素质模型最直接的结果是据此确立员工进入岗位及相应档次的标准，判断员工在岗位结构体系中的地位，也为组织今后的招聘和员工竞聘、晋升提供可靠的依据。员工进入相应岗位和档次，即达到了本身素质与岗位要求的匹配，这就在一定程度上决定了员工的岗位工资水平及其所应达到的绩效水平，从而为建立企业的薪酬管理体系和绩效管理体系奠定基础。

通过构建岗位胜任力素质模型可以更有效地配置组织人力资源，促进薪酬体系、绩效管理体系和员工职业生涯管理体系的改革，有效地检验部分工作分析的正确性，使员工培训更有科学性和针对性，实现组织人力资源管理的科学化、规范化，提高组织经济效益。

四、岗位素质模型的构成要素

岗位素质模型是由组织素质集、岗位档次胜任力素质模型、岗位胜任力素质要项、岗位胜任力素质要项要求四个要素所构成。

1. 组织素质集。所谓组织素质集就是组织为了实现其战略目标，而要求其团队必须具备的核心素质的集合。组织素质集是根据组织所在的环境、组织本身的战略目标、实现组织战略目标的关键环节等而分析、整理、提炼出来的核心素质的集合，这些核心素质都能够支撑战略的有效实施。组织素质集是岗位胜任力素质模型建立的基础，岗位胜任力素质模型中的素质要项来源于组织素质集，岗位胜任力素质模型中素质要项的描述以组织素质集中对素质的分级为基础。

2. 岗位档次胜任力素质模型。岗位是由不同的档次所构成的，组织对每一个档次主持人的要求、期望各不相同，每一个档次的职责、工作的绩效目标也不相同，所以岗位的每一个档次都应有自己的素质模型，不同档次的胜任力素质模型之间呈现出层次性，岗位档次胜任力素质模型是岗位胜任力素质模型的具体化，其包含岗位胜任力素质要项和岗位胜任力素质要项要求。

3. 岗位胜任力素质要项。岗位胜任力素质要项就是岗位胜任力素质模型中具体包含的岗位胜任力素质类型，在同一个岗位的不同档次的胜任力素质模型中所包含的素质要项不完全相同。岗位胜任力素质要项是根据岗位绩效要求、岗位工作内容、岗位工作环境、岗位职责等要素的要求从组织素质集中选择出来，直接构成岗位胜任力素质模型的一个重要因素。

4. 岗位胜任力素质要项要求。岗位胜任力素质要项要求就是岗位胜任力素质要项在该岗位档次中的具体要求，其来源于组织素质集的素质分级，其表现形式为素质分级与岗位特色的结合。在同一个岗位档次胜任力素质模型中，岗位胜任力素质要项与岗位胜任力素质要项要求一一对应。

本章小结

1. 本章围绕职位分析的基本概念和知识点展开阐述，对工作和职位分析进行理论界定，概括了职位分析的内容、作用、意义和职位分析的程序，使读者对职位分析有一个整体的了解，然后从职位分析的程序入手，重点讨论各阶段的具体工作和方法。希望读者不仅能掌握职位分析的理论知识，同时能掌握如何在卫生机构开展职位分析。

2. 本章主要讲述职位设计的内容，职位设计的流程和方法，学会如何对新的组织进行职位设计和对既定组织的工作再设计。通过本章的学习，掌握如何运用正确的职位设计方法，完成职位设计。恰当的职位设计可以使卫生人员的工作事半功倍，大大提高工作效率。

3. 本章围绕岗位胜任力素质展开阐述，对岗位胜任力的概念、特点、目的、作用和构成要素进行了展开。通过本章的学习，了解胜任力素质模型的优势和价值，对卫生组织中实行能力与岗位匹配有重要的意义，对充分利用和合理配置组织的人力资源有着引导作用。

复习思考题

1. 简述职位分析与职位设计的流程。
2. 结合卫生机构工作的特点，思考如何进行职位设计与分析。
3. 岗位胜任力素质模型的特点都有哪些？

第五章 卫生人力资源招聘

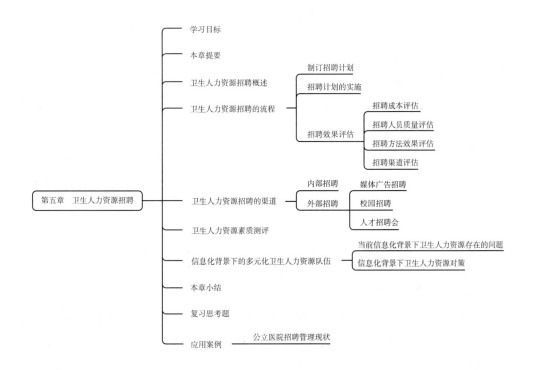

学习目标

本章提要

卫生人力资源招聘概述

卫生人力资源招聘的流程 —— 制订招聘计划

招聘计划的实施

招聘效果评估 —— 招聘成本评估

招聘人员质量评估

招聘方法效果评估

招聘渠道评估

第五章 卫生人力资源招聘

卫生人力资源招聘的渠道 —— 内部招聘

外部招聘 —— 媒体广告招聘

校园招聘

人才招聘会

卫生人力资源素质测评

信息化背景下的多元化卫生人力资源队伍 —— 当前信息化背景下卫生人力资源存在的问题

信息化背景下卫生人力资源对策

本章小结

复习思考题

应用案例 —— 公立医院招聘管理现状

学习目标

通过本章的学习，你应该能够：

掌握：人员招聘的一般流程，招聘广告的正确书写，面试的基本流程和面试的主要方法，结构化面试，面试提问的技巧。

熟悉：人员招聘的原则，人员招聘的影响因素，人员招聘的渠道，面试中容易发生的问题，简历的筛选方法。

了解：个人简历的书写，如何避免面试误差。

本章提要

本章主要介绍如何进行卫生人力资源招聘。首先，介绍卫生人力资源招聘的概念与标准；其次，对卫生人力资源招聘的流程进行梳理；再次，对招聘的渠道和方法进行评估；最后，结合信息化背景提出建立多元化的卫生人力资源队伍。

第一节　卫生人力资源招聘概述

人员招聘工作是人力资源管理中最基础的工作，有效的人力资源招聘工作不仅能为组织获得所需的合格人员，而且能够提高组织的整体绩效水平和竞争力。卫生人力资源是医疗机构开展医疗服务的基础保障，良好的卫生人力资源能够提高医疗服务实施效率，合理分配医疗资源等。

卫生人力资源招聘是指医疗机构根据工作需要，为了医疗事业的发展，通过一系列程序和方法，将符合卫生相关岗位任职条件的申请者吸引到医疗机构内工作的过程，卫生人力资源招聘是医疗机构获得人才的基本保障。

卫生人力资源招聘有两个基本前提：一是卫生人力资源规划，由此确定拟招聘卫生人员的岗位与数量；二是卫生岗位说明书，据此确定录用人员的基本条件和基本要求。

第二节　卫生人力资源招聘的流程

为了保障卫生人力资源招聘工作能够顺利进行，为医疗机构招聘到合适的员工，招聘工作需要遵循科学的流程，主要包括制订招聘计划、实施招聘计划和评估招聘效果三个步骤。

（一）制订招聘计划

卫生人员招聘计划应根据医疗机构的人力资源规划（人员编制）与岗位说明书制订。计划根据实际工作情况可分为年度计划和临时性计划等形式。招聘计划应包括如下内容：招聘的岗位（人员）需求量，每个岗位对员工的具体要求，招聘信息发布的时间、方式、范围，招聘活动涉及的相关部门，招聘对象的来源范围，招聘方法，招聘结束的时间和新员工到岗的时间，新员工的安置计划，招聘预算等。招聘计划一般需要上报上级主管部门进行审批或者备案，得到批准后实施。

（二）招聘计划的实施

1. 招聘宣传工作。招聘宣传（也称人员招募宣传）工作很重要，有效的宣传可以获得更多的卫生人员候选者，从而提高招聘的效率和效果。招聘宣传工作的重要内容就是书写合适的招聘广告，并根据招聘预算选择合适的渠道发布招聘信息。内部招聘的宣传一般采用在医疗机构内部网络、布告栏或者内部会议发布；外部招聘的宣传主要采用报纸杂志、网络、人才招聘会或校园招聘会等招募形式。具体采用哪种宣传形式要根据招聘的岗位、招聘成本等决定。如果招聘宣传工作效果不理想，可以考虑更换招聘宣传方式。

2. 筛选简历，确定考核人选。对收到的简历根据卫生岗位任职要求进行初步筛选，筛除不符合岗位要求的简历，将符合基本条件的简历送交相关部门负责人，选出考核候选人。

3. 笔试与面试。笔试与面试是卫生人员招聘工作的重要环节，为了保证招聘效果，一般采取笔试与面试相结合的方法，至于采取哪种方法要根据具体的卫生人员岗位决定。笔试可以在面试之前进行，通过笔试挑选面试的人选；也可以在面试之后，对通过面试的人员进行笔试，从而决定拟录用的卫生人员人选。面试人员的数量与实际录用人员数量的比例不能过低，不同的岗位可根据实际情况选择合适的笔试与面试的方式。

4. 人员录用。经过笔试、面试等考核后，需要对通过甄选的合适人员进行录用及初步安置等工作。录用阶段的主要工作内容包括：体检、背景调查、录用决策、录用手续的办理、签订劳动合同等。

（三）招聘效果评估

在卫生人力资源招聘实施之后，要进行效果评估。招聘效果评估是采用科学的方法，对招聘目标的完成情况以及招聘成本、招聘方法、招聘渠道等进行评价，确定招聘效果好坏的一种方式。招聘效果评估可以为以后的招聘工作提供经验或教训，是改进招聘工作、提高招聘工作效果的重要手段，也是组织人力资源管理部门及其主管部门工作绩效评估的重要依据。招聘效果的评估主要包括以下内容：

1. 招聘成本评估。招聘成本效益评估包括实际招聘成本与成本预算的比值、录用卫生人员创造的收益与实际招聘成本的比值。招聘成本是平均招聘一名卫生人员所需要的费用。如果招聘成本低，招聘人员质量高或者招聘人数多，就意味着效率高，反之则效率低。录用卫生人员创造的效益与实际招聘成本的比值大，意味着效率高，反之则效率低。

2. 招聘人员质量评估。招聘人员质量评估，是指将录用卫生人员的各项素质与岗位说明书中的要求进行对比，评定其优劣，质量评估通常为定性评估。

3. 招聘方法效果评估。招聘方法效果的评估主要是指对招聘方法的信度与效度的评估，是改进人员招聘方法的重要依据。招聘方法的信度和效度高，医疗机构招聘工作的效果就好。招聘方法效果评估是建立在招聘成本效益评估和录用人员数量和质量评估基础上的，可以通过对新卫生人员的绩效考核来判断。

4. 招聘渠道评估。招聘渠道有多种，究竟哪种更适合医疗机构，可以进行评估后选择。招聘渠道评估的指标包括该渠道收到的简历、每份简历的成本、不合适的申请人数量、合适的申请人数量等。

第三节　卫生人力资源招聘的渠道

人员招聘的渠道主要有内部招聘和外部招聘，卫生人员的招聘可以根据所需人员的层次和岗位性质来决定招聘渠道。

（一）内部招聘

内部招聘是在医疗机构内部进行的，主要是针对医疗机构内部的空缺岗位在内部进行的招聘工作，主要的方法有医疗机构内部公告、内部竞聘、部门推荐、岗位轮换等。医疗机构内部空缺的职位，尤其是一些高级管理岗位通过内部招聘，不但可以节约招聘成本和培训成本，还可以激励其他卫生人员，让员工看到发展机会，对其职业前景充满信心，更好地发掘卫生人员的潜力，同时也可以保持工作的连续性和稳定性。由于卫生行业的特殊性，医疗机构在进行内部招聘时要注意不同专业之间的差异，不要随意进行跨专业的晋升和岗位轮换。内部招聘一般多用在中、高层管理岗位和专业性不强的医疗机构内部的岗位调配，在进行过程中要注意避免组织内部的"近亲繁殖"和任人唯亲，要加强招聘的监督。

（二）外部招聘

1. 媒体广告招聘。主要通过在报纸、专业杂志、网络上以发布广告的形式进行招聘。从成本角度和关注人数考虑，目前采用较多的是网络招聘。现今有众多职业介绍网站，同时卫生专业相关的网站也越来越多，各大医疗机构也基本都有自己的网站，在网络发布招聘广告的优势是受众人群广，发布信息时间长，不受地域限制，成本也比报纸、杂志招聘低。

2. 校园招聘。校园招聘是指用人单位直接到高等院校招聘应届毕业生的方法，是医疗卫生机构经常使用的招聘方式。校园招聘可以通过"校园宣讲会"的形式向广大毕业生介绍用人单位的情况以及所需人员情况，也可以在校园网发布招聘信息，或者委托学校就业指导部门发布招聘信息等。校园招聘一般在毕业生就业前一年的 10～12 月进行，某些实践性较强的专业的学生还可以到用人单位进行毕业实习，如护理、检验等，各医疗卫生机构可通过招收实习生的形式对学生进行考察。毕业生也可以通过实习掌握一定的技能，并对实习单位进行考查，做到双向选择。校园招聘的优点是成本较低，适用于一般技术人员的招聘。

3. 人才招聘会。人才招聘会形式多样，有卫生人才专场、毕业生专场等，各医疗卫生机构可以根据实际情况参加，优点是可以在短时间内收到大量求职申请或简历，并能与应聘者直接交流等。

第四节　卫生人力资源素质测评

素质测评作为人力资源管理中的一项基础性工作，目前在卫生领域的应用越来越广泛，也在卫生人力资源的招聘、选拔、配置、考核中发挥了重要的参考作用。

卫生人力资源素质测评是指测评主体基于心理学、组织行为学、应用统计学和人力资源管理学等理论基础，采用标准化的技术和方法，收集被测评者在主要活动领域中的表征信息，针对某一素质测评目标体系做出量值或价值的判断过程，或者直接从所收集的表征信息引发与推断某些素质特性的过程。当前，卫生人力资源素质测评与卫生人力资源管理实际紧密联系，用于解决人员招聘与选拔、人员考核、绩效评估与晋升等，其测评结果可以为组织和其他部门的人力资源管理活动提供依据和支持。

卫生人力资源素质测评需要遵循一些重要而基本的原则，这些原则源于对素质测评实践经验的科学总结，同时也是素质测评实践的思想方法，包括客观测评与主管测评相结合、定性测评与定量测评相结合、静态测评与动态测评相结合、精确测评与模糊测评相结合、要素测评与行为测评相结合、分项测评与综合测评相结合。

卫生人力资源素质测评主要包括五个阶段：测评人员与组织的准备、明确测评项目与内容、测评工具的选择与编制、实施测评、分析测评结果与决策建议。在测评工作实践中，每一阶段的工作又包含多项内容。

第五节　信息化背景下的多元化卫生人力资源队伍

我国医院信息化建设近20年来发展迅速，信息化逐步深入医疗、护理、检验、财务和行政等医院管理的各个方面，成为强化医院管理的重要手段。医院人力资源管理属于医院管理，电子信息化手段被引入后，人力资源管理的单纯职能部门和其传统的管理方式，逐步发展成为综合信息处理部门和信息化的管理方式。医院信息化人才队伍的数量和质量是推进医院信息化进程的核心力量，多元化的卫生人力资源队伍能够增强知识结构，避免"一刀切"。

一、当前信息化背景下卫生人力资源存在的问题

我国医疗卫生信息化人员配比严重不足。从医疗卫生信息员工与全部医疗系统员工比例看，各国和地区的比例在1.8%~3.1%浮动。英国和美国平均每张床位拥有的医疗卫生信息化人员数分别是我国的8倍和12倍。香港特别行政区医疗卫生信息化人员与床位数比例平均为1∶27，个别私营机构高达1∶10。就医院而言，信息技术人员配置数量不足，缺乏人员配置标准，81.2%的二级及以上医院自报信息化人员数量不能满足工作需求。按床位数推算，目前每千张床位信息技术人员数不足10人，需要达到每千张床位近15名信息技术人员才能初步满足现有工作需求。医院级别、隶属关系、规模等均对信息化建设有明显影响，部分二级医院还停留在医疗费用管理或简单的病人信息管理层面。

信息技术人员的专业能力不能适应现实需求。卫生计生统计与信息化需要大量兼具医学、计算机等相关技术的复合型人才。而我国该领域人才大多只有IT、医学或管理学的单一背景，信息技术与医学复合背景比例不高，且高级职称比例较低；专业培训和认证体系不够完善，医疗信息化人才输出达不到相应水平。受限于编制、收入、职业发展等因素，卫生计生统计与信息化领域难以引进高素质、复合型人才。大部分医院将信息技术科室定位为辅助科室，奖金普遍低于临床科室，以平均奖居多；起薪在整个IT领域偏低，技术氛围和工作环境相对较差。这导致相关岗位很难招到一流大学计算机专业毕业生，更对公司工程师和技术骨干缺乏吸引力。此外，信息技术人员的职称上升渠道不畅，缺乏高级职称的岗位设置和职称序列，职称评定面临困难，导致人员流失严重，整体素质难以提升。

目前我国在信息管理岗位设置方面存在空白。在发达国家，大医院已经利用医疗卫生信息化来支持临床诊疗、患者管理、战略规划、运营管理、培训与研究、行政和财务等方面的工作；而我国医院的信息化部门多定位为信息系统建设与维护、数据分析利用及上报、日常IT设备维护和管理等职能。由于功能定位不同，发达国家配置了更多的医疗卫生信息化人才，并倾向于在IT部门内部研发相关软件和系统，而我国目前基本完全依赖从院外购买软件或将开发功能外包出去。

二、信息化背景下卫生人力资源对策

医院应设置多元化的信息化岗位，拓宽人才引进渠道、引进复合型人才。英美发

达国家的医疗卫生信息化部门人员的背景更为多元化。例如，美国医疗卫生信息化人员包含 IT 人员、医护人员、卫生信息管理人员和卫生图书管理员；而英国更为广泛，还包括学者、科学家、商界专家、统计师和管理者等。发达国家普遍重视卫生信息人才培养，出台人才培养标准和规范。我国应注重多领域人才的吸收，为未来升级医疗卫生信息功能定位奠定基础。我国应加强高端人才的培养和引进。医疗卫生信息化高端人才应该是行业内专家，拥有一定的管理才能和较强的战略规划、业务分析能力，并在 IT 外包领域有一定的管理和规划能力，可以结合医院自身情况科学制订外包的相关领域和比例。同时，应重视这支队伍的待遇要求和职业发展需求，使其与高技术、复合型人才的个人价值相符。

我国应增设信息管理类岗位，让数据发挥更大作用。通过对医疗卫生数据的收集、分析、解读，实现对数据的有效利用，帮助临床医护人员找到最优诊疗方式，帮助管理者高效、准确地管理日常运营和医疗流程等。

📑 本章小结

1. 卫生人力资源招聘是指医疗机构根据工作需要，为了医疗事业的发展，通过一系列程序和方法，将符合卫生相关岗位任职条件的申请者吸引到医疗机构内工作的过程，卫生人力资源招聘是医疗机构获得人才的基本保障。

2. 卫生人力资源招聘工作需要遵循科学的流程，主要包括制订招聘计划、实施招聘计划和评估招聘效果三个步骤。

3. 招聘效果评估是指采用科学的方法，对招聘目标的完成情况以及招聘成本、招聘方法、招聘渠道等进行评价，确定招聘效果好坏的一种方式。

4. 卫生人力资源素质测评是指测评主体基于心理学、组织行为学、应用统计学和人力资源管理学等理论基础，采用标准化的技术和方法，收集被测评者在主要活动领域中的表征信息，针对某一素质测评目标体系做出量值或价值的判断过程，或者直接从所收集的表征信息引发与推断某些素质特性的过程。

📑 复习思考题

1. 简述卫生人力资源招聘的概念。

2. 简述卫生人力资源招聘的流程。

3. 假如你是某社区医院的人力资源工作负责人，需要对 2 名全科医生进行素质测评，请设计一套素质测评方案。

🗐 应用案例

公立医院招聘管理现状

招聘是医院获取和补充人力资源的基本方式，对医院长远发展有着重要影响。员工招聘管理工作作为获取和补充人力资源的基本方式，是医院人力资源管理中的基础核心模块，有效的招聘工作可以为医院选拔合适的员工，提高医院的综合竞争力，进而影响医院的兴衰，研究优化招聘工作的对策有利于招聘工作的推进及医院更好的发展。

一、公立医院招聘现状及问题

● 招聘计划不合理

公立医院人力资源招聘管理的水平整体有待提高。医院在招聘管理中，制订的招聘计划不合理，主要表现为：第一，公立医院招聘的时间不合理，多家医院的招聘时间都一致，在这种情况下，很难选择合适的人才；第二，面试官的能力不足，缺乏招聘经验，对需求的人员没有明确的具体要求，从而不能选择合适的人才，影响人才招聘的效果；第三，在招聘中，往往是在严重缺人时才进行招聘，这样难以保证尽快满足人员的缺失，从而对公立医院的发展造成一定的影响。

● 招聘方式落后

目前，公立医院招聘存在不合理性，没有及时的改进招聘方式，依然采用过去的招聘方式，如笔试、面试、技能考核等。传统的招聘办法对应聘者可以实现初步的了解，但是了解得不够深入，如缺少性格、行为测试等内容。若想招聘到综合能力强的应聘者，应该对其进行全面的了解，从而判定其是否符合公立医院人才的需求。

● 招聘渠道单一化

一般来讲，公立医院招聘的渠道较为单一化，这对于人才的招聘是非常不利的，容易错失很多的人才。目前，公立医院的招聘信息发布，一般都是通过市人社局的官方网站或医院本身的网站公布招聘消息，还有就是在学校内部进行招聘，或每年进行一次校园招聘会，导致社会上的应聘人员不知道医院的招聘信息而错失了报考的机会。在这种招聘受限的情况下，医院获取的人才信息比较少，人才招聘的范围相当窄，招聘到优秀人才的概率也会降低，不利于公立医院人才招聘工作的进展。

二、公立医院招聘管理改进策略

● 制订合理的招聘计划

在公立医院人力资源招聘管理中，为了能够招聘到优秀的人才，首先应该制订合理的招聘计划，确定招聘要求与流程，严格按照要求进行合理招聘，这样才能招聘到符合医院发展需求的人才。制订合理的招聘计划，不仅是人力资源管理部门的责任，各个科室也与此有着密切的关系。因此，其他部门要积极的配合人力资源管理部门，及时汇报空缺职位，以及即将离职的人员职位情况，由人力资源招聘部门进行综合考量，制定出合理的招聘计划。另外，还要提高面试官的专业能力，增强他们的经验，明确招聘岗位的具体要求，从而正确地选择合适的人才。

● 拓宽招聘渠道

公立医院在进行人才招聘时，要实现招聘渠道的多样化，通过多种渠道进行招聘，这样才更有利于医院招聘到合适的人才。医院不仅要在市人社局、医院官网上发布招聘信息，还要在国内的各大医疗网站、相关医学杂志、猎头网站等平台上发布招聘信息。通常情况下，公立医院的招聘渠道为：外部招聘和内部招聘，外部招聘主要有：校园招聘、网络招聘、招聘会招聘等；内部招聘就是在医院内部选拔合适的人才。不管是哪种招聘方式，都要遵守相应的要求，要严格按照规定进行招聘，努力拓宽招聘渠道，从而获取更多的人才信息，在众多的人才中进行选拔，为公立医院招聘到合适的人才，从而促进公立医院进一步的发展。

● 建设招聘、人事一体化系统

稳定的招聘系统可以提升招聘效能、节约招聘成本，将招聘前期宣传与后期面试考核更好地衔接，医院在建设系统时可结合医院面试流程，灵活设计招聘模块，将简历投递进度直观地反馈给应聘者，同时实现信息的快速提取，提高办公效率；重视信息系统的闭环管理，将招聘系统与医院人事系统一体化，实现人才储备到人才管理的无缝链接。

● 采取多样化的考核方式

在人力资源招聘中，要顺应信息与技术的发展对招聘方式以及考核方式进行改进优化，从而更好地了解人才，准确地判定其是否符合公立医院的经营发展要求。传统的面试以及笔试不能对人才进行全面的了解，因此，要改进传统的招聘方式，增加人才素质的考核。人员素质测评主要集中在三个方面：一是认知能力；二是社会成熟程度；三是行为风格因素。具体操作上，可以设置几个考试环节、行为描述等，以此来测试应聘者的心理素质、行为动机、需求动机以及价值取向，通过严格的考核，了解人才的素质问题，从而综合全面地判断其是否符合医院未来发展的需求。

● 重视录取到入职的转化

对于已锁定的录取者，如何提高他们入职医院的意向，是招聘结果转化的关键一环。在招聘日常工作中，要从录取者需求出发，将录取者诉求与医院实际情况相匹配，筛选与医院价值观相匹配的共同点，增加医院对录取者的吸引力。对于最终未能选择本医院的录取者，医院也要通过电话或邮件的方式回访其放弃录取的原因，并将放弃原因整理汇总，作为医院未来政策调整的参考。对于成功入职医院的录取者，重视承诺兑现，为其提供良好的入职体验，严格试用期考核，医院要重视员工培训与职业规划。

● 做好招聘总结

招聘总结是管理闭环反馈与再提升的依据。医院要针对每次招聘的简历投递数、简历合格数、通知面试人数、响应面试人数、参加面试人数、录取面试人数以及最终入职人数总结存档，在年底对整年招聘工作进行分析总结，调查招聘完成率、招聘录用质量及招聘满意度情况，分析本年度招聘工作的成功经验与不足之处，为下一年招聘工作的改进提供参考。

人才招聘是一项时间跨度长、需要多部门相互合作的战略工作。公立医院人才招聘工作受到内外部诸多因素的影响，往往存在工作"瓶颈"，这种情况下更需要在探索适合自己医院的用人方式和人员招聘实践中紧跟潮流，创新思路，摸索出一套适合公立医院自身特点的可持续发展之路。

案例来源：刘小艳. 公立医院招聘工作存在的问题及对策分析 [J]. 经济师，2020（06）：257，259.

谭沙沙. 公立医院招聘管理现状 [J]. 人力资源，2020（08）：63.

第六章　卫生人力资源甄选

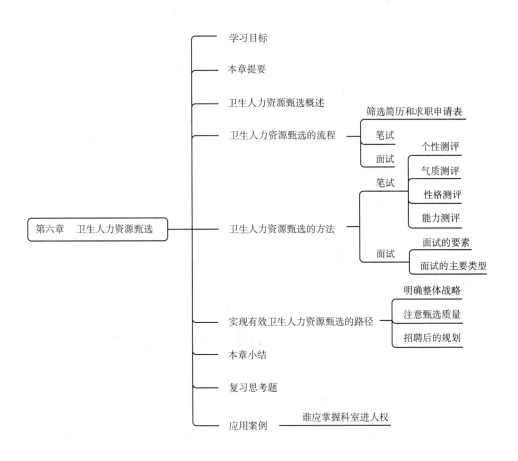

（图中文字）

第六章　卫生人力资源甄选

- 学习目标
- 本章提要
- 卫生人力资源甄选概述
- 卫生人力资源甄选的流程
  - 筛选简历和求职申请表
  - 笔试
  - 面试
- 卫生人力资源甄选的方法
  - 笔试
    - 个性测评
    - 气质测评
    - 性格测评
    - 能力测评
  - 面试
    - 面试的要素
    - 面试的主要类型
- 实现有效卫生人力资源甄选的路径
  - 明确整体战略
  - 注意甄选质量
  - 招聘后的规划
- 本章小结
- 复习思考题
- 应用案例
  - 谁应掌握科室进人权

🎯 学习目标

通过本章的学习，你应该能够：

掌握：卫生人力资源甄选的概念、标准。

熟悉：卫生人力资源甄选的流程。

了解：如何实现有效的卫生人力资源甄选。

🎯 **本章提要** ————————————————————————————

本章主要介绍如何进行卫生人力资源甄选。首先，介绍卫生人力资源甄选的概念与标准；其次，对卫生人力资源甄选的流程进行梳理；最后，对如何实现高效的卫生人力资源甄选进行总结。

第一节　卫生人力资源甄选概述

甄选是指在一定时间内，以较低的成本挑选出与空缺岗位相匹配人员的过程。卫生人力资源甄选标准应结合卫生人员的特点、影响人员甄选的因素进行制订，从而挑选出合适的卫生人力资源。

医疗卫生机构要根据实际情况制订选拔标准，主要有针对人员自然情况和能力情况两个方面的标准。针对人员自然情况的选拔标准涉及卫生人力资源的学历、资历、专业等内容，这些一般可通过简历筛选、档案查阅等方法实现；人员的能力情况主要是指岗位所要求的各种能力，如住院医师所要求的沟通表达能力、应变能力、抗压能力、责任心等。能力情况可通过笔试、面试、素质测评等方法考查。总之，在卫生人力资源甄选时，应根据具体岗位要求并结合当地卫生人力资源的供需等情况，制订适宜的选拔标准。

第二节　卫生人力资源甄选的流程

（一）筛选简历和求职申请表

医疗卫生机构在收到简历后，要进行初步筛选，筛选出符合基本条件的应聘者，并根据招聘岗位数和应聘者的具体情况选出参加面试或笔试的人员。在面试或笔试之前，需要填写用人单位制作的"求职申请表"。求职申请表一般由用人单位根据需要设计，主要包括应聘者基本情况、教育经历、工作经历、真实性声明、本人签字等项目。

（二）笔试

笔试是人才选拔的常用方法之一，就是应聘者在试卷上答题并根据成绩来选拔人员的一种方法，具有科学性、客观性、简便易行、成本低的优点，同时也具有过分强调记忆力而忽视动手能力的缺点。笔试在人员选拔过程中较为常用，主要有一般知识考试、专业知识考试、心理测试等形式。

（三）面试

面试是面试官通过与应聘者面对面地观察、交谈的方式，来评定应聘者素质状况、能力特点、思想感情、行为特征及求职动机的一种人员选拔技术。面试在人才评价中所处的重要地位是笔试及能力测试等一切现代测试手段都无法代替的，这种人员选拔技术比笔试或查看人事档案更加直观、灵活、全面、深入。它不但可以测评出应聘者的学识水平，还能测评出应聘者的能力、才智以及个性特征等。通过面试可以对应聘者的能力、素质、生活经历、感情倾向等进行多层次、多角度的了解，是一种综合性极强的测试应聘者工作适应性的方法。

第三节　卫生人力资源甄选的方法

卫生人力资源甄选流程中的笔试和面试两个环节，在实际操作过程中有很多种方法，本节是对这些方法的具体内容进行了阐述。

一、笔试

（一）个性测评

个性是一个复杂的、多层次的、多水平的系统，主要由个性倾向性和个性心理特征组成。个性倾向性主要包括需要、动机、兴趣、信念和世界观，它是个体进行活动的基本动力，是个性结构中最活跃的因素；个性心理特征主要包括能力、气质、性格，表示个体特定的类型特征。通常情况下，当不要求全面、系统地评定或描述一个人的个性时，一般涉及的只是个性心理特征中最突出的气质或性格的某些方面。

个性测评是对个性进行测量和评价的过程，具体是指通过一定的方法对员工的能力和个性进行考察，并进行定性或定量描述的过程。个性测评是人员选拔的一种重要方式，测评的结果常常为面试选拔的诊断结果提供依据。对于卫生人力资源管理来说，个性测评有着十分重要的意义，具体表现为：

1. 使卫生人力资源管理有更强的针对性。了解卫生组织员工的个性是卫生人力资源管理的出发点。要做好员工的管理工作，首先要了解员工的个性类型。只有了解了不同员工的个性特点，才能有的放矢、因人而异地采取有效的措施进行有效管理。

2. 更好地促进卫生人力资源个性的发展。员工良好的个性品质，如乐观、积极进取、有责任感、热情等对取得好的工作效果具有很大的作用。在卫生人力资源管理中，了解了员工的个性品质，就可以通过一定的手段和途径，促使员工形成和发展为工作和社会所需要的个性特征。

3. 为建立和谐的人际环境提供保证。在组织管理中，如果管理者和员工都了解自己及他人的个性特点，就可以采用比较适合他人的方式与人交往，从而减少人际冲突与矛盾，形成良好的人际氛围。

4. 为员工的任用与提拔提供依据。个性测评是组织管理中人员任用、选拔的重要依据。人力资源管理的主要职能之一就是确保人岗匹配，即把合适的人放在合适的岗位上，而只有了解一个人的个性特征，才能知道他适合什么样的岗位，从而实现人岗的最佳匹配。

（二）气质测评

气质是个人生来就具备的心理活动的动力特征，是个性的先天基础，与人们平常说的"脾气""秉性"相类似。

气质的类型有很多种说法，不同的研究者从不同的角度对气质进行了分类。在此介绍几种比较有代表性的分类：

1. 体液说。持这种观点的是古希腊的医生希波克拉底（Hippocrates）。他认为人的身体内部有血液、黏液、黄胆汁和黑胆汁四种体液，根据哪一种体液在人体内占优势，把人分为四种类型：多血质、黏液质、胆汁质和抑郁质。血液占优势的人属于多血质，因血液具有热—湿的性能，所以多血质的人稳而润，比较灵活、开朗；黏液多的人属于黏液质类型，黏液具有寒—湿的性能，所以黏液质的人比较冷漠，不够热情；黄胆汁多的人属于胆汁质，因黄胆汁具有热—干的性能，所以黄胆汁多的人热而躁，爱发脾气；抑郁质的人黑胆汁分泌多，由于黑胆汁具有寒—干的性能，所以抑郁质的人冷而躁。希波克拉底的体液说被广泛接受，但在现实生活中真正具有上述四种典型气质的人并不多，大多数人都属于混合型，有的是两种类型的混合，有的是三种类型的混合。

2. 体型说。德国精神病学家克瑞米奇（Kretschmer）根据他对精神病患者的临床观察，提出按照体型划分人的气质类型的理论。他把人的体型分为三种：肥胖型、瘦长型、健壮型。他把身材短胖、圆肩阔腰的人称为肥胖型。他认为，肥胖型的人易患躁狂性抑郁症，其特点是好交际、不计较、健谈、活泼、表情丰富、情绪不定，此为躁郁性气质；瘦长型的人高瘦纤弱，易患精神分裂症，其特点是不善交际、内向、退缩、不计较、害羞沉静、不善言谈、喜欢思考，此为分裂性气质；健壮型的人骨肉均匀，体态与身高成比例，易患癫痫症，其特点是有正义感、注重礼仪、节俭、遵守秩序，此为黏着性气质。

3. 血型说。一些研究者认为气质是由血型决定的。日本学者古川竹二（Takeji Fu-rukawa）根据血型把气质分为四种类型。A 型血的人属于 A 型气质，其特点是温和、老实稳妥、多疑、怕羞、依赖他人，遇到困难容易灰心丧气；B 型血的人属于 B 型气质，特点是感觉灵敏、恬静、不怕羞、喜社交、好管事；AB 型血的人属于 AB 型气质，特点是 A 型气质和 B 型气质的混合；O 型血的人属于 O 型气质，其特点是志向坚强、好胜、霸道、不听指挥、喜欢指使别人、有胆识、不愿吃亏。虽然持血型说观点的大有人在，但这种说法缺少科学依据。

4. 高级神经活动类型说。我国心理学界一般认为，气质的生理基础主要是神经类型。巴甫洛夫（Pavlov）1909～1910 年首次提出了高级神经活动类型的概念。他认为，大脑皮层的神经过程（兴奋和抑制）具有强度、均衡性和灵活性三个基本特性。强度是指神经细胞和整个神经系统的工作能力和界限；均衡性是指兴奋和抑制过程间的相对关系；灵活性是指兴奋过程或抑制过程更迭的速度。根据神经过程的强度、均衡性和灵活性，他把人和动物的高级神经活动类型划分为四种。

同时，巴甫洛夫（Pavlov）认为，兴奋型相当于胆汁质，活泼型相当于多血质，安静型相当于黏液质，抑制型相当于抑郁质。

后来的研究表明，神经类型并不总是与气质类型相吻合，气质是心理特征，神经类型是气质的生理基础，气质不仅与大脑皮质的活动有关，而且与皮下活动有关，还与内分泌腺的活动有关。因此，整个个体的身体组织都影响着一个人的气质。

气质测评通常通过一个 60 道题目的自陈式量表来进行。整个量表限时在 5～10 分钟之内完成，在做测试时，不要猜测题目内容要求，也就是说不要去推敲答案的正确性，按自己的真实想法回答，因为题目答案本身无所谓正确与错误之分。另外，每一题都必须回答，不能有空题。在回答问题时，认为很符合自己情况的，记 2 分；较符合自己情况的，记 1 分；介乎符合与不符合之间的记 0 分；认为较不符合自己情况的记 -1 分；完全不符合自己的，记 -2 分。以下是气质测试量表及记分方法。

气质测试量表

1. 做事力求稳妥，从来不做无把握的事。

2. 遇到可气的事就怒不可遏，把心里的话说出来才痛快。

3. 宁肯一个人做事，不愿很多人一起共事。

4. 到一个新环境很快就能适应。

5. 厌恶那些强烈的刺激，如尖叫、噪声、危险镜头等。

6. 和人争吵时，总是先发制人，喜欢挑衅。

7. 喜欢安静的环境。

8. 善于和人交往。

9. 羡慕那种善于克制自己的人。

10. 生活有规律,很少违反作息制度。

11. 在多数情况下情绪总是乐观的。

12. 碰到陌生人觉得很拘束。

13. 遇到令人气愤的事,能很好地克制自己。

14. 做事总是有旺盛的精力。

15. 遇到问题常常举棋不定、优柔寡断。

16. 在人群中不觉得过分拘束。

17. 情绪高涨时,觉得干什么都有趣;情绪低落时,又觉得干什么都没意思。

18. 当注意力集中于一点时,别的事很难使我分心。

19. 理解问题总比别人快些。

20. 碰到危险情境常有一种极度恐怖感。

21. 对学习、工作、事业怀有很高的热情。

22. 能够长时间做枯燥、单调的工作。

23. 符合兴趣的事情,干起来兴趣十足,否则就不想干。

24. 一点小事就能引起情绪波动。

25. 讨厌做那种需要耐心、细致的工作。

26. 与人交往不卑不亢。

27. 喜欢参加热烈的活动。

28. 喜欢看感情细腻、描写人物内心活动的文学作品。

29. 工作时间长了,常感到厌倦。

30. 不喜欢长时间谈论一个问题,愿意实际动手干。

31. 宁愿侃侃而谈,不愿窃窃私语。

32. 别人说我总是闷闷不乐。

33. 理解问题常比别人慢些。

34. 疲倦时只要短暂地休息就能精神抖擞,重新投入工作。

35. 心里有话宁愿自己想,不愿说出来。

36. 认准一个目标就希望尽快实现,不达目的誓不罢休。

37. 学习、工作同样长时间,常比别人更疲倦。

38. 做事有些莽撞,常常不考虑后果。

39. 老师或师傅讲授新知识、新技术时,总希望他讲得慢些,多重复几遍。

40. 能够很快地忘记那些不愉快的事情。

41. 做作业或完成一件工作总比别人花的时间多。

42. 喜欢运动量大的剧烈体育活动,或参加各种文体活动。

43. 不能很快地把注意力从一件事转移到另一件事上去。

44. 接受一个任务后，就希望把它迅速解决掉。

45. 认为墨守成规比冒风险好些。

46. 能够同时注意几件事物。

47. 当我烦闷时，别人很难使我高兴起来。

48. 爱看情节起伏跌宕、激动人心的小说。

49. 对工作抱认真严谨、始终一贯的态度。

50. 和周围人们的关系总是相处不好。

51. 喜欢复习学过的知识，重复做已经掌握的工作。

52. 希望做变化大、花样多的工作。

53. 小时候会背的诗歌，我似乎比别人记得清楚。

54. 别人说我"语出伤人"，可我并不觉得是这样。

55. 在体育活动中，常因反应慢而落后。

56. 反应敏捷，头脑机智。

57. 喜欢有条理而不甚麻烦的工作。

58. 兴奋的事常使我失眠。

59. 老师讲新概念常常听不懂，但弄懂以后就很难忘记。

60. 假如工作枯燥无味，马上就会情绪低落。

记分方法：

把每题得分按下面的题号相加，并计算各栏的得分。

胆汁质（A）2、6、9、14、17、21、27、31、36、38、42、45、50、54、58 合计

多血质（B）4、8、11、16、19、23、25、29、34、40、44、46、52、56、60 合计

黏液质（C）1、7、10、13、18、22、26、30、33、39、43、45、49、55、57 合计

抑郁质（D）3、5、12、15、20、24、28、32、35、37、41、47、51、53、59 合计

如 A 栏得分超过 20 分，并明显高出其他 3 栏（>4 分），则为典型胆汁质，其余类推。

如 A 栏得分在 10～20 分，并高于其他 3 栏，则为一般胆汁质，其余类推。

如果某 2 栏或 3 栏得分接近（<3 分），并明显高于其他 2 栏或 3 栏的得分（>4 分），则为 2 种或 3 种气质的混合型。

(三) 性格测评

性格是对现实的态度和习惯化的行为方式。也就是说，只有那些经常性的、习惯性的表现才能被认为是一个人的性格特征。

性格与气质不同，它有好坏之分，在某种程度上性格常常是用道德观点来评价的，

如人们通常会对"善良、宽厚、勤奋"等加以赞扬，而对"自私、狭隘、懒惰"等加以批评。

许多心理学家从不同方面对性格进行了分类，比较常见的有以下几种。

1. 向性说。瑞士精神分析学家荣格（G. G. Jung）把人的性格分为外向和内向两种类型。外向的人表现为坦率、随和、喜欢交际、感情外露、开朗，适应环境的能力强；内向的人表现为安静、富于想象、易害羞、喜欢独居、不善交际，适应环境的能力较弱。荣格指出，完全属于内向和外向的人是很少见的，多数人兼具两者的特点，也同时具有多种心理功能，只是在某个人身上某种倾向或某种心理机能具有相对的优势。

2. 机能类型说。英国心理学家培因（A. Bain）等根据智力、情感、意志三种心理机能在人们身上所占的优势不同，把人格区分为理智型、情绪型和意志型。理智型的人喜欢思考，通常以理智衡量周围发生的事情，并以理智支配自己的行动；情绪型的人不善思考，行动易受情绪左右；意志型的人具有明确的行动目的和较强的自制能力，行动受所追求目标的支配。

3. 独立—顺从说。美国心理学家威特金（Witkin）把性格分为独立型和顺从型两种。独立型的人自信，自主意识和自尊心较强，善于独立地发现问题和解决问题；顺从型的人社会的敏感性较高，易受暗示，常不加批判地接受他人的意见。

4. 文化社会类型说。德国社会学家斯普兰格（E. Spranger）根据社会文化价值来划分性格类型，把人的性格分为理论型、实际型（经济型）、审美型、社会型、政治型（权力型）和宗教型六种。理论型的人用知识和理智衡量一切，力求认识生活的真理，以追求真理为生活目标；实际型的人以经济观点衡量一切，以追求利润、获取财物为生活目标；审美型的人从美学的角度判断事物的价值，以获取和欣赏美为生活目标；社会型的人乐善好施，以增进别人和社会的福利为生活目标；政治型的人相信并迷信权力，爱支配别人和发号施令，以追逐权力为生活目标；宗教型的人以宗教教条衡量一切，以寻求生活的安宁为生活目标。斯普兰格（E. Spranger）认为，纯粹属于某一类型的人是没有的，多数人是不同类型特点的混合体。

目前在我国比较流行的是 YG 性格测验量表（Yatabe – Guilford）。该量表是由日本的矢田部达朗等人和美国的吉尔福特设计制定的。量表由吉尔福特的 12 个人格特质（每个特质 10 个项目）共 120 个项目构成。YG 性格测验量表是一个自陈式量表，该量表的内容如下：

YG 性格测验量表

本测验测试的是有关个人兴趣、爱好、态度等方面的问题。每个人对这些问题都会有自己的看法，回答自然也是不同的，因而答案并没有对、错之分，请不要有所顾忌，您完全应该根据自己的真实体验和实际情况来回答，不要花费太多的时间去思考，应顺其自然，根据第一印象作出判断。

测验中的每一道题都有三种选择答案：A 是；B 不清楚；C 否。每一道只能选一个答案，并尽量少选中性答案 B。

注意：测验中的每一个问题都要回答，不要遗漏。

1. 我对什么都不感兴趣。

2. 我内心的感情容易表露出来。

3. 我总担心事情也许会失败。

4. 我做事的时候如果有人看着就做不下去。

5. 我有无缘无故高兴或悲伤的情况。

6. 我认为人们多半是只顾自己，不管别人。

7. 我总是闲不住。

8. 我和周围的人都合得来。

9. 我对任何工作都喜欢去做。

10. 我喜欢思考难题。

11. 我在人群中不喜欢出头露面。

12. 我认为和各种类型的人交朋友是一种快乐。

13. 我即使在人群中也会突然感到寂寞。

14. 我兴奋时就会激动得流泪。

15. 我常因犹豫不决而错过机会。

16. 我讨厌别人来访。

17. 我常因忧虑而失眠。

18. 我认为许多人都像特务一样狡猾。

19. 我认为正确的事，不管别人怎么说，都会坚决做下去。

20. 我相信自己能在短时间内完成很多工作。

21. 我宁愿快点去做，而不愿制订周密计划。

22. 我常希望一个人待着。

23. 我在集体活动中总是比一般人显得活跃。

24. 我和不熟悉的人谈话时会感到拘束。

25. 我总认为自己是一个没有用的人。

26. 我常后悔自己下决心太晚。

27. 我总担心会受到别人的干扰。

28. 我常为一点小事而伤感。

29. 我在路上遇到讨厌的人总想方设法避开。

30. 我认为即使亲密的朋友也不能完全信任。

31. 我对长辈也会毫无顾虑地议论。

32. 我善于回答别人的问题。

33. 我不喜欢一个人安静地待着。

34. 我常分析别人做事的动机。

35. 我很乐意为集体做事。

36. 我很少积极主动地去交朋友。

37. 我常会莫名其妙地感到不安。

38. 我的情绪经常变化。

39. 我在众人面前常会脸红,感到不好意思。

40. 我常留心别人的品德和行为。

41. 我喜欢空想不可能办到的事。

42. 我认为人们在无人监督的情况下总是会偷懒的。

43. 我很难控制自己的感情。

44. 我遇到困难时心情也很开朗。

45. 我总想寻求新的刺激。

46. 我总是慎重考虑之后再进行工作。

47. 我宁愿多听别人讲,自己不想多说。

48. 我不喜欢出风头。

49. 我常陷于沉思之中。

50. 我常为一点小事感到不安。

51. 我常因有自卑感而烦恼。

52. 我如果被人老盯着看会感到不安。

53. 我感到自己有时聪明,有时又很笨。

54. 我总怀疑别人的友好态度是否真诚。

55. 我不能容忍别人的无礼对待。

56. 我做事麻利、爽快。

57. 我常在考虑不成熟时就开始工作。

58. 我在和别人交谈时会突然陷入沉思。

59. 我习惯于将照顾人的事交给别人去做。

60. 我不善于和异性同学接触。

61. 我常为过去的失败而心情沉重。

62. 我常因思想不集中而不能很好地思考问题。

63. 我不愿做与众不同的事。

64. 一些小事常成为我完成工作的障碍。

65. 我常因失眠而苦恼。

66. 我认为人们都是为了钱而工作。

67. 我不喜欢平凡的生活，总想有所作为。

68. 我做事比一般人快。

69. 我喜欢和大家一起喧闹。

70. 我不论对什么事情不考虑好就放心不下。

71. 我在长辈面前感到很拘束。

72. 我喜欢广泛结交朋友。

73. 我常感到疲倦。

74. 我的情绪容易波动。

75. 我很容易惊慌失措。

76. 我常对一些事过于敏感。

77. 我常对别人讲心里话。

78. 我对什么都不太满意。

79. 我容易激动，爱发脾气。

80. 我总是生气勃勃，精力充沛。

81. 我比较爱说话。

82. 我对什么都非常留心。

83. 我比较消沉，不够积极。

84. 我和谁都谈得来。

85. 我常喜欢担心着急。

86. 我容易激动。

87. 我碰到困难容易悲观失望。

88. 我常忧虑不安。

89. 我常会发呆。

90. 我认为老师对同学的评价往往是不正确的。

91. 我受别人蔑视就会立刻生气。

92. 我对新环境的适应能力强。

93. 我喜欢节日的欢乐。

94. 我常有沉思的习惯。

95. 我善于社交，应付自如。

96. 我很难结交新的朋友。

97. 我有呆想沉思的习惯。

98. 我的心情容易变坏。

99. 我对任何事情都缺乏信心。

100. 我的脾气有点古怪，不能与人和谐相处。

101. 我喜欢沉溺于空想。

102. 我认为自己的运气总是不好。

103. 我喜欢参加各种社会活动。

104. 我的心情一般总是舒畅的。

105. 我对问题有轻率下结论的习惯。

106. 我什么都不在乎，悠然自得。

107. 我很害羞。

108. 我不爱多说话。

109. 我常无精打采。

110. 我的感情丰富。

111. 我很果断。

112. 我常因为一些小事而烦恼。

113. 我常心神不定、坐立不安。

114. 我不受重视是由于人们看不到我的作用。

115. 我无聊时总想寻求强烈的刺激。

116. 我的动作敏捷。

117. 我是个乐天派的人。

118. 我有反复深刻思考事情的习惯。

119. 我在人多的场合不好意思说话。

120. 我在大庭广众之中不会惊慌不安。

根据12个特质的不同结合，可以区分出五种典型的性格类型（A～E）和一些次典型（A'～E'）、亚典型（A"～E"）或混合型（AE，AB，BC）的性格类型。

五种典型的性格特征可以描述如下：

A型，也叫平均型。情绪比较稳定，对人、对事较随和，对社会适应能力一般。个性适中，不容易冲动，活动性一般。

B型，也叫不稳定不适应积极型。情绪不稳定，对社会、现实不够适应，活动性强，反应快，外向。个性变化多端，表现在外，容易冲动。

C型，也叫稳定消极型。情绪稳定，适应性强，随遇而安，活动性差，服从性强，内向，比较老实。典型的C型人可能缺少作为。

D型，也叫稳定适应积极型。情绪稳定，适应性强、活跃、外向、善于与人相处，有抱负，组织能力强，在学习与工作中都可能取得较好成绩。但如果特征过于明显，则冲动性过强，极端外向，驾驭人的欲望过甚，会从另一极端导致对社会的不适应。

E 型，也叫不稳定适应消极型。与 D 型相反，情绪波动较大，对现实、环境难以适应；活动面小，内向，心胸狭窄，神经质，多愁善感又难于表露，往往会导致其出现意外问题，值得注意。

（四）能力测评

能力是指直接影响活动效率，使活动顺利进行的个性心理特征。能力总是存在于具体的活动中，并通过活动表现出来。

从不同角度可以将能力分成不同的种类，一般有以下几种。

1. 一般能力和特殊能力。

按照倾向性可以将能力分成一般能力和特殊能力。

一般能力是指大多数活动所共同需要的能力，是人们所共有的最基本的能力。其包括注意力、观察力、记忆力、思维能力和想象力等。这些能力是有效地掌握知识和顺利地从事活动必不可少的心理条件，即使最简单的活动，也不能缺少这些一般能力。一般能力的综合体就是通常所说的智力。

特殊能力是指从事某种专业活动所必需的能力。任何一种专业活动都要求与该专业内容相符合的能力。数学能力、音乐能力、绘画能力、体育能力、写作能力等都是特殊能力。

一般能力和特殊能力总是有机地联系在一起的。特殊能力总是建立在一般能力的基础上，特殊能力的发展有助于一般能力的发展。

2. 再造能力和创造能力。

按照参与活动的性质可以将能力分为再造能力和创造能力。

再造能力也称模仿能力，是指通过观察他人的行为来学习知识和技能，并以相同方式作出反应的能力，如孩子模仿大人的动作等。模仿是人类的一种重要的学习能力，是知识积累所必不可少的心理条件。

创造能力是指产生新思想、创造新事物的能力。在创造能力中创造思维和创造想象起着十分重要的作用。美国心理学家吉尔福特（J. P. Guilford）等人认为，发散思维表现于外部行为就代表个人的创造能力。当然，创造活动依赖于发散思维的同时也离不开集中思维。

3. 认知能力、操作能力和社交能力。

按功能可以将能力分成认知能力、操作能力和社交能力。

认知能力是指通过人脑对外界信息进行加工和储存的能力。它是人们成功地完成活动最基本最主要的心理条件。知觉、记忆、注意、思维和想象都是认知能力。

操作能力是指通过肌体的动作完成各项活动的能力，如体育活动能力、艺术表演能力和实验操作能力。操作能力和认知能力是紧密联系在一起的，它们相互依赖、相互影响。

社交能力是指人们在社会交往活动中所表现出来的能力，它是人们参加社会集体活动、与周围人保持协调的最为重要的心理条件。组织管理能力、言语感染能力及判别决策能力等都是很重要的社交能力。

能力测评通常分为以下几类。

1. 智力—智商测验。

智力—智商测验就是通常所说的智力测验，用于测量一个人的智商高低，智商通常用人们都熟知的 IQ 来表示，一般用于管理、行政及技术人员的选拔。一些特殊的行业，如 IT 行业，为了招聘到智商较高的软件设计师，常常在招聘选拔时进行智力测验，微软公司在招聘时即是如此。另外，目前我国一些制造业的大公司在招聘劳务工时，为了能招聘到理解能力、领会能力更好的人，也常常做智力初筛测试，即对求职者进行较为简单的智力测验，以此来鉴别其理解能力及领会能力的基本状况。

2. 能力倾向测验。

能力倾向测验是测量一个人的多种能力分数，以判断其是否适合从事某项工作。人员招聘中常测量的能力倾向包括语言理解能力、数字敏感度、逻辑推理能力、空间思维能力、综合分析能力等。美国劳工部（United States Department of Labor）曾编制了一套《一般能力成套测验》，该测验包括 9 种职业能力倾向测验：一般智力（G）、言语能力（V）、数理能力（N）、书写能力（Q）、空间判断能力（S）、形状直觉（P）、运动协调（K）、手指灵巧度（F）、手腕灵巧度（M）。该测验同时分析了 13 个职业领域 40 种职业的能力倾向模式，可以作为职业指导的依据，帮助企业作出人员选拔的决策。

特殊能力倾向测验则反映的是一个人在某一领域的特殊潜能，如绘画能力倾向、舞蹈能力倾向等。

在职业咨询、人员选拔以及类似目的的测验中，智力测验常被用作初步的甄选工具，然后再用特殊能力倾向测验进行实测。

二、面试

（一）面试的要素

1. 面试的结构要素。

一项标准的面试活动通常是由五大要素构成的：

（1）面试官（Interviewer），也称评委、面试者、考官，即组织选派的主持和参加面试的人。

（2）应试者（Interviewee），也称被面试者、考生、被试（者）等，即参加面试的应聘者。

（3）面试内容，包括所提问题及评分标准等。

（4）实施程序，通常分为五个阶段，即初始、引入、正题、变换、结束。

（5）面试结果。

2. 面试的内容要素。

根据面试所要测查的内容，分为通用要素与专门要素两大类。

（1）通用要素。

所谓通用要素，即指不论工作性质如何，不管应聘者的经历、背景有否差异，通常都会列入面试考察范围的内容。具体包括：①个人信息；②仪表风度；③工作经验；④工作态度、动机与工作期望；⑤事业心、进取心、自信心；⑥语言表达能力；⑦综合分析；⑧自我控制能力与情绪稳定性；⑨人际交往倾向及人际关系；⑩精力和活力；⑪兴趣及爱好。

（2）专门要素。

所谓专门要素是指与特定组织的特定职位有关的特殊要求。一般包括三大方面：①专业知识的广度和深度；②专业技能的高低；③专业上的特长。

（二）面试的主要类型

1. 根据分类标准的不同划分。

一般是根据面试与应试的人数来划分：

（1）"一对一"面试。即一个面试官对一个应聘者。如在微软公司，每一个应试者要同公司的 5～8 个人面谈，必要时可能达到 10 个人。每一个考官的面试都是以"一对一"方式，因为微软文化中讲究公平对等，所以他们不会让一个应试者面对一大群考官。

（2）"一对多"面试。即一个面试官对若干名应聘者。

（3）"多对一"面试。即多个面试官对一个应聘者。此种情形包括小组面试和委员会面试两种类型。小组面试是 3～4 个面试官同时对应聘者进行的面试，每个面试官可根据自己的专长提问。委员会面试是 5 个或更多人对应聘者的面试，可借机了解应聘者在压力下的反应。

（4）"多对多"面试。即多个面试官对若干名应聘者的面试。这种面试方法通常是由面试的主考官提出一个或几个问题，引导应聘者进行讨论，从中发现、比较应聘者的表达能力、思维能力、组织领导能力、解决问题能力等。此面试方法效率较高。

2. 根据面试内容设计的侧重点划分。

（1）情境式面试。即通过向应聘者提供一种假定的情境，观察应聘者在情境中的行为反应，主要关注该应聘者与未来行为相关的意向或倾向。情境面试是结构化面试的一种特殊形式，它的试题多来源于工作，或是工作所需的某种素质的体现，通过模拟实际工作场景，反映应聘者是否具备工作所要求的素质。

（2）行为描述式面试。这是基于行为的连贯性原理发展起来的面试方式，是一种采用专门设计的问题来了解应聘者过去在特定情况下的行为结构化面试方法。考官通过了解应聘者过去的工作经历，判断他选择本组织发展的原因，预测他未来在本组织中发展所采取的行为模式，并将其行为模式与空缺职位所期望的行为模式进行比较分析。

（3）心理面试。这是由心理学家或人力资源专家主持的，目的在于评价应聘者的某种心理素质（如独立性、责任心）的面试。当某种心理素质对于一个职位特别重要时，多采用这种面试方法，即一般在选择高级人才时使用。

3. 根据面试的结构化程度划分。

（1）结构化面试。即面试的内容由一系列连续向应聘者提出的与工作相关的问题构成，包括情境问题、工作知识问题、工作样本模拟问题和关键工作内容模拟问题以及工人要求等五类。这些内容在面试之前已经形成一个固定的框架（或问题清单），主考官根据框架对每个应聘者分别进行相同的提问。这种面试的优点在于，对所有应聘者均按同一标准进行测试，可以提供结构与形式相同的信息，便于分析、比较，同时减少了主观性，且对考官的要求较少。研究表明，结构化面试的信度与效度较好，但缺点是过于僵化，难以随机应变，所收集的信息范围受到限制。

（2）非结构化面试。即对面试的构成要素不作任何具体的规定，无固定模式、事先无须做太多准备的面试，主考官只要掌握组织、职位的基本情况即可提出一些探索性、无限制的问题。这种面试的主要目的在于给应聘者充分发挥自己能力与潜力的机会，但缺点是发散性强、随意性大、效度较低，应聘者之间也难以比较。

（3）半结构化面试。即结合结构化面试与非结构化面试的特点，对面试的构成要素中有的内容做统一要求，而有的内容则不做统一规定的方式。此面试的特点是简单、易组织，但也有一定的随意性，效度也不高。

4. 根据面试的目的划分。

（1）压力型面试。即将应试者置于一种不舒适的环境中以考察他对压力的承受能力。考官一开始就可能从应聘者的背景中寻找弱点，提问具有攻击性的问题，如询问其原来的工作是不是不积极、经常缺勤等，以此观察应试者在承受压力、情绪调整上的能力，以及应变的能力和解决紧急问题的能力等。压力型面试多用于招聘销售人员、公关人员、高级管理人员。

（2）非压力面试。与压力面试相反，非压力面试中，考官力图创造一种宽松亲切的氛围，使应聘者能够在最小压力下回答问题，以获得录用所需的信息。一般除了那些需要真正在压力下工作的岗位之外，非压力面试使用于绝大多数的情况。目前有些人力资源专业人士认为，压力面试不仅不替别人着想且作用不大，而且所获得的信息经常被扭曲、被误解，这种面试所获得的资料不应作为录用决策的依据。

（3）鉴定性面试。即主要是上级主管和同事对应聘者的工作绩效作出的评定。

5. 根据面试借助的介质划分。

（1）普通面试（By No Means），简称 N 面试，即不借助任何介质或媒介，面试双方在同一房间内进行的面试。

（2）可视电话面试（By Telephone），简称 T 面试，即双方通过可视电话进行的面试。

（3）网络（电子）面试（By Internet Or Electronic），简称 E 面试，即双方借助网络进行的面试。

（4）其他面试（By Others），简称 O 面试，即除去以上三种面试形式的所有面试形式，如通过闭路电视等设备进行的面试等。

第四节　实现有效卫生人力资源甄选的路径

一、明确整体战略

要做好人力资源规划需要明确人力资源战略从属于企业整体战略。对于卫生人力资源而言，需要服从国家战略及其所在卫生事业单位的发展规划，在此基础上才能更好地从整体上规划好卫生人力资源管理。国务院印发《"健康中国 2030"规划纲要》明确了未来对卫生人员的要求，卫生人员的甄选需要真正回应需求，才能高效有力。分级诊疗的实现极大程度上依赖于广大全科医生来作为全民健康的"守门人"，而目前中国的全科医生缺口将近 20 万人，也就是说，未来全科医生培养将成为医学教育的培养重点，在甄选录用时，全科医生的各项能力也将成为该录用类别的重点。

处理好人力资源规划必须明确并解决好以下三种关系：（1）主次关系，即先对卫生组织关键卫生技术岗位和重要管理岗位进行慎重的考虑；（2）专业与一般的关系，即卫生组织应将大部分的精力集中于专业人员的招聘上；（3）处理好"即用与储存"的关系，即规划好组织短期需求计划和长期储备计划。

岗位分析是指系统分析和研究企业各类岗位的性质、劳动条件环境、任务以及职责，还有员工承担本岗位任务应具备的资格条件。根据岗位分析，可以比较准确地制定出岗位规范、工作说明书等人力资源管理文件。岗位分析是一个技术活，它需要将与工作岗位相关的知识技能和个性等方面的内容量化后分析，再将符合岗位需求的最佳数据制定出来，这份资料是招聘、录用的基础，好的岗位分析会为最终录用提供可靠而科学的依据。

二、注重甄选质量

整个甄选过程其实是一个不断对应聘者信息进行收集并筛选的过程。通常要经过以下几个步骤：一是综合审察求职信信息，确认求职信息的真实性。全面分析应聘者是否符合应聘岗位要求。二是心理及能力的考核，可以通过测试的形式，全方位分析应聘者各方面情况是否符合要求。三是面试。企业通过面试，可以更好地对应聘者的外貌风度、求职动机、表达能力、个人修养等各项情况进行客观的了解与评价。四是录用。企业根据考核检测的综合结果进行筛选，结合企业发展需求招聘岗位最初人选，并对其进行背景核查和严格体检，将合格的应聘者选为最终录用人选。最终录用人选确定后，企业应及时对其发放录用通知书，并在录用人收到通知书之后与之签订劳动合同等。其中，应从以下几个方面提高甄选质量。

1. 合理设计考试的内容和形式，保证内容的科学性。

要根据不同职位的专业要求，实行分层次、分等级、分内容的考核形式，考试的内容应紧跟职位的要求，并跟上时代的步伐，真正实现考为所用。应实现选拔的卫生人员能马上投入工作中并能运用所具备的专业知识，提高卫生部门的工作效率，同时还可以缩减公共部门人力资源管理中对新入职员工的培训投入，一举两得。

2. 提高面试人员的专业素养和道德素质，保证面试的客观性和公正性。

面试是员工选拔录用的一个非常重要的环节，它可以很直观地对考生进行考核，包括他的反应能力、应急能力和综合素质等。当然，它也是一个主观随意性比较强的环节，人为的因素比较大，很多人也因此会利用这个环节破坏选拔的公正与公平，所以在选拔录用中一定要重视对考生的面试环节。要通过相关培训提高面试官的专业素养和道德素质，有可能的话，专门组建一支专业的面试队伍，提高面试的专业性、客观性和公正性，选拔真正有才能的卫生人员。

3. 完善相关考试制度，真正做到选贤任能。

制度的执行固然重要，但是一套完善的制度更是重中之重。可以防止一些人利用制度的漏洞，从事一些非法活动，所以在考试录用中，首先就要防止考生通过各种方式贿赂考官。其次要加大对监督体制的建设，尤其是要保证公众的监督，让所有的考生都公开竞争岗位，不因家境、社会地位等因素的差别而受到不公正待遇。最后还要做好惩罚制度设计，如发现类似于"萝卜"招聘等事件，要严肃处理，还社会以公正。

三、招聘后的规划

层层甄选后，只有保存甄选成果并形成记录，才能真正实现闭环有效的卫生人力资源甄选。

1. 建立必要的人才信息储备。招聘过程中，经过层层筛选和面试，招聘人员常会从中找到一些条件不错且适合企业需要的人才。然而企业现阶段由于岗位编制、企业阶段发展计划等因素限制无法立即录用，但在企业的未来某个时期内可能需要这方面的人才。作为招聘部门，有责任建立卫生部门的人才信息库，将这类人才的信息纳入其中，不定期地保持联系，一旦将来出现适合他的岗位空缺就可以做到有的放矢，既提高了招聘速度也降低了招聘成本。

2. 做好招聘工作过程的有效延伸跟进。为了使新成员尽快适应企业的环境并有效投入工作中，关心新成员是一个确保有效招聘的强有力的手段；主动掌握随时可能发生的风险，适时控制。通过这样一个跟进措施，我们对试用期内员工的态度、能力及直接经验的评价都会有一个很清晰的认识，另外，通过了解新成员在工作中遇到的困难，这些困难产生的原因，如何去解决等，也可以看出他们的能力。这样的做法，能够保证人力资源部更早地看出这个人适不适合在这个岗位上，如果不适合，可以再去组织招聘。

3. 留住人才。把人员招进单位，并不代表招聘就成功了。招聘的人才是为了提高企业的工作业绩，从而加快单位的发展。如果招进来的人员在很短的时间内就离职了，那么，先前的招聘是没有效果的。有调查表明，员工离职的主要原因是在单位中没有找到归属感和安全感，没有基本满足他们的需求，比较集中的体现是：学习不到新的东西、工作没有进步，缺乏成就感、困难没人关心、想法没人听、工作没人认同、人际关系复杂等。所以用人单位要努力增强员工之间的凝聚力，提高员工的忠诚度，最大限度地把人才留住。同时要做好续聘机制，不同类别的工作人员需要规划不同的续聘机制，以便更好地留住人才。

本章小结

1. 卫生人力资源甄选是指在一定时间内，以较低的成本挑选出与空缺岗位相匹配人员的过程。

2. 卫生人力资源甄选主要分三个步骤：简历和申请表分析筛选、笔试、面试。面试中应注意通过全面考察应聘者等措施提高面试效率，避免面试误差。

复习思考题

1. 简述卫生人力资源甄选概念及标准。

2. 简述卫生人力资源甄选步骤。

应用案例

谁应掌控科室进人权?

【案例背景】

随着医疗卫生单位人事制度改革的进一步深化,医院人力资源的合理配置及科学规划越来越受到医院管理者的重视。最近,某市一医院进行了新进人员的招聘,考试考核基本结束后,人力资源部主任李某以为可以松一口气了,没想到招聘名单公示结果刚一贴出,就招来了腹外、胸外等科主任的异议,他们找到李某,义正词严地指出科室进人,他们应该有发言权。

李某忙不迭地向两位主任解释:"近几年医院对新进人员的招聘工作始终坚持公开、公平、公正的原则,新进人员都经过了笔试、操作考核、面试。笔试作为基础理论测试,医院委托卫生局人才交流中心等部门统一组卷考试,确定一部分合格人员,再从医院专家库中随机抽取专家(当然不能保证每个进人科室主任入选),组织考核面试,按成绩录取,纪检全程参与监督,最大限度地保证招聘的公平性,基本上是能满足临床需求的。"

刚打发走腹外、胸外两个科的科主任,又有内科、骨科的科主任找上门来。他们认为本科室临床专业人员应该由他们确定,借鉴国外一些医院临床医生的聘用,原则上是由科主任直接推荐的,因为只有他们才真正知道什么样的毕业生适合临床需要。骨科科主任还特别强调,新进人员必须先试用,选择能够适应本科室的人员,理由是临床科室人员配备不但要求有梯队,还要注重人员各方面互补,要充分发挥团队效应,只有组成一个优秀的团队才有利于个人和团队整体的发展。

李某在一定程度上也不反对临床科主任的意见,但在实际招聘工作中,如果真的把选人权限下放到科主任一级,难免出现"少客观、多印象"的招聘评价,这很难让社会、用人单位和应聘候选人接受。李某认为,现如今大部分医学毕业生选择大城市、大医院就业,医院招聘的人力资源在数量上处于供大于求的状况,竞争压力较大。如果不按招聘规程办,势必影响选人的公平性、公正性。凭他多年来的经验,他认为招聘工作首先应该规范,它是提高选人、用人公信度的基本要求。换句通俗的话说,主任要的人如果没有通过人力资源部正常招聘程序,不一定能进医院工作,但通过规范招聘程序进入的大中专毕业生,主任就不能轻易拒绝不用了。

但是医院招聘工作毕竟是为临床服务的,尊重和征求科主任意见是必不可少的,只有把握好这个度,做到与临床科室既分工又合作,注重科学合理的人才评价,才能真正做好招聘工作。总之,不管李某如何努力,招聘过程中的人才评价工作始终是一件纠结的事,究竟应该由谁掌控和把握科室进人权,如何才能保证招聘流程的公平、公正、有效，依然是一个值得探讨的问题。

【点评专家简介】

周长江，男，南京大学医学院附属鼓楼医院党委副书记，主任医师、硕士生导师。长期从事医院管理及党务工作，对人力资源管理研究颇深，在医院管理、人才培养、人力资源开发、经济管理及党务管理方面积累了丰富的经验。目前担任江苏省医院协会文化专业委员会副主任委员，南京市医院协会文化专业委员会主任委员，江苏省医院协会药事管理委员会副主任委员，中国医院协会临床药师指导委员会专家组成员。先后撰写、发表论文十余篇，代表作有《南京卫生技术人员现状分析与预测》《以提高患者满意度为导向的医院品牌维护》等，主编、参编著作两部。

【案例点评：应正确引导人才需求】

近年来，随着事业单位人事制度改革的逐步深入，建立科学公正的用人制度，保证用人质量，已成为国家事业单位招聘专业技术人员的基本思路。各省区市人力资源部门也陆续出台了相关政策和措施，保证用人单位在选人、用人的过程中更好地坚持德才兼备的用人标准，贯彻公开平等、竞争择优的原则。

本案例人力资源部门负责人与科室主任就招聘主导权产生了不同的看法，一方面说明，招聘工作需要公平、公正和一定制度保障；另一方面也说明科室主任对人力资源质量越来越关注，这是件好事。适当把握好职能部门和科室主任各自对人才的需求，加以正确的引导，对整个招聘工作更趋公正择优能起到推动和完善作用。

人力资源部门作为医院的职能管理部门，对国家的方针政策、相关法规掌握得更加全面和宏观，并对整个招聘工作质量和结果负有管理责任。相关部门出台了一系列政策措施，为人力资源部门工作逐步规范起到了促进作用。人力资源部门更强调上级规定的招聘工作规范和公正公平性。科主任作为科室负责人，对学科建设和科室发展更关注，对招聘专业技术人员的专业知识考核更有经验，在招聘过程中应充分发挥他们在这两方面的积极性。

此外，在招聘过程中，还应做好以下几个方面的工作。

一是人力资源职能部门应该把握政策导向，并对进人数量、专业、程序事先做好规范。在招聘过程中，要在把握大方向的前提下，充分征求科室主任意见和建议，可以提供和推荐一定比例的招聘人员供科室选择，这样对程序把握得可能更好些，不能认为这是职能部门的责任，就一竿子插到底。

二是进人计划要有针对性。对招聘人员的具体要求和今后发展方向要做好调研。如要招聘学科发展的后续人才，就要在学历层次、出国经历、一类医学院校等方面多加考虑；如果是学科的分支专业，则应侧重于专业阅历、培养导师等方面。

三是要做好科主任的工作，使他们理解公正公平是择优选人的基本保证。当前种种社会人际关系都会不同程度地渗透到招聘工作中，人事部门按照有关程序选人，也是对科室用人质量的把控，应该理解和配合。在选人、进人的过程中，人力资源部门要与科主任就用人要求、专业特点、培养目标等方面进行沟通，达成共识。科室和职能部门共同把关，以保证进人质量。

四是人力资源部门和科主任之间要各自把好自己职权范围这个度，相互理解，相互尊重，相互沟通。

案例来源：谁应掌控科室进人权？[J].中国卫生人才，2011（06）：18-22.

第七章　卫生人力资源录用与招聘评估

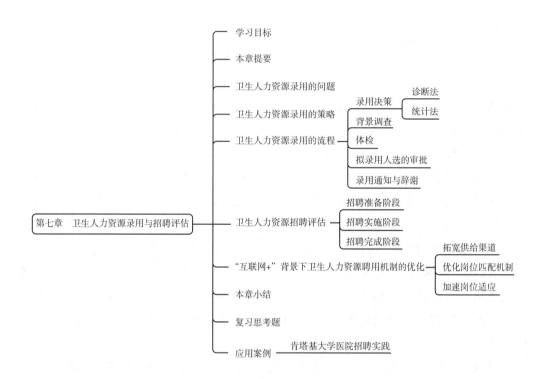

学习目标

通过本章的学习，你应该能够：

掌握：卫生人力资源录用的原则、流程。

熟悉：卫生人力资源招聘的成本评估、方法效益评估、收益评估和招聘渠道评估方法。

了解："互联网+"背景下卫生人力资源聘用机制的优化路径。

本章提要

卫生人员录用是人员招聘的最后一个环节，是对应聘者一系列考核测评之后，对应聘者的情况得出一个全面、客观的考核结果，根据考核结果做出录用决策的过程。简单地说，录用（Employment）是指组织根据工作需要招用新人的一系列管理活动。这种活动使组织人员保持新鲜，使人员得到补充。

本章主要介绍卫生人力资源录用原则、流程与招聘评估方法。首先，介绍了卫生人力资源录用的几个原则；其次，对卫生人力资源录用的流程进行梳理；再次，在录用完成后对招聘的各个方面进行评估、改进；最后，结合"互联网＋"背景提出优化机制。

第一节　卫生人力资源录用的问题

选拔录用卫生人员是卫生部门人力资源管理的一项基本任务，是指在其人力资源规划的基础上，根据卫生部门的实际需要，通过各种渠道吸引应聘者，并从中选择满足卫生部门数量及质量要求的工作人员的过程。

我国基层卫生机构的聘用制度已经发生了根本性的变革，这种变革对于促进人才使用的效果和公平性已经发挥了重要作用。目前的主要工作是如何进一步完善该项制度，在更大程度上促进人才使用的公平性。本章研究结果显示，乡镇卫生院和社区卫生服务机构的聘用制实行情况较好，员工对聘用方式的满意度也较高。与此同时，在公开招聘的实施过程中也暴露出一些问题，因为机构无用人自主权，或者因为地方经济条件差等原因，招不到所需人员。另外，"想要的人要不到，不想要的人塞进来"以及"想留的留不下，想让他走的不肯走"等现象在基层卫生事业单位屡见不鲜。

针对招聘工作中存在的种种情况和问题，基层机构提到最多的就是单位的用人自主权问题，多数单位均提到单位没有用人自主权或者自主权很小，尤其是编制内用人更是如此。因此，很多基层机构领导提出，对于基层卫生机构应在用人、人才培养和晋升等方面给予适当的政策倾斜，吸引大专及以上毕业生到基层服务，同时，为招到真正适合工作岗位的毕业生，建议对新录用人员进行试用或考察一段时间再行确定。

第二节　卫生人力资源录用的策略

卫生人员录用需要更加详细的实施办法。虽然国家对卫生人员聘用有指导性意见，但是还缺乏具体的实施办法。由于卫生人才的特殊性，需要制订更为科学、合理、具体的实施办法，同时应该考虑基层机构的实际情况，适当加强基层机构的用人自主权和柔性化管理，以招聘到基层真正需要的卫生人才。

1. 决策人员要少而精。人员录用决策时，尽量减少决策人员数，必须坚持少而精的原则，选择那些直接负责考察应聘者工作表现的人，以及那些会与应聘者共事的人进行决策。参与的人太多，测试的角度过细，会增加录用决策困难，造成时间、精力、人力和物力的浪费。

2. 不能求全责备。金无足赤，人无完人。在人员录用决策时，不能吹毛求疵，过于关注细节问题，致使不能尽快录用优秀人才，给单位带来损失。决策中分辨主要问题以及主要方面，分辨哪些能力对于完成工作是不可或缺的，哪些是无关紧要的，这样才能抓住重点，录用到合适的人才。

3. 采用全面测试的方法。在做出应聘者录用决策前，尽量使用全面衡量的方法。要录用的人员必须能够满足相关岗位的要求，符合单位综合素质要求。因此，必须根据单位和岗位的实际需要，针对不同能力素质要求给予不同的权重，然后录用那些得分最高的应聘者。

4. 人岗匹配。人岗匹配原则就是按照"岗得其人""人适其岗"的原则，强调人员与岗位的匹配程度。如果把一个人放在一个不适合他的岗位，将会给组织造成巨大的损失。因此，在人员录用过程中应坚持以岗位需求为出发点，根据岗位对任职者的要求来选择人员。

5. 平等竞争。卫生人员在录用过程中应坚持平等竞争原则，公平、公正、公开选拔人员，对所有求职人员一视同仁，避免学缘、血缘、地缘等因素的影响，应严格按照考核标准进行招聘考核。

6. 德才兼备。组织选择录用的人员，应是德才兼备的人才。德，是指人的品行，它除了包含最基本的忠厚、诚实外，还包含着义、信、勇、谋等；才，则是指有知识水平，掌握一定的专业技术，具有分析、解决问题的能力等。有德无才是庸人，有才无德是小人，因此，在人员录用时要全面衡量，切不可只顾其一、不顾其二。

第三节 卫生人力资源录用的流程

一、录用决策

录用决策是依照人员录用的原则以及根据岗位说明书制定的录用标准，把选择阶段多种考核和测验结果组合起来，进行综合评价，从中择优确定录用名单，实现"人适其岗""岗得其人"的合理匹配的过程。在确定录用标准时应综合人力资源管理部门和用人部门的意见，达成统一共识。此外，在确定录用人员时应注意保留后备人选名额，以避免录用人员单方面违约而导致人员招聘不足的风险。录用决策通常采用诊断法和统计法。

1. 诊断法。诊断法主要根据录用决策者对某项工作和承担者资格的理解，在分析应聘者所有资料的基础上，凭主观印象作出决策。这种方法简单易行、成本较低，但主观性强、对决策者的素质和经验要求较高。

2. 统计法。统计法是事先确定评价指标的重要性并赋予相应权重，然后根据评分的结果，用统计方法进行加权运算，得分高者即获得录用。这种方法比诊断法更为客观准确。

二、背景调查

背景调查就是企业通过各种正常的、符合法律法规的方法和途径，如应聘者提供的证明人或以前工作过的单位，来核实外部求职者提供的个人资料真伪，是精选人才、有效预防欺诈、降低招聘风险的方法。通过背景调查可以预测应聘者将来的工作绩效，具有较高的信度和效度，但是，注意在背景调查时要多渠道、多角度获取信息，同时调查还要有针对性，要明确调查的内容，采用适当的调查方法。背景调查的方法主要包括查阅个人档案、外调、信函、电话调查、推荐信等形式。

三、体检

为了确定拟录用人员的身体状况是否适应工作岗位的要求，在录用之前还要进行体检。这里所说的体检主要是检查拟录用人员是否患有不能从事正常工作的疾病，或存在职务所不允许的生理缺陷。此外，应聘者的心理状况也是当前用人单位做出录用决定的重要参考依据，因此心理测试也逐渐成为体检的项目之一。对于体检结果的使用需要注意的是，根据国家有关规定，除了特殊工作岗位（如餐饮、临床医护人员等）外，否则不得以病毒携带者，如乙肝病毒携带者等作为不录用的原因。

四、拟录用人选的审批

经过笔试与面试、背景调查、体检确定的拟录用人选，需要经过单位的逐级审批程序，填写"人员录用审批表"（见表7-1），审批表由人力资源部门留存备查，审批程序根据各个单位具体情况制定。

表 7-1　　　　　　　　　　某医院招聘工作人员审批表

姓名		性别		出生年月		政治面貌	
学历及单位				毕业学校		毕业时间	
原单位及任职					电话		
家庭住址					户口类别	本市：城、农	
						外市：城、农	
身份证号							
档案所在地							
简历							
家庭成员情况							
应聘岗位						应聘人签字：	
科室意见	考核意见： 拟聘岗位及聘期： 　　　　　　　　　　　　负责人签名：　　　年　月　日						
人力资源处意见	负责人签名：　　　年　月　日						
组长审批意见	年　月　日			院长审批意见	年　月　日		

注：请同时提交：1. 个人简历（基本情况，教育、工作经历，工作成绩，家庭情况等）。2. 毕业证、学位证、外语水平证、职称证、执业资格证、注册证、身份证、户口本等相关证书原件及复印件。3. 专家或导师推荐信，或学校签章。

五、录用通知与辞谢

在履行完成以上程序后，通知人员录用，办理入职手续，签订聘用或者劳动合同。对于没有被录用的人员，发函或者电话致谢，需要注意的是，在致谢函中没有必要说明未被录取的原因。

某医院的录用通知书和不录用通知
录用通知书

_____先生/女士（同学）：

您已经通过我院最终的面试。我们现在很高兴地通知您，我们医院决定录用您为_____（职位）。

我很希望您能够接受该职位的工作，我们会为您提供良好的发展机会、良好的工作环境和优厚的待遇。

我们很希望在＿＿月＿＿日之前获得您能否接受该职位的消息，如果您有什么问题，请尽快与我们联系。我们的联系电话是＿＿＿＿＿＿，期望尽快得到您的回复。

此致

敬礼

某某医院人事处

年　月　日

某医院的录用通知书和不录用通知

不录用通知书

＿＿＿＿＿＿先生/女士（同学）：

十分感谢您对我们医院＿＿＿＿＿职位的兴趣，您对我们医院的支持，我们不胜感激。您在面试时的良好表现，我们印象很深，但是由于我们的名额有限，这次只能割爱。我们已将您的有关资料备案，如果有了新的空缺职位，我们会优先考虑您。

感谢您能够理解我们的决定。祝您早日寻找到理想的职业。

对您热诚应聘我们单位，再次表示感谢！

此致

敬礼

某某医院人事处

年　月　日

第四节　卫生人力资源招聘评估

在招聘实施之后，要进行效果评估。自20世纪80年代以来，越来越多的学者开始关注招聘中的招聘效果评估。招聘效果评估是指采用科学的方法，对招聘目标的完成情况以及招聘成本、招聘方法、招聘渠道等进行评价，确定招聘效果好坏的一种方式。招聘评估是一个完整招聘管理体系的有机组成部分，招聘评估的结果可以用来检验和衡量招聘工作是否有效，是判断招聘好坏的主要依据，对招聘效果进行评估不但能判断是否完成了招聘任务，也能帮助管理者发现招聘中存在的问题，然后针对问题找出解决措施进而完善和改进企业日后的招聘工作。

招聘效果评估可以为以后的招聘工作提供经验或教训，是改进招聘工作、提高招聘工作效果、减少解雇成本的重要手段，也是组织人力资源管理部门及其主管部门工作绩效评估的重要依据。

按照阶段划分，招聘评估可以分为招聘准备阶段评估、实施阶段评估和完成阶段评估。

1. 招聘准备阶段。首先，在招聘之前，应制作科学的招聘规划。企业在评估招聘工作时，要重点考察招聘规划是否科学、合理和全面。一方面考察现阶段是否存在人才浪费和人才不足的现象，另一方面要考察制定的招聘规划是否考虑到了组织未来的发展。人力资源部门需要与各部门多接触，根据业务发展的需求去预测人才的需求，从而把握不同发展时期人才的需求规律，弄清哪些人才已经饱和，哪些人才需要提前准备，以制订规划。其次，需要明确招聘宣传的效益。好的招聘宣传能指导招聘规划顺利完成，企业可以依据以下两个比值来衡量招聘广告的效果：（1）招聘完成比 = 聘用人数/计划招聘人数 × 100%，大于或等于 100% 说明全部或超额完成了招聘计划；（2）录用比 = 录用人数/应聘人数 × 100%，该比值越小，聘用者素质可能越高。

2. 招聘实施阶段。企业通常对招聘关注更多的是原定的招聘目标是否完成，这其实是一种结果导向式的评估，但招聘评估不仅需要评估结果，也要对整个实施过程进行评估。首先是对招聘人员的评估。招聘人员在很大程度上是企业的形象代言人，企业可以根据候选人的招聘反馈来评价招聘人员的素质与修养；根据聘用合格比（聘用人员胜任工作人数/实际聘用人数）来评价招聘人员的专业能力。其次是对招聘渠道的评估。人力资源部门先可以通过以下三个数量指标评价招聘渠道选择成功与否：一是在一定时间内前来交谈询问的求职者人数；二是主动填写求职登记表的求职者人数；三是通过简历筛选初步确定合格的求职者人数。如果企业在简历筛选中大多数求职者被证实不合标准，那么招聘工作也是失败的。很多企业一开始就没有具体分析各招聘渠道之间的差别，盲目地投放招聘信息，产生大量无效的信息接受者，影响了整个招聘进程。因此，还应考察不同招聘渠道的效果，针对不同类型的求职者和企业自身的发展状况找出最有效的招聘渠道（见表 7 - 2）。最后是对招聘流程的评估。招聘流程的设计与执行不是一个固定的模式，而是要不断检视和改进。重新检视招聘流程可以提高未来候选人的质量，从而最终为企业节省招聘成本。从总体上对招聘流程的评估主要包括以下几点：一是考察工作是否具有效率，衡量招聘工作成效的最直接体现就是空缺职位填补的及时性；二是考察招聘程序是否严格按照招聘规程和规范来执行；三是考察招聘策略的选择、招聘方案的制定以及招聘程序的执行等方面是否与组织的使命、经营目标以及价值观相匹配。

表 7 - 2　　　　　　　　　　　　　　某某医院招聘渠道评估表

某某医院招聘渠道评估				招聘科室			
				招聘岗位			
招聘渠道	实付费用	收到的简历	每封简历的成本	不合适的申请人数量	每一名不合适的申请人成本	合适的申请人数量	每一名合适的申请人的成本
填表人				签名			
职务				日期			

3. 招聘完成阶段。在招聘结束后，应该对招聘的成本与收益进行评估。招聘成本效益评估包括实际招聘成本与成本预算的比值、录用员工创造的收益与实际招聘成本的比值。招聘成本是平均招聘到一名员工所需要的费用。如果招聘成本低，招聘人员质量高或者招聘人数多，就意味着效率高，反之则效率低。录用员工创造的效益与实际招聘成本的比值大，意味着效率高，反之则效率低。招聘收益主要采用效用分析方法。布德罗（Boudreau，1991）给出的模型：

$$\Delta U = (N_s)(SD_y)(r_{xy})(Z_x) - (C)(N_{app})$$

其中，ΔU 是以货币的方式来评价效用的差异；N_s 是被甄选的个人的数量；SD_y 是以货币的形式来评价绩效的标准差；r_{xy} 是甄选方式在预测求职者未来绩效方面的效度；Z_x 是被甄选者的平均标准预测分数；C 是花费在每个人身上的甄选成本；N_{app} 是候选者的数量。该模型是一个多特征评估模型，概括了人力资源活动效用分析的基本框架，可以较好地评估和预测人员选拔过程产生的效用增量 ΔU。目前，很多研究已将它推广到一般的人力资源活动效能评价，如选聘、录用、选拔、培训和绩效评估等方面。但该模型也存在缺陷，如只适用于新职工任期为一年的情形，没有考虑选择不同的选聘渠道对选聘效用的影响，而且不利于计算两种招聘方式收益的差异等。因此，卡尔森（Carlson，2002）从三个方面对该公式进行了改进。改进后的公式为：

$$\Delta U = r_{xy} \times SD_y \times \Delta Z_x \times T \times N - \Delta C$$

其中，ΔU 是估计效用差异；r_{xy} 是候选者质量对于预测工作绩效的有效性；SD_y 是工作绩效的标准差；ΔZ_x 是平均标准候选者质量差异的变化，是通过不同的招聘过程来测量的；T 是新雇佣员工被期望在其岗位上服务的平均年限；N 是雇用人数；ΔC 是两个不同招聘过程的总成本差异。

通过与单位以往的比较或者与同行业横向比较，可以了解招聘工作的经济有效性。最后，招聘实践中，常常会发现一些条件不错的潜在人选，由于岗位编制、企业阶段发展计划等因素的限制而无法现时录用。在每次招聘工作结束时，有必要评估落选者的潜在实力，建立人才信息库，以备不时之需。

第五节 "互联网＋"背景下卫生人力资源聘用机制的优化

党的十九大报告明确提出，要推行"互联网＋""大数据""人工智能"与实体经济结合，为"互联网＋"发展指明方向。近年来互联网技术的迅猛发展深刻影响着组织人力资源管理的变革。互联网技术渗透进了企业人力资源管理的各个环节中。企业从战略的制定到各个模块实践的落地都与网络技术紧密相连。在员工招聘管理的环节，"互联网＋"时代的招聘管理呈现出即时性、多样化的特点。云计算和云平台技术因其随需应变、即时生效和应用透明的显著优势，将大幅提升招聘效率，支持企业更快、更准、更灵活找人才。利用"互联网＋"的新技术提高人力资源管理质量和效率，为人力资源发展寻求突破，优化了卫生人力资源的聘用机制。网络招聘可根据网站的信度、用户访问次数和频率进行评估，从而决定投入的比重。

一、拓宽供给渠道

在"互联网＋"背景下，卫生部门可以借助门户网站或是专业化的招聘网站发布信息。通过前期准备工作，只需要简单的操作就可以发布信息。同时，在微博和微信等平台上的零散信息，也可以通过网络渠道快速传播。

招聘网站主要包括综合性招聘网站、区域性招聘网站、专业性招聘网站。综合性招聘网站信息覆盖比较全面，一般包括地区分站、产业频道、人才专栏等细化模块，提供更加聚焦的信息。其中，既包括前程无忧、智联招聘、中华英才网等传统招聘网站，也包括六度伯乐、人才坐标、招贤纳士网等新兴招聘网站；既包括市场化企业，也包括政府部门建立的人才服务机构，例如，中国国家人才网是由人力资源和社会保障部全国人才流动中心主办的。

随着中国经济快速发展及城镇化进程的不断推进，城市劳动力出现快速增长，人口迁徙并向一线、二线城市集中，引发就业选择更加频繁，在此背景下，地区性招聘网站、城市招聘网站快速崛起。从区域角度来看，省级、市级一般都有当地人才网，甚至县级、乡镇级也有自己的人才网。例如，北京市有首都人才网、京都人才网、京通招聘网、北京人才热线、北京高校毕业生就业信息网。总体来看，经济发达地区、人口规模较大地区招聘网站相对较多。互联网招聘平台能拓宽选才渠道，完善用才机制，创新方式方法，围绕国家战略方向汇聚势能，激发活力，充分实现更多工作机会和更多专业人才的汇聚互通，用现代信息手段打造人才高地，全面推进国家战略，构筑发展复兴的人才基石。

同时，"互联网＋人力资源"管理模式下的网络招聘摒除了时间的限制，可以随时随地通过网络招聘员工，同时建立人才库，一旦存在员工流失现象，单位能够在最短时间内直接雇佣临时人才获得人员补充，无须再担心人才流失导致工作停摆。但值得注意的是，鉴于网络的虚拟特性，在人才招聘的过程中极容易遭遇虚假信息，需要网络招聘平台严格审查求职简历，严厉打击虚假招聘的企业和虚假求职的个人，营造积极健康的网络招聘市场，为企业在"互联网＋人力资源"环境下提升人才招聘效率提供保障。

二、优化岗位匹配机制

在传统企业岗位培训机制中，企业与员工之间并不了解，只能在长期的工作中慢慢磨合，逐渐找到适宜的工作岗位。在"互联网＋人力资源"管理模式下，岗位匹配机制不再由人为主观因素决定，而是通过数据信息收集，对员工进行全面的了解，如曾就职岗位、取得的业绩、兴趣爱好、性格特征等。互联网改变了过去传统的信息沟通和交流方式，在缩短距离的同时也极大地降低了沟通成本，提高了信息交流的效率。招聘网站的双向互动，使招聘双方能够更加了解岗位与人的匹配情况。线上筛选应聘者资质，通过一系列筛选行为，准确找到适合的求职者，能够大大提高招聘的效率。除了行业、职位类别、薪酬水平等条件外，增加学历、工作经验、工作地点等条目，增加专业筛选、年龄筛选等，不仅可以降低无效简历的数量，更能提高简历与岗位的匹配度，提高搜寻与匹配效率。通过对这些数据信息的收集，利用岗位匹配机制能够筛选出最适宜员工的岗位，再由企业人力资源管理部门与员工进行沟通，了解员工岗位需求，大大提高了岗位匹配的精准度，确保员工能够发挥出最大的优势，为企业做出最突出的贡献。

此外，还可以通过筛选，寻找到合适的非求职者，进行主动沟通与联系，识别合适的人群并递出橄榄枝。对于求职者而言，互联网招聘有无可比拟的海量信息，具备了更多的选择和同雇主间更加紧密的联系。此外，在互联网的传统招聘中，求职者和雇主处于相互独立的状态，而在"互联网＋"时代，求职者不再是信息不透明的一方，而是可以掌握主动性，寻找到最适合自己的岗位，同时能够及时了解录用的状态。

值得注意的是，新型的"互联网＋"岗位匹配机制尚处于初级阶段，数据收集能力较强，但数据分析能力存在缺陷，在岗位匹配的过程中还需要人力资源管理部门利用主观经验进行判断，确保实现岗位精准匹配。

三、加速岗位适应

在"互联网＋人力资源"管理模式下，培训工作进展迅速，成效明显。传统的培训主要依赖于课堂培训，过度依赖区域，并且需要耗费大量的时间，最终的培训效果也较为一般。在"互联网＋人力资源"管理模式下，培训转移到网络中，可以自行或选择专业的培训机构开展人才培训工作，讲师可以通过开设培训直播间，利用网络渠道进行授课，员工也可以自由选择时间参与授课或观看视频，大大降低培训成本。在聘用之后，员工通过网络上的信息进行自主学习，能够快速了解岗位需求，并更容易适应岗位需求。

现阶段，网络上专业的培训机构数量众多，有些机构针对求职者进行免费培训，一旦求职者能够完成培训，并达到企业制定的岗位标准，可以直接推荐进入企业，形成了招聘与培训一体化发展，这种网络培训方式大大降低了企业员工培训工作量，减轻了企业员工培训压力。网络专业培训机构不仅开设员工岗前培训，也直接参与企业分层培训工作，企业可以基于不同层级岗位需求，要求网络培训机构开设相应的课程，让企业中的人才依照课程的考核结果实现竞争上岗，这种竞争上岗能够激发员工的培训热情，并帮助企业建立多层级的人才储备。值得注意的是，多层级人才培训不再局限在企业内部，其他相关行业人才在完成网络培训，达到企业岗位要求后，也可以选择加入企业，从而为企业招聘拓宽渠道。

本章小结

本章对招聘的最后一个环节——录用，进行了详细的分析。

1. 卫生人力资源录用的策略包括：决策人员要少而精，不能求全责备，采用全面测试的方法，人岗匹配，公平竞争，德才兼备。

2. 卫生人员录用需要对招聘过程进行评估，按照阶段划分，招聘评估可以分为招聘准备阶段评估、实施阶段评估和完成阶段评估。

3. 卫生人员录用程序主要分为五个步骤：作出录用决策、进行背景调查、体格检查、对拟录用人员进行审批、人员录用通知与辞谢。

复习思考题

1. 什么是背景调查？为什么要进行背景调查？

2. 如何评估卫生人力资源招聘收益？

3. "互联网＋"如何优化卫生人力资源聘用机制？

📑 应用案例

肯塔基大学医院招聘实践

案例研究目的：多样化的招聘方法

案例描述：

肯塔基大学医院受到人员不足的约束，面临着规模扩张的决策。在 1990 年前它需要雇佣 200 名护士。为此医院组织了一个特别工作组研究该问题并提出一个解决方法。特别工作组开发了"肯塔基蓝色雇员举荐运动"。这个运动将奖给那些招聘到新员工的雇员一些奖品，奖品的范围从沙滩毛巾和免费晚餐到费用已付可去世界上任何岛屿度假的巨奖，巨奖的赢得者将通过抽签产生。

为了宣传这项计划，医院创作了一种一大群海豚在清澈蔚蓝的海里游泳的标识。这种标识出现在徽章、小册子、海报上。首次集会在医院的自助食堂举行，雇员们一面享受着海岛风情的甜点和免费的午餐，一面聆听着这项计划。

这项运动的开展使该医院的人员需求得到了满足，医院人力资源总监说，这是"我们曾做过的最有效的招聘运动"。而且这项运动也十分划算，以前的招聘方案每招聘一个人要花费 2 400 美元，而"肯塔基蓝色"每招聘一个人只花 837 美元，总共节约了 312 600 美元。因为此项方案如此成功，所以医院决定来年再次实行。

案例引发的思考：

1. 为什么肯塔基大学医院发动的层层举荐活动获得了成功，提高了医院的竞争优势？

2. 以雇员为中心的招聘活动有何优缺点？

3. 这种雇员举荐活动适合哪些类型的企业？

4. 你能说明多样化招聘包括哪些方法吗？

案例来源：人力资源开发与管理案例分析参考 [EB/OL]. (2012 - 06 - 20) [2021 - 9 - 24]. http://www.doc88.com/p - 278365163419.html.

第四篇

卫生人力资源培训与开发

4

第八章　卫生人力资源职业生涯管理

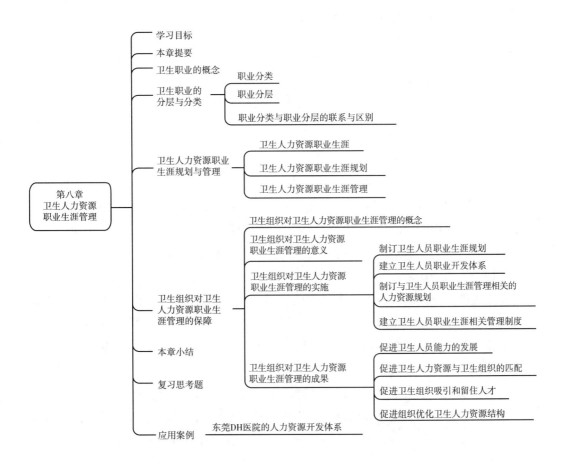

🎯 学习目标

通过本章的学习，你应该能够：

掌握：职业与卫生职业的概念，卫生人力资源如何进行职业生涯规划与管理。

熟悉：卫生组织如何对卫生人力资源职业生涯进行管理。

了解：卫生职业的种类和层次。

本章提要

职业生涯管理是现代人力资源管理中的重要内容之一，在医疗卫生领域加强对医生、护士、技术人员、卫生行政管理人员、各类科研人员等的职业生涯管理，是稳定卫生人员队伍、合理开发卫生人力资源的有效手段。

本章主要介绍卫生职业生涯管理。首先，介绍了卫生职业的概念；其次，对卫生职业进行分层与分类；再次，提出卫生人力资源职业生涯的规划与管理；最后，介绍卫生组织对卫生人力资源职业生涯的管理。

第一节　卫生职业的概念

卫生职业是众多职业中的一个领域范围。职业（Occupation）是指人们按照社会分工，利用专门的知识和技能，为社会创造物质和精神财富，获取合理报酬，并满足精神需求的工作。"职业"一词由"职"和"业"构成："职"是职务、职位的意思，表示人们在社会组织中的分工和地位，表明了职业的社会属性；"业"是事业、事情的意思，表示人们所从事的工作内容与方式，表明了职业的个人属性。个人是职业的主体，但个人的职业活动又必须在一定的社会组织中进行。因此，个人价值需求与社会组织发展的需要是职业必不可少的构成要素。从个人角度来说，职业不仅是谋生的手段，也是人生价值的体现，选择一个合适的职业、度过一个成功的职业生涯，是每个人的追求与向往；对于组织来说，不同的工作岗位要求具有不同能力和素质的人来担任，组织只有把员工放在合适的位置上，才能做到人尽其才、才尽其用，在实现组织发展目标的同时，帮助个人实现职业理想。

卫生职业是指卫生人员利用医疗卫生服务知识与技能，为保护和增进个人和群体的健康，对疾病和伤害所开展的预防、治疗、康复和健康促进工作。卫生职业是伴随着人类与疾病的长期斗争形成的，随着卫生事业的发展，这项职业由单纯的疾病治疗、预防，逐步扩大到康复、健康促进等多个领域，形成了与医疗卫生和人类健康相关的多种职业。与其他职业一样，卫生职业相关人员在用自己的劳动获取一定的劳动报酬；但与其他职业不一样的是，卫生职业赋予其工作人员更高层次的要求，卫生相关工作人员要"治病救人，救死扶伤"，即不管在什么条件下，首先要重视人的生命，这是卫生人员的职业使命。卫生人员，特别是医务人员发挥着巨大的社会功能，满足整个人群的基本健康需求，因此，社会给予了卫生人员不同于其他职业人员的职业声望与地位。但是，目前由于种种原因造成的医患之间的矛盾，对医生的职业声望有所影响，同时也引起了医生对职业期望的改变。

第二节　卫生职业的分层与分类

一、职业分类

所谓职业分类系统，是指采用一定的标准和方法，依据一定的分类原则，对从业人员所从事的各种专业化的社会职业所进行的全面、系统的划分与归类。它是一个国家形成产业结构概念和进行产业结构、产业组织及产业政策研究的基础，对于社会各个行业的发展有着十分重要的指导意义。从社会学研究的角度看，职业分类体系是社会成员的社会位置的系统，通过职业分类体系可以透视社会的经济资源、组织资源和文化资源的分配结构以及流动的情况，其意义包括以下几点。

1. 同一性质的工作，往往具有共同的特点和规律。把性质相同的职业归为一类，有助于国家对职工队伍进行分类管理，根据不同的职业特点和工作要求，采取相应的录用、调配、考核、培训、奖惩等管理方法，使管理更具针对性。

2. 职业分类给各个职业分别确定了工作责任、履行职责及完成工作所需要的职业素质，这就为岗位责任制提供了依据。

3. 职业分类有助于建立合理的职业结构和职工配制体系。

4. 职业分类是对职工进行考核和智力开发的重要依据。考核就是要考查职工能否胜任他所承担的职业工作，考查他是否完成了他应完成的工作任务。这就需要制定出考查标准，对各个职业岗位工作任务的质量、数量提出要求，而这些都是在职业分类的基础上才能加以规定的。职业分类中规定的各个职业岗位的责任和工作人员的从业条件，不仅是考核的基础，同时也是进行培训的重要依据。

国际标准职业分类划分职业类别所采取的基本原则，是按照从事工作的类型（最小的工作部分）来归类的，并根据具体的职业范围确定从事工作类型的同一性。1988年版的职业分类对于每一职业分类的名称和定义都对应于相应工作的职权、责任和任务。它可以扩展到六个等级：大类、中类、小类、细类、职业与工作。1988年版的职业分类框架中，10个大类分成28个中类，再分为116个小类和7个细类。此外，1个细类可由若干具有相同技能和职责的职业构成，最终可以分解到工作。按职位的分类系统，以彼此之间在职责、管理监督工作的责任以及其他工作特点上的细微区别作为划分的依据。特定的任务和职责与必需的、正式的和在岗的相应技能等级构成一种工作。但是这属于特定组织内部职能分工范围，超出了职业分类的范围。职业分类是根据技能和职责的相似性而不论所做的内容对工作类型的分组。

职业分类往往由政府制定，具有权威性、法律性，没有高低等级差异，如1999年颁布的《中华人民共和国职业分类大典》将我国的职业分为 8 个大类、66 个中类、413 个小类，共 1 838 个职业。这些职业类别随着社会需求的变化而增加或减少，如 2007 年劳动和社会保障部就公布了 31 个新职业。为保证各地劳动力市场使用的职业分类与代码的科学和规范，有利于劳动力市场信息联网，劳动和社会保障部在主持编纂《职业分类大典》的同时，根据重新修订的职业分类国家标准《职业分类与代码》（GB/T6565—1999）和《职业分类大典》，制定了《劳动力市场职业分类与代码（LB501—1999）》，并于 2002 年进行了修改。新标准《劳动力市场职业分类与代码（LB501—2002）》分为 6 个大类、56 个中类、236 个小类、17 个细类。

卫生人力资源中，包括卫生技术人员、乡村医生和卫生员、其他技术人员、管理人员和工勤人员，一律按支付年底工资的在岗职工统计，包括各类聘任人员（含合同工）及返聘本单位半年以上人员，不包括临时工、离退休人员、退职人员、离开本单位仍保留劳动关系人员和返聘本单位不足半年人员。

1. 卫生技术人员。包括执业医师、执业助理医师、注册护士、药师（士）、检验技师（士）、影像技师（士）、卫生监督员和见习医（药、护、技）师（士）等卫生专业人员；不包括从事管理工作的卫生技术人员（如院长、副院长、党委书记等）。

2. 管理人员。指担负领导职责或管理任务的工作人员。其包括从事医疗保健、疾病控制、卫生监督、医学科研与教学等业务管理工作的人员；主要从事党政、人事、财务、信息、安全保卫等行政管理工作的人员。

3. 工勤技能人员。指承担技能操作和维护、后勤保障服务等职责的工作人员。工勤技能人员分为技术工和普通工。技术工包括护理员（工）、药剂员（工）、检验员、收费员、挂号员等，但不包括实验员、技术员、研究实习员（计入其他技术人员），也不包括经济员、会计员和统计员等（计入管理人员）。

2020 年末卫生人员总数为 1347.5 万人，其中，卫生技术人员 1 067.8 万人，乡村医生和卫生员 79.2 万人，其他技术人员 53.0 万人，管理人员 56.1 万人，工勤技能人员 91.1 万人（见表 8 – 1 和图 8 – 1）。卫生技术人员中，执业（助理）医师 408.6 万人，注册护士 470.9 万人。与上年比较，卫生技术人员增加 52.4 万人（增长 5.2%）。

表 8 – 1　　　　　　　　　　全国卫生人员数（2020 年）

指标	2019 年	2020 年
卫生人员总数（万人）	1 292.8	1 347.5
卫生技术人员	1 015.4	1 067.8
#执业（助理）医师	386.7	408.6
#执业医师	321.1	340.2
注册护士	444.5	470.9
药师（士）	48.3	49.7

续表

指标	2019 年	2020 年
技师（士）	53.6	56.1
乡村医生和卫生员	84.2	79.1
其他技术人员	50.4	53.0
管理人员	54.4	56.1
工勤技能人员	88.4	91.1
每千人口执业（助理）医师（人）	2.77	2.90
每万人口全科医生（人）	2.61	2.90
每千人口注册护士（人）	3.18	3.34
每万人口专业公共卫生机构人员（人）	6.41	6.56

注：卫生人员和卫生技术人员包括公务员中取得"卫生监督员证书"的人数。

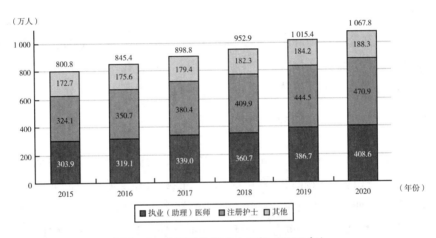

图 8-1　全国卫生技术人员数（2020 年）

二、职业分层

职业分层是指通过人们对某种职业所对应的经济收入、权力地位和社会声望进行评价，从而对多种职业进行排序的分层方法。社会分层的国际比较基础是职业分层比较。职业分层的功能是由职业分层与社会分层之间的辩证关系以及职业分层的特点决定的。职业分类与分级体系具有分层功能主要体现在以下四点：第一，在职业基础上个人彼此共享的社会经济关系；第二，基于职业与权威和资本不同关系的阶级利益；第三，作为职业资格的以技能和知识形式存在的资源，因为其稀缺需求的特性使其可以转换为特权；第四，不同社会地位或声望代表着职业的象征价值与相应特权。以上四点，实际上可以作为职业分类与分级体系的分层维度和排序系列。例如，社会经济地位指标就是职业地位测量的重要维度之一；基于资本所有权的雇佣关系也是职业分层流派之一；技术则是目前国际标准职业分类的首级分类标准；而职业声望已经成为职业分层国际比较研究所通行的重要尺度。

1. 职业分层的测量方法。

职业分层理论的中程理论的性质、测量方法在理论建构过程和理论架构中具有重要的实证功能，不论依循何种理论路径，职业测量的基础都是国际职业标准分类（或者各国参照国际职业标准分类的编制原则和架构制定的具体职业分类量表）。描述资源分配的职业地位采用三种职业地位量表形式：职业声望测量、社会经济地位测量和名义阶级分类。职业分层测量的操作路径有两种取向相反的程序：一种是阶级划分路径，即由关系论理论演绎出的阶级划分标准，对职业分类提供的经验谱系数据进行人为的划分与验证理论假设的操作程序（名义阶级分类属于这种程序）；另一种是职业划分路径。由分配论提供的多元职业分类标准对职业地位及其获得模式进行测量和验证的操作程序（职业声望测量和社会经济地位测量则属于后者）。研究的关键在于双向二元的研究路径的中点，即效度与信度最佳的研究方法和程序组合是什么？社会分层的概念化与测量，在国际学术界公认的是社会科学中最成熟的、最复杂的与最具争议的领域之一。分什么层、怎样分层的问题，只有在考察比较了目前国际最具有代表性和影响力的职业分类量表之后，才能对研究中国的职业分层问题具有启发和借鉴意义。

2. 职业分层的意义。

与职业分类不同，职业分层则是由社会做出的，是社会的一般价值取向，虽然没有明确的标准和规范，却被社会公众广泛认可，能够直接反映出不同职业社会地位的高低差异。由于职业具有客观性，在某一特定的社会中它对应着相应的经济收入、权力地位和社会声望，因此，它也有一定程度的综合性。我国学者在对中国社会阶层进行划分时以职业分类为基础，以组织资源、经济资源和文化资源的占有状况为标准，也反映了职业所具有的综合意义。由于职业具有综合含义，所以各国社会学家纷纷用它来进行社会分层。基本做法是对数十个主要职业进行评分，然后对它们进行排序，以反映职业地位之高低。这种做法的好处是对每一个职业进行评分，比较细致；其不足是当职业较多时，各相邻职业之间的职业评分差距不大，难以划分为不同阶层。

3. 卫生人力资源分层。

中华人民共和国国家卫生健康委员会（以下简称国家卫健委）强调，公立医院是我国事业单位的重要组成部分，承载着国家生物安全、国家战略安全、人民生命安全和健康的使命，具有很强的公益性。国家卫健委提出了关于提高医务人员地位、保护医务人员合法权益等举措，并且建议医务人员群体本身也实行分层培养。

事业单位的编制，是社会分层的重要影响因素。编制是事业单位统一的管理手段和重要资源，决定了事业单位法定用人规模以及附着在编制上的各种待遇。公立医院编制是稳定和吸引医务人员、保障公立医院稳定发展的关键因素，是国家满足人民医疗卫生服务需求的重要制度保证。

三、职业分类与职业分层的联系与区别

职业分类标准以及指标系统可以最直接反映国家的生产性因素、市场性因素和制度性因素等对于社会结构的影响与作用，也是国际通行的社会分层标准的主要基础。因为职业分类标准及其指标系统蕴涵组织资源、经济资源和文化资源的分布和流变的社会内容，由此可以测度每个职业的社会位置的各种资源配置方式和相对位序。例如，职业研究不仅从生产过程而且从市场角度研究社会成员的代内与代际的进/出工作状况，职业研究可以涵盖人的多种社会资源及其关系，因而可以容纳诸多相关领域的研究，较为全面地分析社会结构等。

职业分类是社会劳动分工的记录，是社会对职业类别的横向划分；职业分层是职业地位的反映，是对社会职业纵向的等级层次排序。职业分类是以社会劳动分工为基础，按照劳动过程的同一性或者工作性质的同一性来划分的；职业分层则是以劳动者所从事职业的社会地位为基础，按照职业地位和职业声望的不同划分的。

第三节　卫生人力资源职业生涯规划与管理

一、卫生人力资源职业生涯

职业生涯（Career）是指与工作相关的整个人生历程，包括职业能力的获得、职业兴趣的培养、选择职业、就业、职业发展直至退休的整个过程。它几乎贯穿于每个人的一生，并且处于不断发展变化的状态。

职业生涯可分为内职业生涯与外职业生涯。内职业生涯是指从事一种职业时的知识、观念、经验、能力、心理素质、内心感受等因素的组合及其变化过程。它是个人能力、社会地位及荣誉的综合体现，是别人无法替代和窃取的人生财富。外职业生涯是指从事一种职业时的工作时间、地点、单位、内容、职务、待遇等因素的组合及其变化过程。它是个人在职业生涯过程中所承担的职业角色（职位）。

每个人的职业角色通常是由别人认可和给予的，也能够被别人否认和收回，而一个人素质和能力的提高主要靠个人努力，一旦取得，别人便不能收回或剥夺。内职业生涯是外职业生涯发展的基础，没有内职业生涯的发展，也就不可能有外职业生涯的较大发展。在现实社会中，两者配合适当，可促进职业的发展。如果配合失当，则可能阻碍职业的发展，甚至造成职业生涯的停滞或失败。

卫生人员职业生涯是指卫生人员从事与医疗卫生及相关工作的整个职业历程，包

括从职业的选择、就业、职业发展至退休的整个过程。卫生职业具有专业性较强的行业特点，卫生人员多需要接受医学院校的基本医学教育，才能具备在医疗卫生领域从业的条件。一般来说，选择了医学院校，接受了医学基础教育，就意味着未来将从事医疗卫生或与卫生相关的职业。因此，有人将卫生人员职业生涯的起始点定义为对医学专业的最初选择，即对医学院校的选择，将医学事业作为自己的职业发展方向。但由于卫生人员职业生涯管理不但涉及卫生人员对其职业生涯的规划，也涉及其所在组织对员工的管理，因此，本书将卫生人员职业生涯定义为选择和进入卫生组织后的整个职业历程，不包括接受医学基础教育阶段。

二、卫生人力资源职业生涯规划

职业生涯规划（Career Planning）是指将个人职业发展与组织发展相结合，在对影响个人职业生涯的各种主观因素和客观因素分析的基础上，制订终身发展的战略设想与计划安排。职业生涯规划首先要对个人特点进行分析，再对所在组织环境和社会环境进行分析，然后根据分析结果制订一个人的事业奋斗目标，选择实现这一事业目标的职业，制订相应的工作、教育和培训的行动计划，并对每一步骤的时间、顺序和方向做出合理的安排。职业生涯规划主要由个人完成，组织应对组织内个人职业生涯规划的制定和实施过程进行指导、帮助和管理。

卫生人员职业生涯规划（Health Worker Career Planning）是指将个人职业发展与卫生组织发展相结合，在对影响个人职业生涯的各种主观因素和客观因素分析的基础上，制订终身发展的战略设想与计划安排，这一过程主要由个人完成。

卫生人力资源的职业生涯规划受到个人因素的影响，如兴趣、个性和能力。有研究发现，COVID-19大流行对全球医学生的职业认知产生了巨大影响。学者认为COVID-19的暴发对医护学生的心理产生了影响，从而影响了其职业生涯选择。医务人员素养直接关乎每个人的生命与健康，而良好的职业前景是吸引优秀人才学医从医的关键因素。医生中出现职业荣誉感下降的现象，应在社会机制上给予充分关注。目前在医学教育中出现过于偏狭的专业设置，在本科阶段即划分特定专业，降分录取，对该专业医学生的素质和通识教育造成严重影响，不符合医学教育规律，应予调整改变，即对于医生培养在本科阶段只设置临床医学专业，不再作细分。

三、卫生人力资源职业生涯管理

卫生人员职业生涯管理（Health Worker Career Management）是指由卫生组织和个人共同开展的、用于帮助和促进组织内从事卫生及卫生相关职业活动的员工，实现其职业发展目标的计划、组织、领导、协调和控制的过程。职业生涯管理的目的是通过卫生人员和组织的共同努力与合作，使每个员工的职业目标与组织发展目标相一致，使员工的发展与组织的发展相吻合，其内容包括职业生涯设计、规划、开发、评估、反馈和修正等一系列活动。

1. 自我职业生涯管理要求员工不仅要全面了解自己的性格、兴趣、能力、价值观、优缺点，还要了解所在组织的发展目标、经营理念、组织文化，以及组织能为员工提供的发展、训练、晋升机会与渠道等，并据此制订和实施符合个人特点和组织发展方向的职业生涯规划，这是员工职业生涯成功与否的关键。

2. 组织职业生涯管理指组织有义务协助员工规划其职业生涯发展，并为员工提供必要的教育、训练、轮岗等发展的机会，促进员工职业目标的实现。一方面组织要了解自身，明确发展方向，预测外部环境可能发生的变化，并分析这些变化对组织发展可能产生的影响，为组织规划一个具有前瞻性的长远目标；另一方面，组织要深入了解员工的个性差异、职业发展目标、绩效表现等，积极、主动地了解员工在组织中的职业发展期望，引导员工按照组织发展目标、调整个人职业发展目标，以提高员工的工作积极性和凝聚力。一个系统的、有效的职业生涯管理体系往往会涉及组织与员工的各方面内容。

第四节　卫生组织对卫生人力资源职业生涯管理的保障

一、卫生组织对卫生人力资源职业生涯管理的概念

组织职业生涯管理（Organizational Career Management）是指由组织实施的、旨在开发员工的潜力、留住员工、使员工能自我实现的一系列管理方法，如果组织考虑员工的职业理想，员工就会增加对组织的承诺。国外关于组织中的心理契约的研究结果表明，发展性契约是员工十分关心的问题，是影响员工在组织中表现的重要因素。可见，职业生涯管理是组织行为学的核心问题。

卫生组织职业生涯管理是由其所在卫生组织实施，用于帮助和促进实现其职业发展目标的行为过程。作为卫生人力资源管理的重要组成部分，良好的组织职业生涯管理可以有效防止人才流失，提高服务质量，保持卫生队伍的稳定。目前，有一些地区医患关系较为紧张，促使一些员工放弃在医院发展，不愿意当一名医生，作为医院来说，更应该加强专业技术人员职业生涯的干预与管理，帮助医生面对这种困境、渡过暂时的难关，不要轻言放弃，鼓励其继续从事医生职业。

当然，人们工作不仅仅是为了赚钱、养家糊口。随着经济社会的发展，人们的工

作动机也在发生变化，越来越多的人将成就感、社会交往、个人发展等作为工作的重要目标，这就对组织的人力资源管理提出了新的要求。在 20 世纪 60~70 年代，美国的一些企业开始了组织职业生涯管理方面的探索，包括帮助员工建立企业内部的发展目标，设计企业内部的发展路线，为员工提供与其发展路线相符的培训、轮岗和晋升机会等。随着实践活动的增加和理论的发展，逐步形成职业生涯的组织管理方式。近年来，一些医疗卫生组织也开始了职业生涯管理的探索与尝试，并取得了良好的效果。

二、卫生组织对卫生人力资源职业生涯管理的意义

卫生组织职业生涯管理是卫生人力资源管理的组成部分和重要内容，或者说是卫生人力资源管理中一种特殊的激励形式。但与卫生人力资源管理中的规划、招聘、培训、绩效考核、薪酬等职能不同，卫生组织职业生涯管理不仅是卫生人力资源管理过程中的一个环节，还是一项相对独立的管理体系，具有相对完善的理论基础和内在逻辑。从范围上来说，卫生人力资源管理并不能完全覆盖卫生组织职业生涯管理的所有内容，两者既存在隶属关系，又有一定差别。卫生组织职业生涯管理以个人职业生涯发展和变化为导向，帮助卫生人员进入理想的卫生组织并适应组织环境，充分发展潜能和实现自我价值，强调增加卫生人员个人的竞争力。

卫生组织职业生涯管理水平与卫生人力资源的工作投入、工作满意度、组织承诺、职业倦怠等因素密切相关。组织职业生涯管理作为医院系统层面的推动力，在一定程度上影响着卫生人力资源的个人职业心理状态。

真正让学医从医者看到职业前景的灿烂，让优秀学生愿意学医从医，这点至关重要。就卫生人员个人而言，组织职业生涯管理与开发将影响到个人一生的各个方面；而对卫生组织而言，职业生涯管理涉及组织内各级、各类人员，其职业发展必然对组织的各项医疗卫生工作产生直接或间接的影响，同时也对组织的未来发展产生战略性影响。

三、卫生组织对卫生人力资源职业生涯管理的实施

（一）制订卫生人员职业生涯规划

卫生人员的职业生涯发展，首先需要自身的积极努力，但组织绝不能将卫生人员的职业发展视为个人的事情。卫生人员职业生涯发展，是组织存在与发展的必要条件和动力，与组织的发展相互促进。为了协调卫生人员自身发展和组织发展目标的有机结合，组织职业生涯管理需要向卫生人员提供各类岗位需求信息，帮助员工进行岗位分析、自我分析，指导和帮助员工确定职业目标、职业发展路线和职业发展策略，形

成个性化职业生涯规划。

1. 工作描述与工作分析。进行工作分析是为了获得与工作相关的信息，为卫生人员制订有效的职业发展策略提供基本依据，主要包括每个工作的基本资料、工作描述、任职要求等信息。可运用"工作分析问卷""任务调查表""工作分析面谈"和"关键事件调查"等方法获得工作分析的基础数据。

2. 员工素质测评。通过对卫生人员的性格特征、智力水平、专业和综合能力、职业兴趣、气质特征、领导类型等方面的测评，全面了解卫生人员的个性特点、优势与不足。

3. 确定职业发展目标。在岗位分析和员工测评的基础上，帮助员工发现适合的工作岗位，明确职业发展的短期目标、中期目标和远期目标。

4. 帮助卫生人员确定自己的职业发展路线。职业发展路线是卫生人员实现职业理想和获得满意工作的路径。员工在职业发展过程中可能会遇到各种路障，清除路障是组织的重要工作任务。卫生组织要全面展示自己的组织结构、职业阶梯、任职条件、竞争情况和成长机会，使每一个卫生人员都能清楚地了解本组织的职业生涯路线。

5. 制定职业生涯规划表。职业生涯规划表既是卫生组织对卫生人员实施职业生涯规划与管理的主要方法之一，也是设计、实施和观察职业生涯规划与管理的重要工具。职业生涯规划表可以有多种模式，内容也不尽相同，使用者可以根据一个组织的具体情况和职业生涯规划与管理的需要选择制定。

（二）建立卫生人员职业开发体系

为了帮助卫生人员实施其职业生涯规划，卫生组织应建立与职业生涯管理相配套的员工职业开发体系，其核心是员工培训体系。培训是组织职业生涯管理的主要手段之一，用于改变员工的价值观、工作态度和工作行为，以达到适应现在和未来工作岗位的要求。员工职业开发方案的设计主要有两种：一是基于素质测评的开发方案。通过对员工基本素质测评和岗位分析的结果，找出员工在知识、技能、态度、领导类型等方面与工作岗位的要求之间存在的差距，结合员工今后职业发展路线可能面临的问题，有针对性地拟订员工培训计划、轮岗计划、导师指导计划或其他开发计划。二是基于绩效考核的开发方案。依照绩效考评的结果，发现员工在现实工作中出现的问题，有针对性地制订员工培训与开发方案，使其适应工作岗位的需要，也为今后职业发展创造条件。通过员工开发计划的实施，可进一步发现员工潜在的能力与特长，为职业生涯规划的调整与实施打下良好的基础。

（三）制订与卫生人员职业生涯管理相关的人力资源规划

卫生组织的人力资源规划是卫生人员职业生涯规划的基础，卫生组织对各类卫生人员在数量、质量、结构和分布方面的要求与规划，形成了个人职业发展的前提条件。在人力资源规划中，晋升规划与配备规划对职业生涯管理产生的影响较大。

1. 晋升规划。根据卫生组织人力资源的分布和结构，制订卫生人员的晋升政策和路线。在晋升规划中，应包括晋升人数、时间、比例、职位类别及待遇等指标。明确晋升的基本依据，使各类职位的晋升有相对客观的标准，如人事测评、员工培训、绩效考核等结果以及对各类结果所赋予的权重系数。

2. 配备规划。在制订配备规划时应注意两个问题：当上层职位较少而待提升人员较多时，应通过配备规划增强横向流动；在某类卫生人员工作负荷较大时，通过配备规划改变工作的分配方式，适当增加职位或均衡各职位的工作负担，解决工作负荷不均的问题。

3. 继任规划。继任规划（Succession Planning）是指卫生组织为保证其内部各重要岗位有一批优秀的人才能够继任而制订的管理制度，也称"接班人计划"。一个成熟的卫生组织，不会等到组织内部的重要岗位上出现了职位空缺才去考虑继任人选，而是有计划地选择一批有培养潜力的人才，通过有针对性地培养与开发，使其逐步接近和达到未来岗位的要求，一旦岗位出现空缺，能够及时得到补充。因此，继任规划应作为卫生人力资源管理中的一项重要制度，并纳入卫生组织的发展战略规划之中。

（1）继任规划的目标与作用。继任规划的目标是把具有高潜能的卫生人员培养成为组织中各关键岗位合格的继任者。关键岗位既包括各级管理岗位，也包括各类技术岗位，对它的判断因组织类型不同而有所差异。为了保证卫生组织能够正常运行，组织内部的每一个重要岗位都应有潜在的继任人选。因此，继任规划对于各类卫生组织都具有重要意义：第一，继任规划可以确保在组织内部有一批具有良好潜能、经过专门训练、熟悉工作内容的优秀人才接任未来的重要岗位；第二，可以通过发现与培养现有人才或者有针对性地引进后备人才等人才资源调整方式满足未来需要；第三，可以为组织的关键岗位制订更高的目标，使继任者有更高的追求，并为此进行充分的准备；第四，可以帮助卫生人员确立明确的职业生涯发展道路，有助于组织吸引和留住优秀人才。

（2）开发高潜能卫生人员的步骤。继任规划的关键是开发高潜能的卫生人员，这一过程一般包括三个阶段：第一，选择高潜能的卫生人员。为了实施继任规划，卫生组织首先需要选择一批高潜能的卫生人员作为培养对象。但随着时间的流逝，其中一些人或因为表现不佳，或因为转变工作，导致这批人的数量会逐渐减少。只有那些工作表现一直很出色，并且符合未来继任岗位特点的人，才能成为候选人。第二，开发高潜能卫生人员。这是一个有针对性的能力开发过程。针对未来工作岗位的需要和候选人的弱点，有计划地安排各种开发活动，如接受在职教育与培训、轮换工作岗位、承担具有挑战性的工作等，使其逐步了解、熟悉和掌握未来工作岗位所需要的知识、技能和态度。第三，确认高潜能的卫生人员。这个过程一般由卫生组织的最高管理者来确认，考察内容主要包括卫生人员是否适应了组织文化，其个性特征是否能代表卫生组织，所具备的知识、技能、态度能否胜任工作岗位的要求等。

继任规划的建设是一个永无止境的过程，需要定期审视卫生组织内部的资源，确定哪些位置需要接班人或者是否需要候选人开始学习必要的知识，清楚需要多长时间培养候选人，并制订出每个人为达到既定目标该走的职业生涯路线。由于这条路线也许会因需要而改变，因此卫生组织的监控和更新也是每一个继任规划的重要组成部分。

4. 导师计划。导师计划（Mentor Program）是指由卫生组织中富有经验、专业技术水平高的资深员工承担对新员工的培养责任。导师与被指导者的关系可以根据卫生组织的相关制度，以正式的方式予以确定，也可因指导者和被指导者具有共同的兴趣或价值观以一种非正式的方式建立起来。

（1）导师计划的作用。导师计划是促进卫生人员职业生涯发展的重要方式。在这一过程中，不仅被指导者可学习到他们需要的知识、技能和人际交往能力，导师也能从中获得乐趣。如果指导者是具有一定成就、处于职业发展中期的卫生人员，导师的角色可以使他们提升自尊，增强责任感并提高职业发展目标；如果指导者处于职业生涯晚期，他们正在总结自己的人生，有很多技术、经验和教训可以传授，导师计划可使老员工获得成就感，体验到其在卫生组织中的价值。导师计划对被指导者的作用主要表现在以下几个方面：①提携：帮助和支持被指导者发展其职业生涯；②教授：传授相关的知识与技能；③保护：对工作和生活方面的问题提供支持，必要时替被指导者承担责任；④展示：为被指导者创造展示自己才能的机会；⑤布置挑战性的工作：为促进被指导者的成长和进步，安排一些工作以拓展他们的知识和技能。

（2）确定正式指导关系的步骤。卫生组织应建立一套正式的导师关系系统，确定导师和被指导者的选择原则和标准，明确制订导师计划的相关规范与程序，根据卫生人员的特点和所处的职业生涯阶段，实施导师指导计划。具体步骤包括：①确定要建立关系的群体。了解卫生组织内初级与高级人员的情况，明确可作为候选人的导师和被指导者，确定配对标准和建立导师关系的程序；②个人资料分析。收集参与双方的相关信息，分析双方的职业生涯目标、个性特点、绩效记录及发展需求等，以帮助进行有效的配对；③建立指导关系。导师与被指导者之间的指导关系，应在符合相关政策与规定的基础上，按照双向选择原则进行。通过导师和被指导者的相互自愿挑选，确定指导关系；卫生组织应提出建立导师关系的目标、指导的内容、对双方的要求与期望、能够提供的支持等；④定期检查和反馈。导师计划的执行应有详细的记录，卫生组织应定期检查导师计划的执行情况，对指导的内容、方式、进度、效果等进行及时总结和反馈，以保证计划能够被严格执行。

（四）建立卫生人员职业生涯相关管理制度

1. 建立内部职业信息系统，通过各种方式发布与职业相关的信息，如信息公开栏、内刊、网络等，向卫生人员提供内部工作岗位空缺情况等职业信息；介绍各种职业的发展方式，如垂直或水平方向的发展路线等；提供卫生组织的各类信息，包括组织的发展规划、人事政策、职业规划及各类管理制度等，使卫生人员充分了解卫生组织的宗旨、组织文化及经营理念等。

2. 成立员工职业生涯管理机构，有条件的机构可确定专门人员，配备专门工具，用于卫生人员的职业评价、心理测验、职业咨询与辅导等，也可为人员的晋升、提拔和主要部门管理人员的新老交替提供技术支持。

四、卫生组织对卫生人力资源职业生涯管理的成果

无论对卫生组织还是对卫生人员，组织职业生涯管理都是一项长期的管理活动。对卫生人员而言，组织职业生涯管理涉及其从进入到离开卫生组织的全部职业历程；对卫生组织而言，对人力资源的职业生涯管理涉及该组织从创建之日起至未来发展的整个过程。

卫生人力资源职业生涯管理能有意识地将个人职业生涯规划与组织的人力资源管理相联系，这使其成为提高卫生服务质量与效率的重要策略，并且在最近几十年的实践中取得了巨大成功。

（一）促进卫生人员能力的发展

职业生涯管理一方面能够帮助卫生人员了解和适应职业岗位、组织文化和职业心理的转换；另一方面可促进组织对新聘员工的认同，使新员工逐步符合组织职业岗位需要，具有与老员工同样的特征。卫生组织通过职业生涯管理可以更加全面地了解卫生人员的能力、特点和意愿，进而为其设计不同的职业发展路线，使其扬长避短，更好地发挥自身的优势。个性化的职业发展路线，也有利于全体卫生人员潜能、创造性、主动性的发挥，使其在追求自我价值的同时，得到持续稳定的发展。

（二）促进卫生人力资源与卫生组织的匹配

任何医疗卫生组织都具有从上到下的各种层次和级别，这种层次和级别与卫生人员的职业生涯发展密切相关。卫生组织通过职业生涯管理向员工提供必要的信息，为他们的职业发展指明方向；通过创造成才的机会和给予必要的帮助与指导，为他们的职业发展提供基础和条件；通过实施职业生涯规划，认可个人职业发展目标，协调组

织和员工的关系。在此过程中，卫生人员完成社会化，成为合格卫生人员。此过程能使卫生人员充分发挥个人潜能，努力完成组织的各项任务，达到"双赢"。

（三）促进卫生组织吸引和留住人才

职业生涯管理是组织吸引和留住优秀人才的重要手段。医疗卫生行业的专业性较强，卫生人员对职业发展具有较强的要求，因此，当卫生组织通过了解卫生人员的个人发展目标，协助其制订职业发展规划，帮助其提高在各个层次需要的满足程度时，卫生人员就会对组织产生归属感和认同感，从而降低人员流动率，促进组织发展目标的实现。

（四）促进组织优化卫生人力资源结构

通过职业生涯管理，可对组织内各种职业岗位和人才进行系统的设计与规划，为关键岗位制订人才替代方案。组织一旦出现岗位空缺，能够迅速在内部按既定方案寻找到替代者，这样既能减少因岗位空缺造成的不利影响，又能为卫生人员提供适合的发展机会，提高组织人力资源配置效率。

本章小结

1. 卫生职业是指卫生人员利用医疗卫生服务知识与技能，为保护和增进个人和群体的健康，对疾病和伤害所开展的预防、治疗、康复等工作。

2. 卫生人员的职业生涯是指卫生人员从事医疗卫生及相关工作的整个职业历程，包括从职业的选择、就业、职业发展至退休的整个过程。

3. 卫生人员的职业生涯规划是指将个人职业发展与卫生组织发展相结合，在对影响个人职业生涯的各种主观因素和客观因素分析的基础上，制订有关个人一生事业发展的战略设想与计划安排，这一过程主要由个人完成。

4. 卫生人员职业生涯管理是指由卫生组织和卫生人员共同开展的、用于帮助和促进组织内从事卫生及卫生相关职业活动的员工，实现其职业发展目标的计划、组织、领导、协调和控制的过程。

5. 卫生组织职业生涯管理是由其所在卫生组织实施，用于帮助和促进实现其职业发展目标的行为过程。具体包括制订卫生人员职业生涯规划，建立卫生人员职业开发体系，制订与卫生人员职业生涯管理相关的人力资源规划，建立卫生人员职业生涯相关管理制度。

复习思考题

1. 什么是卫生职业？
2. 卫生人力资源职业生涯规划为什么重要？
3. 卫生组织在卫生人力资源职业规划中起到什么作用？

应用案例

东莞 DH 医院的人力资源开发体系

东莞 DH 医院是广东省第一家中外合作现代化综合性医院。医院于 1993 年底成立并筹建，1994 年 7 月正式开业。经过十四年的艰苦创业，医院得到了迅速发展。开院初期，业务用房面积仅 12 400 平方米，截至目前，医院的业务用房面积达到 13 万平方米，实际开放病床由当初的 86 张增加到现在的 1 006 张。

为了向患者提供优质、高效、方便、安全的医疗保健服务，DH 医院十分重视高素质人才的引进与培养，并精心营造有利于人才发展的良好环境。医院现有高学历人员 55 位，其中博士 4 人、博士后 1 人、硕士 50 人，而且有 10 多人为硕士生导师。东莞 DH 医院十分重视医院人力资源的引进、培养以及开发，从开业经营到今天，医院的职工总人数一直处于增长的状态。医院不仅配备了高素质的专业人才，而且医院的人力资源已经形成结构合理、能级相配的人才梯队，有效地推动了医院的建设和发展。

DH 医院为何能在如此短时间内迅猛发展，并保持稳定的发展趋势呢？这离不开医院的人力资源开发与管理措施。详细分解东莞 DH 医院的人力资源开发体系如下：

1. "三留人"政策——事业留人、待遇留人、情感留人。

所谓"为政之要，唯在得人；为政之本，莫大择人"，DH 医院的决策者清醒地认识到，"人才"是医院生存发展的基础，是参与市场竞争的前提条件。DH 医院果断提出了"三留人"政策（即事业留人、待遇留人、情感留人），使许多优秀人才会聚 DH 医院并安家乐业。

（1）以事业留人才。纲领性文件《DH 医院章程》规定了医院的中长期发展规划、全新的办院理念和管理体制、"病人第一、质量第一、信誉第一"的办院宗旨，并制定了让职工在思想品德、业务技术、身体与心理健康、生活水平等方面得到全面发展的目标。这些发展目标使 DH 医院的职工清楚地看到个人的发展空间以及医院的发展空间，有利于激发职工的工作积极性，促进职工的个人发展，从而推动了医院的发展。

（2）以待遇吸引人。董事局和领导十分重视改善职工生活，提高职工的福利待遇。除了提供工资、奖金以外，医院还采取一系列旨在帮助职工解决实际困难，消除职工后顾之忧的措施，从工作、学习、生活、家庭等方方面面给予职工无微不至的关怀。例如，兴建家属宿舍，低价卖给职工；帮助联系解决子女就学问题；联系安排家属工作；负责落实职工户口和人事关系调动问题；为职工购买医疗保险、养老保险；定期组织全员旅游；为高学历人才提供安家费（博士 15 万元、硕士 5 万元等）。

（3）以情感打动人。情感需求是人的需求结构中很重要的部分。在知识密集型组织中，员工的情感需求比其他类型的组织中员工的情感需求更为强烈。新型体制医院的员工，情感需求又有其自身的特点。为此，DH 医院实施了以"人情化、个性化、差异化"为特征的情感留人政策，作为人力资源开发与管理的有机组成部分。例如，DH 医院每年过年为值班职工送红包，组织生日晚会和周末舞会；定期举行多种形式的座谈会，倾听职工的心声，让职工感受到尊重、重视，并根据职工的意见和建议，改进工作；办各种形式的联欢与聚会，拉近与职工的心理距离；举办丰富的文体活动等。

通过以上"三留人"政策，东莞 DH 医院有效地控制了职工的流失率，储备了大量的优秀人才，为医院的人力资源开发工作提供了良好的基础，从而促进了医院的可持续发展。

2. 注重员工的文化思想教育。

随着医疗卫生体制改革的进一步深化，医疗市场无情竞争的客观存在以及人民群众对加强医务人员职业道德的呼声日益强烈，传统的行医观念遇到了严峻的挑战。适时地转变医务人员的行医观，成为新时期医院管理的重要任务。DH 医院始终把员工的思想教育放在人力资源开发的重要位置。通过新职工的岗前教育、全院职工大会、院周会、院长行政查房、各科的科务会以及管理论坛、各种形式的座谈会、民主生活会等形式，对职工进行思想教育，促进新老职工尽快转变观念，加强了医务人员的职业道德，从而促进医院的发展。

3. 完善的培训制度。

DH 医院十分重视人才的培养与员工的继续教育。医院建立了完善的培训制度与继续教育制度，以多种方式鼓励人才冒尖。DH 医院与保险公司合作建立医疗职业保险制度，解除思想负担；创造良好的工作环境和条件，让员工成才（包括建立院内导师制，外派进修，邀请著名学者来院讲学，鼓励外出参加学术活动，制订员工继续教育和院内培训计划，每年拨出 100 万元科研基金和图书馆建设基金）；重视继续教育和内部培训（如建立院级与科级业务学习制度、护士晨读制度等）。

4. 为员工的职业生涯发展创造有利条件。

DH 医院积极创造条件，鼓励职工发展事业。改善工作环境；购置先进的诊疗技术设备（平均每年在 1 500 万元以上）；建立科研实验室，每年提供专款作为科研基金及购买医学图书情报资料的经费；通过奖励鼓励开展科研工作；启动继续教育工程；

发挥院内专家优势，并借助院外专家力量，进行学科带头人的培养；根据个人业务专长，提供相应进修、学习条件，促进学科发展和个人成长。通过一系列切实可行的措施和脚踏实地的实践，绝大部分职工都感觉到 DH 医院是个人事业发展的沃土。

东莞 DH 医院开业至今，医院规模不断扩大，在医疗保健业务、医院工作质量与效率方面得到迅速的发展，医院社会声誉也日益提高。2004 年 6 月，其与中山大学正式签署合作协议；2005 年 7 月，被正式冠名为中山大学非直属附属医院；2006 年 2 月，被评为"中国医院协会常务理事单位"；2007 年 2 月，获得"全国诚信民营医院"荣誉称号。

东莞 DH 医院能在短短的十几年间创造出如此巨大的成就，得到稳定、持续的发展，这离不开其科学、合理的人力资源开发体系。医院的"三留人"政策为医院的医疗保健业务发展储备了大量的人才资源，为医院的人力资源开发工作提供了良好的基础；医院完善的培训制度开发了员工巨大的潜能，为医院的发展提供了有力的保证；医院的员工思想教育体系铸就了医院一流的服务质量，为医院赢得了众多的美誉，推动了医院的可持续发展；医院的职业生涯发展体系积极为员工创造出事业发展的空间，有利于员工个人的事业发展，从而大力地推动了整个医院的稳定、持续发展。总之，东莞 DH 医院的发展历程，证明人力资源开发体系的完善过程与该医院持续良好的发展势态是紧密联系在一起的。东莞 DH 医院的竞争优势来源于其人力资源的质量，东莞 DH 医院能够在医疗市场的激烈竞争中获得成功，在于其人力资源开发体系的合理性及科学性。

案例来源：单国旗，吴海燕，朱妙英. 基于人力资源开发的可持续发展案例剖析 [J]. 商场现代化，2009（03）：288 - 289.

第九章 卫生人力资源培训

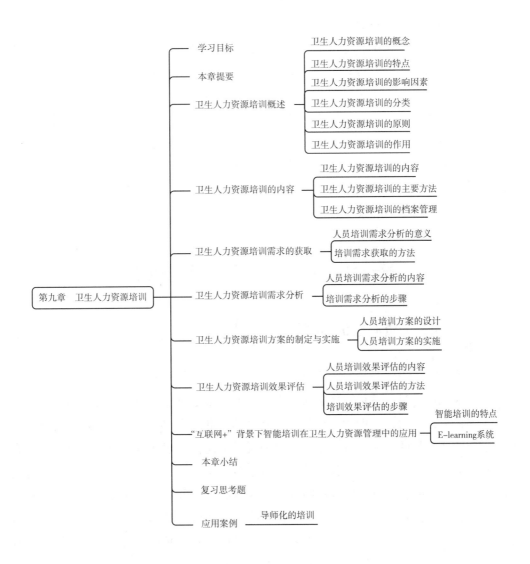

通过本章的学习，你应该能够：

掌握：卫生人力资源培训的含义，卫生人力资源培训的分类、作用及方法，培训需求分析的内容和步骤，培训效果评估的内容与方法。

熟悉：卫生人力资源培训的内容，卫生人力资源培训的特点与影响因素，卫生人力资源培训的原则，培训需求分析的意义，培训方案的实施，培训效果评估的步骤。

了解：培训设计的预算。

 本章提要

卫生人力资源是一个国家或地区卫生资源的重要组成部分，是卫生系统维持和强化自身功能的关键，同时也是衡量一个国家卫生状况的重要标志。培训作为卫生人力资源管理的一项基本职能活动，是卫生人力资源增值的一种重要途径，也是促进我国卫生事业不断完善的重要措施，对我国卫生事业在面临信息化、城镇化、人口老龄化等背景下能满足人民群众日益增长的医疗卫生服务需求具有重要意义，同时对卫生人力资源进行有效的培训，对卫生机构和卫生人力资源本身的意义也越来越重要。在接下来的章节中，我们首先对卫生人力资源管理培训的概念、特点、分类、影响因素、原则、作用进行概述，并从培训内容、培训需求、培训方案、培训结果四个方面展开分析，最终提出互联网背景下培训的新情境。

第一节 卫生人力资源培训概述

一、卫生人力资源培训的概念

培训是现代人力资源管理的重要内容之一，是教育与开发的结合，牵涉全组织所有的部门和人员，是一项系统复杂的工作。其出发点是通过系统化的方法和理论激发受训人员的全部潜力，帮助他们做好职业规划和才能的开发，提高他们的工作绩效，从而促进组织目标的实现。培训和开发两个词经常连在一起，有时候人们会将培训和开发作为两个概念来理解，一般来说，培训更多关注的是员工目前的工作能力与近期的工作表现，是一种具有短期目标的行为，其目的是让员工的工作能力更好地与现在的工作岗位相匹配；而开发则更关注为将来的工作和需要做准备，是一种具有长期目标的行为，目的是使员工掌握与其将来的工作岗位相匹配所需要的工作能力，挖掘其潜能。从这个角度来说，培训可以被看成开发的基础。除此之外，还有人认为培训的范围比开发的范围要广。培训一般面向的是全体员工，而开发面向的主要是组织内技术人员和主要管理人员。其实，培训和开发的实质都是一样的，都是通过各种方式帮助员工改善工作绩效从而最终提升组织的整体绩效，只是前者更关注目前和全体员工，后者更关注将来和相对重要的员工。在人力资源管理实践中，往往不把培训和开发进行严格的界定和区分。随着培训越来越具有战略性和系统性，同时强调根据组织战略和职业生涯规划来系统开展和组织培训工作，这使得培训和开发之间的界限也越来越不明显，所以可以把培训和开发作为一个概念来理解。

卫生人力资源培训是指卫生组织通过各种方式帮助卫生人力资源提高工作技能、知识水平以及树立正确的观念和积极的工作态度，以至于最大限度地促使卫生人力资源的工作能力与现在或将来的工作岗位相匹配，从而改善卫生人力资源的工作绩效，并最终提升卫生组织的整体绩效，实现卫生组织的战略目标。

二、卫生人力资源培训的特点

总体来说，卫生人力资源的培训具有以下特点：

1. 长期性。卫生事业的发展必须满足社会发展的需求，卫生人力资源要不断进行知识更新以掌握新理论、新技术，解决社会发展过程中出现的新问题、新挑战，所以对卫生人力资源的培训必须是长期的。在卫生人力资源的职业生涯中，需要参加各种各样的培训学习，如医学人才的成长要经历严格的"3年+2年"住院医师规范化培训，不同时期面对不同人群不同疾病，医学人才需要掌握相应的技术方法，可以说，培训始终贯穿于卫生人力资源的职业发展历程中。

2. 专业性。卫生人力资源直接面对人类的生命健康，其工作的专业性极强，随着医学学科的不断发展，医学的亚专业化越来越明显，因此，培训的专业性也十分突出，卫生人力资源需要随时关注国内外专业前沿和边缘学科的发展，不断接受医学专业知识的相关培训。

3. 政策性。根据我国相关政策和法律法规的规定，作为医疗卫生工作人员必须参加各类培训。例如，《执业医师法》规定医师有努力钻研业务、更新知识、提高专业技术水平的义务；县级以上人民政府卫生行政部门委托的机构或者组织，应当按照医师执业标准对医师的业务水平、工作成绩等进行定期考核，对考核不合格的医师，县级以上人民政府卫生行政部门可以责令其暂停执业活动3～6个月，并接受培训和继续医学教育。同时明文规定，在申报卫生系列高级职称时，副高以上职称继续教育Ⅰ类学分需超过25学分，继续教育Ⅱ类学分需超过50分。

三、卫生人力资源培训的影响因素

在卫生人力资源培训计划、实施以及评估等环节主要受以下几个方面的影响：

1. 卫生人力资源自身因素。卫生人力资源对于培训所持的态度和自身综合素质直接影响着培训结果。一般来说，积极向上、具有良好职业生涯管理能力的卫生人力资源对培训的需求也较多，他们把培训看成是组织对自己的一项福利，培训效果往往也较好；工作缺乏热情，职业生涯管理能力弱的卫生人力资源对培训需求少，他们把培训当作完成任务，被动地接受培训，培训效果也较差。

2. 组织因素。卫生人力资源所处的组织是否重视培训、有无足够的经费、有无专门的管理部门等因素也在很大程度上影响着卫生人力资源相关培训的实施和效果。因此，对于组织来说，一定要投入足够的人力、物力、财力，设立专门的培训管理组织，科学有效地做好培训需求和培训计划工作，才能取得良好的培训效果。

3. 外界环境因素。除了卫生人力资源自身因素和组织因素外，外界环境的因素对培训的影响也比较大，有些培训是在外界大环境需要的情况下开展的，是不能以个人或组织的意志为转移的，如出现突发公共卫生事件，医务人员就必须参加相关知识的培训。

四、卫生人力资源培训的分类

按照不同的划分标准，卫生人力资源培训主要有以下几种分类方式：

1. 按照培训对象分类。根据参加培训人员的不同可以分为卫生管理人员培训、卫生核心专业技术人员培训、一般卫生专业技术人员培训、普通辅助人员培训。一般而言，对于卫生管理人员的培训主要以管理的先进理念和国家相关政策及法律法规为主，如当前的"医改"方案，采用短而密集的方式，大多采取研讨学习方式；对于卫生核心专业技术人员的培训，要注重高端的专业知识以及先进技术的培训，如主任医师参加国际性学术会议进行交流学习；对于一般卫生专业技术人员，主要是加强专业技能操作及基础知识的培训，如普通住院医师的呼吸机技能操作培训、心肺复苏术的操作培训、理论培训等，一般采取示范、讲座、视频等学习形式；对普通辅助人员主要以基本技术操作培训为主，常以大班授课制的方式执行，重点在于加强其实务操作能力。

2. 按照在职时间分类。根据在职时间可分为岗前培训、在职培训、离职培训。岗前培训主要针对新员工。对新员工进行集中培训，向其介绍单位的相关规章制度是为了使新员工了解单位概况并熟悉适应单位的环境。对于该类员工，主要培训内容为各类卫生组织的文化特点、各项规章制度、员工素质拓展等。在职培训主要是卫生组织根据培训规划对职工的晋升及发展采取带薪学习的一种方式，如医师的外出进修、卫生管理干部的对外交流等。离职培训是指当职工与现在的工作单位脱离人事关系时参加的一些专业技术方面培训，该类培训的主要目标是帮助离职职工找到更加适合自己的工作。

3. 按照培训的地点分类。根据培训的地点可分为内部培训和外部培训。内部培训的培训地点为组织内部，通常通过工作轮转、工作见习、工作教导等方式培养职工的基本技能、操作方法以及操作技巧等能力；外部培训的培训地点为组织外部，职工通常脱离现在的工作岗位外出进行短期的交流学习或进修培训，所学的专业技术知识通常是本单位没有的，在培训学习后可将其作为新技术、新方法引进所在单位中。

五、卫生人力资源培训的原则

1. 近期目标与远期战略相结合的原则。卫生组织对卫生人力资源进行培训要满足本组织当前的业务发展需要，更需要具有一定的战略眼光，为进一步发展做好人力资源储备，人力资源部门在制订培训规划时，既要立足眼前，又要照顾长远，必须做到针对性和连续性的统一。为了制订科学和切实可行的继续教育与培训计划，应该对本单位现实的人才需求和一定时期内的人才需求进行预测，并充分考虑到本单位的自身特点以及战略发展的长期需要。例如，医院要关注重点学科的建设和优势专科的形成，设计合理的培训内容以培养后备人才，为医院在医疗市场竞争中赢得主动权提供人才保障。

2. 基础理论与最新发展趋势相结合的原则。具有扎实的基础理论是卫生人力资源学习相关业务知识，提高自身素质的基本功。卫生人力资源必须以一定的基础理论作为基础，否则无法谈及技术的创新和理论的发展。在掌握基础理论的基础上，卫生人力资源还需要结合本专业的特点，有目的地了解一些国内外医学最新发展趋势和科研动态。专业技术人员，尤其需要具备开阔的视野、创新的思维，从而在更高的层次上促进医疗技术水平和学术水平的提高，因此，在对基础理论进行培训的同时，要结合当前最新发展趋势对卫生人力资源进行培训。

3. 理论与实践相结合的原则。医学是一门实践性较强的科学，卫生人力资源的培训必须立足于实践、服务于实践。但理论又是实践的先导，没有正确理论的指导，实践活动就无法顺利进行并取得预期的效果。因此，员工教育和培训既要注重理论水平的提高，更要注重临床业务技能的提高，多接触临床实践可以使理论和实践得到有机的融合，把所学到的理论知识更有效地应用于临床实践。

4. 因材施教的原则。培训是教育的一种形式，因此可以运用教育的原理和理论来指导培训活动的开展，因材施教就是培训中的重要原则之一。卫生人力资源所从事的具体工作不同，创造的业绩不同，能力和应达到的工作标准也不同，因此，所接受培训的内容和培训方式也就应该有所不同，对不同的卫生人力资源要因材施教才能取得良好的培训效果。

5. 全员培训和重点培训相结合的原则。培训对象应包括卫生组织内的所有人员，这样才能全面提高本组织的人员素质。然而全员培训并不是对组织内所有人员平均分享培训资金和其他各种资源，而应是在全员培训的基础之上结合重点开展培训。重点培训的对象主要是本组织重点学科或重点部门的技术骨干及核心管理人员。

六、卫生人力资源培训的作用

1. 对卫生人力资源的作用。成功的岗前培训会涉及新职工的行为和精神层面，便于他们在工作态度、工作责任心、精神风貌等方面进入自己的角色，能更快地胜任工作。适当的在职培训则有利于卫生人力资源更好地深入掌握相关技能，取得良好的工作绩效，提高工作积极性和对组织忠诚度。因此，培训对于新职工或者老职工的个人职业生涯以及持续发展都起着举足轻重的作用。现代人力资源管理学的观点认为，培训是对员工最好的福利。虽然这是现代企业管理的观念，但实际上同样适用于卫生人力资源管理。

2. 对卫生服务组织的作用。卫生服务组织是为广大人民群众提供直接医疗卫生服务的组织，做好医疗卫生人力资源的培训工作有利于提高居民的整体健康水平。同时，在当前医患双方关系不是十分和谐、"看病难、看病贵"等现象普遍存在的情况下，通过态度培训培养医务人员良好的沟通能力使其能够更好地开展工作，有助于构建和谐医患关系，缓解医务人员工作压力，使卫生服务组织更快更好地健康发展。

3. 对医疗机构竞争力的作用。中国医疗机构之间具有一定的竞争是不争的事实。医疗机构竞争力指的是"一家单位在一定区域内长期的竞争能力，包括单位长期发展的潜力、最大限度地满足医疗服务需要的能力、单位形象及单位的市场占有能力"。

人力资源管理的好坏是决定医疗机构竞争力很重要的一个方面。培训后的员工无论个人素质、基本技能，还是职业道德等都更加符合卫生系统工作人员的标准，这对进一步保障医疗服务的质量、医疗技术的安全性以及提升组织的创新能力具有重要作用。通过培训可以提高卫生人力资源的道德素质、文化素质、技术专长，满足他们的社交需要、尊重需要、自我实现的需要，培养他们的集体意识、增强卫生组织的内部凝聚力和竞争力，从而提高卫生组织的工作绩效，完成组织的目标。

第二节　卫生人力资源培训的内容

一、卫生人力资源培训的内容

卫生人力资源培训机构目前主要分为两种：一种是专门负责培训或中介性质的组织，如国家卫生和计划生育委员会人才交流中心和全国各级各类医学会、医师协会、全国百姓放心示范医院大讲堂等，主要承担举办各类培训和继续教育工作；另一种是卫生组织内部的培训管理部门，如医院的继续教育部门或培训部。卫生人力资源培训的基本内容包括理论知识、技能、态度、礼仪四个方面。

（一）理论知识

理论知识是指针对卫生人力资源所进行的最基本的理论知识教育，主要包含卫生人力资源完成本职工作所必需具备的基本知识。如卫生组织的服务理念、宗旨、规章制度及国家相应的法律法规与工作相关技术领域的最新发展状况；必备的社会学、医学、伦理学等相关知识。对于卫生管理者则尤其应加强计划、组织、领导、协调、控制等管理知识以及先进管理理念的培训。此外，不同专业卫生人力资源的理论知识培训也应该有不同的侧重点，如对医院心血管内科医师的培训重点应放在内科上；检验医师的培训重点应放在医用化学、临床检验、生化检验的培训上；病房护士的培训重点是基础护理、急危重病护理；医疗管理人员的培训重点是医疗质量管理、医疗风险管理及医患沟通技能等。

（二）技能

技能主要包含卫生人力资源完成本岗位工作所需要的基本技能的培训，如对医务人员进行心肺复苏术、插胃管术、腹部查体技巧等基本操作技术的培训。

（三）态度

态度主要包含卫生人力资源的价值观和工作态度的培训。如培训卫生人力资源树立良好的价值观以及救死扶伤的医务职业道德和工作责任心；培训卫生人力资源良好的团队精神以及分工协作意识；指导各类卫生人力资源做好自己的职业生涯规划等。医疗卫生工作是一门科学性和综合性很强的服务工作，这就要求提供卫生服务工作的卫生人力资源不但需要具备较高的业务素质，还必须具有较高的人文素质，才能胜任本职工作。对卫生人力资源进行伦理学、心理学、人际关系学等方面的教育和学习是增强卫生人力资源人文素养的主要途径。

（四）礼仪

服务礼仪是指人类社会为维系社会正常生活而共同遵循的最简单、最起码的道德行为规范。礼仪方面的培训就是对卫生人力资源在工作中与人沟通（包括同服务对象的沟通、同事之间相互沟通、与外界交往）所需要的基本礼仪知识和技巧进行培训。医务人员在为患者提供服务的过程中需要重视与患者进行有效的沟通。在沟通中要注重语言技巧，要做到不仅让患者理解又能让患者充分配合治疗，这样有助于建立新型友爱的医患关系，而且学习礼仪也是对医院形象的一种维护，这种维护可以使病人及其家属对医院产生美好的印象，使医院保持良好的社会公众形象。

二、卫生人力资源培训的主要方法

在卫生人力资源培训实践中有很多培训方法，不同的培训方法会产生不同的培训效果。

（一）讲授法

讲授法属于传统的培训方法，是最为普遍也是最基本的一种培训方法，其通过讲授的方式将知识传播给受训的卫生人力资源。这种方法的优点是：成本比较低，可以同时对一定规模的人员进行培训，有利于受训人员系统掌握基本知识，而且便于培训者对培训过程进行有效控制。缺点是：单向信息传递反馈效果差；没有实践的机会，不适宜做技能培训；要求受训人员的同质性较高，因为讲授的内容比较概括，不能根据不同受训人员进行差异化讲解。

该方法常用于一些基本知识的培训，如卫生法律法规及医院感染相关知识的普及等。

（二）讨论法

讨论法是指培训者和受训人员共同讨论并解决问题的一种培训方式，这种方式在培训中的应用也较为广泛。

讨论法的优点是：信息可以多向传递，受训人员在讨论中可以相互学习和共享经验，参与积极性高，反馈效果较好。但是相比课堂讲授法，其缺点是：每次进行讨论法的受训人员不能太多，平均费用较高，而且运用讨论法时对培训者的要求较高，且不利于受训人员对基本知识的系统掌握。

（三）案例分析法

案例分析法通过向受训人员提供案例及相关的背景资料，让其寻找合适的解决方法。使用这一方式的优点：费用较低，反馈效果好，可以有效训练学员分析解决问题的能力。缺点是：来自现实工作中的典型案例不容易获得，需要经过加工和提炼；对培训人员的要求相对较高。

（四）角色扮演法

角色扮演法是体会情景的训练方法，受训人员扮演事先设计好的工作情景中的角色，培训人员在学员表演后要作适当的点评。该方法由于实践性强、费用低、信息传递多向化、反馈效果好，因而多用于人际关系能力的训练，如沟通能力的培养。其缺点是：时间花费比较多（一般需要一个小时或者更长时间），操作起来相对比较困难。

（五）视听技术法

视听技术法是指通过现代视听技术（如投影仪、录像机、DVD、计算机等设备的运用）对员工进行培训。它多用于介绍组织概况、传授技能及方法等方面的培训，也可用于概念性知识的培训，如心肺复苏术、视诊、触诊、叩诊、听诊等临床基本操作技术的培训。这种方法一般不单独使用，常伴随其他的培训方法共同运用。

视听技术法的优点是：该方法运用视觉与听觉的感知方式非常直观、形象、鲜明，易于受训人员的理解；根据需要可以反复使用。其缺点是：受训人员的反馈与实践性均较差，而且相关材料的制作和购买的成本相对较高。

（六）实践法

实践法是指在实际工作中对员工进行培训。医学是一门实践性学科，刚毕业未能取得执业医师或执业护士证书的医务人员通常采取该类方法。例如，刚参加工作的医务人员要在全院进行科室轮转，在上级医生或护师的指导下开展临床诊断、护理工作。该方法具有既经济又实用的优点，但也存在监督性差的缺点。

除了以上常见的培训方法外，随着科学技术的日益进步、网络及多媒体的广泛应用，人员培训的形式越来越丰富，如运用光盘进行人机对话、自我辅导培训，利用互联网终端技术进行大规模的远距离培训等培训新技术的出现，使卫生人力资源获得新知识和新技术的速度也大大加快。

由于每种培训方法都有各自的优缺点，在培训的具体实践中，为了取得满意的培训效果，应根据培训目的、培训对象、培训内容以及培训费用等因素灵活选择合适有效的培训方法。

三、卫生人力资源培训的档案管理

（一）培训档案的内容

培训档案的内容主要包括五大版块：一是个人的基本特征，如姓名、性别、年龄、学历、资历、所学专业、健康情况、技术职务、行政职务、学术职务等；二是医疗工作数量及水平；三是学术文章，如在各种杂志发表的以第一或通讯作者署名的学术论文出版著作；四是科学研究，如中标课题科研成果、开展高水平的新技术项目；五是在职业务教育考核，如实践时间带教、参加学术活动、参加学习班和外出进修的情况以及医德医风理论知识、临床技能考核考试成绩等。

(二)管理方法

培训档案要完整、准确、及时更新补充，并由专人管理。应建立完善的登记制度，登记的方法有卡片法，如《毕业后教育登记证》《继续医学教育登记证》《毕业后教育手册》《继续医学教育手册》等方式。无论采用何种登记方式，都应利用计算机对培训档案进行管理。

第三节　卫生人力资源培训需求的获取

一、人员培训需求分析的意义

培训需求分析（Training Needs Analysis）是指在设计和规划培训活动之前，由培训部门及主管部门等采用一定的方法和技术对组织及其成员的知识及能力等进行系统的评估和分析，以确定是否需要培训以及需要开展何种培训的过程。

卫生人员的培训开发活动并不是盲目进行的，只有存在相应的需求时，培训开发才有必要实施。假如不进行培训需求分析而盲目开展各项培训，往往得不到预期的效果，这样的培训是没有意义的，必然造成人力、财力、物力的浪费。所以，在规划和设计培训工作之前，应该对培训的需求进行分析。培训需求分析是确定培训目标及设计培训计划的前提，当然，培训需求分析也是进行培训评估的基础。

培训需求分析作为培训活动的首要环节，它在培训过程中所起的作用至关重要，具体表现为以下几点：

(一)有利于确认现状与目标的差距

通过培训需求分析可以确认卫生人员绩效的现实状况同应有的理想状况之间的差距。一般来说，确认绩效差距包括以下三个方面：一是要对所需要的知识能力、技能等进行分析；二是要对现有的知识能力、技能进行分析；三是要对理想的或所需要的知识技能与现有的知识技能之间的差距进行分析。

(二)衡量培训的价值和成本，为是否开展培训提供依据

通过培训需求分析可以衡量培训的价值和成本，从而决定是否必须有针对性地开展相关培训。如果进行培训的成本大于不进行培训的损失，说明当前还不需要开展培训；如果培训的成本小于不进行培训的损失，那么培训就是可行的。当然，培训的价

值除了考虑直接的经济效益外，作为卫生行业也要考虑到其社会效益，考虑广大人民群众的健康需求。

（三）为有效开展培训及进行效果评估做好准备

通过培训需求分析能够得出一系列的结果，这些结果对安排有效的培训内容及有效开展培训提供了依据。此外，通过培训需求分析建立的一系列标准可用来评估培训项目的有效性，从而为开展培训效果评估奠定基础。

二、培训需求获取的方法

常见培训需求获取的方法很多，卫生系统培训需求分析时主要应用的方法有以下几种。

（一）问卷调查法

问卷调查法是指以问卷形式列出一系列问题，调查对象对这些问题以打分或选择的形式进行回答，这种方法被广泛使用。这种方法的关键在于问卷的设计，问卷设计要求一定的信度和效度，列出的问题既要体现问卷的意图，又要使被调查人便于回答，而且问卷还要易于分析。

（二）观察法

观察法是指调查者亲自到员工工作岗位，直接到工作现场了解员工工作的具体过程，来进行培训需求分析。调查者通过与员工一起工作，观察员工的工作技能、工作态度以及了解其在工作中遇到的问题。这种方法可以让调查者直接接触培训对象的工作，能真实了解培训对象的相关信息，所得的信息与实际培训需求之间相关性较高。但调查者需要花费较长的时间，而且调查者的个人主观看法对观察结果影响较大。在进行观察时，被观察对象由于意识到自己被观察而有可能故意做出种种假象，从而会加大观察结果的误差，这样就要求观察者必须十分熟悉被观察对象所从事的工作程序及工作内容。

（三）访谈法

访谈法是调查者通过与调查对象面对面谈话的方式来收集所需要资料的方法。访谈时可以根据访谈对象和内容的不同采取不同的访谈形式。访谈的对象可以是组织管理层，也可以是相关部门负责人员。这种方法有利于发现培训需求的具体问题及问题的原因和解决方法，能为调查对象提供更多自由表达意见的机会，信息直接且不容易误解。但是其缺点在于多为定性资料，整理任务繁重、耗时较多、主观性强、分析难度大，对访谈员的要求高，被访谈者易出现紧张或警惕心理从而出现被访者不敢据实相告的情形，以至于影响所得信息的可靠性。

（四）集体（小组）讨论法

集体（小组）讨论法是通过选择有代表性的小组成员（一般 10 人左右）对于某一问题进行全面交流并讨论分析，最终获得有关培训需求的信息。

集体（小组）讨论法允许当场发表不同观点，可以发挥头脑风暴法的作用，各种意见和观点在小组中经过充分讨论后，可以得到更有价值的培训需求信息，比较容易激发小组成员对培训的责任感和使命感，而且花费的时间和费用比对员工逐个面谈要少得多。但是这种方法的局限性在于，对组织讨论人员的要求比较高，由于各种原因，部分人在公开场合可能不愿意表达自己的观点和看法，这就需要组织讨论的人员使用有效的方法和技巧调动小组成员的热情，让大家敢于说真话。此外，小组成员的代表性对培训需求结果的影响比较大，假如参与讨论的小组成员对所代表的培训对象缺乏了解，就会导致培训需求的偏差，所以小组成员的选择是否合适非常关键。

（五）绩效分析法

培训的最终目的是改进工作绩效，减少或消除实际绩效与期望绩效之间的差距，因此对个人或集体的绩效进行考核可以作为分析潜在需求的一种方法。绩效分析法是在通过分析组织及其成员现状与理想状况之间差距的基础上，确认和提出造成差距的症结和根源，明确培训能否解决这些问题，提高组织绩效。这种方法能及时找到解决问题的方法，简单明了，制定出的措施具有针对性，易于实施，容易出成绩、效果较佳。但这种方法局限性在于，它主要集中在问题而不是组织系统方面，其推动力在于解决问题而不是系统分析，不易把握整体中的轻重缓急，易失去方向性，长期可能造成发展的偏差。

不同的培训需求方法具有不同的优缺点。一般来说，进行培训需求分析时最好不要只采用单一的方法，而要采用混合使用的方式，以某种方法的优点来弥补另一种方法的缺点，从而提高培训需求分析的准确性。

第四节　卫生人力资源培训需求分析

一、人员培训需求分析的内容

做好培训需求分析是培训工作的关键，如何做好培训需求分析，一般来说，应从以下几个方面入手。

（一）明确培训需求分析的任务

做好培训需求分析首先应该明确为什么要培训，是为了传授专业技能，还是人际沟通技能或是职业道德等，然后要明白谁需要培训，需要培训什么内容，培训成本开支要多少等。

（二）培训需求分析的层次

1. 组织层面。
（1）目的：培训需求在组织层面分析的目的主要是通过对组织的目标、资源及环境等因素进行综合分析，找出组织当前存在的问题及产生问题的根源，以确定培训是否能够有效地解决此类问题，确定整个组织中哪些部门、哪些业务需要实施培训，哪些人需要加强培训。
（2）内容：组织层面分析的主要内容包括组织目标、组织资源评估、组织环境分析等。

2. 工作层面。
（1）目的：培训需求在工作层面分析的目的主要是了解与绩效问题相关的工作内容及标准、完成工作所需要的知识和技能等，从而找出存在的差距，以确定需要培训的内容。工作层面分析是培训需求分析中最繁琐的部分，其结果是设计培训课程最重要的依据。
（2）内容：工作层面分析的主要内容包括工作的复杂程度、工作内容和形式的变化、工作的饱和程度、工作的安全性及注意事项等。

3. 人员层面。
（1）目的：培训需求在人员层面分析的目的主要是通过对卫生人员的个体现状与应有状况的分析，找出差距，从而确定哪些人需要培训以及需要何种培训。
（2）内容：人员层面分析的主要内容包括人员的知识结构、年龄结构、特长、能力、个性等。

培训需求分析的三个层次不是完全割裂开的，而是相互关联、相互交叉的，其具体表现在人员层面分析是工作层面分析和组织层面分析的基础，无论是工作层面分析还是组织层面分析，最终都表现为人员个体培训需要的确定；而组织层面分析是人员层面分析和工作层面分析的延伸和集合。因此，为保证培训需求分析的有效性，在进行培训需求分析时，应把组织、工作及人员三个层次综合起来进行分析。

二、培训需求分析的步骤

培训需求分析需要按照一定的科学步骤来开展，主要包括以下几个步骤：

（一）培训需求分析前的准备

首先，通过信息化手段建立员工背景档案，如培训档案；其次，与各部门人员保持密切联系，可以采用设立信箱的形式收集相关信息，并向主管领导反映情况；最后，根据岗位特点或人群特点准备培训需求调查工具。

（二）培训需求调查工作的实施

在确定培训需求调查工作目标后，选择合适的培训需求调查方法并实施调查。培训需求调查应从组织、工作、员工三个层面来进行。

（三）培训需求结果的分析与输出

对培训需求调查信息进行整理，在此基础上进行分析和总结，并确认有效需求。根据紧急程度、个别需求或当前需求以及未来需求等情况汇总培训需求意见，确定最终的培训需求，在此基础上撰写培训需求报告。

第五节　卫生人力资源培训方案的制定与实施

一、人员培训方案的设计

人员培训方案的设计是指从组织战略目标出发，按照一定的逻辑排列顺序，结合组织的资源与人员的素质，充分考虑培训的超前性及培训结果的不确定性，做出培训时间、培训地点、培训对象、培训方式和培训内容等方面的事先设定。

（一）人员培训设计的内容

1. 落实负责人或负责部门。培训方案设计关键就是要明确负责人或负责部门。培训工作负责人员要有一定的工作经验和工作热情，善于协调各业务部实施培训。

2. 确定培训目标和内容。根据组织、工作、人员三个层面培训需求的分析，再结合组织的资源及目标有选择性、有针对性地确定培训的具体内容。确定的培训目标和内容一定要符合实际需要。

3. 选择适当的培训方式。针对不同内容的培训，应选择不同的培训方式，同时也要注意配备不同的培训人员。

4. 制订员工培训计划表。制订培训计划表可以很清晰地掌握培训的时间、内容、方式等，同时也有利于组织全面掌握时间，安排其他工作。

（二）人员培训设计的预算

设计合理有效的培训预算是实现成功培训的前提和保证，做好培训预算非常重要。一般来说，培训预算方法有传统预算法和零基预算法两种。

1. 传统预算法。指承袭上年度的经费，再加上一定比例进行变动。传统预算法的核算比较简单，是非常常见的培训预算方法。传统预算法的前提是上年度的每个支出项目均为必要，而且是必不可少的，因而在下一年度里都有延续的必要，只需在人工和项目等成本方面有所调整。

2. 零基预算法。指在编制预算时对于所有的预算支出均以零为基底，不考虑以往情况如何，从根本上研究分析每项预算是否有支出的必要和支出数额的大小。这种预算并不以历史的基础作修补，而是在年初重新审查每项活动对实现组织目标的意义和效果，在成本效益分析的基础上重新排出各项管理活动的优先次序，并据此决定资金和其他资源的分配。

零基预算的基本特征是不受以往预算安排和预算执行情况的影响。一切预算收支都建立在成本效益分析的基础上，根据需要和可能，一切从零开始来编制预算。

二、人员培训方案的实施

培训是促进组织发展的重要方式，而在实际工作中如何将制订好的培训计划顺利实施，这是培训组织者尤其需要注意的问题。培训实施过程中的工作头绪很多，一旦忽略了其中某个环节，都有可能影响到培训所期望获得的效果。为了使培训工作顺利进行，必须充分做好培训前的准备以及实现培训过程中的有效控制。

（一）培训前的准备

1. 分析参训人员。心理学家的研究表明，如果职工感受到自己的工作岗位既友好又专业，那么他的自信心和对工作的投入程度会大大增强。因此必须对参训人员的素质能力、学历背景、工作经验、所在岗位的工作性质以及工作时间等情况进行综合分析，这样便于设计更有针对性的培训内容，使不同层次、不同需要的人员都能在合适的时间有效地掌握所需要的知识和技能。例如，在进行岗前培训时，帮助新员工走好这个人生重要的转折点，让他们感受到卫生组织是一个温暖的大家庭，使他们尽快融入这个大家庭之中。另外，有的放矢地帮助新员工制订职业生涯发展规划也是卫生组织对新员工岗前培训的主要内容。此外，在进行在职培训时有针对性的培训内容是做好在职培训的关键。在职培训的对象大多是已经在职数年的员工，参加培训是希望对自己的专业知识有深入的学习和掌握。因此，如何对他们进行针对性的专业培训，加强他们业务知识的掌握，是在职培训的关键。

2. 设计培训内容。培训组织者根据参训人员的不同以及不同的培训目的，有针对性地进行培训内容的设计。一般来说，培训内容的设计主要包括培训提纲的设计和培训讲义的设计两部分。要注意对培训提纲和讲义进行审核，在征询相关人员意见后，对不合适的内容要进行修改。

3. 协调落实培训时间。一方面是被培训人员的时间，根据医疗卫生行业的工作特点协调培训时间；另一方面是培训人员的时间，尤其是注意协调招聘培训人员的时间，以避免出现时间冲突。

4. 准备培训场所及设备。培训前要在仔细考虑培训细节的基础上综合考虑培训场所。对于场地空间大小的要求，如果是用于教学培训，一般来说，每人以 2 ~ 2.5 平方米为宜；如果是用于学员讨论等，一般来说，每人以 2.5 ~ 3.5 平方米为宜。培训前要认真检查所需的培训设备是否完好。

5. 培训师资的准备。有无合适的培训师对于是否能够取得好的培训效果十分重要，所以要特别注意启用合适的培训师。在培训前与培训师沟通好，发送邀请函，记录培训师的电话号码，并在培训开始前与培训师做最后的沟通与确定，以确保培训师能够准时参加。

6. 培训通知的准备。对所有参加培训的员工发送培训通知书，培训通知书一般包括培训课程说明、会务安排说明、注意事项等。

7. 培训气氛的营造。培训前注意培训对象的心态调整，在开始培训前的等待时间内，可放一些轻快的音乐，调节大家的情绪，以便营造良好的气氛。

此外，还需要注意的是培训的后勤准备，如讲课资料的准备，讲义、表格的打印、复印，人员饮食，交通问题的考虑等。

（二）培训过程中的控制

在培训过程中要始终把握培训主题，随时注意培训的内容，不能偏离主题。此外，要根据受训人员的反馈及时调整培训时间，例如，如果受训人员表现出对培训的内容特别有兴趣，那么可以考虑适当延长培训时间；如果受训人员表现出对培训的内容不感兴趣，就要考虑采取调整培训形式或缩短培训时间等措施。

第六节　卫生人力资源培训效果评估

一、人员培训效果评估的内容

培训效果评估（Training Effect Evaluation）是通过科学的方法和程序收集受训人员

对培训内容掌握情况、培训内容是否合适、培训讲师是否胜任、培训管理是否到位等项目的有关信息，以确定培训项目价值，确保培训效果最大化。人员培训效果评估的内容最具有代表性的观点是柯克帕特里克（Kirkpatrick）的四层次评估模型，具体包括以下内容：

（一）反应层次评估

一般来说，反应层次评估在课程刚结束时进行，主要是对总体的评价，了解受训人员对培训项目的主观感觉或满意程度。例如，询问学员：你感觉这个课怎么样？对培训师满意吗？

反应层次的评估是最基本、最常用的评估方式。但它的缺点显而易见，如因为对某一因素满意而给课程全部高分或者因为对某个因素不满而全盘否定，将导致无法准确评估培训是否完成了预期的要求。

（二）学习层次评估

学习层次评估一般在培训之中或之后进行，用于评估受训人员"学到了什么"。其着眼于对学习的度量，即评估受训者在知识、技能、态度、行为方式等方面是否有了提高或改变。评估的方法很具体，无论是测试模拟技能练习还是培训者的评价，目的都是评估学习的情况。

（三）工作行为层次评估

工作行为层次评估的重点是评估受训人员在工作中的行为方式有多大程度的改变或有多少运用到了工作中去。由于行为的改变是培训最直接的目的，因此对组织来说，该层次评估可以直接反映培训的效果。

（四）结果层次评估

结果层次评估的重点在于受训人员或组织的绩效是否有所改善，可以通过一些指标来衡量，如医疗事故率、医疗纠纷次数、患者满意度、平均住院日、人均门诊费用、出勤率等，通过可以直接测量的指标与培训前进行对照与评估。

二、人员培训效果评估的方法

评估培训与开发的效果可以采用多种方法。通过评估能清楚地知道培训与开发活动是否有效，为今后制订和实施该方面培训提供有益的参考。但是不同的培训评估方案都有自己的优点和缺点，因此要根据实用性、合法性、正确性的原则来选择培训评估方案。在进行培训效果评估时，需要注意以下问题。

（一）评估前要进行可行性分析

一般的培训项目都要进行评估，但不能绝对化。有些培训项目本身不具备评估的价值，如对培训目标不明确的培训项目就因为缺乏评估的依据而不能对其做出评估。

（二）评估者的选择

培训评估不能完全由培训者做出，这样会影响评估的效果。培训评估者有内部评估者和外部评估者之分，两者各有优劣，我们要根据培训项目的特点做出选择。

（三）评估方法的选择

评估也有很多种方法，在评估中运用何种方法进行评估，可依据评估者所掌握的信息以及评估者（特别是评估方面的专家）的建议而定。

三、培训效果评估的步骤

任何一种培训都必须接受效果评估，否则培训将流于形式，起不到培训应该起的作用。

（一）界定评估目的

界定评估目的是指界定评估主要解决什么问题，要达到什么样的水平等。大多数情况下，培训评估的实施有助于对培训项目的前景做出决定，对培训系统的某些内容进行修订，或是对培训项目进行整改，使其更加符合组织的需要。同时，培训评估的目的将影响数据收集的方法和所要收集数据的类型，其实现程度也是衡量培训效果的重要标识之一。

（二）设计培训评估方案

1. 选定评估对象。要根据实际情况选定评估对象，如新开发的课程应着重于培训需求课程设计、培训方式应用效果等方面的评估；对于新教员的课程应着重于教学方法、教学技巧等综合能力等方面的评估。

2. 构建评估数据库。培训评估数据库中的数据包括定性和定量两种，其中定性数据包括顾客满意度、工作积极性、工作氛围等；定量数据包括医疗纠纷次数、医疗事故率、孕妇死亡率、法定传染病上报率、成功抢救率等。

3. 确定评估层次。卫生组织应根据自己的实际条件，对培训工作有针对性地进行评估，确定最终的培训评估层次。目前卫生行业大多数的培训只做了一级评估或二级评估。

4. 选择评估方法。对不同层次的评估可以采取不同的方法。例如，对第一层评估可采用问卷调查法；对第二层评估可采用访谈法、笔试、技能操作等；对第三层评估可采用绩效考核法或比较评价法；对第四层评估可采用收益评价法。

（三）收集及分析评估资料

收集及分析原始资料是培训评估的重要环节。数据收集后，调动数据库中的数据，与原始数据进行纵向对比，从而得出评估结论。

（四）撰写培训评估报告

评估结论产生后，要及时撰写培训评估报告，并递交相关人员。一般来说，培训评估报告应反馈给参训员工的直接领导、培训主管以及组织领导等，以期不断跟踪并采取相应的纠偏措施。

第七节　"互联网＋"背景下智能培训在卫生人力资源管理中的应用

当今时代，科学技术日新月异。互联网和网络数据库技术的高速发展，使人们的学习不再受限于时间和地点的制约，而具有了较大的选择性和自由度。基于互联网的远程网络教育，逐步成为现代教学、培训的重要手段。与现代教育相比，网络教育改变了传统的学习方式，更适合人们个性化学习的特点，符合现代学习的特性。

一、智能培训的特点

（一）知识的网络化

在新的网络化条件下，基于数据库的支持，学习的内容不仅是书本上既定的知识，这些知识将会被重新组合，知识体系也将被重新划分，学习与研究方法也随之发生新的变化。

（二）学习的个性化

学习者在学习时间和空间上有很大的自由度，他们可以突破传统学习方式的束缚，进行自主学习，按需选择学习内容。

（三）学习的群体化

学习者在这一学习平台上，分别组成不同的学习群体，结合各自的需求开展学习活动，共享各种学习资源，一起完成学习任务。

（四）内容的可重复性

学习者可充分利用丰富的网络资源进行学习，有助于弥补课堂学习方式的不足，有利于个人合理安排学习时间。

二、E–learning 系统

（一）系统架构

E–learning 系统作为以互联网为基础的网络化学习平台，它采用 Web 环境下的 B/S 三层架构体系，即表现层、业务层和数据层系统，采用 GSP 技术，结合 Spring 和 Struts 等先进的软件架构，后台数据库选用 Oracle11。系统的运行环境需求如下：数据库服务器和应用服务器都采用主流配置的品牌服务器，安装 Windows 7 以上版本操作系统；用户终端计算机使用主流配置的台式机或笔记本，安装 Windows 7 以上版本操作系统。

（二）系统功能

1. 登录和修改密码。不同类型的用户通过输入用户名、登录密码和验证码进行登录，登录后会显示用户姓名、登录系统次数和上次登录时间，登录后可通过修改密码功能更改初始密码。

2. 教学者功能模块。教学者功能模块具有课程浏览、课程编辑、题库管理、试卷编辑、审阅试卷、学习者的学习情况图形分析和修改密码等功能。在题库管理中，本系统支持多种常见题型，如填空题、选择题、判断题等客观题型和简答题、论述题等主观题型，教学者可对试题进行添加、删除、修改和查询操作。在试卷编辑中，可进行智能组卷和手动出卷。系统支持客观题（如选择题、填空题和判断题等）自动阅卷。教学者可手动批复主观题，根据系统提供的参考答案给出相应的分数。系统可对学习者的情况如成绩、排名、出错率最高的章节和试题等进行图形分析，以推动教学水平的提高。

3. 学习者功能模块。学习者功能模块具有选修课程报名、在线学习、在线考试、课件下载和修改密码等功能。在线学习时，课程的每个章节都有教学者在课程编辑中维护的相关知识点，学习者按照章节顺序进行学习，还可下载教学者上传的各类教学资源，方便其自主学习。到达规定的考试时间可进行考试。提交试卷后，系统给出每张试卷的总成绩和每道题所得的分数。

4. 管理员功能模块。管理员具有系统的最高权限，负责管理网站的日常事务，如信息维护、课程维护、授课维护和权限设置等，保证系统能够正常运行和使用。

（三）系统在医院教学培训中的应用效果

E–learning 系统在实际应用中，取得了良好的效果。在医院开展的各项理论培训和业务学习中，参学职工通过 E–learning 系统，结合工作需求和实际情况，选学相关课程，自主安排学习时间，灵活开展学习，在规定时间内自主学完相关课程并完成考试。这种学习方法调动了大家的学习积极性，有效地化解了工学矛盾，合理利用了时间，提高了学习效率。E–learning 系统的应用，在医院临床科室、医技科室的教学活动和其他各类培训中，都发挥了良好的作用，取得了较好的学习效果。

1. 提高了整体教学效果。E–learning 系统避免了面授可能出现的传达信息及内容遗漏、不准确等弊端，保证所学知识的一致性、完整性和准确性，从而提升教学效果。

2. 激发了学习兴趣。E–learning 系统采用多元化教学，如上传视频、网上案例分析等方式，有利于提高职工的兴趣。此外，由于教育或培训内容和形式不仅仅局限于书本上的知识，而是增加了许多书本以外的知识，职工可以根据自己的需求灵活选择，大大激发了职工的学习热情和兴趣，使其更加积极主动地参与学习，获取知识。

3. 提高了学习效率。由于医院临床工作的特殊性，经常有夜班、周末值班及节假日值班的情况，有时教学培训与科室工作有冲突，E–learning 系统具有的异步学习的优势，可以较好地化解这一矛盾。学习者可利用 E–learning 系统合理安排自身学习时间及进度。其个性化的学习方式，还可使职工自主选择需要学习的内容，从而减少了同步学习时的重复性，极大地提高了学习效率。

4. 提升了培训管理水平。E–learning 系统提供了始终如一的高质量培训，因而减轻了教学者的工作负担，提高了培训管理水平。作为教学培训活动的组织管理者，带教老师省去了组织培训、编排试题、收发试卷、成绩统计等烦琐的流程，只要登录系统，就可完成相关教学培训工作，直观地看到职工的学习情况、考试成绩和数据分析结果，还可有针对性地提出培训重点和存在问题，从而推动了教学和培训水平的不断提高。

由于知识更新的需要，机关、企事业单位对于在职教育和培训有着现实而迫切的需求。E–leaning 系统为做好在职教育和培训工作提供了一条新的途径和方法。学习者通过网络获取丰富的业务知识和教育、培训信息，使学习更便捷，思路更宽阔，交流更通畅；通过现代信息技术与教学、培训的深度结合，为相关单位教育教学、培训提供了新的途径和手段。E－leaning 系统的运行和使用，受到了教学者和学习者的欢迎和好评，促进了医院在职教育和培训工作的深入开展。

本章小结

1. 卫生人力资源培训是指卫生组织通过各种方式帮助卫生人员提高工作技能、知识水平以及树立正确的观念和积极的工作态度，以最大限度地促使卫生人员的工作能力与现在或将来的工作岗位相匹配，从而改善卫生人员的工作绩效，并最终提升卫生组织的整体绩效，达到卫生组织战略目标的实现。

2. 卫生人力资源培训按照培训对象不同可以分为卫生管理人员培训、卫生核心专业技术人员培训、一般卫生专业技术人员培训、普通辅助人员培训；按照在职时间可分为岗前培训、在职培训、离职培训；按照培训的地点可分为内部培训和外部培训。

3. 常见的卫生人力资源培训方法包括讲授法、讨论法、案例分析法、角色扮演法、视听技术法、实践法。每种方法都有其各自的优缺点，应根据培训目的、培训对象、培训内容以及培训费用等因素灵活选择合适有效的培训方法。

4. 培训需求分析是对组织成员的目标、知识、技能、态度等方面进行鉴别和分析，从而确定是否需要培训以及培训的内容。

5. 人员培训效果评估的四层次评估模型，包括反应层次评估、学习层次评估、工作行为层次评估以及结果层次评估。

复习思考题

1. 卫生人力资源培训需求的获取途径有哪些？
2. 简述卫生人力资源培训方案的制定与实施的步骤。
3. 互联网给卫生人力资源培训带来了哪些新的变化？

应用案例

导师化的培训

阳光暖暖的午后，A 医院眼科里的医生们大多选择找个安静的角落小憩一会儿。负责教学管理工作的李主任却坐在办公室里没有一丝困意。摆放在他面前的是一摞住院医师规范化培训的申请书，正是住院医师规范化培训工作让李主任着实费了一番心思。

A 医院是北京市住院医师规范化培训的主要基地之一，每年都会有一批来自其他医院的住院医师，他们在这里接受 2~3 年的培训，完成轮转考核，然后回到原来的医院。这些医师大多是来自周边基层医院的新入职人员，以硕士毕业生居多。他们具有执业资格却缺乏临床经验，而培训基地在临床和教学等方面具有先进水平，因此对他们来说，在培训基地的进修，无论是临床知识的学习还是个人工作习惯的形成，都显得格外重要。

以前，这些医师的培训并没有让李主任花费过多的心思。然而，近几年轮转的医师不断增多，但他们不属于轮转医院的编制，甚至有的医师执业单位都不在这里，所以管理上难免出现一些纰漏，临床操作上也有一定局限性，他们更不像医院里的研究生那样能够跟着导师系统地学习。最近李主任发现一些轮转医师工作上并不上心，而且在前段时间的轮转医师考核中还有几名医师没有通过，这是以前不曾有过的事情。面对这种情况，他觉得有必要抓一下轮转医师的教学管理工作了。

为此，李主任专门找到没有通过考核的医师了解情况，这些医师自己也分析了原因，认为是临床经验不足，不能很好地投入临床工作中，而且刚进入科室时缺乏归属感，总感觉是在别的医院工作，于是慢慢松懈下来。确实，这些医师分析的是一种共同现象，李主任思索着如何能切实解决这个问题，让这些轮转医师能尽快融入科室，投入工作中，并充分调动他们的积极性。

在寻找解决方法时，李主任回想到科研会上有几名教授反映近期工作量大、科研任务紧张、缺人手的问题，为什么不让教授带教这些轮转医师呢？对于轮转医师而言，一方面，通过"导师化"可以对他们的工作和学习进行指导，延续他们以前的学习工作方式，作为入职初期的一个平稳过渡；另一方面，还能使他们产生归属感。对于教授而言，配备轮转医师相当于给他们增加了人力，可以在指导轮转医师的基础上共同完成科研等工作。此外，共同完成的科研等工作无疑也是轮转医师科研成绩的一部分，因此不但能调动他们的积极性，还能使他们在轮转期间接触更多的内容，更易出成果。意识到这会是一个好办法，于是李主任下午便召集了教授组成员商量相关事宜。这个决策受到了教授组的一致好评，各位教授纷纷表示愿意带教轮转医师。

在如何搭配的问题上，李主任又征求了轮转医师及教授双方的意见。先是了解了这些轮转医师的意愿及兴趣的方向，好为以后的具体专科奠定基础，同时询问教授组的相应情况，最后教授组一致决定，按照轮转医师的意愿选择。科室将轮转医师优先与科研及工作任务重、本身所带研究生少的教授搭配，以达到资源的优化配置。另外，科室内所有轮转医师随同科内研究生一起参加日常及出科考核，统一教学管理。

李主任希望通过一系列的设计使住院医师的规范化培训真正达到满意的效果。

案例点评：住院医师规范化培训的关键是要回归本位

案例中 A 医院住院医师规范化培训中出现的问题包括：住院医师初来乍到，又缺乏临床经验，不能融于培训单位的临床工作中，缺乏归属感，培训学习的积极性不高；

住院医师轮转人数增加，管理存在纰漏。

对此，李主任的解决方案是请科研任务重、人手不够、本身所带研究生少的教授，根据轮转科室医师的选择，与科研教授组合，希望这样既能解决住院医师师资带教的问题，又能缓解教授科研任务紧张的现实困难，一举两得。

首先必须肯定李主任的主观动机是好的。作为一个负责住院医师规范化培训工作的管理人员，当发现参加本院培训的住院医师积极性不高、有几人轮转考核不通过等情况时，能够及时深入住院医师中间进行调查，探其究竟，并能想方设法予以解决，这非常难得地体现了一个管理者的高度责任心。然而，对李主任提出的解决方案能否达到预期效果，还需要从多角度考虑，审慎行事。

此方案是否可行，前提是要明确住院医师规范化培训的目的，即通过住院医师在上级医师指导下在培训基地进行临床工作的培训实践，完成培训标准所规定的各项临床要求，把医学理论知识转化为临床能力培训标准规定的要求。除医德医风、人文素质等训练外，还主要包括轮转科室（必轮科室和选轮科室）及轮转时间，每一轮转科室需要实践的病例病种必须掌握的操作技能等。在这中间必须认识到，把医学知识转化为能够独立诊疗患者的能力是一个循序渐进、不断积累经验，并且不断将经验升华内化为自身能力的过程，这是一个从量变到质变的艰苦而漫长的转化过程。要完成这一转化，需要住院医师的努力、带教医师的传帮带、良好的学术氛围，还需要培训基地严格规范的管理。以上四点相互支撑，缺一不可。

这个案例中，住院医师感觉自己是外单位人，在为别人干活，缺乏归属感，这可能是一个比较普遍的问题。让外来住院医师很快融入新环境不大容易，但是创造条件，帮助他们尽快熟悉医院环境是应该做的培训。医院要加强对外单位住院医师的教育、关怀和管理，特别注意要努力保证他们与本院住院医师享受同等待遇，科室应该给他们更多的辅导和实践机会，帮助他们克服对环境的陌生感，战胜对临床经验不足的畏惧感，更快地融入培训医院的临床工作中。对住院医师来说，则应该以一种积极的心态应对新环境中的各种困难，主动寻求培训医院老师的帮助，调整自己，提高适应能力。要知道，在有限的培训时间内，完成从临床"生手"到"熟手"的飞跃，没有十倍的努力、百倍的付出是不可能的。

对于李主任设计的请有科研任务的教授带轮转住院医师的方案，这个想法好，但执行起来会有比较大的难度。因为教授当前最关心、最纠结的是如何尽快完成所承担的科研任务，不大可能抽出足够的精力和时间投入到对住院医师临床工作的具体指导中。反倒很可能把住院医师的临床活动与他们的科研工作"混搭"起来，将住院医师视为科研助手，帮助他们从事一部分科研的工作内容。实事求是地讲，临床科研工作与住院医师的培训内容和要求是不同的，如果有些重合也是极小的一部分，不可能完全相同。住院医师指导教师的作用是通过言传身教，指导一个刚入门的住院医师如何进行系统问诊，如何正确进行体格检查，如何规范实施必须掌握的基本技能操作，如何捕捉临床的细小症状做深入全面的病例分析……总而言之，在对患者全过程的诊疗活动中，指导教师需要引导住院医师学会正确的临床思维和规范的临床处理，学会与患者进行有效的沟通。要做到这些，指导教师肯定要付出大量心血，比如，修改住院医师病例一事就很费指导教师的精力。不少名医和大师的回忆文章在总结自己成长成才的历程时，无不对当时上级教师的指导充满感激和敬意。由此能说明一个好的指导教师在年轻住院医师的成长中发挥着至关重要的作用。

世上的任何事都是有得有舍，成功与否系于舍得之间。现在李主任用急于解决科研任务紧张的教授来指导刚进院的住院医师，笔者相信教授不会对住院医师撒手不管，也不会让他们全部搞科研，但是也不可能奢望教授会舍弃科研时间，把更多的时间与精力花费在指导住院医师的临床实践上。这样势必使培训的质量大打折扣。解决问题的关键还是要回归本位，从带教师资队伍的基础建设抓起，让科室负责住院医师培训的临床师资切实履行职能，承担好指导住院医师的重任。

案例点评：临床技能培训是住院医师规范化培训的核心

住院医师规范化培训是医学教育的特有阶段，是医学生成长为合格临床医师的必由之路。随着"医改"的逐步深入，住院医师规范化培训制度正在逐步建立和完善。2010年11月江苏省政府颁布的《江苏省住院医师规范化培训实施办法（试行）》规定，自2010年起所有新入行的住院医师必须到住院医师培训基地接受规范化培训；2012年起《住院医师规范化培训合格证书》将作为各级医疗卫生机构临床岗位聘用和晋升、聘任主治医师的必备条件。

案例中A医院作为北京市住院医师规范化培训基地，接受基层医院委托进行住院医师规范化培训，这是我国住院医师培训的发展方向之一。这种培训形式一方面能有效提高基层医院医务人员的诊疗水平，另一方面解决了社会化住院医师择业之忧。当然住院医师规范化培训制度的落实与实施必然会遇到各种问题，如在本案例中关于住院医师编制执业地点等问题，需要参照国际医师培训惯例以及不断完善培训体制而逐步解决。

住院医师规范化培训的核心是临床技能训练。手段是进行系统规范化的临床培训，目标是合格的临床医师。由于我国医学教育的复杂性，在临床接受训练的人员除住院医师外，还有临床专业学位研究生或科研型研究生。但是，正如案例所述，住院医师不是"跟着导师系统学习"的研究生，住院医师必须按计划在二级学科内各专科进行轮转。为进一步提高住院医师培训的质量，江苏省人民医院近年来实行的住院医师"培训导师组制"受到了住院医师的欢迎，并取得了很好的培训效果。医院在各三级学科选择1~2名具有10年以上临床工作经历、热心临床带教、德术均佳的医师担任培训导师。这些导师共同构成二级学科住院医师培训"导师组"，各位导师担任本科室住院医师培训导师组组长。培训导师既是科室住院医师培训的责任带教和指导老师，也是科室住院医师培训的管理者。在科主任的领导下，承担培训计划的具体实施和日常培训管理工作，对住院医师的业务成长和医疗安全负责。

本案例中李主任针对住院医师规范化培训中的问题，提出"导师化"方案，对提高住院医师归属感具有积极意义。但这种"导师化"的一个出发点是"几名教授反映近期工作量大科研任务紧张缺人手"。这种"导师化"在实际操作中会难以把握"度"，极易使住院医师成为教授的科研助理，与住院医师规范化培训的初衷有悖。当然，我们亦认为住院医师培训在进行临床训练的同时，应兼顾临床科研与临床教学。为解决当前住院医师培训与临床专业学位教育存在重复培训的问题，我国目前正创新性地进行住院医师培训与临床专业学位接轨试点，让住院医师在完成培训、获得《住院医师规范化培训合格证书》的同时获得《临床专业学位证书》，提高培训效率。住院医师规范化培训是指对从事临床医疗工作的高等院校医学毕业生，通过3~5年严格的规范化、系统化的临床工作训练，使其具备临床工作的基本素质和医生职业道德，掌握临床工作所必需的医学理论知识、操作技能和临床思维方法，成为合格的临床医学人才的培养过程。住院医师规范化培训是我国医学毕业生毕业后教育的重要组成部分，是培养合格临床医学人才、提高医师临床经验和实践技能的重要途径。

案例中眼科李主任为了调动轮转住院医师的工作积极性算是煞费苦心。在采取的做法中，"导师化"可以对他们的工作和学习进行指导，有针对性地进行培训是可取的。但在具体做法和操作上却欠妥当，他将轮转医师分配给科研任务重、本身所带研究生少的教授，如同带研究生一样带住院医师，这确实解决了教授们科研工作中人手不足的问题，但却增加了轮转医师的工作负担，使他们不能有足够的时间从事临床一线工作，违背了住院医师规范化培训的初衷。

住院医师规范化培训是一项长期的系统工程，需要各基地医院结合实际不断摸索形成自身的模式。住院医师规范化培训应重视几个方面：一是加强住院医师轮转前的培训工作，加强对轮转医师的人文关怀和医师高尚职业情操的培养。通过系列培训，使轮转医师了解医院文化和整体实力，便于其逐渐融入医院的工作环境当中以增加归属感。二是实施住院医师导师负责制（带教老师负责制），导师的选择应该考虑轮转医师的培训内容、专业兴趣。导师制的实施是为了加强轮转医师对某一专业系统性的学习，通过导师的言行示教增强其专业素质，培养专业技能，提高临床诊治能力。案例中李主任试图通过"导师化"的方式对轮转医师进行培养的思路是可取的。三是要建立科学的考核评价体系。科学的考核评价体系应该包括以下两个方面：一方面是对轮转科室主任和带教老师进行评价，这是保证住院医师规范化培训工作持续开展的基础，应将住院医师规范化培训纳入科主任的年度工作目标和绩效考核体系中，在科室奖金分配、职称晋升等方面予以一定的权重；给予带教老师一定的课酬，以保证带教老师的工作积极性。另一方面是对轮转住院医师的评价，主要包括转科考核、阶段考核、自我评价等方面。建立完善的住院医师考核机制，住院医师的考核评价重点是临床的实践技能、临床诊治能力等。

案例来源：刘金峰，朱光明. 中国卫生人力资源管理案例集［M］. 中国传媒大学出版社，2013.

第十章 卫生人力资源队伍的建设与发展

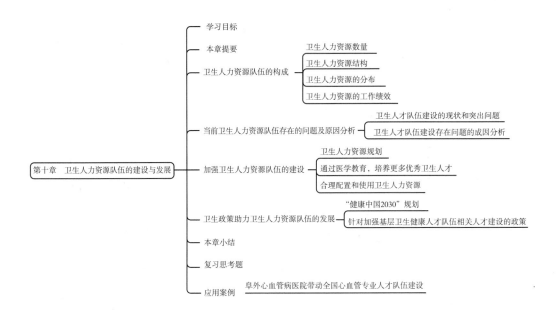

学习目标

通过本章的学习，你应该能够：

掌握： 加强卫生人力资源队伍建设的方法。

熟悉： 卫生人力资源队伍的现状、存在的问题及原因。

了解： 卫生政策如何助力卫生人力资源队伍的发展。

本章提要

充足的卫生人力资源数量、合理的卫生人员结构和分布以及优良的工作绩效，是保障基本卫生服务提供的重要前提。要了解一个国家或地区的卫生人力资源现状，必须对这些基本信息进行分析。在接下来的章节中，首先，对当前人力资源队伍的数量、质量现状进行分析，对其现状背后的深层次原因进行挖掘；其次，指出加强卫生人力资源队伍的建设应该做出的努力；最后，对卫生政策的影响进行阐述。

第一节　卫生人力资源队伍的构成

一、卫生人力资源数量

分析一个国家或地区的卫生人力资源状况，首先要了解卫生人员的数量，其可以用绝对数或相对数表示，通常采用的指标是每千人口卫生技术人员数。分析卫生人力资源数量可以做两类比较：第一类是横向比较，即不同国家或地区间卫生人员数量的比较。由于不同国家和地区人口规模的不同，这种横向比较只用相对数字进行比较，即每千人口卫生技术人员数量的比较。世界卫生组织（World Health Organization，简称WHO）负责收集和比较各国卫生人员数量的信息，但由于各国卫生人员种类、统计口径以及卫生信息系统的差异，甚至能获取资料的年份也各有不同，因此，有时难以对卫生人员数量进行直接的比较。

分析卫生人力资源数量的第二类为纵向比较，即同一国家或地区不同年份卫生人员总量或每千人口卫生技术人员数量的变化趋势。对于变化趋势的分析可以清楚地了解该国家和地区卫生人力资源发展的情况，为分析医学教育和卫生人力政策对卫生人力资源的影响，以及今后卫生人力资源的规划和管理提供重要信息。中国卫生人力总量在过去 60 多年的时间里，总体保持上升的趋势。20 世纪 50 年代卫生人力资源数量快速增长，每年递增约 11 万人。60 年代停滞不前，在 180 万人上下波动。20 世纪 70～80 年代快速发展，每年递增约 15 万人，90 年代后递增速度放慢。2001～2003年卫生人员数量出现负增长。2005 年以后，卫生人员数量再次快速增长，每年递增均超过 20 万。其中，值得一提的是中国农村"赤脚医生"队伍的变化。1968 年，随着"赤脚医生"制度开始建立，卫生人员总数在这段时间显著上升，而从 1985 年开始，中国不再使用"赤脚医生"名称，开始建设和发展乡村医生队伍。

二、卫生人力资源结构

卫生人力资源的结构对卫生服务的提供会产生重要影响。不同年龄、不同性别、不同学历背景的卫生人员在很大程度上影响其知识、技能、提供服务的方式等。分析卫生人员的结构包括许多内容，本部分从卫生服务的角度出发，重点分析卫生人员的类别、性别、年龄和学历结构。由于卫生人力资源状况能用每千人口卫生技术人员数来衡量，因此本节将引用卫生技术人员数据来说明情况。

（一）卫生人力资源类别结构

不同类别的卫生人员结构决定着卫生服务提供的模式。例如，在卫生服务均等化的政策框架下，卫生人员的数量对于卫生服务的提供至关重要。医护比（医生和护士数量的比例）对于医疗机构的服务提供影响甚大。新中国成立初期的医护比约为 1∶0.1，虽然近年来护士数量的增长速度明显比医生的增长速度快，但中国护理人员仍处于短缺的状态。

（二）卫生人力资源性别结构

卫生人力资源通常以女性居多。2019 年，中国卫生技术人员中女性占 72.2%，其中注册护士这一职业中女性占比更是高达 97.4%。女性在卫生服务提供中发挥着重要的作用。尤其是在那些非正式的卫生人员中，如照顾病人的护工等，女性的作用更是不可替代，但这些信息在卫生统计资料中往往得不到反映。

（三）卫生人力资源年龄结构

卫生人力资源的年龄结构对于卫生人力规划至关重要。在预测卫生人力供给时需要根据卫生人员的年龄结构预测未来的退休人员数量。如果现有卫生人员中接近退休年龄者的比例较高，那就意味着在未来一段时间内会有较多的人退休，在人员供给量的规划中必须充分考虑这一因素。目前中国卫生技术人员的年龄结构以中青年为主，2019 年，卫生技术人员中 25~54 岁年龄段的人数占 83.2%，55 岁及以上的卫生技术人员只占 10.9%。

（四）卫生人力资源学历结构

学历结构反映卫生技术人员接受医学专业教育的水平，在很大程度上影响着医疗服务的质量。中国卫生技术人员的学历通常分为研究生、大学本科、大专、中专、高中及以下几类。近年来，中国卫生技术人员的学历水平不断提高。2019 年拥有大学本科及以上学历的卫生技术人员数量占 38.5%，而 2011 年这一比例只有 25.7%。在所有卫生技术人员中，执业医师的学历明显高于其他类别的卫生技术人员，其大学本科及以上学历者占 57.4%，而在注册护士中，大学本科及以上学历者只占 23.8%。

三、卫生人力资源的分布

卫生人力资源的分布是分析卫生人力资源现状的一个重要方面，包括地域分布和城乡分布。从地域分布来看，中国的东、中、西部地区的卫生人力资源分布不均衡。

2019 年东部地区每千人口卫生技术人员数为 7.6 人，而中部和西部地区分别为 6.6 人和 7.4 人。经济水平、社会发展程度、卫生投入和卫生服务需求量的差异是造成卫生人力资源配置地域差异的主要原因。

卫生人力资源的城乡分布差异是限制农村地区卫生事业发展的重要因素。与卫生人力资源的地域差异相比较，卫生人力资源的城乡差异更大。2019 年中国城市地区每千人口卫生技术人员数为 11.1 人，而在农村地区，这一数字仅为 5.0 人。影响卫生人力资源城乡分布的因素有许多，包括以下几点。

（一）经济激励因素

经济激励是决定人员去留的重要因素。许多国家（如越南、泰国等）利用提高工资水平等措施吸引更多的卫生技术人员到农村和边远地区工作，取得了一定的效果。常用的经济激励措施包括：提高工资水平，提供特殊地区和特殊岗位补贴，住房、养老金、保险、交通等福利待遇补贴。但是，单纯应用经济激励来吸引和稳定卫生技术人员的效果是有限的，因为地区之间存在着很大的收入差异，贫困地区的财力如果不足以大幅度提高工资福利待遇，对卫生技术人员产生的吸引力就是短期的。因此，经济激励需要与非经济激励相结合才可能产生好的效果。

（二）工作环境和工作条件

卫生技术人员需要足够的设施和条件才能更好地开展工作。良好的工作环境和工作条件对卫生技术人员的吸引与稳定及其工作满意度的提升有重要的影响。工作环境和工作条件包括：医疗机构的设备、药品和其他用品供应，工作安全（尤其是避免患者及家属对医务人员的暴力行为），工作生活中的饮用水、卫生及供电、通讯和交通设施等。在一些亚洲国家，医务人员的子女入学也是重要的影响因素。

（三）职业发展机遇

许多卫生技术人员将培训机会视为职业发展的重要机遇。贫困农村地区缺少专业培训的资源和机会，是导致难以吸引卫生技术人员和人员队伍不稳定的重要原因。在职专业培训通常有两个限制：首先，农村地区本身缺乏卫生技术人员，若卫生技术人员外出参加培训，很可能会影响其岗位的工作；其次，在职培训有时也会成为人员流失的诱因。此外，晋升机会不平等也是农村卫生工作的一大限制。有研究发现，医护人员常抱怨晋升不以能力为基础，而更看重年龄或关系且程序不透明，这是造成人员流失的重要原因。

（四）管理制度

良好的管理制度能激励卫生技术人员的工作积极性，也有助于吸引和稳定更多的卫生技术人员。增强医疗机构负责人的管理能力是实现这一目标的关键措施。管理制度包含的内容广泛，最值得一提的是有效的监督。随机化对照试验证明有效监督能提高卫生人员的绩效和满意度。但多数管理者将监督当作一种控制的工具，缺乏相关技能则无法有效地将监督结果反馈给卫生人员以提高绩效。

（五）社会认可

获得上司、同事和社会的认可对许多卫生人员来说是一个重要的激励因素。相对于其他外部因素而言，这种内在的认同感和成就感在很多时候更能发挥积极的激励作用。

四、卫生人力资源的工作绩效

卫生人力资源的工作绩效（Heath Workforce Performance）对卫生服务和人群健康有直接的影响，可以从四个维度进行测量。其中卫生人力的可获得性（如卫生人员的数量和分布）和提供卫生服务的能力（如学历结构）已在以上部分详细介绍。反应性这一维度（如病人满意度）在有关卫生系统和卫生服务的教材中讨论。本部分主要介绍卫生人力资源工作绩效的最后一个维度，即服务产出。在卫生人力资源的工作绩效中，服务产出是指固定投入下的产出量，也就是服务效率。常用的反映服务产出的指标包括医生日均担负诊疗人次、医生日均担负住院床日、医院病床使用率等。

第二节　当前卫生人力资源队伍存在的问题及原因分析

加快卫生人力资源的建设是医疗改革中的一个重要的内容，这是对于"医改"政策的积极响应，同时也是实现对医疗体系高效率、低成本的重要保障。人才队伍的建设也是我国医院建设的核心。在新的时代背景下，人们对于医院的服务有着更高的要求，因此，不仅是医院本身需要这样的高技术人才，社会对于这样的高素质人才也有着迫切的需求，所以加强医院的人才队伍的建设对于社会和医院都有着积极的进步意义。但不可否认的是，当前我国卫生人力资源队伍中存在着很多问题，严重制约了我国卫生事业的发展。

一、卫生人才队伍建设的现状和突出问题

现阶段医院的人才队伍在发展过程中还存在一些问题，无法很好地适应新时代、

新形势的政策要求。这些问题和障碍严重制约了医院的发展与进步。下面就几个突出问题展开阐述和分析：

1. 医院人才队伍整体学历偏低，人才质量和专业性不强。医院人才队伍的整体学历较低，缺失专业性的工作人员和技术人员。而人才质量的低下对医院技术水平和医疗水平的提升具有一定的制约作用，阻碍了医院的发展。

2. 缺乏健全的人才管理机制，人才培养力度不足。由于医院高层人员的思想认识问题，对于人才队伍的建设相对来说比较滞后。缺乏对专业人才的引进和培养，没有切实有效地制定健全先进的人才管理机制和人才政策。因此，落后的人才管理制度会影响人才队伍的质量水平和技术水平，从而阻碍医院的良性发展。

3. 医院人才大量短缺，流失现象严重。近年来，中青年业务骨干由于攻读博士、硕士研究生或者才能没有得到正常合理的发挥等其他原因而辞职、调离医院。大量的人才短缺和流失现象对医院的发展造成了严重影响。

二、卫生人才队伍建设存在问题的成因分析

1. 政策保证机制尚不健全。现阶段，我们国家对卫生队伍建设并没有引起足够重视，尚未建立卫生人才优先发展保障机制，也没有将卫生队伍建设纳入健康中国行动核心考评指标。总体而言，政策制度的不健全以及伤医事故的监督惩戒机制不完善，导致卫生人才队伍建设并没有从战略层面上展开。

2. 培养方式相对滞后。当前医务人员的培养方式单一，缺少培养卫生领军人才、专业应急人才和其他卫生专业人才的意识和机制。此外，医学类高校培养方式相对滞后，导致其学生所学难以致用。许多医学类高校因为连年扩招，导致教学仪器、实验场所和实习医院数量严重不足，医学院学生难以获得足够的实践经历。

3. 薪酬收入较低。当前卫生从业人员的经济收入与其创造的社会价值和技术劳务价值并不匹配，医务人员的收入水平明显偏低、绩效激励不足，这也是导致医院人才流失严重的重要原因。具体来说，尤其是对于高层次人才、紧缺人才的工作制度和分配形式吸引力不足，并没有真正做到"私人定制""多劳多得""优绩优酬"，激励方式有待提升。

4. 社会保障不足。虽然"尊医重医"的思想依然是社会主旋律，但不可否认的是，近年来发生了很多伤医事故，医患矛盾的恶化和加剧对医务人员的身心健康都造成了极大的伤害。工作强度大、休息时间不足、难以照顾家庭和社会地位不佳等都间接导致了人才流失。

第三节　加强卫生人力资源队伍的建设

政府部门需要采用行政和市场手段，对卫生系统中的人力资源进行系统管理。政府在卫生人力资源管理中的作用包括三个方面：一是卫生人力资源的规划；二是卫生人力资源的培养；三是卫生人力资源的使用。

一、卫生人力资源规划

卫生人力资源规划是一个国家和地区根据总体卫生规划，对未来卫生人力的需求量、供给量和供需关系进行预测，制订卫生人力资源计划的过程。

卫生人力资源规划必须与社会经济发展规划、卫生规划相适应，必须与卫生服务发展现状、医学教育的培训能力、卫生人力的绩效产出等多种因素相协调，否则即便制定出了详尽的卫生人力资源规划，也无法有效地指导卫生人力资源的培养和使用。

卫生人力供给量是指根据卫生人力的现有存量、新增加的数量以及损失的数量预测未来一段时间内卫生人力资源真正可获得的数量及特征。卫生人力供给量的预测主要从三个角度进行：现有卫生人员的数量及其特征；未来可增加的卫生人员的数量及其特征（从其他地区和部门调入的医学毕业生和重新返回卫生系统工作的人员）；未来可能损失的卫生人员数量及其特征（退休、调离、死亡等原因）。

在对卫生人力的需求量和供给量进行预测后，需要对卫生人力的需求量和供给量进行匹配，以确定在未来某个时间内卫生人力的供需是否均衡。应该注意的是，供需的均衡匹配不仅要关注数量上的均衡，也要注意卫生人力在结构和分布上的均衡。此外，现有卫生人员的工作绩效对卫生人力的供给和需求也会产生重要影响。因此，在卫生人力规划中也应该将现有卫生人员的工作绩效作为一个重要的因素加以考虑。

若卫生人力供需出现不匹配的失衡状态，卫生人力资源规划者还应该根据供需平衡关系的特点、产生不匹配的原因、可利用的资源等因素，相应地提出解决方法。

二、通过医学教育，培养更多优秀卫生人才

通过医学教育培养医学生来满足卫生人力市场对人才的需求，医学院校培养的医学生的数量和质量将直接影响到卫生服务的提供能力。首先，医学教育的招生规模以及毕业生就业率是决定卫生人员数量的重要因素。其次，医学教育的学制和专业结构、医学教育的形式和内容在很大程度上影响着卫生人员的结构和分布。最后，卫生人员

的绩效表现与其知识和技能密不可分，而前者主要受医学教育质量的影响。具体来说，为了更有力地促进卫生系统中人力资源的发展，可以从以下几个方面来改善医学教育。

（一）医学教育规模应与卫生人力资源规划协调发展

医学教育规模与卫生人力的结构、质量和效益直接相关，未来医学教育的发展需要对教育规模的发展予以足够重视。对于卫生人力数量和医学院校招生规模问题，教育及卫生行政部门应加强协作。医学教育机构应根据卫生人力规划和医疗卫生体系发展的需求量合理制订招生规模，使医学教育与卫生人力资源协调发展。

（二）调整医学教育培养结构，满足卫生服务需求

目前，中国医学教育的结构层次偏低，优化医学教育的结构与布局是卫生事业改革与发展的需要，也是医学教育改革的当务之急。合理的专业结构应该是研究生教育趋于专业化，趋向高精尖技术和科研，而本科和专科教育应该将医疗、预防、保健、康复一体化，着眼于解决实际的健康问题和满足人群的健康需求。未来应拓宽专业口径，增强各专业的社会适应性。

（三）提高医学教育质量，改善卫生人员绩效

医学教育应向知识、态度和技能的培养方向上发展，注重核心能力的培养和终身教育，优化教学内容和方法，同时推进以问题为中心和以岗位胜任能力为基础的医学教育改革。考虑到中国医学教育大规模扩招的国情，在推进医学教育改革的过程中可能有很多阻碍，但是应该加强以问题为中心的临床医学教学模式。早期接触临床实践为医学和临床课程的学习提供专业意识，促进临床思维的形成和临床技能的掌握，进而培养医学生的岗位胜任能力。另外，建立行之有效的医学继续教育制度可以保证卫生服务水平的不断提高。

三、合理配置和使用卫生人力资源

（一）为农村地区吸引与保留卫生人才

农村地区缺少合格的卫生人员，是全球许多国家普遍面临的问题。为了解决这一难题，许多国家和地区尝试了不同的干预措施。

1. 教育类干预措施。医学教育是卫生人员培养的源头和基础。因此，从医学教育的招生、课程设置、培养方式等方面，提高医学毕业生到农村和基层就业的比例是各国普遍采用的办法。

（1）招收农村背景的医学生。已有大量可靠证据表明，农村背景的医学生毕业后

更容易回到农村工作。南非的一项研究表明，农村背景的学生毕业后到农村地区工作的可能性是城市学生的 3 倍。美国的学者进行了一项长达 20 年的纵向研究，发现毕业11～16 年后，仍有 68% 农村背景的毕业生在农村工作。科克伦（Cochrane）系统综述的结果表明：“从单项措施来看，招收农村医学生与农村工作的关联强度最高。”

从农村地区定向招收医学生通常需要固定的招生名额、一定的经济资助以及学校和社会支持，否则农村学生难以获得接受医学教育的机会。

（2）在农村地区开设医学院校。许多观察性研究的结果显示，在农村地区的医学院校，医学生毕业后更容易留在农村工作。中国的一项研究发现，农村地区的医学院校培养的学生有 34% 留在农村工作，而在两所城市地区医学院校，该比例分别为4.9% 和 9.8%。

（3）医学教育中增加农村卫生的内容。农村和城市卫生服务在内容和形式上有很大差异，因此对卫生人员知识和技能的要求也有所不同。临床医学生大多数在城市的二级和三级医院里实习，学习先进的技术，利用复杂的仪器进行疾病的诊断治疗。而农村的医疗机构缺乏这样的仪器和技术，毕业生难以有效根据农村的特点提供卫生服务。在医学教育课程设置中增加与全科医学和农村卫生相关的内容，可以提高毕业生到农村工作的知识和能力。另外，在临床实习中如果能够到农村医疗机构轮转一段时间（4～36 周不等），也会影响医学生毕业后的职业选择，增加去农村工作的可能性。

如果位于农村的医学院校招收了农村背景的医学生并提供与农村卫生服务相适应的医学教育内容，这些因素结合在一起更能够提高医学生毕业后留在农村就业的机会。因此，在政策制定过程中应充分考虑如何将这些因素有效地结合在一起，才能取得良好的效果。

2. 强制性干预措施。强制性干预措施是指通过行政命令的手段，强制性安排医学毕业生或卫生人员到特定地区工作一段时间以解决当地缺少卫生人员的状况。有 70 多个国家曾经或正在采用各种形式的强制性手段促使卫生人员到农村工作。根据是否配合使用激励机制，强制性措施可分为两类：

（1）有激励机制的强制性措施。并不能完全依靠政府的行政命令，而应依靠强制性手段所附加的激励机制吸引卫生人员到农村地区工作。这些激励措施可以分为以下几类：

①与教育培训有关的激励措施。医学毕业生为了获得研究生教育或专科进修的机会，必须到农村地区服务一定的时间，如蒙古国和越南。

②与职业发展有关的激励措施。规定医学毕业生或卫生人员在获得执业资格或者晋升之前，必须到农村地区服务一段时间，如缅甸和南非。

③与经济有关的激励机制。将在后面经济激励性干预措施中介绍。

（2）无激励机制的强制性措施。这类措施要求医学毕业生或卫生人员无条件地服从国家和政府的分配，到农村服务一段时间。中国在实行“双向选择，自由择业”的政策之前也是实行这种"国家包分配"的强制性政策。伊朗、古巴等国家都有类似的政策。甚至在澳大利亚，国际医学毕业生如果要进入该国执业，也必须首先在卫生人力缺乏的地区服务满 10 年。这类无激励机制的强制性措施的理论依据是国家和政府承担了医学教育的主要成本，因此，医学毕业生获得了行医的知识和技能后有义务按照国家的需要为农村和偏远地区的人群提供服务。

尽管强制性干预措施在全球许多国家普遍得以实施，但极少有项目对这些干预措施的效果进行了严格的评估。强制性干预措施能在较短时间内为缺少卫生人力的地区提供临时的解决方案。但从长期来说，该措施仍然无法解决问题。对强制性干预性措施的主要质疑有两点：首先，有人认为强制性干预措施侵犯了人类就业自由的基本权力；其次，尽管强制性干预措施能在短时间内增加农村卫生人力的数量，但大多数人在服务期满以后都会选择离开农村地区，因此造成了非常频繁的人员流动，对农村地区卫生人力队伍的建设反而有害。

3. 经济激励性干预措施。经济激励也是各国经常采用的干预措施。几乎每个国家都有不同形式的经济激励措施以吸引和留住农村地区卫生人力，这类措施的形式多样。本章节根据经济激励措施发挥作用的机制不同将这类措施分为两大类：

（1）直接的经济激励。这类经济激励措施不附加任何的条件，单纯依靠经济杠杆的作用吸引医学生和卫生人员到农村工作。在其他条件保持不变的情况下，利用经济学的原理和方法，也比较容易预测这类直接的经济激励措施能够在多大程度上提高农村地区的吸引力。

（2）有附加条件的经济激励。这类措施在为医学生和卫生人员提供经济激励的同时，要求接受对象必须到农村地区服务满一定的时间，否则就要如数或加倍退还接受的经济激励。这其实是经济激励性干预措施和前面提到的强制性干预措施的结合。

有关这类项目的文献主要来自发达国家，尤其是美国和日本。日本自治医科大学从 1972 年开始每年从每个地区招收 2～3 名医学生，为他们提供全额奖学金，但学生必须与学校和当地政府签订合同 6 年，学业结束后必须回当地农村医疗机构服务 9 年。美国科罗拉多州从 1992 年开始，以为医务人员偿还总额不超过 7 万美元的教育贷款作为条件，要求受资助对象必须到农村地区服务至少 2 年。

尽管有些证据表明，接受经济激励的卫生人员比未接受的人员更容易到农村地区工作，目前的证据还无法得出这类干预措施是否有效的结论。尤其是这类经济激励性干预措施主要来自发达国家，其结论能否推广到像中国一样的发展中国家，还有待进一步的证据支持。另外，经济激励性干预措施，自然需要一定的财政能力才能实施。

4. 管理和支持性干预措施。农村地区的个人生活环境和职业发展环境等方面的条件远远比不上城市地区，因此在这些方面采取一些管理和支持性的干预措施也将有助于增加农村地区对卫生人员的吸引力。有些文献把这类措施归入非经济类的激励性措施。这些措施包括以下几点：

（1）改善生活条件，包括卫生条件、住房条件、交通条件、网络和电话、子女教育等。这些因素在不同地区的重要程度有很大差异。例如，子女教育在中国是个非常重要的因素，尤其对于女性卫生人员来说更是如此；（2）改善工作环境，包括设备条件、管理风格、指导支持等；（3）促进农村和城市卫生人员的交流；（4）为农村卫生人员制造进修培训和职业晋升的机会；（5）提高农村卫生人员的社会地位。

（二）强化绩效管理，提高现有卫生人员的绩效

为提高现有卫生人员的工作绩效，应该从以下三个方面加强绩效管理。

1. 具体的工作层面

从具体的工作层面来说，以下措施可以提高卫生人员的绩效：（1）具有明确目标的工作任务；（2）促进和发扬职业化精神；（3）卫生人员所拥有的知识技能与所承担的工作任务相协调一致；（4）支持性的监督、考核和反馈机制。

2. 支持系统层面

每一位卫生人员都需要一定的支持才能有效开展工作，这些支持系统包括：（1）合理的薪酬水平；（2）充分的信息和沟通；（3）良好的设施和物资供应。

3. 工作环境层面

以下三类措施能有效改善工作环境，从而提高现有卫生人员的工作绩效：（1）倡导终身学习；（2）建立有效的团队管理；（3）管理团队的责权一致。

第四节　卫生政策助力卫生人力资源队伍的发展

一、"健康中国 2030"规划

中共中央政治局 2016 年 8 月 26 日召开会议，审议通过"健康中国 2030"规划纲要，会议指出，新中国成立特别是改革开放以来，我国健康领域改革发展成就显著，人民健康水平不断提高。同时，我国也面临着工业化、城镇化、人口老龄化以及生态环境、生活方式不断变化等带来的新挑战，需要统筹解决关系人民健康的重大和长远问题。因此，把健康融入所有政策，全方位、全周期保障人民健康，大幅提高健康水平，显著改善健康公平。会议指出，要加大人才队伍建设，给予人民健康全方位的后备支持。

（一）加强健康人才培养培训

加强医教协同，建立完善医学人才培养供需平衡机制。改革医学教育制度，加快建成适应行业特点的院校教育、毕业后教育、继续教育三阶段有机衔接的医学人才培养培训体系。加强社会体育指导员队伍建设，到 2030 年，实现每千人拥有社会体育指导员 2 ~ 3 名。

（二）创新人才使用评价激励机制

落实医疗卫生机构用人自主权，全面推行聘用制，形成能进能出的灵活用人机制。落实基层医务人员工资政策，创新医务人员使用、流动与服务提供模式，积极探索医师自由执业、医师个体与医疗机构签约服务或组建医生集团，建立符合医疗卫生行业特点的人事薪酬制度。

二、针对加强基层卫生健康人才队伍建设的政策

"十三五"期间国家卫健委采取多种有力措施加强基层人才队伍建设，希望能够提高基层卫生人力资源人才队伍的建设水平。

一是通过建立院校教育、毕业后教育和继续教育医学教育体系，为基层输送人才。建立全国统一住院医师规范化培训制度，为中西部乡镇卫生院培养了一大批本科定向生。制订城乡卫生机构对口支援、鼓励毕业生基层就业、城市医师晋升前下基层服务、万名医师支援农村卫生工程等一系列措施，引导人才合理流动。

二是通过推进注册医师多点执业，让人才为基层服务。在这期间修订公布了《医师执业注册管理办法》，建立医师区域注册制度，执业地点修改为"省级或者县级行政区划"，医师"一次注册、区域有效"，可以在多个机构执业。除了主要执业机构需要注册外，医师在其他机构执业，备案就可以。

三是通过加强全国医生队伍建设为基层培养人才。印发指导意见指出，推进全国医生培养与使用激励机制协同改革，组织研究制订全科医生转岗培训大纲，制订优惠政策，支持培训对象参与全科医生转岗培训。来自贫困地区、民族地区、革命老区的培训对象，在同等条件下优先招收，保障培训对象培训期间待遇。

四是通过专项培训提升基层人才的能力。从 2018 年开始，实施基层能力提升培训项目，对乡镇卫生院和社区卫生服务中心医师、护士、乡村医生等开展实用技能培训。截至 2020 年，中央财政累计投入 10.2 亿元，累计培训基层卫生人员超过 50万人。

📑 本章小结

1. 卫生系统中人力资源的现状分析包括：

（1）卫生人员的总数量、每千人口卫生技术人员的数量以及横向和纵向的比较；（2）卫生人员的性别结构、年龄结构和学历结构；（3）卫生人员的地域分布和城乡分布；（4）卫生人力资源的工作绩效分析，包括四个维度，分别是卫生人力资源的可获得性、能力、反应性和服务产出。

2. 要改善卫生系统中的人力资源管理，政府需要利用行政和市场手段，从三个环节入手：

（1）加强卫生人力资源规划；（2）通过医学教育培养更多优秀的医学人才；（3）合理地配置和使用人才，为农村地区吸引和保留更多优秀的卫生人才，通过适当的激励和约束政策提高现有卫生人员的工作绩效。

复习思考题

1. 简述卫生人力资源队伍的构成。
2. 当前卫生人力资源队伍中存在哪些问题？原因是什么？
3. 如何加强卫生人力资源人才队伍建设？
4. 卫生政策对卫生人力资源人才队伍产生了什么影响？

应用案例

阜外心血管病医院带动全国心血管专业人才队伍建设

一、我国当前的医疗环境背景

（一）宏观背景

"看病难"问题是我国当前存在的最大的民生问题之一，其最重要的原因是优质医疗资源的匮乏与分布不均，特别是人才资源的缺乏与配置不合理，难以满足人民群众对高素质、高水平医生的迫切需求。改革开放以来，国家与卫生部门采取多种措施，加大卫生人才队伍建设力度。

（二）微观背景

近年来，我国心血管疾病发病率呈现逐年上升趋势，群众对心血管疾病防治需求大，而能够开展心血管病手术的医疗机构相当匮乏，心血管专业人才的培训和技术推广体制、心血管疾病防治服务，不论数量还是质量都不足、不充分，大量的病患看病难、住院难、手术难。

群众对于心血管疾病防治的需求巨大。随着社会经济的不断发展，心血管疾病已逐渐发展成我国最主要的疾病负担之一，全国每年死于心血管疾病人数逾300万人，占总死因的 41% 。并且从流行病学角度分析，我国已逐渐形成了庞大的高血压、高血糖、高血脂患病人群。我国先天性心脏病患儿每年新增 10 万余例，其中大约一半需要外科手术治疗，同时风湿性心脏病的发病率也很高，每年需要手术的病人高达十几万人。

但是目前我国能够独立开展心血管病手术的医疗机构较为匮乏。全国仅北京、上海和广州等地的几所大医院保持常年高负荷的心血管手术工作。改革开放以后，全国各地一些城市的大医院陆续开展了心血管手术，但各家医院受制于医疗条件，实际能够提供的手术数量仍有限，解决高难度手术的能力也存在问题。因此患者为进行心脏手术仍大量涌向大医院就诊。同时心血管人才缺乏问题严重困扰着医院和患者。一是能够开展心血管病手术的医院仅靠接收进修医生的途径接收医生，难以形成人才培养和技术推广的规模效应，很多新技术、新经验无法迅速、便捷地推广到全国其他医院；二是许多渴望开展、学习和提高技术的医院和医生，没有进修的机会，专业人才缺乏已经制约了当地医疗技术的发展；三是全国许多刚刚开展心血管病手术的医院还面临起步初期的手术并发症和死亡率高的局面，很难完成复杂手术。

二、阜外心血管病医院心血管技术培训中心（以下简称"培训中心"）的发展与实践

（一）发展历程

1. 成立的初衷和目的。

20 世纪 80 年代，我国心血管病医疗资源十分匮乏，患者纷纷涌向中国医学科学院阜外心血管病医院（以下简称阜外医院）等大医院看病。很多患者在阜外医院等半年甚至一年都没能做上手术。而且等候手术人数与时俱增，最严重时，已经登记手术的患者甚至要等到 15 年后才能得到实施手术的机会，这迫使医院不得不停止预约登记。虽然大量的外地医生可以到阜外医院进修后再返回当地工作，但是阜外医院外科能够接纳来院进修的医生每年不过 20 名左右。同时，作为中国心血管疾病治疗领域里的国家队，阜外医院的心血管新技术又无法迅速便捷地推广到全国其他医院，这其中包括当时刚刚起步的冠状动脉搭桥技术。当时，全国许多刚刚开展心血管手术的医院还面临着起步初期的手术并发症和死亡率高，稍微复杂一点的手术还是做不了的局面。如何尽快解决全国性的心血管技术人才匮乏的难题，普及心血管技术成为当务之急。1977～1982 年，阜外医院派出共 51 院次的手术组前往全国 14 个省区市的 26 家医院，帮助开展心脏外科手术。

面对等待手术患者无助的眼神，时任阜外医院院长、培训中心发起人的郭加强教授发誓："一定要将阜外医院领先的技术传播出去，造福于更广大的人民群众！" 1982 年，在郭加强教授的主持下，经卫生部批准，培训中心的前身——中国心血管技术协

作培训中心成立了。它以阜外医院为培训基地和技术后盾，旨在为全国培训专业人才、推广专业技术、推动心血管技术的普及与发展。从此培训中心便承担起了全国尤其是基层地区的心血管技术的普及推广工作，搭建了优势心血管医疗资源对外培训和技术交流的基础体系，并开创了心血管技术培训与交流的良好局面。

2. 创建富有坚定使命感的工作团队。

培训中心创建伊始，以郭加强教授为代表的老一辈"阜外人"不畏艰难，为中心的继续发展奠定了很好的基础。中心成立之初，条件差、任务重、时间紧，没有国家财力支持。郭加强教授带领全院职工在完成本院工作的同时，认真制订培训中心的规划和各分中心的管理工作，形成了工作团队，开展面向全国的协作和培训工作。郭加强教授始终践行着培训中心成立时的宗旨：普及心血管技术，服务基层地区患者。他平均每天加班 3~4 个小时，每年更有四分之一的时间带领着他的团队在基层"传道、授业、解惑"。这种忘我的敬业精神一直激励着整个团队和后续的"阜外人"，渗透在培训中心的每一个工作环节中。

3. 至 20 世纪 90 年代末，确定技术培训试点，制定"以点带面，结面成网"的推广战略。

（1）内蒙古乌兰察布市医院是培训中心的第一个培训协作试点医院。1975~1976年，阜外医院的医疗小分队曾在此医院开展心血管外科手术 26 例。到 1982 年，小分队当年培养起来的心外科主任王震玺已经成为该院院长兼党委书记。1982 年 9 月，他们与培训中心签订了 3 年协作议定书。该医院在 3 年协作培训中，注意人才梯队的培养，逐步成为内蒙古地区心血管病治疗的特色医院。在立足本地工作的同时，这家医院在 1987 年又帮助山西省长治市人民医院建立了心血管外科，并独立开展心血管外科手术。在余后的十几年里，向内蒙古多家医院输送人才，带动了这些医院建立并独立开展心血管手术。

（2）以点带面，结面成网。郭加强教授会同来自国内多家医院的 16 位专家，在这所医院召开了"部分省市心血管工作座谈会"，现场介绍了培训中心和该院的协作成绩。专家一致认为，通过技术协作和培训是尽快普及推广心血管技术的好方法。正是受到乌兰察布市医院的启发，培训中心确定了通过技术协助和培训，建立分中心，再以分中心带动当地心血管技术整体水平的提高，由此形成一张全国心血管技术协助与培训的大网的规划，使心血管技术在全国得到普及和提升。

（3）发挥网络辐射效应。近 20 年来，培训中心与全国 26 个省区市 103 家医院形成协作网络，通过派出技术队伍、培训当地专业人员以及向基层引进国外专家及技术等措施，大大提升了协作医院的心血管技术，并且通过这些协作医院的辐射作用，使数十万心血管病人解除了痛苦，极大地推动了中国心脏外科技术的普及与发展。

4. 引进新技术，普及与提高相结合。

正如时任卫生部部长陈敏章对于培训中心工作的评价："普及与提高相结合，不断创出新水平"。培训中心不仅"走出去"推广技术，提升协作医院的医疗水平，而且也及时地引进国际上先进的心血管技术和知识。多年来，阜外医院通过整合国内外相关领域的专家及优质医疗资源并针对技术培训中心所属医院的病种结构，配置专家团队，通过派出专家及技术服务人员为地方技术培训中心送去全新的心血管病防治理念、一流的心血管病诊疗技术以及顶尖专家手术指导，从而缩小了地区间医疗技术的差异。

多年来通过对心血管技术的帮扶，在各技术培训中心医院的不懈努力下，各技术培训中心医院在心血管疾病的诊断、麻醉、体外循环、术后监护室管理以及科研综合能力等各方面都有了相应的提高，心血管学科建设综合能力上了新的台阶。更重要的是，心血管病患者在家门口就能享受到国内最顶尖、最先进、最优质的医疗技术服务。

目前培训中心年均心外科手术近万例，其中阜外专家完成 3 000 余例，外派专家300 余人次，实现了多方受益的良好局面，即：患者受益、受援医院受益，取得了良好的社会效果。

（二）培训中心的工作模式

纵观培训中心整个发展历程，面对复杂的问题和困难，始终不断总结经验和教训。为了更有效地开展工作，培训中心结合各地实际情况，在多年实践中摸索总结出了一整套的工作模式，即按阶段来完成技术的"传""帮""带"。

1. "传"。与地方医院签订合作协议，用 3 年时间完成"传"。为培训医院培养一支心血管技术工作团队（包括心内科、心外科、麻醉、体外循环、超声和放射诊断医生，以及手术室和重点护理组的技术骨干）。同时协助培训医院配置开展工作所必不可少的设备和创造开展工作所必需的条件。在此基础上，通过派驻手术团队的方式，手把手地教，帮助开展一些简单的体外循环手术，并通过当地的宣传普及心脏病的知识，提高当地心血管疾病的诊疗水平。

2. "帮"。在一段时间后，随着医院心血管诊疗技术的提高，培训中心通过各种学习班，以及派遣相应专业的医生去培训医院协助开展一些复杂的心血管病手术，来提高培训医院的心血管病整体的诊疗水平。

3. "带"。阜外医院作为心血管疾病防治领域内的国家队，国外的许多心血管新技术、新方法都是通过这里首先引进的。正是通过培训中心这一平台，通过举办会议、培训班和医生定期派出等方式，带动了心血管新技术在全国的普及，包括现在广为开展的微创冠状动脉旁路移植、心脏瓣膜成型技术、主动脉内球囊反搏等一大批当时的新技术。

此外，培训中心定期编印各种心血管技术资料、摄制手术录像送往各培训医院。同时，针对基层医院开展心血管的技术薄弱环节组织阜外医院医务人员撰写出版了《心脏技术图谱》和《心脏护理学》两部书，其所做的心血管技术推广工作（人工心脏瓣膜置换与法乐氏四联症右室流出道重建技术及其推广）获得了国家科学进步奖。

（三）培训中心创新运作机制

新时代、新情境往往伴随着新的问题和挑战，这就要求我们实事求是，不断地调整创新工作的内容和方式方法。在国家深化"医改"的大环境下，依据国家心血管病诊疗中心的功能定位，心血管病防治技术培训工作不断创新技术合作模式，为培训工作注入了新的功能。

1. 创新与发展心血管防治技术合作模式。

（1）为促进全国各个地区心血管病事业的发展，为患者提供优质的医疗服务，根据不同地区心血管病诊疗技术的普及和发展状况分级、分类进行培训。针对心血管病诊疗技术欠发达或者不发达地区采用普及类型，而对心血管病诊疗技术较发达地区采取提高类型。

（2）建立心血管病疑难重症患者的会诊及转诊体系。对心血管病疑难重症患者实行远程会诊，建立心血管病患者的双向转诊模式，并进行手术指导。

（3）注重心血管病防治技术的交流，定期开展学术培训讲座，就当前心血管病诊疗的新技术、新经验、新课题、新思路相互学习，相互交流，相互提高。

（4）完善心血管病防治模式，加强各地区心血管病防治工作，建立防治网络。依据"新医改"的要求，建立社区心血管病诊疗体系，普及与推广心血管病诊疗技术，注重社区医生对患者的健康宣传和转诊，提高社区心血管病的防治能力，解决社区心血管病患者的需求。

（5）阜外医院在北京针对不同社区的实际情况采取了不同的模式。在海淀四季青社区，因地处城乡接合部，以专家出诊为特色缓解了该地区群众看病难、看好医生难的问题。在大兴黄村社区，因地处农村及乡镇，以基层医生门诊带教和来院培训为特色，注重做好双向转诊。在首都国际机场医院，因是窗口单位人口流量大，以项目带动社区心血管疾病防治的三化建设（规模化、规范化、信息化）。在公安部警务保障局，因是部委医院，注重做好特殊人群心血管病治疗及公安部警务人员的健康保健。

2. 加强对地方心血管病技术人员的培训。

（1）建立合理的反馈体系，对来院进修医师进行有效的评价与奖惩，评选优秀进修医师，并进行奖励。

（2）安排阜外副高及以上职称的教授定期、有计划地开展临床教学授课。

（3）对来院进修 1 年以上的医师，优先申请学位。

（4）免费参加阜外各种类型的学术讲座课程以及病房检查。

三、培训中心取得的成效

几十年来，中国心血管技术协作培训中心通过充分发挥阜外医院技术、设备、人才优势，通过构建功能互补、互相支持的心血管技术培训与交流的服务网络与体系，通过指导基层心血管疾病的预防、控制和治疗，切实提高了协作医院的专业技术能力，为全面提升我国心血管疾病防治的综合能力作出了巨大贡献。

1. 培训中心产生了极大的社会效益。

30多年来，培训中心与全国26个省区市103家医院形成协作网络，通过派出技术队伍、培训当地专业人员以及向基层引进国外专家及技术等措施，促成全国44家医院建立了心外科，使30家医院的心外科得以复苏，29家医院已解体的心外科得以重组和发展。通过这些协作的基层医院的辐射作用，使数十万心血管病患者解除了疾病的痛苦。利用阜外医院的技术平台，在十几年间为各培训医院培训的心血管以及相关的各专业包括诊断、麻醉、体外循环等医护、技术人员数以千计，培训中心的人才培养工作也成为拥有50年辉煌历史的阜外医院人才培训的重要组成部分，更为广大基层地区的患者带来治愈心脏病的福音，同时，留下了一支扎根当地带不走的心血管疾病治疗团队。

2. 培训中心的成绩得到了政府的支持和肯定。

培训中心的工作发挥的巨大社会效益被业界和广大受益的患者认同的同时，也得到了各级领导的肯定和支持。三任卫生部部长都对培训中心的工作给予了肯定，并且题字勉励。

"推广心血管病防治科技成果，造福老少边穷地区人民"——钱信忠

"总结经验，提高水平，培养人才、开拓进取"——崔月犁

"普及与提高相结合，不断创出新水平"——陈敏章

3. 培训中心的工作赢得了国外同行的认同和支持。

培训中心立足服务基层欠发达地区，不计名利，以解除当地患者心脏病疾苦为目标的工作，得到了国外同行的认可。他们纷纷通过培训中心捐助心血管医疗器材，并组成多个心血管手术团队自费来培训中心的基层协作医院帮助开展多种心血管手术，有多国的专家参加分中心的手术和学术交流。此外，培训中心还得到了国外基金的资助，可以定期选派基层协作医院的医生去国外医疗中心学习、进修。

随着经济社会的发展，心血管疾病发病率不断攀升，成为威胁我国居民身体健康的最主要原因。作为心血管领域唯一的国家队，希望阜外医院能立足首都，依托"国家队"的雄厚实力普及和规范心血管疾病的预防、诊疗技术，创建行业标准，引领全国心血管病防治事业的发展。在阜外医院及培训中心的无私奉献下，在国家心血管病中心、专家团队、全国心血管病防治网络"三位一体"的支持下，阜外医院的对外培训及交流工作不断勇攀高峰辐射全国！中国医学科学院阜外心血管病医院以解决全国心血管病人的痛苦为己任，长期坚持承担全国心血管疾病诊疗普及和提高工作，并取得了显著成效。当前，就全国而言，老百姓看病难仍然是医疗服务要解决的重大难题

之一。分析其成因主要有：一是没钱，看不起病，这一点随着医疗保险和"新农合"的推进及医疗救助制度的建立，正在有效地解决中。二是看不上病，这是因为医疗机构布局不合理，各地医疗机构发展水平参差不齐。针对这一情况，国家正在偏远地区加强医疗机构建设，采取医疗资源布局调整、加大投入等多种措施。在"新医改"的推动下，这个问题也将很快得以解决。三是高层次人才和技术水平不能满足需要，在高发病种和急难重症的防治中，看病难问题尤为突出。其中心血管疾病就是典型的例子。阜外医院30年坚持不懈并不断创新工作模式带动全国心血管专业人才队伍建设的案例为我们解决类似问题提供了很好的启发。

30年前"阜外人"以天下为己任，面对成百上千心血管患者的痛苦和无助，创新工作思路，创立了心血管病培训中心，为全国培训人才。30年来，从郭加强院长创立全国合作方式，攻克心血管病就医难题以来，不管换了几届院长，医务人员的面孔也随着时间的推移不断发生变化，工作模式不断创新完善，但是，不变的是"阜外人"对全国心血管病人的关心、付出和奉献精神。不管是在计划经济体制下，还是进入市场经济时期，他们都一如既往秉承"用心守护健康"的理念努力发挥技术、人才、设备优势，推动全国心血管病防治整体水平的提高。他们的这种视野、责任和行动，很好地诠释了"大医至诚"，这正是医界应当和正在逐步形成的主旋律。

当前"新医改"正在深入发展，公立医院改革全面展开，在探索中艰难推进。公立医院改革的宗旨是突出公益性，以社会效益为一切工作的基本出发点。阜外医院用行动实践了宗旨，30年来为解决全国心血管病人就医难所付出的努力和取得的成效，从一个侧面体现了什么是公益性和如何体现公益性。

中国医学科学院阜外医院始终不忘自己作为国家队的责任，他们在自身业务十分繁重、未增编制、没有国家特别经费投入的情况下为全国26个省区市播种了心血管病防治工作的"种子"，这些"种子医生"和工作团队正在成长壮大，各地大多数的心血管病人不再需要千里跋涉到北京等特大城市求医了，当年阜外医院登记预约住院者逾千人的情况也成为历史。这个案例也表明，只着眼于医院自身业务和工作安排，医院只能被动应对压力，限制预约，加班加点，扩编扩床，也难以满足需求；走出去播种"种子"把技术传播开来，在全国带出一支队伍来，既解决了自身压力，又造福基层和百姓，这正是国家队应有的胸襟和作为，也是解决中国百姓看病难的"多快好省"的良策。

党和国家大力提倡"以人为本"，树立科学发展观和建设中国特色社会主义。医界贯彻落实这一指导思想应包括两个方面的内涵：一是以患者为本，努力满足广大人民群众医疗服务日益增长的需求，千方百计地做好服务工作；二是以医务人员为本，调动和组织好卫生人员的积极性和创造性，尊重知识、尊重人才，以科学的发展观为指导，上下统筹安排重大疾病防治工作。与心血管疾病防治任务一样，全国还有许多重大疾病需要动员和组织全国人才和技术力量形成在国家高层次医院培训指导下的合作网络，如恶性肿瘤的防治、糖尿病预防和控制、精神病治疗管理、防盲治聋等。在我国经济社会和医疗事业发展不平衡、地区差别很大的情况下，阜外人创立的这种模式有很大的借鉴意义。

在我国，人民群众医疗需求迅速增长，群众看得起病和看得上病的需求，随着"新医改"的深入，将会较快得到解决，但是满足群众"看得好病"的要求，尚有不小的难度。这主要是因为人才的成长、技术的普及和提高非一日之工。设备和房屋可以通过加大投入得到解决，近年来，党和国家高度重视公共卫生事业发展，加强了政策支持，加大了投入力度，各地医疗机构的设备设施正在得到改善，但技术是需要人才来掌握的，而人才的成长是需要一定成长期的。大城市大医院人才济济，发挥自身的人才资源优势，有组织地开展"传""帮""带"，无疑是解决问题的良策，阜外医院的模式已被证明很有现实意义。

同时，各类高层次的医疗机构也应认识自己的使命，不仅要做好院内的工作，也要发挥专业领域中的"领军"作用。纵向上，医疗机构应重视和发展学术，发挥纵向研究开发、组织带领、技术指导人员培训等方面的作用；横向上，业务相关或相近的高层次的医疗机构也应联合政府有关主管部门和国家级权威性专业性组织展开分工合作。医疗机构应重视和支持横纵联合，整合和调配国内外相关领域的专家和优质医疗资源。这样形成的疾病防治网络的力量将释放无比的能量，必将促进人才队伍的快速成长，必将带来疾病防治工作的大发展。

在阜外医院的模式中，团队的工作方法已被实践证明为一种成功的经验。他们从最初的接受医生进修，到派出医生去地方医院协助手术；从接收合作医院的医护工作小组进修，到派出由心内外科医师护理人员、麻醉师、体外循环医师、超声检查乃至术后监护等人员组成的工作团队，整体带教，为合作的100多所医院培养了能够独立开展工作的团队。"一花独放不是春，百花齐放春满园"。这种由各类相关人才组成的团队工作模式也是他们数十年积累的成功经验。固然，在心血管手术中，主刀医师是核心，是十分重要的。但是，手术能否成功取决于整个团队在术前、术中和术后的"协同作战"。医疗护理、麻醉师、体外循环影像检查等各个方面的工作都是重要环节，任何一个环节都关乎手术能否成功，关系患者的安危。阜外人创立的团队工作模式很有价值，不仅可以用于以上级医院带教下级医院，也提示下级医院采取类似的组团进修方式，可以更好地打造自身人才队伍。

基于我国医疗人才的缺乏和调动医务人员积极性的需要，医生多点执业的试点工作已经初见成效，但是，由于体制和机制尚未完善，多点执业发展还面临一些问题。其实，阜外医院的这种团队多点执业的做法，可以解除当前多点执业的一些困惑和制约，不失为一种好形式。

当前国家事业单位改革和公立医院改革正在深入进行，作为"新医改"重点的公立医院改革正在全面推开。有关部门不仅要关注每个医院内部的改革，在宏观层面，特别是当前，卫生事业单位人事制度改革即将开始，希望有关主管部门在改革中充分认识中国特色和卫生事业发展实际，综合考虑大医院在全国医疗服务中的特殊角色和责任，给予相关的经济支持。像"国家心血管病中心"的阜外医院这样的国家队，在全国重大疾病防治中重任在肩。小康大业，人才为本，鉴于我国国情，在今后相当一段时期内，在党和国家大力贯彻"以人为本"加强公共事业发展，建设社会主义和谐社会的进程中，建立和完善这类机构既是解决人民群众看病难所需要的，也是一种值得推广的且被实践证明了的有效模式。

案例来源：

刘金峰，朱光明. 中国卫生人力资源管理案例集［M］. 中国传媒大学出版社，2013.

单国旗，吴海燕，朱妙英. 基于人力资源开发的可持续发展案例剖析［J］. 商场现代化，2009（03）：288 － 289.

第五篇

卫生人力资源绩效、薪酬与员工关系管理

5

第十一章 卫生人力资源绩效管理

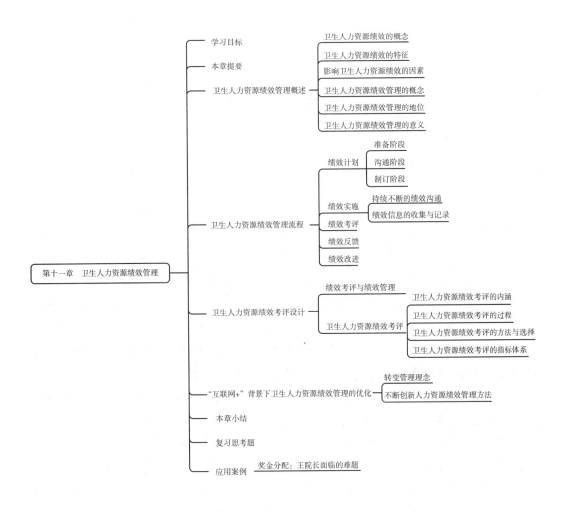

学习目标

通过本章的学习，你应该能够：

掌握：卫生人力资源绩效的概念和特征，卫生人力资源绩效管理的概念和地位，卫生人力资源绩效管理流程。

熟悉：卫生人力资源绩效考评设计。

了解："互联网＋"背景下的卫生人力资源绩效管理。

◎ 本章提要

本章共包括四个部分：首先，从卫生人力资源绩效的概念入手，分别介绍了卫生人力资源绩效的特征、影响因素以及卫生人力资源绩效管理的概念、地位和意义；其次，说明了绩效管理的一般流程；再次，本章的重点内容，即卫生人力资源绩效考评设计，包括卫生人力资源绩效考评的内涵、过程、方法、指标设计等；最后，在"互联网＋"背景下对卫生人力资源绩效管理的优化做了简单的介绍。

第一节　卫生人力资源绩效管理概述

一、卫生人力资源绩效的概念

"绩效"一词，英文为"Performance"，贝茨（Bates）和霍尔顿（Holton）早在1995 年曾指出："绩效是一个多维的建构，观察和测量的角度不同，其结果也会不同"。目前对绩效概念的界定，主要有以下三种观点。

1. 绩效结果学说。结合卡内尔（Kanel）（1986）早期的研究成果，伯娜丁（Bernadine）等（1995）提出，绩效是"在特定时间范围，在特定工作职能、活动或行为上生产出的结果记录"，该观点认为绩效是工作的结果。但是，工作结果除了与个体的行为有关外，还受他人的行为、环境等因素的影响，所以仅关注结果而忽视结果产生的行为过程会导致管理有失公平，于是"绩效行为学说"流行起来。

2. 绩效行为学说。坎贝尔（Campell）（1993）指出"绩效不是行为的后果或结果，它本身就是行为"，认为"绩效由个体控制之下的与组织目标相关的行为组成，无论这些行为是认知的、生理的、心智活动的或人际的"。该观点认为绩效是行为，并且只包括与组织目标相关的、与结果相关的行为，而且行为应该具备可衡量性。他还提出了绩效构成的因素模型，认为可以用八个因素来描述绩效，包括具体工作任务熟练程度；非具体工作任务熟练程度；书面和口头交流任务的能力；所表现出来的努力；维护个人纪律；促进他人和团队的业绩；监督管理；行政管理。

3. 绩效素质学说。哈佛教授麦克莱兰（McClelland）（1973）指出，与潜能测试相比，行为品质和特征能更有效地决定人们工作绩效的高低，而这些能够给工作业绩带来影响的行为品质和特征被称为素质（Competency）。该观点把素质纳入绩效的范围内，更加重视素质与高绩效之间的关系。随着教育体系的不断完善以及知识经济的进一步发展，从事脑力劳动的知识型员工逐渐成为员工队伍的主力，因此包括素质的绩效会使管理更加公平合理。同时，这种观点打破了传统的绩效观念，使其不再只拘泥于对过去的评估，而是着眼于未来，从而更加符合绩效管理的真正目标，即实现持续的高绩效。

综上所述，绩效的概念是十分广泛的，不仅包括员工的工作结果，还包括员工的工作行为和素质等，虽然面对不同的发展阶段、不同的对象，其侧重点会有所不同，但这些观点之间并不矛盾，反而相辅相成，共同构成了更加全面的绩效概念。

卫生人力资源绩效（Human Resources for Health Performance）是指在现有的医疗卫生资源环境下，从事医疗相关工作的员工提供医疗服务的效率、实现预期目标的素质能力以及他产出的经济成果和社会贡献。具体可以从以下两点加以理解。

1. 卫生人力资源绩效既包括从事医疗相关工作的员工提供医疗服务的结果，也包括医疗服务活动本身，还包括员工实现预期目标的能力素质。这是因为卫生人力资源的工作与广大人民群众的生命健康息息相关，所以卫生人力资源提供的医疗服务本身的质量以及卫生人力资源自身的素质能力等成为卫生人力资源绩效的重要组成部分。

2. 卫生人力资源的工作结果更加看中对社会的贡献。中国卫生事业的性质是政府实施一定福利政策的社会公益事业，卫生系统的目标是更好地保持和促进人民群众的健康。经济成果是物质基础，有了物质基础，社会贡献会更加长久和稳定。社会贡献具有导向性，引导卫生人力资源的工作朝着健康可持续的方向发展，并为经济成果的实现赋予价值和意义，是对经济成果的升华。因此，卫生人力资源绩效在重视经济成果的同时，更应该看中对社会的贡献。

二、卫生人力资源绩效的特征

1. 多因性。卫生人力资源绩效的优劣不是由单一因素决定的，而是受制于主客观多种因素。它既受用来提供医疗服务的工作环境的影响，又受组织制度的影响，还与卫生人力资源自身的素质能力有关。这些因素共同作用于绩效，只是在不同的时间和情境下某一或某几种因素起着决定作用。这就要求我们在研究绩效问题时，既要综合考虑多方因素的影响，又要在众多因素中抓住关键因素重点研究，以实现更为有效的绩效管理。关于影响卫生人力资源绩效的因素，我们将在后续部分进一步研究。

2. 多维性。卫生人力资源的工作绩效既包括工作产出的经济成果和社会贡献，还包括医疗服务活动以及自身的能力素质。因此，要从多个方面、多个维度展开评估。例如，考察某科室护士站护士长的绩效时，我们不仅要看她/他的基本工作完成情况，还要综合考虑她/他的管理指标，如对科室内护士的监督、指导，护士站工作秩序的把控等。

3. 动态性。卫生人力资源的绩效反映的是员工一段时间内的工作表现，而员工的绩效会随着时间的推移发生变化，因此绩效水平不会是一成不变的，原本好的可能会变坏，原本坏的可能会变好。这就要求我们在考察卫生人力资源的绩效时，切忌主观僵化，要充分注意绩效的动态性，用发展的眼光考察和掌握员工的绩效情况。

三、影响卫生人力资源绩效的因素

前面我们提到卫生人力资源的绩效具有多因性，受制于多种主、客观因素。现代科学技术与心理学的研究表明，员工的绩效主要受技能（S - Skill）、动机（M - Motive）、机会（O - Opportunity）、环境（E - Environment）四个因素影响，该结论在卫生人力资源的绩效中同样适用。

1. 技能。技能是指卫生人力资源的工作能力与素质。在其他条件不变的情况下，员工的技能越高，绩效越显著，两者呈明显的正相关。因此，提高员工的技能十分必要。一般来说，影响员工技能的因素有：天赋、经历、教育和培训等。组织为了提高卫生人力资源的技能水平，一方面，可以在招聘阶段严格把关，只对专业对口的高校毕业生开放应聘通道；另一方面，可以为组织内的员工提供符合其不同发展阶段与能力的培训，鼓励员工进修等。

2. 动机。动机是员工想要从事某种行为的内在驱动力。组织可以在了解卫生人力资源的需要的基础上，进一步把握他们工作的动机，通过激励来提高其工作积极性，有效提高员工的绩效。

3. 机会。机会指的是一种偶然性，俗称"运气"。对于任何一个员工来说，被分配到什么样的工作在客观必然性之外还有一定的偶然性。在特定的情况下，员工如果能够得到机会去完成特定的工作任务，可能会使其达到在原有职位上无法实现的工作绩效。例如，某科室的一名护士在护士站工作，但她自学了数据分析方面的知识，能够使用算法处理大量数据。一次她得到一个额外的任务，要求她对护士站存在的问题提出改进意见。这个机会给了她施展能力的舞台，她提出建议并辅助专业技术人员更新了护士站网络系统中患者数据的统计方式，大大提高了护士站的工作效率，同时为整个医院系统的进一步完善和更新做出了示范，因而她创造了在原岗位上无法创造的工作绩效。可以这么说，机会对她的绩效产生了重大的影响。

4. 环境。影响卫生人力资源工作绩效的环境因素可以分为软、硬两个方面。软环境是指人际关系（如同事关系、医患关系等）、组织氛围、领导作风等，硬环境主要是工作条件（如医疗器械等硬件设备的质量）、组织结构及组织内的规章制度、宏观环境下的社会政治、经济状况、法规政策等。环境对员工绩效有很大的影响，甚至是员工是否继续工作的重要依据。

四、卫生人力资源绩效管理的概念

管理学认为，"管理是组织中的管理者，通过计划、组织、领导、控制等职能，来协调组织中的人力、物力、财力等资源，以期实现组织目标的过程"。绩效管理作为组织中人力资源管理的重要组成部分之一，其本身也是一个过程。对于绩效管理（Performance Management）概念的表述，不同的学者有不同的观点，其中有一种被广泛接受的观点是："绩效管理就是通过协议，达成关于组织目标、标准和所需能力统一的构架，然后用相互理解的方式，使组织、群体和个人取得较好的绩效进而实现组织价值的一种管理过程。"绩效管理的过程包括绩效计划、绩效实施、绩效评价、绩效反馈和绩效改进五个环节。

卫生人力资源绩效管理（Human Resources for Health Performance Management）是指为了实现卫生组织的战略目标，将组织中卫生人力资源的个人发展目标与卫生组织的战略目标紧密结合起来，通过持续的沟通和规范的管理，不断提高卫生人力资源的绩效进而提高卫生组织整体绩效的系统过程。具体而言，它包括以下几层含义。

1. 卫生人力资源绩效管理是一个系统过程。卫生人力资源绩效管理是一个完整的系统。它由绩效计划、绩效实施、绩效评价、绩效反馈和绩效改进五个环节组成。首先医疗机构管理者与科室、员工就本绩效周期需要达到的绩效目标进行充分沟通，形成绩效计划，然后科室、员工按照绩效计划实施绩效，而医疗机构管理者则对员工的工作进行检查、辅导，及时解决员工在工作中遇到的困难，最后医疗机构管理者对员工的绩效进行考核，并就绩效评价结果进行反馈，提出绩效改进计划，如此循环反复。卫生人力资源绩效管理是个完整的系统，其各个环节环环相扣、相互联系、相互依存。

2. 卫生人力资源绩效管理的核心是将卫生人力资源的个人发展目标与卫生组织的战略目标紧密结合起来。在卫生人力资源绩效管理中，首先必须让每一个员工都有明确的目标和角色定位，明确各自所承担的责任。通过建立目标体系，使员工的工作行为与卫生组织的战略目标相一致。

3. 卫生人力资源绩效管理是一个持续的沟通过程。沟通贯穿于卫生人力资源绩效管理的每一个环节，从绩效计划的制订，到绩效管理实施，再到绩效评价、反馈以及绩效改进，每个环节都离不开卫生组织管理者与员工的沟通。因此，绩效管理是一个以绩效为核心，动态的、持续不断的沟通过程。

4. 卫生人力资源绩效管理的最终目的是通过提高卫生人力资源的绩效进而提高卫生组织的整体绩效。卫生人力资源绩效管理的最终目的在于挖掘员工的潜力，提高卫生人力资源的绩效，通过将卫生人力资源的个人发展目标与卫生组织战略目标相结合，使卫生人力资源个体行为融合成为整个卫生组织统一的、规范的行为，进而提高卫生组织的整体绩效。

五、卫生人力资源绩效管理的地位

1. 卫生人力资源绩效管理是卫生组织战略目标落实的载体。卫生组织战略目标必然要通过组织体系落实到每个卫生人员头上，通过发挥组织中"人"的作用来实现组织目标。在绩效计划阶段，通过绩效目标的制定使卫生组织的战略目标层层传递下去，将卫生组织的战略目标分解成每一个员工的个人目标，然后通过绩效沟通和绩效辅导使其工作行为与卫生组织的战略目标保持一致，最终实现组织的战略目标。

2. 卫生人力资源绩效管理是卫生组织价值创造、考核和分配的基础。任何一个组织的经营管理过程，实质上都是价值创造、价值考核和价值分配的过程。卫生组织的核心任务是全力创造价值、科学考核价值和合理分配价值。绩效管理实施就是全力创造价值的过程，绩效评价就是对价值创造者的贡献度进行考核和评价，而通过绩效改进就能将卫生组织的价值进行合理的分配。

3. 卫生人力资源绩效管理是提升卫生组织管理水平的有效手段。卫生人力资源绩效管理能帮助检查卫生组织规划目标和各项管理决策，如人员配置、员工培训、学科建设、经济投入、经济分配等方面是否有失误，提高卫生组织各级管理者的能力素质。通过对卫生人力资源进行绩效管理，能够进一步拓宽组织发展的管理思路，丰富卫生组织的管理思想和管理方法，提高卫生组织的管理水平。

4. 卫生人力资源绩效管理为卫生人力资源管理决策提供依据。通过科学的绩效管理系统的实施，尤其是通过建立公平、公正、公开的绩效考核制度，卫生人力资源管理决策，如员工的晋升、转岗、降职、辞退等人事决策才能有理有据地得以实施。这也是卫生人力资源绩效管理成为卫生人力资源管理中最重要环节的原因。

六、卫生人力资源绩效管理的意义

1. 有利于开发卫生人力资源。卫生人力资源绩效管理的一个重大的意义就是有利于开发那些工作优秀的员工，通过对员工进行甄选与区分，保证优秀人才能够脱颖而出，同时淘汰不适的人。如果卫生人力资源的业绩没有预想的那样好，那么，卫生人力资源绩效管理就应该寻求使他们提高业绩的方法。绩效评价过程中所给的反馈信息，经常会指出员工的缺点。总之，理想状态下的卫生人力资源绩效管理系统不仅能指出员工业绩中任何一点不足的方面，而且还能指出其不足产生的原因，进而提供相适应的帮助来提高员工绩效。从这点上，我们可以认为卫生人力资源绩效管理是一种为促进卫生人力资源发展而进行的人力资源开发投资。

2. 有利于增强卫生组织管理者与员工之间的沟通。卫生人力资源绩效管理增进了医疗机构管理者和卫生人力资源之间的沟通。通过绩效沟通，员工了解到管理者的期望；管理者可以获得员工工作进度的信息并及时反馈；管理者向员工提供改进绩效的建议等。这样的沟通方式改变了以往纯粹的自上而下发布命令和检查成果的做法，是对"以人为本"管理思想的实践，在这个系统中，员工得到了极大的尊重，被称为绩效合作伙伴，管理者和员工更多的是平等协商、平等讨论的关系。

3. 有利于促进医疗卫生服务质量的提升。医疗卫生服务质量与广大人民群众的生命健康息息相关，是卫生组织管理中最为核心和重要的部分。卫生人力资源绩效管理能够提供全面质量管理的方法和工具，可以说，一个设计科学的绩效管理系统本身就是追求"质量"的过程，因此，通过实行卫生人力资源绩效管理能够促进卫生组织医疗服务质量的提升。

4. 有利于真正落实卫生组织公益性。卫生人力资源绩效管理为卫生组织真正落实公益性提供了科学的管理方法和技术手段，有利于推动公立医疗服务组织体现其公益性。在卫生人力资源绩效管理中，首先在制订卫生人力资源绩效计划时明确提出社会效益目标，进行目标分解后提取出相应的关键绩效指标，将"公益性"和"社会效益"具体到每一人的行为中，通过对卫生人力资源进行绩效管理进而推动公立医疗服务组织体现其公益性。

第二节　卫生人力资源绩效管理流程

卫生人力资源绩效管理的基本流程包括以下几个步骤：绩效计划、绩效实施、绩效考评、绩效反馈、绩效改进（见图 11-1）。这五个环节组合在一起，形成了一个动态的、完整的系统，共同构成一个封闭的绩效管理循环，各环节间上下承接、紧密联系，通过有效的整合来保证绩效管理最终目的的实现。

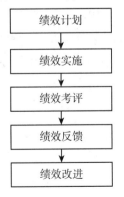

图 11-1　卫生人力资源绩效管理流程

一、绩效计划

绩效计划作为绩效管理的起点，是绩效管理循环中最为重要的环节。从静态的角度看，绩效计划就是一个关于工作目标和标准的契约；从动态的角度看，绩效计划就是管理者和员工共同讨论以确定员工评价期内应该完成什么工作和达到什么样的绩效的过程。绩效计划是一个双向沟通的过程，并且强调全员参与。

绩效计划具有指向作用、操作作用和弥补作用。绩效计划作为行动的纲领和指南，不但为卫生人力资源管理者的管理活动提供了依据，更重要的是，绩效计划确定了卫生人力资源绩效管理的活动方向。医疗机构管理人员和员工亲自参与到绩效计划的编制过程当中，能使绩效执行更加具有操作性；同时，双方会更卖力地去执行绩效计划，使绩效计划的执行更加得力。绩效计划可以根据过去和现在的信息，预测未来卫生人力资源绩效管理可能发生的变化，尽可能地把握发展趋势，并在科学预测的基础上制订相应的补救措施，最大限度地提高绩效计划的科学性。

绩效计划制订的程序主要包括准备阶段、沟通阶段和制订阶段，具体内容如下：

（一）准备阶段

卫生人力资源绩效计划的制定需要管理者与员工的双向沟通，而在沟通之前需要做一些必要的准备，否则就难以取得理想的效果。准备的内容主要是与绩效计划制订相关的信息准备和拟采用的沟通方式，具体包括以下内容。

1. 信息准备。

（1）关于卫生组织的信息。为了使卫生人力资源的绩效计划能够与组织的目标结合起来，管理者与员工需要重新回顾卫生组织目标，明确卫生组织目标和实现组织目标的路径后，员工才可能调整自己的方向和行动以适应卫生组织要求。

（2）关于各科室或团队的信息。各科室或团队的目标是根据卫生组织的整体目标分解而来的，它与各科室的具体职能和任务紧密联系，从而也就与员工的绩效紧密相关，所以做好目标的分解对于绩效计划的制定十分重要。

（3）关于个人的信息。关于卫生人力资源个人的信息包括两个方面：一是所在职位的工作分析；二是上一个绩效周期的评估结果。从工作分析入手，可以使员工更好地了解自己所在的职位，并把职位与科室的目标和自己的目标联系在一起。职位的要求可能随着新的绩效周期工作环境和目标的改变而发生变化，因此，在每个绩效周期开始前重新思考和定位职位的基本职责，并传递给员工是非常重要的。同样，上一绩效周期的反馈也很重要，根据员工在上一绩效周期的表现给予相应的指导和帮助是改进和提高员工绩效水平的有效方法。

2. 沟通方式选择。

决定采用何种方式进行卫生人力资源绩效计划的沟通也是非常重要的问题，需要结合卫生组织的文化氛围、员工特点以及所要达到的工作目标等因素进行选择。如果希望借绩效计划的机会向员工做一次动员，那么就可以选择召开员工大会；如果只是与某个团队或小组有关，那么仅召开团队会议就完全可以。如果是管理者与某位员工的单独交谈，那就要选择好谈话的时间、地点、程序及表达方式。有的管理者喜欢先向员工介绍组织未来的发展前景和计划，再讨论员工个人的工作目标；也有的管理者喜欢请员工畅谈个人未来发展的想法，之后再引出组织的期望；或者也可以开门见山，直接与员工谈工作和任务。这些方式各有特点，管理者应根据实际情况加以选择。

（二）沟通阶段

1. 沟通环境与氛围。

首先，管理者和员工都应该确定一个专门的时间用于绩效计划的沟通。在这个时间段，双方都应该放下手头的工作专心致志地做这件事情。其次，在沟通时最好不要有其他人的干扰。很多情况下，沟通是在管理者的办公室中进行的，那么就应该格外注意尽量避免第三者的进入和电话的打扰。因为意外的打扰可能会使双方的思路中断，经常要重复"刚才说到哪了？"之类的问题，严重影响沟通效果。另外，沟通的气氛要尽可能轻松，不要给人太大压力。选择办公室以外的场所（如咖啡厅等）作为沟通环境也是不错的选择，或者在开始之前聊一些轻松的话题等也会起到缓和气氛的作用。

2. 沟通的原则。

（1）关系相对平等。管理者切忌高高在上，以指挥和命令的口吻，将自己的意志强加在员工身上。管理者应把自己放在一个与员工同等的地位上，切实地从员工的角度思考问题，员工毕竟是其所从事职位的专家，应多听取他们的意见。

（2）注重员工的能动性。要认识到员工是真正了解自己所从事工作的人、是其所在领域的专家，因此在制订工作衡量标准时应该更多地发挥员工的主动性，更多地听取员工的意见。

（3）管理者与员工共同决策。为调动员工参与管理、参与决策的积极性，需要管理者和员工一起作决策，而不是代替员工作决策。员工参与的程度越高，绩效管理的效果就越好，就越能使员工感觉到共同决策的乐趣，激发其工作积极性的提升。

3. 沟通的过程。

（1）对有关信息的回顾、传递和交流。在进行绩效计划沟通时，首先往往需要回顾一下已经准备好的各种信息，在讨论具体的工作职责之前，管理者和员工都应该知道公司的要求、发展方向以及对讨论具体工作职责有意义的其他信息，包括卫生组织的战略发展规划、年度经营计划、所在科室或团队的工作计划、员工的工作描述和上一个绩效期间的评估结果等。

（2）确定科室和卫生人员个人绩效目标。在对有关的信息进行简短的回顾后，就应该将卫生组织的战略目标进一步分解，并以此为基础，依次建立各科室的绩效评价指标体系和卫生人员的绩效评价指标体系，来进一步明确科室和卫生人员绩效目标。

（3）制订衡量的标准。明确了各科室和卫生人员的绩效评价指标体系后，就该制订绩效标准。绩效标准是评判员工是否成功达到目标的标准。绩效标准应该具体、客观、方便度量，在员工通过努力后可以达到。它通常回答这样一些问题，如什么时候、怎么样、有多少失误、让谁满意等。

（4）讨论计划实施的困难和需要提供的帮助。当管理者和员工制定了绩效标准之后，还需要了解员工完成计划和达到标准的过程中可能遇到的困难、障碍和问题，应尽可能地防止计划执行过程中可能出现的各种问题，而不是等问题出现后再来解决。因此，管理者应对员工遇到的困难提供尽可能的帮助。

（5）讨论重要性级别并确定权重。在确定绩效评价指标后，就要进行权重赋值，即明确绩效评价指标在总分中应占的比重，权重是每个绩效评价指标在整个指标体系中重要性的体现。

（三）制订阶段

在经过了周密的准备并且与员工进行了充分沟通之后，绩效计划就初步形成了。最后，管理者和员工要对双方协商达成的绩效计划签字确认，也就是签订绩效契约。这里要说明的是，要保证计划的灵活性。也就是说，当情况变化时，必须调整或修改整个计划或其中的部分内容。

二、绩效实施

绩效实施是紧跟绩效计划之后的环节，是指员工根据已经制订好的绩效计划开展工作，管理者对员工的工作进行指导和监督，对发现的问题及时协助解决，并根据实际工作进展情况对绩效计划进行适当调整的一个过程。

绩效实施的内容主要包括两个方面，分别是持续不断的绩效沟通和绩效信息的收集与记录。

（一）持续不断的绩效沟通

绩效沟通是指管理者与员工在共同工作的过程中分享各类与绩效有关的信息的过程。具体来说，管理者与员工一起讨论有关工作的进展情况、潜在障碍和问题、解决问题的可能措施以及如何向员工提供支持和帮助等信息。

沟通的方式：绩效沟通的方式主要有正式沟通和非正式沟通两种。

（1）正式沟通。

正式沟通是指在正式情境下，事先经过精心的计划，按照一定的规则进行的沟通。常见的正式沟通方式主要有书面报告、正式面谈和小组会议。

①书面报告。书面报告是绩效管理中比较常用的一种正式沟通方式，主要是员工使用文字或图表等形式向管理者报告工作见表11-1、表11-2。书面报告可以是定期的，也可以是不定期的。定期书面报告主要有工作日志、周报、月报、季报和年报。除此之外，管理者往往还会要求下属员工就某些问题准备不定期的专项书面报告，如员工在工作过程中对发现的一些问题和解决方案提交的专门报告。书面报告解决了管理者与员工的空间不一致问题，培养了员工边工作边总结的能力以及书面表达能力，可以在短时间内收集大量信息，但同时书面报告是信息的单向流动，互动性差，而且容易流于形式，使员工厌烦写报告。

表11-1　　　　　　　　　　　　　工作日志（样表）

姓名：		职位：		
所属部门：		时间：_____年_____月_____日		
序号	工作活动内容	开始时间	结束时间	所耗时间
1				
2				
3				

表11-2　　　　　　　　　　　　　工作月报（样表）

姓名：		职位：				
所属部门：		时间：_____年_____月				
序号	本月目标/计划	现状	困难与问题	解决建议	需要的支持	备注
1						
2						
3						

②正式面谈。正式面谈是管理者与员工进行的一对一的面谈，是绩效沟通特别有效的方式。正式面谈前应陈述清楚面谈的目的和重点内容，让员工了解与他工作相关的一些具体情况和临时变化，面谈的最终结果就是要在管理者和员工之间就某一问题达成共识并找到解决方案。正式面谈的互动性比书面报告强得多，沟通程度较深，使员工容易对管理者产生亲切感，气氛融洽，但正式面谈很容易掺杂个人情感，有时会使沟通结果有失客观性。

③小组会议。书面报告虽然能够发现问题，但不能提供讨论和解决的手段，而这又对及早发现问题、找到和推行解决问题的方法至关重要。正式面谈又只局限于两个人之间，对所有人来讲普遍存在的问题难以达成一致意见，这个时候，小组会议的重要性就显现出来了。小组会议便于团队沟通，能够集思广益，群策群力，缩短信息传递的时间和环节，但小组会议耗时长、成本高，缺乏针对性，难以满足所有参会者的需求，并且有些问题难以公开讨论。除此之外，小组会议对管理者的沟通技巧要求较高。

（2）非正式沟通。

绩效沟通的形式除了正式沟通之外，还有大量的非正式沟通形式。对于员工来讲，无论任何形式的正式沟通都会让他们产生紧张的感觉，致使很多真实的想法无法表达出来。而非正式沟通的气氛轻松、形式活泼，更容易让员工发表自己的意见，实现充分的交流，当然其也有缺陷（如缺乏严肃性、易滋生小道消息等）。作为管理者，除了要善于运用正式沟通方法之外，还应该充分利用各种各样的非正式沟通机会，及时、便捷地获取工作信息和员工的真实想法。

（二）绩效信息的收集与记录

绩效信息的收集与记录是一种有组织地、系统地收集有关员工工作活动和组织绩效的方法。没有充足的信息，管理者就无法掌握员工工作的进度和所遇到的问题，就无法对员工工作结果进行评价并提供反馈，就无法使整个绩效管理循环不断进行并对组织产生良好的影响。

1. 绩效信息的内容。

通常来说，收集绩效信息的内容主要包括：

（1）工作目标或任务完成情况的信息；（2）来自客户（主要是患者）的积极的和消极的反馈信息；（3）工作绩效突出的行为表现；（4）工作绩效有问题的行为表现等。

2. 获取绩效信息的方法。

一般而言，获取绩效信息的方法主要有：

（1）观察法：科室主任直接观察员工在工作中的表现，并对员工的表现进行记录的方法；（2）工作记录法：通过对日常工作记录体现出来的员工工作目标完成情况的分析来获取信息的方法；（3）他人反馈法：从员工提供工作服务的对象（通常为患者）或发生业务关系的对象那里取得员工绩效信息的方法。

3. 收集绩效信息的原则。

收集绩效信息的原则主要有以下四点：

（1）基于事实，而非主观判断和推测；（2）带有目的性，集中力量收集必要信息，尽量避免浪费人力、物力、财力；（3）尽可能真实地描述事情的发生过程，不要修饰或解释，语句简洁、扼要，重点突出；（4）员工参与，采用结构化的方式，明确要求，将个人对信息的筛选降低到最小。

三、绩效考评

从绩效管理流程的角度看，绩效考评是绩效管理中非常关键的一环。绩效计划制定了工作期望和要求，绩效实施监控了工作过程并收集了绩效信息，这都为绩效结果的考评和考核奠定了基础。而在这一阶段，需要完成的主要工作包括确定考评者、考评周期以及考评方法等。

1. 考评者。考评者主要包括：来自上级的考评、来自同级的考评、来自下级的考评、自我考评以及来自客户（主要为患者）的考评。

2. 考评周期。考评周期一般分为月度、季度、半年度和年度。月度考评能够发挥及时激励、及时纠偏的良好效果，但月度考评过于频繁会加重实施绩效考评的相关部门及其人员的工作量；此外，月度考评会使员工重视短期行为，而忽视长期发展。以季度为考评周期，既可以避免月度考评工作量大的问题，又可以及时对被考评者的日常行为态度进行监控。半年度和年度考评是相对综合，相对全面的考评，但缺点是周期相对较长，不利于对被考评者的日常行为态度进行监控。

3. 考评方法。考评方法是绩效考评中十分重要的环节，我们会在下一节详细介绍。

评价是对人或事物的价值做出判断的一种观念性的活动。任何评价活动都包括以下四个环节：第一，确立评价目标，选择评价对象；第二，建立评价的参照系统，确定评价主体、评价指标、评价标准和评价方法；第三，收集相关信息；第四，形成价值判断。

四、绩效反馈

所谓绩效反馈就是通过正式面谈的方式，考评者（主要指上级）向被考评者（主要指下级）告知绩效考评结果，根据绩效考评结果的信息所进行的检视与讨论。绩效反馈本质上是信息沟通的一种方式，而绩效反馈最重要的实现手段也是考评者和被考评者双方的有效沟通。

有效的绩效反馈对绩效管理起着至关重要的作用。首先，绩效反馈是绩效考评公正的基础，它较好地解决了考评者在考评过程中不可避免地掺杂主观意识的问题，赋予被考评员工知情权和发言权；其次，绩效反馈是绩效改进的保证，管理者对考评全过程进行详细介绍，并指出员工优缺点的过程，帮助被考评者了解考评结果的来由，有助于对未来的绩效改进计划达成一致；最后，绩效反馈是传递组织期望的手段，绩效反馈是一个传递组织期望的合适时机，在讨论过程中可以将组织的期望贯穿其中，让员工在无形中感受并融入组织期望。

根据反馈的内容和态度，一般将绩效反馈分为三类：正面反馈、负面反馈和中立反馈。其中，负面反馈和中立反馈都是针对错误行为进行的反馈，而正面反馈则是针对正确行为进行的反馈。

1. 正面反馈：针对正确行为的反馈。一般情况下，管理者的目光都易聚焦于员工错误的行为，往往忽视了对员工的正确行为进行反馈。实际上，不论哪一种绩效反馈，管理者的最终目的都是提高员工的绩效。达到这种目的可以通过两种途径：一是减少不良的行为；二是增加员工良好的行为。对错误行为的反馈将注意力集中于减少不良的行为上，这种反馈很有可能会带来一些负面的效果。而针对正确行为进行恰当的反馈能够避免这些问题，并有效地提高员工的绩效水平。

2. 负面反馈和中立反馈：针对错误行为的反馈。针对错误行为进行的反馈就是我们通常所说的批评。但批评并不一定是消极的，批评也可以是积极的和建设性的。两种批评的区别也是负面反馈和中立反馈（又称建设性批评）之间的区别。负面反馈是消极的，一般会很无理，且不够具体；中立反馈是建设性的，管理者在表明态度的同时，会提出具体的意见，帮助员工改进绩效。

五、绩效改进

绩效改进是这样一个过程：首先，分析员工的绩效考核结果，找出员工绩效不佳的原因；其次，针对存在的问题制订合理的绩效改进方案，并确保其能够有效实施。绩效改进是绩效考评的后续工作，是绩效管理系统不可或缺的一部分。同时，绩效改进是管理者应该承担的职责。管理者应该意识到帮助员工改进绩效、提升能力，与完成管理任务一样都是自身义不容辞的责任。

绩效改进还体现在对绩效考评结果的运用上。绩效考评结果可以运用在人力资源管理工作的很多方面。

1. 为员工职称评聘提供依据。绩效考评结果的运用，给职称评聘提供了客观、具体的绩效考评指标体系，避免了论资排辈、按顺序或因人情聘用人才的情况，使聘任结果更加科学、有说服力。

2. 为职位变动提供参考。员工绩效考评结果是人员调配、职位变动的重要依据。运用绩效考评的结果，可以发现优秀的有发展潜力的员工，并对其进行积极的培训和大胆的提拔。

3. 为绩效工资和绩效奖金的发放提供依据。绩效考评结果的最初目的就在于更好地考评员工对团队或组织的贡献，以便更好地在薪酬分配的过程中体现公平性原则。

4. 为卫生人力资源管理的其他环节提供依据。除以上用途外，绩效结果还可广泛应用于卫生人力资源管理的其他环节，如人力资源规划、员工招聘、辞退等，为公平、客观地处理卫生组织内部关系，创造和谐的团队提供帮助。

第三节　卫生人力资源绩效考评设计

一、绩效考评与绩效管理

绩效考评就是在绩效周期结束时，运用科学的原理和系统的方法对被考评者的绩效目标完成情况和完成效果进行考评与检查。

绩效管理是一个完整的系统，绩效考评是包含在绩效管理过程中的一个关键环节，是绩效管理的一部分。有效的绩效考评依赖于整个绩效管理活动的成功开展，而成功的绩效管理也需要有效的绩效考评来支撑。

二、卫生人力资源绩效考评

（一）卫生人力资源绩效考评的内涵

卫生人力资源绩效考评是指在绩效周期结束时，卫生组织根据工作说明书等的要求，对参与绩效考评的卫生人力资源的绩效目标完成情况和完成效果进行全面、系统、科学地考评和检查的过程。

（二）卫生人力资源绩效考评的过程

卫生人力资源绩效考评的过程有以下步骤：第一，确定考评者和被考评者；第二，培训考评者；第三，选定考评方法；第四，实施绩效考评；第五，考评后的面谈；第六，考评结果的处理。

1. 确定考评者和被考评者。

（1）考评者。前面我们提到，考评者主要包括上级、同级、下级、自我以及客户（主要为患者）。

（2）被考评者。被考评者通常分为高层管理者、中层管理者和普通员工。①高层管理者：高层管理者主要是指卫生组织的经营决策层，如院长、卫生监督所所长等；②中层管理者主要是指卫生组织的中间管理层，如各科室负责人等；③普通员工主要是指卫生组织的基层卫生人员，如医生、护士等。

2. 培训考评者。为了更好地推进绩效考评，卫生组织应该对考评者进行培训。一般来说，考评者培训主要包括以下四个方面的内容：

（1）考评者误区培训。绩效考评结果出现偏差最常见的原因就是考评者的主观错误。因此，考评者培训中的一项重要内容就是通过培训告诉考评者在考评过程中可能会产生的考评误差有哪些，以防止这些误差的发生。通过这种形式的考评者培训，考评者能够对种种考评误区有更深刻的认识，从而有效地避免此类问题的发生。

（2）绩效考评指标培训。绩效考评指标培训指的是通过培训考评者，让他们熟悉在考评过程中将使用的各个绩效指标，了解指标的真正含义。只有在考评者正确理解各个绩效指标的基础上，才能够将绩效考评体系所要传达的信息正确传达给员工。

（3）绩效标准培训。绩效标准培训指的是通过培训向考评者提供考评时的比较标准或者是参考的框架。考评者如何理解绩效标准将在很大程度上影响被考评者的考评结果。进行绩效标准培训是实现绩效管理中的程序公平的重要条件。

（4）绩效反馈培训。绩效反馈是考评者与被考评者之间的沟通过程，通过这一过程，考评者将绩效信息反馈给员工，从而帮助他们纠正自己的不足并发扬优点。绩效反馈并不是一次简单的谈话，考评者应该通过这个沟通过程帮助员工更好地认识自身在工作中存在的问题。通过绩效反馈培训，管理者应该能够掌握绩效指导和绩效面谈中的各种技巧。

3. 选定考评方法。卫生人力资源绩效考评的方法有很多种，每一种方法都有它的优势、不足及适用范围，卫生组织在进行绩效考评时要注重方法的选择，关于绩效考评方法的具体内容将在后面详细说明。

4. 实施绩效考评。在实施绩效考评的过程中，一般分为被考评者述职和考评者进行评价两个步骤。

（1）被考评者述职：被考评者当面向考评者介绍本次绩效周期内的工作情况，主要陈述完成工作的过程、方法，以及取得的成果等内容。

（2）考评者评价：考评者根据被考评者平时的工作情况以及取得的成果，再结合被考评者的述职，对被考评者在本次绩效周期内的工作做出全面、客观的评价。考评者应当按照事先确定的考评标准进行评价，并且评出相应的分数。考评者通过填写绩效考评表完成评价工作，评价工作结束后应当及时将有关资料上交相关领导和科室。

相关科室收齐评价资料后，应当及时汇总、审核考评的结果，以避免考评中出现不公正的情况。如果审核结果与考评者的评价结果相一致，相关的评价资料应及时进行存档；如果审核结果与考评者的评价结果有出入，原始考评记录与得分也不应更改，而是应与最终的评价结果一起存档。

5. 考评后的面谈。绩效考评结束后，应及时将结果反馈给被考评者，好让被考评者意识到自己在本次绩效周期内存在的不足。在面谈的过程中，要遵循以下九项原则：

（1）相互信任。由于绩效反馈面谈的内容既有肯定也有表扬，既有建议也有批评，因此面谈对员工来讲非常敏感，再加上员工作为下级，在与上级交谈时处于弱势，容易产生心理上的戒备、抵触甚至情绪上的反抗，于是营造一个平和的氛围、建立主管和员工之间彼此的信任就显得尤为重要。

（2）目的明确。目的明确是指反馈目的的一致性，主要是回顾绩效期间的工作，肯定成绩和优点，指出不足和问题，探索未来与发展。

（3）认真倾听。在进行反馈时，要给予员工充分表现的机会，让员工尽可能多地表达自己的观点和想法。

（4）避免对立和冲突。面谈过程中双方可能有不同的见解，出现争论是难免的，这时就需要换位思考，相互理解，尽量避免对立和冲突的情况发生。这就要求上级不要居高临下，而要与员工进行平等的沟通，使员工排除心理障碍，进而畅所欲言。

（5）就事论事。反馈双方应该讨论的范围是工作绩效，而不是讨论员工的个人性格。

（6）面向未来。反馈面谈的内容虽然是对工作绩效的回顾和评估，但并不等于说面谈就只集中于过去，而应该是总结出对员工和组织将来有用的东西，着眼于未来绩效的提升与员工的成长。

（7）优缺点并重。面谈中，上级既要反馈优点，也要反馈缺点，只有优缺点并重，才能客观地、全面地让员工清楚地了解上级及组织对他们的看法和期望。

（8）积极的心态。在面谈中，谈话的内容侧重工作的改善，因此上级在适当的批评后更多地则应以积极鼓励的方式结束面谈，使员工通过面谈受到鼓舞，增强干劲，满怀希望地投入到下一轮的工作中。

（9）做好记录。将面谈确定的问题和目标记录下来，一是对员工的尊重，二是为下次考评积累数据和记录。

6. 考评结果的处理。绩效考评结束后，除了按照约定发放绩效工资外，管理者还可以根据员工的绩效结果，给予员工培训、调职、晋升或解聘等。但需要注意的是，对考评结果的处理既要果断，又要慎重，要真正做到处理结果与员工绩效考评结果相一致，使多数员工对考评和考评结果处理满意。

（三）卫生人力资源绩效考评的方法与选择

1. 卫生人力资源绩效评价方法。

绩效评价方法是绩效考评的具体方法与手段。卫生人力资源绩效评价方法的选择，在很大程度上影响绩效考评的结果，而考评结果将为绩效管理其他环节提供参考信息，直接决定着其在卫生人力资源管理其他模块的应用。因此，了解各种绩效评价方法的优缺点和适用范围是非常必要的。以下是卫生人力资源绩效考评中常用的几种考评方法。

（1）关键事件法。

关键事件法是以记录直接影响工作绩效优劣的关键性行为为基础的评价方法。所谓关键事件，是指员工在工作过程中做出的对其所在部门或科室有重大影响的行为，这种影响包括积极影响和消极影响。使用关键事件法对员工进行考评要求管理者将员工日常工作中非同寻常的好行为或非同寻常的坏行为认真记录下来，然后在一定的时期内，主管人员与下属进行一次面谈，根据所做的记录来讨论员工的工作绩效。

关键事件法具有以下优点：首先，对关键事件的记录为考评者向被考评者解释绩效考评结果提供了一些确切的事实依据；其次，它可以确保在对员工进行考评时，所依据的是员工在整个考察周期内的工作表现，而不是员工在近期内的表现，从而减小近因效应所带来的评价偏差；最后，对关键事件的记录可以使员工了解自身的优点与不足，改进自己的工作行为，同时使管理人员获得一份关于员工通过何种途径消除不良绩效的实际记录。关键事件法通常可以作为其他评价方法的有效补充。

但是，关键事件法在实施时也存在一定的不足之处。最明显的一点是，管理人员可能漏记关键事件。在很多情况下，管理人员都是一开始忠实地记录每一个关键事件，到后来失去兴趣或因为工作繁忙等原因而来不及及时记录，等到考评期限快结束时再去补充记录，这有可能会夸大近因效应的偏差，员工也可能会误认为管理人员编造事实来支持其观点。此外，搜集与整理关键事件要花费大量时间和精力，并且该方法对中等绩效的员工关注度不够。

（2）量表法。

量表法主要有强迫选择量表法、行为锚定等级评定量表法、行为观察量表法和混合标准量表法。

①强迫选择量表法（Forced – Choice Scales，FCS）。强迫选择量表法最独特的地方是要求考评者从以四个行为选择项为一组的众多选择组群中选择出最能反映与最不能反映被考评者的两个行为选择项。考评者不知道什么样的选择项能得高分。换句话说，考评者并不知道各选择项的分值。因此在评价过程中，客观性得到保证而主观性受到控制。

一个比较有效并有代表性的强迫选择量表一般包括15组至50组选择项，组数多少取决于被考评者所从事工作的水平差异与复杂程度。

强迫选择量表法的优点：在这种评估工具中，考评者的个人偏好或偏见性大大减少，从而保证了评价分数的合理分布。而且考评者的评估不会受到员工外在条件的影响，因为考评者并不知道每组的四个选项中哪两个对员工计分有利。具体的计分结果只有人力资源部才清楚。

强迫选择量表法也有它的缺点，其中最为明显的有两个：其一，使一个诚实客观的考评者很难按照自己的意愿去把握对员工评估的结果；其二，不能让员工在考评中产生自我激励。换句话说，因为员工不知道各个选项的分数差异，就无法对自己的工作表现提供自我强化的反馈。

②行为锚定等级评定量表法（Behaviorally Anchored Rating Scale，BARS）。行为锚定等级评定法的目的在于：通过等级评定表，将绩效行为的描述加以等级性量化，从而将描述性关键事件法和量化等级评定法的优点结合起来。因此，可以说此方法是传统业绩评定表和关键事件法的结合。其中对每一种具体行为特征的说明，被称为"尺度"或"锚"。因此，行为尺度评定量表给评估者直接提供了具体行为等级与评估标准的量表，如优秀、满意、较差与不可接受等。在设计行为锚定等级评价法之前，要收集一系列有效和无效绩效的关键事件，将这些关键事件划分为不同的绩效维度，那些被行为学专家们认为能够明确地代表某一特定绩效水平的关键事件将会作为被考评者的行为实例。

使用行为锚定等级评价法比使用其他的绩效评价方法要花费更多的时间，但是此方法具有以下优点：行为锚定使员工知道他们被期望表现出哪些类型的行为，从而为考评者提供以行为为基础的反馈机会；因为此种方法的特点是需要有大量的员工参与，所以它可能会被部门主管和下属更快地接受；因为特定的行为可以被指出来，所以这种方法更便于在考核时进行讨论。其不足主要表现为：使用的行为是定位于作业而不是定位于结果；考评者有时在从量表中选择能代表员工绩效水平的行为时会面临困难等。

表 11 –3　　　　　　　　　　　　护士行为锚定等级考评表

等级	锚
优秀：5	与病人交往时，用语礼貌、态度和蔼，对病人提出的合理需要，能及时满足，解决问题，经常主动向病人提供帮助和服务
良好：4	与病人交往时，用语礼貌、态度和蔼，对病人提出的合理需要，能及时满足，解决问题，但较少主动向病人提供帮助和服务
中等：3	对病人提出的合理需要，虽然口头答应，但很少及时、充分地满足，对于病人的意见，表示理解，但不能在实际行动中表现出接受或改善
较差：2	对病人提出的合理需要和问题，态度不热情，表现出不耐烦，有时甚至不予理睬
极差：1	与病人交谈时用语粗鲁、态度冷漠，经常导致护患关系紧张，甚至遭到病人的投诉

来源：毛静馥. 卫生人力资源管理［M］. 北京：人民卫生出版社，2013.

③行为观察量表法（Behavior Observation Scale，BOS）。行为观察量表法首先是强调通过收集关键事件来描述每项工作的有效行为、一般行为和无效行为。该方法并非先确定工作表现处于哪一水平上，而是确定员工某一行为出现的频率，然后通过给某种行为出现的频率赋值，从而计算出得分，之后将各项分数加总，得到一个综合评价

结果。有时，对于特殊的工作表现还可以确定一个等级标准进行加总，然后乘以一个重要性加权系数。

行为观察量表的优点在于：第一，它是基于系统的工作分析的，有助于员工的理解和使用；第二，与行为锚定等级评定量表法相比，行为观察量表更具有内容效度，关键行为和等级标准一目了然；第三，行为观察量表有助于产生清楚明确的反馈。但是，行为观察量表也存在以下不足之处：第一，与其他考核方法相比，该方法需要花费更多的时间和成本；第二，过分强调行为表现容易忽略某些真正的评价要素，特别是对管理工作和一些按章办事的工作而言，应该注重的往往是实际产出结果，而不是行为；第三，该方法要求观察员工的工作表现，对管理者的时间投入和精力投入要求较高。

（3）比较法。

使用员工比较系统，员工的绩效是通过与其他员工绩效相比较来评估的。比较法包括有排序、配对比较和强制分布等。

①排序法。排序法是依据某一评价维度，如工作质量、工作态度，或者依据员工的总体绩效，将被考评者从最好到最差依次进行排序。在实际操作中，可以进行简单排序也可以进行交替排序。简单排序是依据某一标准由最好到最差依次对被考评者进行排序。交替排序则是先将最好的和最差的列出，再挑出次好的和次差的，以此类推，直至排完，如表 11 – 4 所示。

排序法最大的优点是简便易行、省时省力，但其不足也正来源于此：第一，没有具体的评价指标，只是被考评者之间进行对比排序，所以当两人业绩相近时很难确定其先后顺序；第二，缺乏具体标准，无法比较同一组织中不同部门的员工；第三，被考评者仅仅知道自己的排序情况，不能明确自身的优点和不足，不利于明确绩效改进方向。

表 11 – 4　　　　　　　　　　交替排序法的绩效评价等级

评价所依据的要素：	
说明： 针对评价所依据的要素，将所有员工姓名都列出来。将绩效评价最高的员工姓名列在第 1 格中；将绩效评价最低的员工姓名列在第 10 格中。然后将次最好的员工姓名排列在第 2 格中，将次最差的员工姓名排列在第 9 格中。依次交替进行，直到所有的员工都被列出	
评价等级最高的员工	
1.	6.
2.	7.
3.	8.
4.	9.
5.	10.
	评价等级最低的员工

②配对比较法。配对比较法也叫两两对比法或对偶比较法，是较为细化和有效的一种排序方法。其具体做法是：将每一位被考评者按照所有评价要素，如工作质量、工作数量、工作态度等，与所有其他员工一一进行比较，优者记为"＋"或"1"，差者记为"－"或"0"，然后计算每一个被考评者所得正负号的数量或具体得分，排出次序。比如，在如表 11－5 所示的比较中，员工乙的工作态度是最好的，而员工甲的创造性是最强的。

配对比较法是通过对被评估者进行两两之间的比较而得出的次序，所以其评估结果更为可靠。但这种方法受被评估者人数的制约，当有大量员工需要评估时，这种方法就显得复杂和费时。例如，当被评估者的人数为 n 时，按照一一对比的原则，总共需要配对比较 n（n－1）/2 次。如果对 5 个员工进行评估，评估者需要配对比较 10 次；10 个员工需要配对比较 45 次；而当需要评估的员工为 50 个时，则配对比较要增加到 1 225 次。因此，这种方法一般只适用于人数较少的绩效考评。

表 11－5　　　　　　　　　　使用配对比较法对员工工作绩效的评价

就"工作态度"这一评价要素所做的比较						就"创造性"这一评价要素所做的比较					
被评价者　　　比较对象	甲	乙	丙	丁	戊	被评价者　　　比较对象	甲	乙	丙	丁	戊
甲		＋	＋	－	－	甲		－	－	－	－
乙	－		－	－	－	乙	＋		－	＋	＋
丙	－	＋		＋	－	丙	＋	＋		－	＋
丁	＋	＋	－		＋	丁	＋	－	＋		－
戊	＋	＋	＋	－		戊	＋	－	－	＋	

③强制分布法。强制分布法也称为强制正态分布法，这种方法是以群体、等级的形式对被考评者进行排序的。在运用强制分布法进行绩效考评时，要求考评人员依据正态分布规律，即俗称"中间大、两头小"的分布规律，预先确定好评价等级以及各等级在医疗机构某部门或科室员工总数中所占的百分比，比如，若划分为"优良、中等、需改进"3 个等级，则分别占总数的 30%、40%、30%；若划分为"优秀、良好、中等、需改进、不足"5 个等级，则每个等级分别占 5%、25%、40%、25%、5%，然后再结合被考评员工数量算出各等级人数，按照每人绩效的优劣程度，强制列入其中某一等级。

（4）360 度反馈法。

360 度反馈法也称为全视角考评或多个考评者评价法。就是由与被考评者在工作有较多接触，对被考评者工作表现较为了解的上级、同事、下级和客户（这里主要为患者）以及被考评者本人担任考评者，对被考评者进行全方位绩效考评，考评结束后根据确定的权重得出一个综合的评价结果，如图 11 – 2 所示。

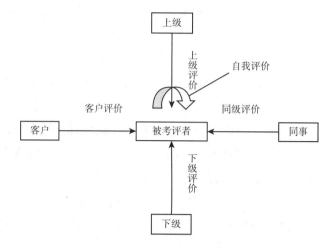

图 11 – 2　360 度反馈法

来源：毛静馥. 卫生人力资源管理 ［M］. 北京：人民卫生出版社，2013. 209.

360 度反馈法的优点：第一，全方位、多角度的信息反馈，评价结果更加准确；第二，有利于团队建设。360 度反馈法是一个系统工程，通过自评、互评，促进各部门或科室间的相互了解，化解矛盾，相互配合，可以加强部门间的沟通，增强团队精神，提高工作效率。

360 度反馈法的缺点：第一，受认知或情感等因素的影响，评价结果可能会有失公正，如有矛盾的员工可能为了泄愤而打出低分，关系好的员工可能互相给予高评价；第二，评价角度多、程序复杂，因而会消耗大量时间和金钱。

（5）平衡计分卡（Balanced Score Card，BSC）。

平衡计分卡是从财务、客户、内部业务流程、学习与成长四个维度对组织、部门、团队及个人进行全方位的评价，是以组织战略为导向的，是组织愿景和战略的具体体现，既是一个绩效评价系统也是一个战略管理系统，因此得到了许多卫生组织，特别是医疗机构的认可与应用。目前，医疗机构对其应用大多建立在一个完整业务单元的基础上，如一家医疗机构、一个科室等，这样设计的平衡计分卡称为组织平衡计分卡。但是战略目标只分解到组织层面是不够的，因为战略目标的执行与落实最终依靠的是每一位卫生人员，因此需要将平衡计分卡发给员工个人。

表 11 –6　　　　　　　　　　医生的个人平衡计分卡

维度	一级指标	二级指标
财务方面	经济效益	医疗收益
		查房次数
		门诊量

续表

维度	一级指标	二级指标
		出院患者数
		占床总数目
	药费监控	药品比例
患者方面	满意度	患者满意度
		健康教育
		出院访视
	费用负担	门诊人均费用
		人均每床日住院费用
内部流程方面	医疗质量	医疗文书书写质量
		入院三日确诊率
		危重患者抢救成功率
		医患沟通
		诊治关键环节控制
		药物合理使用
		无医疗安全事件
学习与成长方面	学习	学历
		职称
		进修学习
	成长	执行力
		问题整改
	发展创新	教学
		科研与论文
		新业务开展

来源：毛静馥. 卫生人力资源管理［M］. 北京：人民卫生出版社，2013. 211.

平衡计分卡的优点：第一，有效弥补传统绩效评价只看中财务这一缺失，实现了财务与非财务衡量方法之间的平衡、外部与内部的平衡、结果与过程的平衡、定量与定性的平衡、长期目标与短期目标的平衡等；第二，将卫生组织的战略目标转化为卫生人力资源绩效考评指标，既保证了卫生组织战略目标的落实，又增加了卫生组织对员工管理的可操作性。

平衡计分卡的缺点：第一，对实施平衡计分卡过程中需要的与之相匹配的其他制度要求较高；第二，非财务指标的量化十分困难，花费时间过长。

（6）目标管理法（Management by Objectives，MBO）。

目标管理的核心是强调群体共同参与制定具体的、可行的而且能够客观衡量的目标。通过一种专门设计的过程使目标具有可操作性，这种过程一级接一级地将目标分解，即从卫生组织整体目标到各部门或科室目标，最后到卫生人力资源的个人目标；从年度目标到季度目标，最后分解到月度目标。目标管理在绩效考评中的实施步骤必须根据 PDCA 循环模式进行：P（Plan）——计划，确定方针和目标，确定活动计划；D（Do）——执行，实际去做，实现计划中的内容；C（Check）——检查，总结执行计划的结果，注意效果，找出问题；A（Action）——行动，对总结检查的结果进行处理，成功经验加以肯定并适当推广，使其标准化，失败的教训加以总结，引起重视，未解决的问题放到下一个 PDCA 循环。

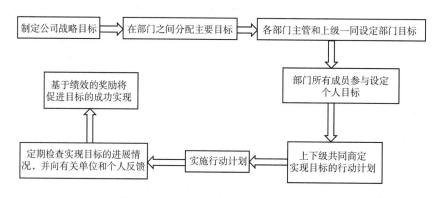

图 11 - 3　目标管理体系设计的一般流程

目标管理法的优点：第一，权利责任明确；第二，强调员工参与，上下级共同协商、讨论，能够加深对目标的了解，消除上下级之间的意见分歧，取得目标统一。目标管理法最大的优点就在于能使人们用自我控制的管理来代替受他人支配的管理，激发人们发挥最大的能力把事情做好。

目标管理法的缺点：第一，目标虽作了分解，但未具体到行为步骤，导致卫生人力资源不清楚具体要做什么；第二，目标管理倾向于短期目标，员工可能会试图达到短期目标而牺牲长期目标；第三，绩效标准不统一；第四，部门主管或科室主任可能担心员工参与目标设定而夺取了他们的职权，因此不会恰当遵循目标管理程序，同时，员工也不喜欢目标带来的绩效压力和由此产生的紧张感。

（7）关键绩效指标法（Key Performance Indicator，KPI）。

关键绩效指标法是通过对组织的战略目标进行全面的分解，分析和归纳出支撑组织战略目标的关键成功因素，继而从中提炼出组织、部门和岗位的关键绩效指标。如表 11 - 7 所示，具体来说，就是把组织战略目标分解为可运作的远景目标和量化指标的有效工具表，从而为某医院门诊护理单元提供关键绩效指标。

表 11-7 门诊护理单元绩效考核定性指标

考评指标	奖惩标准
优质护理指标	合格率 95%，低于标准 1% 减 10 分
消毒隔离质量	95 分合格，低于标准 1 分减 10 分
病区管理质量	90 分合格，低于标准 1 分减 10 分
抢救物品完好率	95 分合格，低于标准 1 分减 10 分
业务考核质量	85 分合格，不合格减 10 分
护理教学质量	95 分合格，每增减 1 分加减 5 分
就诊满意度	合格率 95%，每增减 1% 加减 20 分
护理投诉	每起减 10 分
护理差错	护理差错视情节减 10~50 分

来源：毛静馥. 卫生人力资源管理［M］. 北京：人民卫生出版社，2013.211.

关键绩效指标的选择遵循 SMART 原则，S（Specific）——具体的，绩效指标要切中工作目标，适度细化；M（Measurable）——可测量的，验证绩效指标的数据或信息必须是可获取的；A（Attainable）——可实现的，绩效指标在付出努力的情况下可以实现，避免设立过高或过低的目标；R（Relevant）——相关的，绩效指标必须与组织的战略目标、部门任务及岗位职责相关联；T（Time-based）——以时间为基础的，绩效指标中使用一定的时间单位，完成绩效指标必须是有时间限制的。

关键绩效指标法的优点：第一，设立的原理简单明了，容易被员工所接受；第二，目标明确，抓住关键，员工将精力和时间投入到重要工作上，可以尽快地提高工作绩效和职业能力；第三，高度的参与性，满足了员工自尊的需要，有利于激发员工的创新精神和积极性；第四，鲜明的培养性，根据设置的目标对下级的完成情况进行总结、反馈、调整，上级与下级共同探讨需要进行怎样的培训才能实现预期的目标。

关键绩效指标法的缺点：各职能部门往往关注自己的职责，忽视部门之间的相互配合以及部门目标与组织战略的关系，所以可能出现部门目标与战略、部门与部门之间脱节的现象。

2. 卫生人力资源绩效考评方法的选择。

前面介绍了多种绩效评价方法，每一种方法都有自己的优势和不足，以及一定的适用范围。因此，医疗机构和组织在选择绩效评价方法时，必须考虑多方面因素，如绩效考评的目的、员工的工作性质和特点、绩效评价方法本身的特点、实施绩效评价的预算和时间要求等。

（1）从卫生人力资源绩效考评的目的考虑，分为管理目的和发展目的，选择合适的绩效评价方法对实现卫生人力资源绩效考评目的有事半功倍的作用。例如，如果以优化卫生人员的职业生涯为绩效考评的主要目的，则应该选择关键事件法、行为锚定等级考评法、行为观察考评法、360 度考评法等，而选择比较考评法就很难达到目标。

（2）从卫生人力资源的工作性质和特点考虑，如医疗机构有医生、药剂师、护士、技术工人、行政人员等各种岗位的员工，各岗位的职称又有高、中、低之分，不同的工作岗位、不同的职称级别，其工作性质和工作特点也各不相同。在进行绩效评价方法的选择时，应根据医疗机构内部不同岗位、不同职称人员的工作性质和工作特点，选择不同的绩效考评方法，才能做到合理地考评、选拔和使用各类人才。例如，行政人员的绩效目标难以量化，因此可以选择关键事件法、行为锚定等级考评法、行为观察考评法等方法进行考评。

（3）从绩效考评方法本身的特点考虑，每一种绩效考评方法都有它们各自的特点，每一种方法的优点与不足、适用范围、开发与应用成本、信度与效度，都有所不同。在进行绩效考评时，必须考虑各种方法本身的特点，选择某种绩效考评方法或某几种绩效考评方法的组合。

（4）从实施绩效考评的预算和时间要求考虑，在选择绩效考评方法时，时间成本和方法开发与应用所需成本，也是必须考虑的一个重要因素。以360度反馈法为例，该方法综合性强，反馈信息全面，可以有效避免偏见，但是，开发和应用该方法的成本相当高，而且实施时要花费大量的时间和精力。所以，当卫生组织实施绩效考评的预算或时间有限，不宜选择诸如360度反馈法等比较复杂的绩效考评方法。

（四）卫生人力资源绩效考评的指标体系

1. 卫生人力资源绩效考评指标体系的构成。

卫生人力资源绩效指标体系主要包括以下四部分内容，分别是"德、能、勤、绩"。

"德"即品德，指一个人的操行。思想品德素质反映卫生人力资源个人的价值观，是影响绩效的重要指标。思想品德素质方面的指标主要包括原则性、责任感与政治素质等。

"能"即能力，指完成某一具体工作所需要的能力和素质。是指卫生人力资源完成特定工作内容需要具备的基本能力和专业素养。工作能力方面的指标主要包括专业知识水平、口头和书面表达能力、人际交往能力、指挥协调能力、应变能力等。

"勤"即勤奋，指员工的工作勤奋和努力状况。工作勤奋程度反映的是卫生人力资源的工作态度，主要是对卫生人员的工作热情和工作积极性进行评价。工作态度方面的指标主要包括积极性、主动性、钻研精神、创新精神、牺牲精神、服务精神、出勤情况等。

"绩"即业绩，指员工工作的实际贡献或实现预定工作指标的程度。工作业绩反映卫生人力资源所取得的工作成果，是绩效考评指标体系中的主要内容。工作业绩方面的指标主要包括工作效率、工作数量、工作质量、经济效益、社会效益等。

表 11 – 8　　　　　　　　　　　卫生人力资源的绩效考评指标体系

维度	说明	指标
德	品德素质，决定员工的个人价值倾向，反映员工的工作价值观	品德修养、职业操守、政治素质等
能	能力素质，不同职位对能力的要求有所不同	业务知识水平、分析能力、决策能力、组织能力、沟通能力等
勤	勤奋敬业的精神	工作积极性、主动性、纪律性、服从性、责任心等
绩	工作成果，包括完成工作的数量、质量、效率等	工作数量、工作质量、工作成本、工作效率等

来源：毛静馥. 卫生人力资源管理［M］. 北京：人民卫生出版社，2013. 197.

2. 卫生人力资源绩效考评指标体系的设计。

卫生人力资源主要分为管理人员和普通员工两个类别，每个类别再根据工作性质和职称不同分成若干子类别。以医疗机构为例，管理人员分为高层管理人员和中层管理人员，中层管理人员又分为业务干部和职能干部两个子类别；普通员工分为医生、医技、护理、行政等子类别，各子类别又根据职称不同在指标设置上加以区分。不同类型的卫生人力资源其工作性质和特点不同，因此他们的绩效考评指标体系也不同，应该根据每一类卫生人力资源的工作职责和工作要求对其绩效考评指标体系进行设计。

（1）高层管理人员的绩效考评指标体系。对于院长、副院长等高层管理人员，应主要考评其对医疗机构战略发展的把握能力、战略目标、年度计划的制定和完成情况、决策能力、领导力、管理能力等。

表 11 – 9　　　　　　　　　　　院长的绩效考评指标体系举例

维度	指标
德	品德修养
	职业操守
	政治素质
能	领导力
	管理能力
	决策能力
勤	工作积极性
	纪律性
绩	医疗机构总体目标实现率
	年度经营计划完成率
	资产负债率
	收支结余率
	国有资产保值率、增值率
	医疗质量

续表

维度	指标
绩	护理质量
	门急诊次均费用
	出院次均费用
	医保费用控制
	平均住院日
	病床使用率
	药占比
	医疗事故、医疗纠纷
	全院论文发表
	全院申请科研立项、成果
	全院业务学习
	全院新技术、新项目开展
	健康教育与健康促进
	基层支援
	费用减免
	患者满意度
	职工满意度

来源：毛静馥. 卫生人力资源管理［M］. 北京：人民卫生出版社，2013. 197 – 198.

（2）职能科室负责人、员工的绩效考评指标体系。

①职能科室负责人的绩效考评指标体系。对职能科室负责人，主要考评科室计划的制订和完成情况、领导力、管理能力、组织协调能力、业务能力等。

表 11 – 10　　　　　　　　职能科室负责人的绩效考评指标体系举例

维度	指标
德	品德修养
	职业操守
	政治素质
能	沟通能力
	领导力
	业务能力
勤	工作积极性
	纪律性
绩	科室目标管理
	论文
	科研课题

来源：毛静馥. 卫生人力资源管理［M］. 北京：人民卫生出版社，2013. 198 – 199.

②职能科室员工的绩效考评指标体系。对职能科室普通员工，主要考评思想品质、职业道德、工作态度、劳动纪律、工作积极性、业务能力、工作数量和质量等。

表11-11　　　　　　　　　职能科室员工的绩效考评指标体系举例

维度	指标
德	品德修养
	职业操守
	政治素质
能	沟通能力
	团队协作能力
	执行力
	业务能力
勤	工作积极性
	纪律性
绩	工作量
	工作质量与效率
	论文
	科研课题

来源：毛静馥. 卫生人力资源管理［M］. 北京：人民卫生出版社，2013. 199.

（3）业务科室负责人、员工的绩效考评指标体系。医疗机构业务科室划分细、门类多、学科和岗位差别大，如医生、医技、护理人员等，且相同工种中还有不同的专业技术职称等级，医生系列从低级到高级分为住院医师、主治医师、副主任医师、主任医师；医技系列从低级到高级分为药士（检验士）、药师（检验师）、主管药师（主管技师）、副主任药师（副主任技师）、主任药师（主任技师）；护理系列从低级到高级分为护士、护师、主管护师、副主任护师、主任护师。不同工种、不同专业技术职称等级的岗位职责不同，因此他们的绩效考评指标体系也不同。

①业务科室主任的绩效考评指标体系。业务科室主任的考评内容主要围绕科室门诊量、手术量、医疗质量、科研教学管理、科室业务收支管理等进行。

表 11 –12 业务科室主任的绩效考核指标体系举例

维度	指标
德	品德修养
	职业操守
	政治素质
能	沟通能力
	临床业务能力
	领导力
勤	工作积极性
	纪律性
绩	科室总收入
	科室净利润
	科室成本核算
	科室门诊量
	科室手术量
	院内感染率
	病历质量
	医疗事故、医疗纠纷
	护理工作管理
	临床教学管理
	收入管理（收费投诉）
	科室论文发表
	科室申请科研立项、成果
	科室业务学习
	科室新技术、新项目开展
	患者满意度
	医师满意度

来源：毛静馥. 卫生人力资源管理［M］. 北京：人民卫生出版社，2013.200.

②医生的绩效考评指标体系。制订医生的绩效考评指标体系时要注意不同级别的医生应有不同的考评指标。如住院医师往往没有手术权限，日常主要跟随高级医师出门诊，手术中作为主刀医师的助手，病房中记录病史、病程、手术谈话以及跟随高级医师查房等基础工作，科研方面以参与高级医师的课题和撰写论文为主。而对更高一级的医师的考评则不单单体现在门诊量和手术量上，还要着重考评病房患者的满意度、出院率、平均住院日等。因此，初级医师与高级医师在工作质量、工作效率、工作效益及科研教学工作等指标上要有所区分。

表 11 – 13　　　　　　　　　　　　初级医师的绩效考评指标体系举例

维度	指标
德	品德修养
	职业操守
	政治素质
能	沟通能力
	临床业务能力
	团队协作能力
勤	工作积极性
	纪律性
绩	门急质量
	检查量
	门诊手术量
	住院手术量
	质控病例数（主治）
	病历书写数（住院）
	病历书写质量
	医疗安全
	合理用药
	教学查房
	论文
	科研课题
	新技术、新项目
	患者满意度

表 11 – 14　　　　　　　　　　　　高级医师的绩效考评指标体系举例

维度	指标
德	品德修养
	职业操守
	政治素质
能	沟通能力
	临床业务能力
	团队协作能力
勤	工作积极性
	纪律性
绩	门急质量
	检查量

续表

维度	指标
绩	门诊手术量
	住院手术量
	平均住院日
	床位使用率
	医疗安全
	合理用药
	临床带教
	论文
	科研课题
	新技术、新项目
	患者满意度

来源：毛静馥. 卫生人力资源管理［M］. 北京：人民卫生出版社，2013. 200 - 201.

③护士长的绩效考评指标体系。护士长是护理单元的管理者，其主要职责是协助科室主任完成科室医疗任务。制订护士长的绩效考评指标体系时，要结合护士长的管理内容和科室性质，如调动护士工作积极性，加强护理业务技术训练，提高护理质量，改善护理科研教学管理等。对护士长进行考评时，绩效指标要反映整个病区的护理情况。

表 11 – 15　　　　　　　病房护士长的绩效考评指标体系举例

维度	指标
德	品德修养
	职业操守
	政治素质
能	沟通能力
	临床业务能力
	领导能力
勤	工作积极性
	纪律性
绩	病房成本收益
	病房成本核算
	固定资产管理
	平均住院日
	护理并发症发生率
	院内感染率

续表

维度	指标
绩	床位使用率
	夜间查房质量
	医疗收费规范（出错率）
	正确执行医嘱
	护理行政管理质量
	基础护理合格率
	特级护理合格率
	护理安全
	护理文书书写合格率
	临床护理带教
	技术操作考评（病房护士平均分）
	理论考评（病房护士平均分）
	病房论文发表
	病房课题立项、结题、成果
	新业务、新技术开展
	患者满意度
	护士满意度

来源：毛静馥. 卫生人力资源管理［M］. 北京：人民卫生出版社，2013. 202.

④护士的绩效考评指标体系。护士的绩效考评指标体系同样要遵循不同职称等级、不同岗位性质进行设计。如对门诊护士，应重点考评门诊专科护理能力。门诊手术术前准备和术中配合技术，消毒隔离和无菌操作规范等内容。对病房护士，应重点考评其病历及医疗文书书写质量、收费出错率、护理并发症发生率等内容。对手术室护士，主要考评其术前准备、术中配合技术及术后整理能力等指标。

表 11-16　　　　　　　　　病房护士的绩效考评指标体系举例

维度	指标
德	品德修养
	职业操守
	政治素质
能	沟通协作能力
	临床业务能力
勤	工作积极性
	纪律性
绩	技术操作考评

续表

维度	指标
绩	理论考评
	分管项目执行力
	收费投诉
	护理并发症发生率
	正确执行医嘱
	医疗文书书写
	病情观察及处理
	护理差错、事故分析鉴定和防范
	论文
	科研课题
	患者满意度

来源：毛静馥. 卫生人力资源管理［M］. 北京：人民卫生出版社，2013. 203.

第四节 "互联网+"背景下卫生人力资源绩效管理的优化

一、转变管理理念

1. 优化创新工作思想和结构。

在大数据技术盛行的现今时期，组织内部所有管理人员都需要优化创新工作思想和结构，并将大数据技术充分融入绩效管理工作中，以平时考核数据为基础，切实强化全年绩效管理质量和成效。这就要求卫生组织管理人员充分具备前瞻性思想，将大数据技术分析成果落实于绩效管理的各个环节，切实发挥绩效考核的作用。

2. 大力借助信息数据素材，完善绩效管理系统，确保考评工作公平、中肯、真实。

卫生人力资源绩效管理工作的开展还需要结合现代发展趋势，主动创新管理思想和模式，借助对信息技术的运用，搭建管理者与普通员工平等交流、沟通的平台，以便管理者通过时常沟通实时掌握员工的工作发展态势，而员工也能在具体沟通中对本身发展方向进行充分了解，如微信、微博等模式。在此期间，应不断完善组织应具备的专业绩效管理文化，创设严肃、活泼、团结的氛围，强化向心力。

3. 全面优化卫生组织人力资源管理工作。

在大数据技术盛行的现今时期，组织所开展的绩效管理工作，将相关管理流程做到创新升级属于首要工作，在此期间就会涉及对大数据技术的运用。首先，借助大数据技术可以将内部各科室发展态势做出充分研讨，根据研讨结论建立落实合理的人才录用方案；其次，对新进人员简历做出完善，了解主体人员基本条件；最后，促进管理者教育培训与发展，卫生组织借助绩效数据整理，组织管理者进行有针对性的培训活动，有利于调动其工作积极性，提高工作水平，促进绩效与人员专业能力的有效结合。

二、不断创新人力资源绩效管理方法

1. 建立大数据人力资源管理系统，丰富绩效管理数据信息资源。

员工是行为主体，其对于卫生组织的持续稳定发展来说，具有基本保障作用，所以，卫生组织需要根据大数据特征，完善数据系统，并且对指定数据信息做出细化分析，特别是应当不断增加数据信息量。通常来说，卫生组织人力资源绩效管理和相关数据信息资源主要包括客观基础数据、人员变动数据与人力资源质量数据三个方面。其中客观基础数据指的是包括员工姓名、性别、学历与相关工作信息等在内的基本信息，根据个人的不同对这些信息数据进行统计，并以简历形式进行记录，可为后续绩效管理工作提供保障；人员变动数据指的是卫生人力资源岗位调动、老员工退休、新员工加入等人员变动情况，绩效管理中需对这些员工的数据进行重新整理或改动，有利于对员工进行有效管理；人力资源质量数据则通过记录并分析员工对组织所做的贡献，或者员工对人力资源满意度的调查分析等得出，其中包括工作责任心、工作效率等指标，在数据采集与调查中应特别留意这些数据。

2. 绩效考评优化升级。

在大数据盛行的现今时期，卫生组织所进行的绩效考评工作也需要运用这种技术，先将员工工作过程所产生的数据存储于智能终端，再借助对智能终端的运用对这些数据做出分析、整合、统计等，这样能够知晓传统工作中产生的漏项，从而体现考评的中肯和客观。以往在绩效考评过程中，卫生组织往往都是借助了结构导向措施，尽管也会体现些许成效，但总体来看还是存在片面化。现如今，在大数据环境下，卫生组织所开展的绩效考评需要借助综合法进行操作，这种方法在具体运用中会表现出完善性和真实性，具体可以"员工参与+岗位数据"的形式来推进绩效考评。

3. 以"员工参与+岗位数据"来推进绩效考评。

卫生人力资源管理中的绩效考评多依靠有限的记录来进行主观评价，并确定考评结果。如传统考评中的出勤率，员工岗位任务完成率，工作热情程度，故障率等。在大数据背景下，员工绩效考评要走出主观性评价，要消除员工的机会主义行为。卫生人力资源管理者要从考评方式革新上，建立以"岗位数据"为基础的岗位胜任力考评模式。如在绩效考评指标中，要明确岗位职责、细化岗位分析，要结合岗位数据来制定考核项目，真正反映和记录员工的岗位情况。同时，利用现代信息技术来强化卫生组织信息的共享与互动，如利用微博、微信等拉近员工与管理者之间的距离，让员工能够参与到组织岗位绩效考评指标的制定、筛选、实施过程中，让网络信息平台成为推动卫生组织人力组织、管理、绩效考评的主阵地，激发员工的热情，提升其忠诚度。

本章小结

1. 卫生人力资源绩效管理是指为了实现卫生组织的战略目标，将组织中卫生人力资源的个人发展目标与卫生组织的战略目标紧密结合起来，通过持续的沟通和规范的管理，不断提高卫生人力资源的绩效，进而提高卫生组织整体绩效的系统过程。

2. 卫生人力资源绩效管理流程由绩效计划、绩效实施、绩效考评、绩效反馈、绩效改进五个环节组成。

3. 卫生人力资源绩效考评是指在绩效周期结束时，卫生组织根据工作说明书等的要求，对参与绩效考评的卫生人力资源的绩效目标完成情况和完成效果进行全面、系统、科学地考评和检查的过程。

4. 绩效评价方法是绩效考评的具体方法与手段。卫生人力资源绩效评价方法的选择，很大程度上影响绩效考评的结果，而考评结果将为绩效管理的其他环节提供参考信息，直接决定着其在卫生人力资源管理其他模块的应用。因此，了解各种绩效评价方法的优缺点和适用范围是非常必要的。卫生人力资源绩效考评常用的方法有很多，包括关键事件法、量表法、比较法、360 度反馈法、平衡计分卡、目标管理法、关键绩效指标法等。

5. 卫生人力资源绩效指标体系主要包括"德、能、勤、绩"四个部分。不同类型的卫生人力资源在进行绩效指标体系的构建时要有所区别。

6. "互联网＋"背景下卫生人力资源绩效管理的优化，包括转变管理理念、创新管理方法等。在大数据背景下优化原有的绩效管理体系，将大大提升卫生人力资源绩效管理的质量和效率。

复习思考题

1. 卫生人力资源绩效管理的概念是什么？

2. 卫生人力资源绩效管理流程由哪几个环节组成？

3. 简述几种常用的卫生人力资源绩效考评方法及其优缺点。

⎗　应用案例

奖金分配：王院长面临的难题

马上就要到年底了，医院正在筹备召开一年一度的年度工作会议。刚刚上任不久的王院长，正在审阅拟提交年度工作会议的一个重要文件——《医院临床与医技科室员工奖金分配办法草案》。以前，他担任副院长时，就分管医院科室核算和人力资源部门的工作。那时候，医院实行目标管理，医院在科室核算基础上确定科室奖金总额，科室再根据每个人为科室效益所作贡献的大小，决定其奖金的数额。此前，卫生行政主管部门已明确规定，要改革医院不适当的经济激励机制，不允许医务人员的收入与经济收入挂钩。就诊患者的不断增加，临床和医技科室业务量不断加大，原来医院实行的奖金分配办法已无法继续实行。随着社会生活成本的不断攀升，中青年医务人员面临的压力日益加大。已经执行几个月的按照岗位层级适当拉开档次，同一层级岗位近乎平均分配奖金的做法已经导致了部分青年医务人员的不满，甚至出现了个别人不愿意加班手术的现象。如何建立科学的、有激励、有约束、使医院充满活力的新机制，成为本次年度工作会议的主要议题，也是全院员工关注的焦点。

王院长正在审阅的《医院临床与医技科室员工奖金分配办法草案》的原则是：在科学核定科室岗位职数、保证医疗安全的前提下，奖金额的50%根据员工的职称、学历、岗位等因素确定；另外50%的奖金额根据员工的工作数量、工作质量、工作态度等绩效考核分数进行分配。科主任的绩效考核分数为临床一线医生绩效分数的平均数；护士长的绩效考核分数为临床一线护士绩效分数的平均数。承担临床教学和科研任务的高年资医生、护士适当加分。出现医疗差错或造成医源性医疗纠纷者适当扣分，出现医疗事故则当月绩效分数为零。该《办法草案》还具体规定了打分办法和实施细则。

王院长深知奖金分配是医院员工最为关注的涉及切身利益的问题之一，具有较强的行为导向作用。这种奖金分配办法是否合理可行？员工绩效考核能否顺利实施？这份《办法草案》还要如何完善？提交上去能否获得通过？这个方案能否真正调动员工的工作积极性？一连串的问号使王院长陷入了沉思之中……

案例点评：科学评价医护人员的绩效

在我国，公立医院占多数，人事管理制度相对固化，工作岗位变动性很小。如何调动医护人员的工作积极性是大家始终面临的问题，发放一定数额的奖金是发挥激励作用的重要手段之一。

在私立的、用工制度灵活的医院以及某些以医疗任务为主的医院，医护人员的工作绩效相对容易评价。但在兼顾医疗、教学、科研和社会服务等多种职能的国有大型综合医院，医护人员的工作绩效评价则是一道难解之题。

科学的绩效评价必须依据能够量化到个体的指标体系。一般来说，医护人员的工作指标是容易量化的，但问题在于医生与护士的工作量指标有可比性吗？内科医护人员与外科医护人员的工作量化指标有可比性吗？如果可比性不强的话，用什么样的加权系数去体现公平、公正性则至关重要。那么在一个非常复杂的环境中能够科学地确定出加权系数吗？

在一个单位内部，当奖金的总额度一定的时候，分享奖金的不同群体（如内科、外科；医生、护士）、同一群体中的不同个体的满意度是通过比较得来的，甚至在一定程度上他们拿到奖金的相对数额比绝对数额更为重要。

《奖金分配：王院长面临的难题》这个案例存在以下几个特点：（1）此方案把奖金的一半依据固定指标来分配，实际上等同于增加了固定工作。另一半才是真正意义上的奖金，说明此方案的制定者顾虑较多，这只是一个过渡期的初步方案，有尝试的意图。（2）向医院工作会议提交的方案并不细化，只能作为初步讨论之用，不可能获得通过。（3）科主任、护士长拿平均奖，这是此方案的败笔。（4）把科研、教学与医疗工作混在一起计分，不如独立设置奖励项目。（5）有医疗相关的扣分因素，无科研、教学的扣分因素，则不利于医院整体工作的平衡发展。（6）没有明确是医院一级分配还是科室二级分配，这是非常重要的环节。医院一级分配侧重激励个体。这样做所有的矛盾相对分散，并且面向医院层面，医院管理的难度加大，当然这也与医院的规模有关。科室二级分配则更突出激励团队。这样做矛盾点相对集中，既面向医院，更面向科室。医院院长和科室主任责任共担。

从管理程序上讲，把奖金分配办法提交到医院工作会议上讨论的应该首先是大的原则性问题，统一思想认识后再去制订细化的方案。经过多方面征求意见后，院长办公会便应做出决策，可以选择不同的方式去宣布并开始实施。实施过程中随时解决新问题。

旨在调动医护人员积极性的工作绩效评价标准及奖金分配方案，在我国现行医院管理体制下，其作用不可低估，但是也不能过分强调。在我国面临医药卫生体制改革，党和政府提出以人为本、科学发展观的大形势下，调动员工的工作积极性：（1）既要注意物质层面的激励，也不要忘记精神层面的鼓励。不能忽视医院文化建设和爱岗敬业的职业道德培养；（2）每家医院都有自己独特的传统文化氛围，奖金分配方案的制订同样会受到医院特有的文化氛围和价值观的影响；（3）医疗工作在很大程度上是团队合作的结果，奖金分配如果过分强调个体的量化指标，会给医疗安全、医疗质量带来很大的隐患；（4）奖金分配方案不能搞平均主义，特别是对学科带头人、学术骨干（科主任、护士长）要给予足够的政策倾斜，平均主义是对带头人的否定；（5）实行科室二级分配政策，有利于调动科室层面的积极性。医院在更高层面进行宏观调控，有利于开展深层次的医院管理工作；（6）综合医院的奖金分配原则既要体现多劳多得，又应体现多能多得，只有完整地把握好对医疗、教学、科研和社会服务等多项职能的工作绩效评价，才能发挥好奖金分配的激励作用，否则就会走向反面。

案例来源：张宝库．奖金分配：王院长面临的难题［J］．中国医院，2008，12（4）：73．

第十二章　卫生人力资源激励

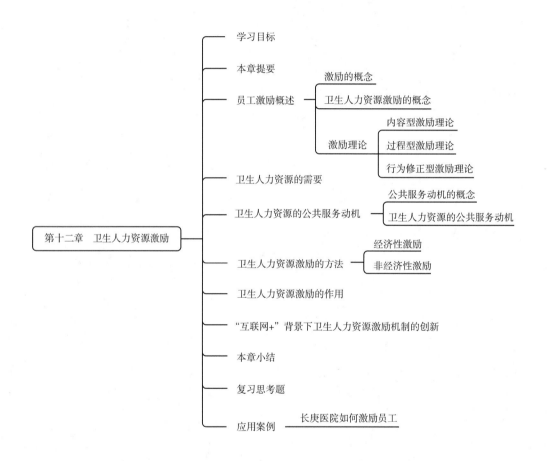

第十二章　卫生人力资源激励

- 学习目标
- 本章提要
- 员工激励概述
  - 激励的概念
  - 卫生人力资源激励的概念
  - 激励理论
    - 内容型激励理论
    - 过程型激励理论
    - 行为修正型激励理论
- 卫生人力资源的需要
- 卫生人力资源的公共服务动机
  - 公共服务动机的概念
  - 卫生人力资源的公共服务动机
- 卫生人力资源激励的方法
  - 经济性激励
  - 非经济性激励
- 卫生人力资源激励的作用
- "互联网+"背景下卫生人力资源激励机制的创新
- 本章小结
- 复习思考题
- 应用案例
  - 长庚医院如何激励员工

学习目标

通过本章的学习，你应该能够：

掌握：激励的概念与理论。

熟悉：卫生人力资源的需要与公共服务动机，卫生人力资源激励的方法与作用。

了解："互联网＋"背景下创新卫生人力资源激励机制。

🎯 **本章提要** ─────────────────────────────

　　本章共分为六节，首先，从卫生人力资源激励的概念入手；其次，分析卫生人力资源的需要及其公共服务动机，说明卫生人力资源激励的方法和作用；最后，简述了"互联网＋"背景下卫生人力资源激励机制的创新之处。

第一节　员工激励概述

一、激励的概念

　　激励（Motivation）是一个过程，人的行为是一个"需要——动机——行为——新需要"的循环过程。在这一过程中，产生动机的需要也就是激励，在通常情况下，长时间的工作或学习状态很容易让员工产生排斥情绪，这不利于个人的自我成长。因此，激励是通过某种刺激，让员工在原有情绪基础上产生兴奋状态，重新投入工作或学习中。

二、卫生人力资源激励的概念

　　卫生人力资源激励（Motivation of Human Resources for Health），是指卫生组织采用多种方法满足卫生人员各种不同的需要和条件，以激发其工作动机，使之产生实现组织期望目标的特定行为的过程。

三、激励理论

（一）内容型激励理论

　　马斯洛的需求层次理论、赫茨伯格的双因素理论等，均属于内容型激励理论。这些理论研究者以员工的需求和动机为出发点，对组织怎样选择激发员工积极性的激励机制进行分析。

　　1. 马斯洛（Maslow）需求层次理论。

　　马斯洛于1943年提出需求层次理论，其认为人类的需要大致可以分成五种层次，即由低向高排列，分别为：生理、安全、社交、尊重及自我实现。最低层是生理，该层次被满足后，人才会进入下一个层次，从而产生对更高层次的需要。人在每个时期都会有不同的需要，但总有一种需求是占主导地位的，这种主导地位需求也被称为优势需求。因此，在设计激励机制时，应首先了解员工的实际需求，然后有针对性地对员工开展激励措施，唯有如此才能够最大限度激励员工，提升其工作积极性。

2. 克雷顿·奥尔德弗（Claylon Alderfer）的 ERG（Existence – Relatedness – Growth）理论。

美国克雷顿·奥尔德弗提出 ERG 理论，此理论基于需求层次理论，将员工需求分成三类，即生存、成长及关系需求。生存需求是指人们为了满足自己的吃、穿、住、行等。成长需求是指个体得到自我生长和自我进步的需求。关系需求是指保持与人交往的需求。该理论认为个体需求并不是按照从低向高的顺序进行的，个体需求的多样化是最为明显的特征。卫生组织应按照个体需求的不同，制定出不同的激励机制，并为其设置发展目标。

3. 戴维·麦克利兰（David McClelland）成就需要理论。

成就需要理论是戴维·麦克利兰提出的，他认为个体需要分成三种，即成就、权力及归属需要。成就需要是达到标准，追求卓越，争取成功的需要；权力需要是左右他人以某种方式行为的需要；归属需要是建立友好亲密的人际关系的愿望。该理论认为成就需要是个人发展最重要的，因此卫生组织在制订激励机制时，应尽可能为员工创造公平竞争和发展的环境，并为其设置一些富有挑战性的任务，以此满足他们的成就需要。

4. 弗雷德里克·赫茨伯格（Fredrick Herzberg）双因素理论。

弗雷德里克·赫茨伯格提出双因素理论，认为影响员工工作满意度的决定因素主要是保健因素和激励因素。其中，工作本身、成就、认可、责任、进步和成长等内部因素与工作满意有关，称为激励因素；监督、公司政策、与同事的关系、工作条件、薪水等外部因素与工作不满意有关，称为保健因素。他还提出了二维连续体的存在，即"满意"的对立面不是"不满意"，是"没有满意"，"不满意"的对立面不是"满意"，是"没有不满意"。因此，卫生组织在进行激励时，要改善外部因素以降低员工不满意程度，同时从内部激励入手以提高员工的工作积极性。

（二）过程型激励理论

过程型激励理论包括洛克（Locke）目标设置理论、维克托·弗鲁姆（Victor H. Vroom）期望理论、约翰·斯塔希·亚当斯（John Stacey Adams）公平理论。

1. 埃德文·洛克（Edwin Locke）目标设置理论。

埃德文·洛克在 1967 年提出了目标设置理论，认为具体的目标会提高工作绩效，而困难的目标一旦被人们接受，将会比容易的目标导致更高的工作绩效。因此，卫生组织在制订激励方案时，应该在了解卫生人力资源的工作能力和范围的基础上，设置员工通过努力能够实现的目标，并鼓励员工参与到目标设置的过程中来，使员工形成目标承诺并提高自我效能感，确保实现激励。

2. 维克托·弗鲁姆（Victor H. Vroom）期望理论。

维克托·弗鲁姆于 1964 年提出期望理论。期望理论认为，当人们预期某种行为能带给个体某种特定的结果，而且这种结果对个体具有吸引力时，个体就倾向于采取这种行为。期望理论的三项变量分别是：努力与绩效的关系、绩效与奖赏的关系、奖赏与个人目标的关系，即员工的努力能否反映在绩效上，绩效能否通过奖赏表现出来，奖赏的吸引力是否大到激励员工实现个人与组织目标。考虑到这三对关系，管理者要尽最大努力使绩效能充分体现员工的努力，并确保奖赏具备吸引力，以提高员工的工作积极性，达到激励效果。

3. 约翰·斯塔希·亚当斯（John Stacey Adams）公平理论。

约翰·斯塔希·亚当斯提出了公平理论，这一理论认为员工首先把自己在工作情境中得到的结果（所得）与自己的努力（付出）进行比较，然后再将自己的所得—付出比与相关他人的所得—付出比进行比较。如果员工感觉到自己的比率与他人的比率是等同的，则为公平状态，如果感到两者的比率不相同，则会产生不公平感，认为自己的报酬过低或过高。因此，卫生组织在激励过程中，应注重分配公平和程序公平，通过提升员工的公平感来促进员工主动工作的热情。

（三）行为修正型激励理论

行为修正型激励理论是通过改造和修正人们的行为，从而产生激励效果的理论，主要包括强化理论和归因理论。

1. 伯尔赫斯·弗雷德里克·斯金纳（Burrhus Frederic Skinner）强化理论。

强化理论是由美国心理学家和行为科学家斯金纳提出的，强化理论认为行为是结果的函数，行为的原因来自外部，控制行为的因素是强化物，如果行为之后紧接着给予一个积极的强化物，则会提高该行为重复的比率。强化有以下四种类型：

（1）正强化：在期望发生的行为发生后给予员工肯定与奖赏，鼓励他重复该行为。正强化的形式为表扬、晋升、给予奖金等。

（2）负强化：不施加消极刺激来强化某一行为，组织的规章制度大多为负强化，如全勤不扣奖金。

（3）消解：也叫零强化，指管理者对某一行为不给予任何强化，使之最终自然消散。

（4）惩罚：一般指施加消极刺激来否定某一行为，防止员工再次做出不希望的行为。

2. 伯纳德·韦纳（B. Weiner）归因理论。

归因理论是美国心理学家伯纳德·韦纳提出来的，该理论是研究如何推测、判断、解释人们行为及其行为结果原因的理论。该理论认为，人们可以从以下六种因素来归纳行为成败的原因：努力、能力、自身状态、运气、任务难度、其他因素。现实生活中，人们倾向于将取得的成功向内归因为自身付出的努力和具备的能力，而倾向于将失败向外归因为糟糕的运气和任务本身难度过大等。因此，管理者要运用归因理论了解员工的归因倾向，加强对员工进行积极的归因训练，提高员工的工作自信心和积极性，引导员工对行为进行正确的归因，激励其努力工作。

第二节　卫生人力资源的需要

卫生人力资源大多接受过系统的医学教育，掌握一定的专业知识和技能，拥有较高学历，属于知识型员工。因而在研究制订卫生人力资源激励策略时，可根据知识型员工需求特点，先了解卫生人力资源的需要，再据此制订相适宜的激励措施，优化激励效果，提高卫生组织人力资源管理水平。

1. 环境需要。

作为卫生服务的提供者，卫生人力资源的工作专业性强，服务对象多种多样，普遍存在较大压力，相对于金钱等物质上的需要，卫生人力资源更看中组织能否满足其精神需要，包括便捷的工作设备、舒服的工作空间、轻松的工作氛围、安全的工作环境、合理的规章制度、融洽的团队关系、开明的领导、积极向上的组织文化等。

2. 工作自主性需要。

与其他简单重复性的工作相比，卫生人力资源的工作充满了不确定性。他们每天面对着具有不同特点的服务对象，为了能够提供更加精准和高质的服务，卫生人力资源希望能够在遵循国家相关规章制度的前提下，按照自己掌握的知识和技能创造性地提供个性化服务。

3. 自我发展需要。

卫生人力资源作为知识型员工，他们对自己的专业领域有着不断的追求。为了能够与专业领域当前的发展步调保持一致，他们需要组织为其提供较多的学习、培训与成长的机会，使其能够接触领域内的新知识和新技术，不断更新和提升自己来适应变化着的新时代。因此，管理者应该根据卫生人力资源自身的职业发展规划，为其提供合适的晋升路径，最大限度地开发其潜能，满足其自我发展的需要。同时，个人职业生涯规划与组织目标相结合，从而进一步促进卫生组织的可持续发展。

4. 自我实现需要。

卫生服务与广大人民群众的生命健康息息相关。作为卫生服务的提供者，卫生人力资源肩负着"救死扶伤"的伟大使命，有着强烈的社会责任感和使命感，全力以赴完成工作任务不仅仅是为了实际工作绩效，更多的是一种自我价值的实现，尽其所能发挥自己的才能为社会作贡献，从而获得社会的认同与尊重是卫生人员矢志不渝的追求。

5. 尊重与参与需要。

卫生人力资源的工作涉及卫生服务提供的方方面面，需要多方沟通与协作才能高效完成，他们渴望得到社会的理解、尊重和认可，关心自己的社会地位与名声威望。卫生人力资源多来自一线工作岗位，他们熟悉领域内的相关工作流程及工作内容，因此，鼓励其参与工作范围内的相关决策，可以充分表达卫生组织对他们的尊重与信任，增强他们的责任感与积极性，提高其工作效率。

6. 公平需要。

卫生人力资源的公平需要表现为内部公平和外部公平。内部公平指卫生组织内部的分配公平、过程公平、结果公平等；外部公平指卫生组织与同等机构之间员工的付出与回报处于相同水平。

除了上述六点需要外，卫生人力资源作为人力资源的一部分，还具备与其他行业员工相似的需要，包括生理需要、安全需要、社会需要等，即吃穿住行等物质上的保障、稳定的工作、安全的工作环境、友好的人际关系等。

第三节　卫生人力资源的公共服务动机

一、公共服务动机的概念

公共服务动机（Public Service Motivation）一词，最早由美国学者佩里（Perry）和怀斯（Wise）在 1990 年发表的论文中正式提出，而后欧洲的学者也给出了很多相似的结论，认为公共服务动机是"个人对主要或仅仅植根于公共机构和组织的动机做出反应的一种倾向"，并将其分为对公共政策实施有兴趣、认同公共利益、同情心和自我牺牲等四个维度。

二、卫生人力资源的公共服务动机

卫生人力资源的公共服务动机是指卫生人力资源对提供卫生服务的动机做出反应的一种倾向。接下来从四个维度进一步研究卫生人力资源的公共服务动机。

1. 对公共政策实施有兴趣。

从马斯洛需求层次分析来看，对公共政策实施有兴趣，渴望参与政策制定，是卫生人力资源自我实现的需要，是员工对工作兴趣和爱好的体现。只有员工对工作有所期望，希望在工作中体现自己的价值，才会主动要求参与政策的制定。

2. 认同公共利益。

对公共利益做出承诺，认同公共利益，是卫生人力资源对公共服务本质要求的实现。公共服务要求卫生人力资源在工作中不是仅仅考虑对自己是否有利，做完工作后自己能得到什么，而是要考虑公共利益，以公共利益为主要目标，完成一系列相关工作。

3. 同情心。

同情心是从道德层面上对卫生人力资源的公共服务动机进行评价，丰富的同情心是促使员工进行公共服务工作的重大原因。卫生人力资源中的大部分奋战在一线，他们每天经历着生命的挣扎与离开，体会着病痛带给患者及其家人的痛苦和无奈，由此产生的同情心是激励他们持续提供公共服务的主要原因之一。

4. 牺牲精神。

由于其职业本身的特殊性，卫生人力资源肩负着保障广大人民生命健康的重大使命，具备很强的责任意识和使命感。当公共服务利益与职员个人利益冲突时，自我牺牲精神能使卫生人力资源放弃自己的利益去实现公共利益，是公共服务进行的主要因素。

第四节　卫生人力资源激励的方法

激励方法多种多样，要根据激励对象的不同，做出相应的调整与选择。卫生组织的人力资源管理部门应该认真了解卫生人力资源的真实需求，一切从实际出发，灵活运用多种激励方法，有针对性地对不同岗位以及不同的员工进行个性化激励。这样才能提高卫生人力资源的工作积极性和主动性，充分发挥其工作热情，进而确保卫生组织更好更快地发展，创造出更大的社会效益。

一、经济性激励

物质是每个人生存的基础，是员工生活的基本保障，运用物质做诱因的经济性激励是一种最基本的激励手段。经济性激励不是众多激励方法中最有效的，但一定不能缺少。不论在什么情况下，物质都是基础，是前提。但是也不能过分强调经济性激励，否则会使员工注重物质享受，成为唯利是图的人，组织工作风气也会受到负面影响。经济性激励应该与相应的制度结合起来，在最少的资金投入下，达到最大的激励效果，减少不必要的消耗。此外，经济性激励还必须保证公正，根据员工工作绩效、做出的贡献予以相应的物质奖励，切忌搞"平均主义"，大家都一样就起不到激励的作用。经济性激励又分为直接经济性激励和间接经济性激励，具体情况如下：

1. 直接经济性激励。

组织按照一定的标准以货币形式向员工支付的经济性奖励。卫生组织中直接经济性激励主要有：计件工资、提成工资、年终奖、分红收益权等。

2. 间接经济性激励。

间接经济性激励是指不直接以货币形式发放给员工，但通常可以给员工带来生活上的便利、减少员工额外开支或者免除员工后顾之忧的激励形式，主要有：各种保险、住房公积金、健康检查、旅游度假、带薪休假、节假日物品发放以及公共福利设施等。

二、非经济性激励

1. 情感激励。

各部门或科室主任给予下属员工主动关心、帮助和信任，在情感上给予员工支持和鼓励；此外，还可以增加团建和互动，如护士节期间组织聚餐或发放小礼物等。

2. 荣誉激励。

对于在卫生组织中表现突出，为患者提供优质的卫生服务，充分展现出"救死扶伤"精神的员工，可以在公开场合颁发奖状或锦旗，并给予口头表扬，使员工感受到荣誉感，激励员工保持良好的工作态度，并带动其他员工增强工作主动性。

3. 榜样激励。

树立卫生组织内部的先进个人、先进事迹，利用榜样的力量鼓励员工向他学习。管理者在管理中需要成为员工的表率，通过自己的言行举止为下属树立精神榜样，满足下属的精神需要。

4. 目标激励。

管理者将卫生组织的目标分解成个人目标，卫生人力资源通过完成个人目标来实现组织目标。在利用目标激励法时，管理者需要正视目标的难度，兼顾知识目标与成长目标，阶段性地调整员工的目标设置，通过量化小目标满足员工的内需性。此外，管理者需要充分重视员工的特点与个体差异，让员工从兴趣点出发设置目标，如可以从自身职业发展方向等考虑。

5. 奖惩激励。

卫生人力资源管理者可以根据员工的表现，并结合实际环境情况，给予员工表扬、处分、升职或降职等奖惩，这相当于是运用了强化理论，采用表扬、升职等正强化激励员工重复做出组织希望的行为，利用处分、降职等惩罚防止员工再次出现组织不希望的行为。奖惩激励法需要注意的是，在实施奖惩之前必须确保结论与员工真实表现相符，并且所要实施的奖惩分寸要把握好，否则激励会失效。

第五节　卫生人力资源激励的作用

激励的主要目的就是要完全清楚和明白卫生人力资源的真实想法，发现他们的实际需求，通过各种方式，提升员工对工作的责任感和积极性，从而达到提升卫生组织整体服务水平与服务能力的目的。卫生人力资源激励的作用，包括有以下几点：

1. 吸引大量人才。

随着我国医疗卫生水平的提高，各岗位对卫生人力资源的要求也在不断提升，这就使既接受了专业的教育又具备实操技能的人才更加紧缺。因此，具备良好的激励机制，是吸引和留住大量人才的关键。卫生组织既要注重员工物质上的需要，又要满足员工精神上的需求；既要注重福利待遇的公平性与竞争性，又要设计合理的培训和晋升机制，吸引更多高素质人才留下来，并且积极提供更优质的卫生服务。

2. 激发员工潜能。

激励理论能充分发掘员工的内在潜力以及价值，激发员工的工作积极性与主动性。从各类学者的调查研究工作中能发现，员工受到激励的影响程度，关乎自己的工作绩效。卫生组织使用人性化的激励方法，能够让卫生人力资源在岗位工作阶段获得更多的归属感以及幸福感，使员工自身的创造性、积极性充分发挥，最终能优化工作业绩，并显著提升岗位工作效果。卫生组织在规划并设置激励方案的过程中，坚持以人为本的原则，了解员工的自我发展意愿，给予员工足够的关心与爱护。员工能感受到组织对自己的尊重，那么获得心理平衡之后，就自愿为组织发展贡献个人力量，将自我发展与组织发展有效联系在一起。

3. 提升员工综合素质。

卫生组织通过对员工的培训，提升其综合素质，但这种激励则需要卫生组织花费较多的费用。如果无目的的学习，反而会给员工带来强烈的抵触情绪，最终无法得到良好的效果。卫生人力资源激励可以在晋升基础上，对员工培训进行奖励和补贴措施，让员工能够安心学习，促进其提升自我素质的积极性，从而将员工被动学习转变成主动学习，提升培训整体的效果，进而提高组织提供卫生服务的质量与水平。

4. 优化工作环境。

在执行激励机制的过程中，需要通过科学方法刺激员工主动提升自己的综合素质，对于优秀员工应给予必要激励。其中，更为重要的是应在卫生组织内部营造出一个良性、公平的工作环境，促进卫生人力资源不断学习，提升业务水平。在这种公平的竞争环境下，势必会刺激员工的晋升欲望，进而激发员工个人成长的诉求，为卫生组织创造更多的价值，最终促进卫生组织的发展。

第六节 "互联网 +" 背景下卫生人力资源激励机制的创新

1. 创新精神激励机制。

把好选人用人关，鼓励人才脱颖而出。优秀的医学人才是医疗技术的根基。从一些医院的激励实践来看，为了激励职工的积极性，从强化物质激励着手调动员工的积极性，取得了较好的效果。然而，随着时间的推移，物质效果逐渐下降，这主要是因为没有充分考虑到他们更高层次的需要，对他们公平需要、尊重需要、自我实现和自我发展等需要关心不够，影响了员工积极性的进一步发挥。因此，创新激励机制必须解放思想、转变观念，围绕人才价值规律，根据医院经营业绩，综合运用物质奖励、事业激励和精神鼓励，要从人本身的需要出发，并且随着人的需要的不断变化，激励措施也应该及时调整。激励要想充分和持续地产生效果，激励机制的建立就必须坚持以人为本，加强事业激励，将医院的发展目标同个人的事业发展联系在一起，使个人建立"与医院共兴衰"的观念。激励机制要充分反映人的利益、要求和愿望，了解和满足人的需要，因此激励机制运用的好坏在一定程度上是决定医院兴衰的一个重要因素。

激励机制除了前面提到的因素外，更要注重精神激励，包括向员工授权、对他们的工作绩效的认可，有效地培育员工对单位的忠诚和信任度，调动员工的积极性、主动性和创造性，打破论资排辈等传统管理体制，鼓励他们脱颖而出，让真正有才能的人晋升到管理岗位上来。

2. 构架以大数据为支持的薪酬激励制度。

医院应注重建设薪酬激励制度，以此提高工作人员的工作积极性，让员工重视自身绩效管理。可以将绩效考评、绩效记录及绩效结果公开，让员工知道自己的绩效的同时，也可通过大数据平台，了解到其他人员的绩效信息，从而让员工进行自我管理、自我约束，意识到自己和他人的差距，从而不断努力，提高自身绩效。利用大数据技术，可将医务人员的体检、心理疏导等都放入大数据平台中去，医院针对平台的数据，落实对医务人员的人文关怀，留住更多专业医务人员。

3. 建立电子档案，完善考核激励机制。

在"互联网 +"背景下，无纸化办公成为一种主流趋势，而电子档案也成为卫生人力资源管理和分析的重要依据。电子档案相比于普通的纸质档案，不仅管理起来更加方便，而且可以根据员工的实际情况，灵活作出修改。例如，最近参加了几次培训，每次培训的考评成绩等都可以在电子档案中及时地体现出来，方便管理者更加全面地掌握员工信息。以电子档案作为依据，进行业务考评，保证了考核流程的透明度及考核结果的客观性，在此基础上采取的奖惩激励措施，能够让组织所有员工心服口服，人力资源管理对员工的促进和激励作用更加明显。

本章小结

1. 卫生人力资源激励是指卫生组织采用多种方法满足卫生人员各种不同的需要和条件，以激发其工作动机，使之产生实现组织期望目标的特定行为的过程。

2. 激励理论包括内容型激励理论、过程型激励理论和行为修正型激励理论。

3. 卫生人力资源掌握一定的专业知识和技能，拥有较高学历，属于知识型员工。因而在研究制订卫生人力资源激励策略时，可根据知识型员工的需求特点，先了解卫生人力资源的需要，再据此制订相适宜的激励措施，优化激励效果，提高卫生组织人力资源管理水平。

4. 卫生人力资源的公共服务动机是指卫生人力资源对提供卫生服务的动机做出反应的一种倾向。卫生人力资源的公共服务动机包括四个维度：对公共政策实施有兴趣、认同公共利益、同情心、牺牲精神。

5. 激励方法多种多样，要根据激励对象的不同，做出相应的调整与选择。卫生组织的人力资源管理部门应该认真了解卫生人力资源的真实需求，一切从实际出发，灵活运用多种激励方法，有针对性地对不同岗位以及不同的员工进行个性化激励。卫生人力资源激励办法包括经济性激励和非经济性激励。

6. 卫生人力资源激励的作用包括吸引大量人才、激发员工潜能、提升员工综合素质、优化工作环境。

7. "互联网＋"背景下卫生人力资源激励机制的创新可以从创新精神激励机制和构建以大数据为支持的薪酬激励制度着手。

复习思考题

1. 卫生人力资源激励的概念是什么？
2. 激励理论有哪些？
3. 卫生人力资源的需要和公共服务动机是什么？
4. 卫生人力资源激励的作用是什么？

应用案例

长庚医院如何激励员工

长庚医院对护理人员的激励方式多种多样，这些方法真正起到了调动护士积极性的作用。护士对薪酬满意，才能"跑起来"，在工作量非常大、非常辛苦的情况下，仍然能够秉承"以人为本"的理念，为患者提供高质量的护理服务。而高质量的护理服务能够节约医疗成本，缩短患者住院时间，提升医院声誉。

台湾长庚医院是台塑企业创办人王永庆为纪念其父亲王长庚所创办的医院，是台湾医学中心级大型医院。长庚医院拥有近万张病床，为台湾最具经营绩效、规模最大的医院，包括林口长庚、台北长庚、桃园长庚、基隆长庚、厦门长庚、长庚养生村和护理之家等多家分院区。本次笔者参访的院区主要为林口长庚。林口长庚有 3 968 张床位，3 576 名护理人员。对于庞大的护理队伍，如何调动护士的工作积极性，通过有效的激励手段达到促进护士成长，提升护理服务质量的目的，是护理管理者思考的问题之一。

正如林口长庚医院护理部主任朱宗蓝所说，要想马儿快点跑，不给马儿吃草是不行的。因此，长庚医院在对护士的激励上，除了给予组织、文化氛围层面的激励外，真金白银的奖励也从不含糊。

1. 品管圈不是白做的

护理质量是护理工作的核心，也是管理的重点。因此，长庚医院采取多种奖励鼓励护理人员进行质量改进。我们熟知的品管圈，长庚医院也在开展。各个"圈"每申成功申请一个主题，就会得到 2 万台币的补助，如果这一选题涉及跨团队合作，需要医师、药师等部门人员的参与，那么再增加 3 000 台币的补贴，作为他们的活动津贴。长庚的医院管理者认为，品管圈是自下而上的活动，而临床的护理人员工作非常繁琐、辛苦，如果不给一些实质性的奖励，这项工作很难推动起来，并且，通过品管的活动，护士自发参与临床问题的解决，自身多项能力得到提升，是一个很好的训练方法，品管圈做得好，还可以参加台湾地区的品管圈比赛，有机会获得高额奖金（1 万 ~10 万台币）和荣誉，对护士来说是一种职业成就。

2. 小发明有钱拿

为了鼓励护理人员创新、发明，护理部设"提案奖"，护士每提出一个想法，就会获得 500 台币的奖励。再从中选出创新性、可行性、实用性较强的提案，鼓励护士开发能够解决患者和临床问题的创意小发明。优秀的发明成果医院会帮助申请专利，之后联系工厂投入量产，护士可以从销售额中拿到一定比例的分成，因此积极性都很高。

3. 备班、带教有补贴

为了应对突发事件和工作高峰，很多医院会设立备班，长庚医院也不例外。如果护士今天被排为"随叫随到（Oncall）"，即使最后不上班，也会拿到每小时40元台币的补贴；如果上班，则享受2倍工资的待遇。长庚医院的护士按照能力进阶，当晋升到具有带教资质的职级时，就要承担带实习护生和新晋护士的任务，一旦承担这项任务，医院每月会给予500台币的补贴，还会给科室一笔钱，用于聚餐和举办其他文娱活动，让新来的护士感受到集体的温暖。

4. 参加各种院内比赛、竞赛都有奖金拿

据介绍，长庚医院经常组织一些院内比赛，一方面是医院文化建设所需；另一方面也是为了鼓励大家积极参加，互相分享，调节业余生活，如英文演讲比赛、摄影比赛、专案比赛、管理改善等。这些比赛，医院都会设奖金，一般情况下，一等、二等、三等奖的奖金在1万~3万台币。即使不得奖，只是参与，也会得到1 000台币左右的参与金。

5. 督导年底有分红

长庚医院的督导相当于大陆的"科护士长"，共有20多名。督导承担的责任很重，对所负责科室的方方面面的护理问题都要有计划、有安排，带领护士、护理长改善质量、保障安全、节约成本、提升绩效。这些督导压力很大，因此，在每年年底，为了表示对他们工作的肯定，鼓励他们的士气，医院会根据护理部对他们的绩效考核结果，给予他们零到数十万台币不等的年终分红。

6. 护士年年涨工资

长庚医院护士的工资不是一成不变的，每年都有所调整。医院会根据上一年的总盈余，按照一定比例拨专款给护士调薪，最低涨3%。因为台湾的物价也是每年都在上涨，因此他们认为，护士的薪资自然也要随着增长，同时这也是医院对工作人员的一种回馈。

当然，有奖也有罚。如果护士没有达到规定的作业要求，发生严重差错，医院也有相应的惩罚制度，也会扣钱，但是金额很少，一般50台币，主要是一种警示，让护士觉得我被扣钱真的很丢脸，从而自省，纠正错误的行为。

总之，长庚医院对护理人员的激励方式多种多样，这些方法真正起到了调动护士积极性的作用。护士对薪酬满意，才能"跑起来"，在工作量非常大，非常辛苦的情况下，仍然能够秉承"以人为本"的理念，为患者提供高质量的护理服务。而高质量的护理服务能够节约医疗成本，缩短患者住院时间，提升医院声誉，这些无形的价值正是医院管理者乐于奖励护士的初衷。长庚医院对护士的激励方式，值得大陆医疗机构参考、学习。

案例来源：长庚医院如何激励员工［EB/OL］.（2016 - 10 - 21）［2021 - 9 - 24］. http://zl. hxyjw. com/arc_15767.

第十三章 卫生人力资源薪酬管理

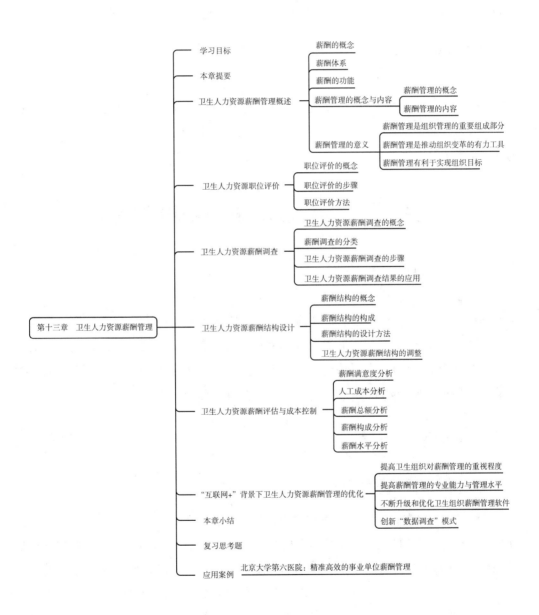

- 第十三章 卫生人力资源薪酬管理
  - 学习目标
  - 本章提要
  - 卫生人力资源薪酬管理概述
    - 薪酬的概念
    - 薪酬体系
    - 薪酬的功能
    - 薪酬管理的概念与内容
      - 薪酬管理的概念
      - 薪酬管理的内容
    - 薪酬管理的意义
      - 薪酬管理是组织管理的重要组成部分
      - 薪酬管理是推动组织变革的有力工具
      - 薪酬管理有利于实现组织目标
  - 卫生人力资源职位评价
    - 职位评价的概念
    - 职位评价的步骤
    - 职位评价方法
  - 卫生人力资源薪酬调查
    - 卫生人力资源薪酬调查的概念
    - 薪酬调查的分类
    - 卫生人力资源薪酬调查的步骤
    - 卫生人力资源薪酬调查结果的应用
  - 卫生人力资源薪酬结构设计
    - 薪酬结构的概念
    - 薪酬结构的构成
    - 薪酬结构的设计方法
    - 卫生人力资源薪酬结构的调整
  - 卫生人力资源薪酬评估与成本控制
    - 薪酬满意度分析
    - 人工成本分析
      - 薪酬总额分析
      - 薪酬构成分析
      - 薪酬水平分析
  - "互联网+"背景下卫生人力资源薪酬管理的优化
    - 提高卫生组织对薪酬管理的重视程度
    - 提高薪酬管理的专业能力与管理水平
    - 不断升级和优化卫生组织薪酬管理软件
    - 创新"数据调查"模式
  - 本章小结
  - 复习思考题
  - 应用案例
    - 北京大学第六医院：精准高效的事业单位薪酬管理

学习目标

通过本章的学习，你应该能够：

掌握：卫生人力资源薪酬的概念、薪酬体系的构成与内容，卫生人力资源薪酬管理的概念与内容，卫生人力资源薪酬结构设计与调整。

熟悉：卫生人力资源职位评价的步骤与方法，卫生人力资源薪酬评估的内容。

了解：卫生人力资源薪酬调查，"互联网+"背景下的卫生人力资源薪酬管理。

本章提要

本章共分为六节，首先从薪酬和薪酬管理的概念与内容入手；其次，说明卫生人力资源职位评价的步骤与方法，阐述卫生人力资源薪酬调查的步骤与应用；再次，进行了卫生人力资源薪酬结构设计与薪酬评估；最后，简述了"互联网+"背景下卫生人力资源薪酬管理的优化。

第一节 卫生人力资源薪酬管理概述

一、薪酬的概念

薪酬（Compensation）是企业对员工给企业所作出的贡献的回报和答谢，这实质上是一种公平的交换或交易。这种交换关系的一方是劳动者，他们通过付出自己的辛苦劳动而获得劳动报酬；另一方是雇主，他在要求员工为其劳动产生经济效益后，理所应当地支付给员工报酬。

二、薪酬体系

（一）薪酬体系的构成

薪酬体系由内在薪酬和外在薪酬构成，具体内容如表13-1所示。外在薪酬又分为直接薪酬和间接薪酬两种。直接薪酬是以货币的形式向员工支付的报酬，间接薪酬是不直接以货币形式支付的各种物质待遇，即福利。许多管理者都承认，虽然福利的支付金额比薪水少，但却可以收到比薪水更好的效果。因此，卫生组织的人力资源管理部门应不遗余力地为卫生人力资源谋福利。良好的福利措施不仅能够解决员工的后顾之忧，更重要的是它能满足员工的各种心理需求，对于员工的成长和发展具有重要的意义。

表 13 – 1 　　　　　　　　　　　　　　薪酬体系

总薪酬		
内在薪酬	参与决策； 较大的工作自由及裁量权； 较大的职权； 较有趣味的工作；个人成长的机会； 活动的多元化	
外在薪酬	间接薪酬	法定的保护福利（养老保险、医疗保险、失业保险、残疾人保障）；带薪非工作日（工间休息、病假事假、年度休假、法定假日）；
		员工发展福利（培训计划、晋升计划、继续教育、出国考察）；
		提高和完善员工生活的福利（企业医院、幼儿园等、建造单身宿舍、文体活动）；
		其他种类的福利（子女教育资助、赡养补贴、发放制度、互助基金）
	直接薪酬	基本工资；
		奖金

（二）薪酬体系的内容

1. 基本薪酬。

基本薪酬也被称为基本工资，是指一个组织根据员工所承担或完成的工作或者是员工具备的完成工作的技能或能力向员工支付的稳定性报酬。大多数情况下，组织会根据员工所承担的工作本身的重要性、难度或者是通过对组织的价值来确定员工的基本薪酬的，即采取职位薪资制。另外，组织还会根据员工所拥有的完成工作的技能或能力的高低来确定基本薪酬，即所谓的技能薪资制或者能力薪资制。此外，员工的资历也会影响其基本工资的水平。基本薪酬有常规性、固定性和基准性三个特点。

2. 可变薪酬。

可变薪酬是薪酬体系中与绩效直接挂钩的部分，也称浮动薪酬或奖金。可变薪酬的目的是在薪酬和绩效之间建立起一种直接的联系，而这种业绩既可以是员工个人的业绩，也可以是组织中某一业务单位、员工群体、团队甚至整个组织的业绩。可变薪酬对于员工具有很强的激励性，对于组织绩效目标的实现起着非常积极的作用。

通常情况下，可变薪酬可分为长期和短期两种。短期可变薪酬或短期奖金一般都是建立在非常具体的绩效目标基础之上的，而长期可变薪酬或长期奖金的目的则在于鼓励员工努力实现跨年度的绩效目标。

3. 成就薪酬。

成就薪酬是指当员工在较长时间内在组织工作中卓有成效，为组织作出重大贡献后，组织以提高基本薪酬的形式支付的报酬。由于成就薪酬是对员工过去一个较长时间内工作行为和已取得的成就的认可或"追认",与员工的长期表现挂钩,是基本薪酬的一个增加,具有相对的永久性,只要员工不离开组织,就不会消失,因此,它有助于组织保留优秀的员工。

成就薪酬与绩效薪酬不同。成就薪酬通常会加到基本工资中去,是对基本工资永久的增加,而绩效薪酬是与员工的现时表现和成就挂钩,它具有一次性,一旦员工不再努力,工作业绩下降,就会失去这部分奖励,对劳动力成本没有永久的影响。绩效薪酬在调动员工积极性的同时,员工也会承担一定程度的风险。成就薪酬在实际业绩达到之前已经确定,而绩效薪酬的多少一般不会被员工事先知晓;成就薪酬以先期支付形式影响员工未来的行为,而绩效薪酬则侧重于对已完成业绩的认可。对于组织来说,既要考虑到现时业绩的实现,也要考虑到员工未来行为的导向,因此,如何使成就薪酬与绩效薪酬达到一个合理的比例,是卫生组织必须重视的问题。

4. 间接薪酬:员工福利。

国内外的薪酬管理专家对福利的定义多种多样,但对其特征和内容类型的认识基本上是一致的。与基本薪酬和可变薪酬相比,福利往往具有两大特征:一是支付方式的不同,福利往往采取实物或者延期支付的形式;二是因为与劳动能力、绩效和工作时间的变动没有什么直接关系,所以福利有固定成本的特征。

福利可分为法定福利、集体福利和个人福利。法定福利是根据国家政策而支付的福利,这种福利具有强制性和保障性的特点,如基本养老保险、失业保险、基本医疗保险等。而集体福利是组织根据自身情况而支付的福利项目,也称非法定福利,这种福利具有个性化和激励性特点。个人福利主要指对特殊岗位和特殊身份的员工所提供的某些福利,不具有全员性。卫生组织可以在保证公平的前提下,根据卫生人力资源不同岗位的特征合理安排不同类型福利的占比。

三、薪酬的功能

薪酬既是组织为员工提供的收入,也是组织的一种成本支出,它代表了组织和员工之间的一种利益交换关系。无论对于员工来说,还是对于组织来说,这种经济交换关系都是至关重要的。因此,对于薪酬的功能,我们需要从员工和组织两个方面来加以理解。

(一) 从员工方面看薪酬的功能

薪酬对于员工的重要性主要体现在经济保障功能、激励功能以及社会信号功能三大方面。

1. 经济保障功能。组织通过员工的工作来创造价值,同时,组织对员工的贡献提供经济上的回报。在市场经济条件下，薪酬收入是绝大多数劳动者的主要收入来源，它对于劳动者及其家庭的生活所起到的保障作用是其他任何收入保障手段都无法替代的。当然，薪酬对于员工的保障并不仅体现在它要满足员工在吃、穿、用、住、行等方面的基本生存需要，而且体现在它要满足员工在娱乐、教育、自我开发等方面的发展需要。总之，员工薪酬水平的高低对于员工及其家庭的生存状态和生活方式所产生的影响是非常大的。

2. 激励功能。从心理学的角度来说，薪酬是个人和组织之间的一种心理契约，这种契约通过员工对薪酬状况的感知来影响员工的工作行为、工作态度以及工作绩效，即产生激励作用。一般情况下，在员工的低层次薪酬需要得到满足以后，通常会产生更高层次的薪酬需要，并且员工的薪酬需要往往是多层次并存的。因此，卫生组织必须时刻关注员工不同的薪酬需要，采取针对性的薪酬策略。

3. 社会信号功能。对于员工来说，薪酬所具有的信号传递功能也是一种非常重要的功能。员工所获得的薪酬水平除了其具有的经济功能以外，它实际上还在向其他人传递着一种信号，人们可以根据这种信号来判断特定员工的家庭、朋友、职业、受教育程度、生活状况，甚至宗教信仰、政治取向等。不仅如此，在一个组织内部，员工的相对薪酬水平的高低往往也代表了员工在组织内部的地位和层次，从而成为识别员工个人价值和成功的一种信号。因此，员工对这种信号的关注实际上反映了员工对自身在社会以及组织内部的价值的关注。

（二）从组织方面看薪酬的功能

对于组织而言，薪酬的功能主要表现在以下两个方面。

1. 控制成本。由于组织所支付的薪酬水平的高低会直接影响其在劳动力市场上的竞争能力，因此，保持一种相对较高的薪酬水平对于组织吸引和保留员工来说无疑是有利的，但是，较高的薪酬水平又会对组织产生成本上的压力，从而对组织所提供服务的竞争力产生不利影响。事实上，对于任何组织来说，薪酬成本都是一项不容忽视的成本支出。通常情况下，薪酬总额在大多数组织的总成本中要占到 40% ~ 90% 的比重。通过合理控制组织的薪酬成本，组织能够将自己的总成本降低 40% ~ 60%。由此可见，薪酬成本的可控程度是相当高的。因此，有效地控制薪酬成本支出对于组织的成功经营来说具有重大意义。

2. 塑造和强化组织文化。薪酬会对员工的工作行为和态度发生很强的引导作用。因此，合理的和富有激励性的薪酬制度有助于组织塑造良好的组织文化，或者对已经存在的组织文化起到积极的强化作用。

四、薪酬管理的概念与内容

（一）薪酬管理的概念

薪酬管理是组织在战略的指导下，对员工报酬的支付原则、支付标准、发放水平及结构进行确定、分配、调整的过程。在这一过程中，组织必须就薪酬水平、薪酬体系、薪酬结构、薪酬形式以及特殊员工群体的薪酬作出决策。同时，组织还要持续不断地制订薪酬计划，拟订薪酬预算，就薪酬关系问题与员工进行沟通，同时对薪酬系统本身的有效性作出评价而后不断予以完善。

（二）薪酬管理的内容

1. 薪酬目标决策。薪酬目标决策即薪酬如何支持组织战略，如何实现员工和组织的价值。

2. 薪酬体系决策。薪酬体系决策的主要任务是明确组织确定员工基本薪酬的基础是什么，即选择职位薪酬体系、技能薪酬体系还是能力薪酬体系。

3. 薪酬水平决策。薪酬水平是指组织中各职位、各部门以及整个组织的平均薪酬水平，薪酬水平决定了组织薪酬的外部竞争性。对组织的薪酬水平决策产生影响的主要因素包括竞争对手支付的薪酬水平、组织的支付能力和薪酬战略、社会生活成本指数、在集体谈判情况下的工会薪酬政策等。

4. 薪酬结构决策。薪酬结构决策是指划分合理的薪酬等级，确定合理的级差。一般来说，组织往往是通过正式或非正式的职位评价以及外部市场薪酬调查，来确保薪酬结构的公平性和合理性。

5. 薪酬形式决策。薪酬形式决策即合理分配薪酬各组成部分在薪酬总体中的结构与比例。它的各个成分各有侧重地执行不同的薪酬职能，以更好地体现按劳分配原则和全面调动劳动者的积极性，促进生产提高、效益增加。

6. 薪酬管理政策决策。所谓薪酬管理政策决策主要涉及组织的薪酬成本与预算控制方式以及组织的薪酬制度、薪酬规定和员工的薪酬水平是否保密的问题。薪酬管理政策必须确保员工对薪酬系统的公平性看法以及薪酬系统有助于组织和员工个人目标的实现。

五、薪酬管理的意义

（一）薪酬管理是组织管理的重要组成部分

薪酬本身的重要性决定了薪酬管理的重要性，使薪酬管理成为组织管理必不可少的一部分。薪酬管理包括微观的薪酬管理和宏观的薪酬管理两个部分。微观的薪酬管理是指组织根据员工付出的劳动确定其报酬总额、报酬结构以及报酬形式的过程。宏观的薪酬管理是指从国民经济的全局出发，运用各种经济杠杆从宏观上控制薪酬的运动和变化，包括宏观决策、管理体制、宏观调节与控制三个方面。

（二）薪酬管理是推动组织变革的有力工具

薪酬管理是组织管理的重要内容，同时也是组织管理的难点所在，因为薪酬管理体系必须同时具有合法性、有效性和公平性。但是，合法性、有效性和公平性三者之间有时会存在一定的差别，组织需要在三者之间寻找最佳的平衡点。很难找到一种薪酬体系能够满足组织中所有层面员工的要求，所以薪酬管理的核心问题是管理者权衡各种体系的优缺点，使所选择的薪酬体系能够实现组织的目标，从而推动组织的变革。

（三）薪酬管理有利于实现组织目标

薪酬管理是组织管理的重要组成部分，是组织人力资源管理的核心内容。有效的薪酬管理可以帮助组织实现以下目标：

1. 吸引和保留组织所需要的员工，最大限度地提高组织智力资本的竞争优势。
2. 降低组织的人力资源成本。
3. 充分发挥员工的主观能动性。通过制订合理的薪酬结构，引导和激发员工的工作热情和敬业精神，并鼓励员工作出较大的贡献。
4. 使组织绩效最大化。将薪酬与绩效挂钩，充分体现多劳多得，使员工有最好的绩效表现。
5. 支持与促进组织的管理变革。通过薪酬的调节作用使组织实现管理变革。

第二节　卫生人力资源职位评价

一、职位评价的概念

所谓职位评价，就是指系统地确定职位之间的相对价值，从而为组织建立一个职位结构的过程。它是以工作内容、技能要求、对组织的贡献、组织文化以及外部市场等为综合依据的。不仅如此，职位评价计划实际上还是一个有力的沟通和管理工具，它告诉员工：组织的治理结构是怎样的，承担不同工作的员工对于组织的成功所扮演的角色有何不同。

需要说明的是，职位评价过程本身要达到的结果只是对职位的相对价值进行排序。

这种排序是一种相对的判断，而不是绝对的或者科学的。即使是量化的职位评价方法所得到的结果也仍然是相对的，职位最终所得到的评价点数或分数本身是没有任何绝对意义的，只能用来进行职位价值的相对比较。此外，还需要注意的一点是，在评价的过程中，一定要根据职位本身的职责和任职资格条件来进行评价，而不是过多考虑职位上目前任职者的能力、绩效等状况。

二、职位评价的步骤

职位评价环节具体包括以下六个步骤：挑选典型职位、确定职位评价方法、建立职位评价委员会、对职位评价人员进行培训、对职位进行评价、与员工交流并建立申诉机制。

第一，挑选典型职位。通常情况下，组织是没有必要对每一个职位都进行评价的，因此，可以在组织中挑选有代表性的基准职位作为评价对象，其他职位的价值则可以通过与这些典型职位之间的比较得出。这些典型职位不仅要能够代表所要研究的职位序列中的绝大多数职位，而且必须是广为人知的。在具体操作时，人力资源管理专业人员可以在这一过程中给他们提一些合理的建议，尤其要注意避免选取的典型职位太少，导致未来出现职位等级对应困难的情况。

第二，确定职位评价方法。组织必须决定采取哪种评价方法来对本组织的职位进行评价，是选择单一的职位评价方法还是将多种评价方法相结合。因为每一种评价方法都有其优点和不足，所以卫生组织可能要根据实际情况，结合卫生人力资源的工作特点来选择符合自己需要的评价方法。

第三，建立职位评价委员会。根据国外的经验，职位评价委员会有 5～10 人即可，这些人最好是能够站在整个组织的高度来理解被评价职位的人。但是，在国内操作时，我们通常都会建立一个规模相对较大的评价委员会，将组织的中高层管理人员和部分一线主管，甚至部分资深员工和工会代表都吸收进来。这样做的原因是，职位评价是以常人的判断为基础的，无法像科学一样精确，所以要想使评价结果能够被广大员工认可，就需要使职位评价委员会的组成具有更为广泛的员工基础。同时，这也有助于降低职位评价中个人误差因素的影响。

第四，对职位评价人员进行培训。在进行职位评价之前，必须让这些评价人员了解职位评价的目的以及评价中可能会出现的误差。除此之外，还应在正式评价之前对一些职位进行模拟试评，进行一些练习。

第五，对职位进行评价。首先，评价委员会要根据已经确定好的职位评价方法对典型职位进行评价，然后根据其他职位与典型职位的关系确定其职位等级，最后再根据总体的职位评价结果建立职位等级表，确定每一个职位的相对位置和价值。

第六，与员工交流并建立申诉机制。职位评价的结果对每一位员工都很重要。在整个职位的分析和评价过程中，组织应该正式与员工进行交流，确保员工理解和接受职位评价的过程和结果。另外，组织应该建立申诉机制和程序，以便整个评价得到员工的认可和支持。

三、职位评价方法

职位评价的方法有量化评价法和非量化评价法两种。所谓非量化方法是指那些仅仅从总体上来确定不同职位之间的相对价值顺序的职位评价方法。而量化方法则试图通过一套等级尺度系统来确定一种职位的价值比另一种职位的价值高多少或低多少。非量化的评价方法有两种：排序法（Ranking Method）和分类法（Classification Method）。量化评价方法也有两种：要素比较法（Factor Comparison Method）和要素计点法（Point – Factor Method）。

（一）排序法

排序法是指职位评价者首先对职位说明书进行审查，然后根据它们对组织所作出的贡献来将职位进行从高到低的排序。排序法可以划分为三种类型：直接排序法、交替排序法和配对比较排序法。

1. 直接排序法。直接排序法是指简单地根据职位的价值大小从高到低或从低到高对职位进行总体上的排序。

表 13 – 2　　　　　　　　　　　　　直接排序法举例

重要性高 ↑ 重要性低	院长
	主任医师
	主治医师
	住院医师
	护士
	保洁人员

来源：刘昕. 薪酬管理 [M]. 北京：中国人民大学出版社，2007.100.

2. 交替排序法。交替排序法是指首先从待评价职位中找出价值最高的一个职位，然后找出价值最低的一个职位。再接着从剩余的职位中找出价值最高的职位和价值最低的职位。如此循环，直到所有的职位都被排好顺序为止。

表 13－3　　　　　　　　　　　　　　　　交替排序法举例

排列顺序	职位评价高低程度	职位名称
1	最高	院长
2	高	主任医师
3	较高	副主任医师
……	……	……
3	较低	护士
2	低	安保人员
1	最低	保洁人员

来源：刘昕．薪酬管理［M］．北京：中国人民大学出版社，2007.100.

　　3. 配对比较排序法。配对比较排序法首先将每一个需要被评价的职位都与其他所有职位分别加以比较，然后根据职位在所有比较中的最终得分来划分职位的等级顺序。评分的标准是，价值较高者得一分，价值较低者失去一分，价值相同者双方得零分。七种职位分别在水平和垂直两个维度上进行排列。"X"表示方格所对应的水平维度上的职位比垂直维度上的职位重要。对每个方格所对应的职位进行相同的比较之后，"X"数最多的行所对应的职位最重要，其次是"X"数第二多的行所对应的职位。排序法最大的优点在于快速、简单、费用比较低，而且容易与员工进行沟通。但是，排序法也存在很多问题。首先，在排序方面各方可能很难达成共识，尤其是在一些价值差异不是很明显的职位之间；其次，由于是从整体上对职位的价值进行评价，因此，不同来源和不同工作背景的人不可避免地会在评价过程中夹杂个人的主观意志甚至偏见；再次，即使不同职位之间的价值高低可以判断出来，具体的价值差距大小也无法得到明确的解释；最后，在职位的数量太多时，排序法的使用难度会很大。举例来说，在采取配对比较法的情况下，假定有 n 个职位需要排序，那么，需要作出比较的次数为：$n(n-1)/2$。

表 13－4　　　　　　　　　　　　　　　　配对比排序法举例

	院长	主任医师	保洁人员	住院医师	护士	安保人员	主治医师	总计
院长	－	×	×	×	×	×	×	6
主任医师	○	－	×	×	×	×	×	5
保洁人员	○	○	－	○	○	○	○	0
住院医师	○	○	×	－	×	×	○	3
护士	○	○	×	○	－	×	○	2
安保人员	○	○	×	○	○	－	○	1
主治医师	○	○	×	×	×	×	－	4

来源：刘昕．薪酬管理［M］．北京：中国人民大学出版社，2007.101.

（二）分类法

分类法是将各种职位放入事先确定好的不同职位等级中的一种职位评价方法。分类法职位评价的操作方法类似于先打好一个书架（总体职位分类），然后对书架上的每一行中所要放入的图书用一个标签（职位等级描述）来加以清晰的界定，最后再把各种书籍（职位）按照相应的定义放入不同的横排中。

分类法的优点是简单，容易解释，执行起来速度较快，对评价者的培训要求少。一旦职位的等级定义明确，管理起来就比较容易。尤其是当在组织中存在大量比较类似的职位时，可以很容易地将各种职位归并到一个系统下。

分类法的缺点也很明显：首先，在职位多样化的复杂组织中，很难建立起通用的职位等级定义；其次，分类法也不能排除这样一种可能，即有人试图通过修改或歪曲职位描述来达到操纵职位评价结果的目的；再次，分类法对职位要求的说明可能会比较复杂；最后，与排序法一样，分类法也很难说明不同等级的职位之间的价值差距到底有多大，因而在用于确定薪资时效果不是太好。

（三）要素比较法

在要素比较法中，评价者先通过对被评价职位的各个方面与基准职位的各个方面分别进行比较，然后试图估计出被评价职位在每一方面的货币价值，最后以货币为单位直接确定不同职位之间的相对价值顺序。

要素比较法的优点：第一，评价结果较为公正。要素比较法把各种不同工作中的相同因素相互比较，然后再将各种因素的工资累计，主观性减少；第二，耗费时间少。进行评定时，所选定的影响因素较少，从而避免了重复，简化了评价工作的内容，缩短了评价时间；第三，减少了工作量。由于要素比较法是先确定标准岗位的系列等级，然后以此为基础，分别对其他各类岗位再进行评定，大大减少了工作量。

要素比较法的缺点：第一，各影响因素的相对价值在总价值中所占的百分比完全是评价人员的直接判断，这就必然会影响评定的精确度；第二，操作起来相对比较复杂，而且很难对员工们做出解释，尤其是给影响因素注上货币价值时很难说明其理由。

（四）要素计点法

在要素计点法中，首先要对职位的每一构成要素赋予等级不同的量化价值，然后再将某一职位在不同要素上的价值加起来，从而确定不同职位之间的量化价值差距。与要素比较法不同，要素计点法最后得到的职位结构不是根据职位的货币价值来排列的，而仅仅是根据分数或点数对职位所作的一种排序。海氏评分法本质上就是一种要素计点法，近年来海氏评分法在医疗机构中的应用较为广泛，因此对其做如下介绍。

海氏评分法，又称海氏三要素评估法，是一种通过知能水平、解决问题能力和风险责任 3 种具有普遍适用性的要素对岗位相对价值进行评估后确立岗位等级，建立对应薪酬分配制度的岗位评估方法，具有系统的构成法和很强的逻辑指导意义。例如，王青、吕洁等人曾采用海氏评分法对儿科护理岗位的相对价值进行过评估，对所纳入的 10 个儿科护理岗位排序，评分最高的护士长岗位为 802.7 分，评分最低的资料整理岗位为 172.2 分。

表 13 – 5 　　　　　　　　　儿科护理岗位价值评分及等级比较

岗位名称	技能因素平均得分（分）	解决问题能力平均比率（%）	职务责任平均得分（分）	岗位形态构成	总平均评分（分）
护士长岗位	857.5	54.6	454.0	上山型	802.7
责任组长岗位	662.1	34.6	254.9	平路型	573.0
介入岗位	413.2	23.8	127.3	平路型	319.4
重症岗位	398.9	22.9	112.4	平路型	301.3
手术室岗位	336.4	20.0	102.3	平路型	252.9
取血岗位	273.5	16.1	91.0	下山型	249.6
巡查岗位	269.4	15.8	89.7	下山型	245.3
信息采集岗位	235.6	13.7	78.8	下山型	211.2
信息咨询岗位	214.4	12.4	71.2	下山型	190.1
资料整理岗位	195.8	11.2	65.9	下山型	172.2

来源：王青，吕洁. 海氏分析法在儿科护理岗位评价中的应用效果 [J]. 护理实践与研究，2018，15（17）：1 – 4.

要素计点法的优点：与非量化的职位评价方法相比，计点法的评价更为精确，评价结果更容易被员工所接受，而且还允许对职位之间的差异进行微调；此外，可以运用具有可比性的点数来对不相似的职位进行比较。

要素计点法的缺点：方案的设计和应用耗费时间，它要求组织必须首先进行详细的职位分析，有时还可能会用到结构化的职位调查问卷。此外，在报酬要素的界定、等级定义以及点数权重确定等方面都存在一定的主观性，并且在多人参与时可能会出现意见不一致的现象。这些都会加大运用计点法职位评价体系的复杂性和难度。

第三节　卫生人力资源薪酬调查

一、卫生人力资源薪酬调查的概念

简单来说，卫生人力资源薪酬调查就是，卫生组织通过正当途径，获取其他相关组织或个人的整体薪酬水平和职位薪酬水平信息的过程。薪酬调查是薪酬管理的重要工具，对薪酬调查结果的数据分析能为卫生组织薪酬水平的市场定位提供依据，既有利于提高组织外部竞争力，又有利于增强组织内部的凝聚力和卫生人力资源对薪酬的满意度。

二、薪酬调查的分类

薪酬调查按照调查的主体、范围、方式及目的的不同可分为不同的种类。

（一）非正式调查和正式调查

按照调查方式的不同，薪酬调查可分为非正式调查和正式调查。非正式调查主要是通过企业电话询问、报纸招聘信息、非正式交流获取信息；正式调查主要是专门调查机构通过问卷调查和实地访谈方式收集相关资料。两者相比较来说，非正式调查简便易行，成本低，但是可信度低；正式调查需要花费较多的人力、物力、时间，但是其结果全面，可信度高。

（二）政府部门、专业咨询机构、其他社会机构的薪酬调查

按照薪酬调查的主体不同可分为以下三类：

1. 政府部门薪酬调查。政府进行薪酬调查是出于宏观经济管理的考虑，是由国家有关部委、各级地方劳动保障部门和统计部门对全国或本地区各行业、各企业及职位薪酬水平情况进行的调查，制订工资宏观调控政策和工资指导线、城镇居民最低工资额、生活保障线等。

作为政府部门，可以通过行政手段收集数据，因此，这种调查涵盖范围比较广泛，调查规模大，具有一定的可比性。但缺点也是明显的，因为它调查的主要目的是为政府决策服务，所以公布的调查结果只是一小部分，而且公布的数据一般也仅限于对工资等基本数据的简单处理，如平均数、比例或者最低线；另外，由于行政官僚主义的存在，上报数据也往往存在误差。当然，政府部门薪酬调查报告的最大优点还在于它的非营利性，企业可以免费获取。

2. 专业咨询机构薪酬调查。国外20世纪50年代就兴起一些专门咨询机构，如翰威特（Hewitt）、美世（William Mercer）、华信惠悦（Watson Wyatt）等。他们的一项重要工作就是进行薪酬方面的调查。现在这些跨国管理咨询公司一般都采用国际通行的会员制，即会员单位按照咨询机构设计的调查表提供本企业的薪酬数据，咨询公司对这些信息进行整理、分析，会员企业可以无偿或者以最低价格获得全部或大部分分析结果。外部企业一般要付出很高的成本才能得到。由于国内企业接触薪酬调查的时间较短，因此像翰威特这样实力雄厚的咨询公司屈指可数。

专业咨询机构的调查针对性和区域性强；调查内容全面，不仅关注薪金，还包括股票期权、培训计划、退休及医疗待遇、住房等；数据分析可靠，既立足于现实，又注重前景预测。但这种调查一般是不向社会公开的，调查的透明度低。即便是出售，价格也比较昂贵。

3. 其他社会机构的薪酬调查。通常热衷于薪酬调查的其他社会机构主要有人才交流服务机构、劳动中介机构、人才招聘网站等。这类调查随意性非常强，没有任何约束，缺乏专业调查人员，被调查对象提供的数据真实性无法保证。另外，还有一些学术研究机构，它们一般是接受政府或者企事业单位的委托而进行调查。

（三）营利性薪酬调查和非营利性薪酬调查

按照薪酬调查是否有营利的目的，薪酬调查可分为营利性薪酬调查和非营利性薪酬调查。一般政府部门的薪酬调查报告是免费提供给公众的，还有一些学术组织、社会机构也免费发布一些薪酬信息，但这些数据信息一般比较简单。专业咨询机构进行的薪酬调查参考价值高，属于营利性的，除对内部会员实行免费外，一般要收取很高的费用。

三、卫生人力资源薪酬调查的步骤

薪酬调查主要包括五个步骤：确定薪酬战略、确定薪酬调查的范围和对象、进行薪酬调查、形成调查报告、应用薪酬调查结果。

1. 确定薪酬战略。薪酬战略主要包括薪酬战略目标、薪酬水平政策、薪酬结构政策、薪酬管理政策等内容。薪酬调查前要确定卫生组织的薪酬战略是什么，要求有什么样的薪酬水平、薪酬结构、薪酬政策与之相适应，以便在调查过程中更加具有针对性，更好地促进组织绩效和竞争优势的提升。

2. 确定薪酬调查的范围和对象。卫生人力资源薪酬调查的范围一般确定在同地区的相关卫生组织。调查对象一般选择其他卫生组织中主要的竞争对手或者薪酬管理水平先进、具有代表性的卫生组织，这样就会增强可比性。在调查职位的选择上一般选取工作明确、稳定、重要的典型职位。

3. 进行薪酬调查。进行薪酬调查首先要选择调查的方式方法，主要有面谈法和问卷调查法。调查的内容应当涉及以下方面：调查对象的基本资料，包括组织的名称、地址、规模、资产、效益等方面；调查对象的薪酬资料，包括基本工资、工作量、薪酬构成、相关薪酬政策、津贴、福利和保险等；调查的典型性职位、员工的相关信息。问卷调查的关键在于设计合理有效的调查问卷。

4. 形成薪酬调查报告。把通过访谈或者调查得来的数据进行汇总、整理、核对，并采用一定的方法对这些数据进行处理和分析，写出薪酬调查报告。薪酬报告包括调查对象的基本资料和相关薪酬数据。薪酬数据包括对相关职位薪酬进行调查所得数据和对不同薪酬等级的薪酬状况进行调查所得的数据。

5. 应用薪酬调查结果。卫生组织进行薪酬调查最终是为自身薪酬管理服务的，组织要能准确、科学地分析并有效运用调查资料，才能发挥薪酬调查的作用，实现把握市场薪酬水平，及时调整薪酬水平和优化薪酬结构的目标。

四、卫生人力资源薪酬调查结果的应用

（一）薪酬调查结果

经过调查、整理、分析后，最终形成的薪酬调查报告，就是薪酬调查结果。结果主要包括两个部分：一是资料概述，包括调查的背景、调查对象的资料、调查开展大体过程、调查职位评述等；二是薪酬统计资料，包括一些数据表格、结构图、趋势图，主要通过最低薪酬额、最高薪酬额、频率、中位数、均值、众数等数据表现出来。在产生薪酬调查结果前，最重要的一环就是调查数据的分析；而要保证分析的科学性、准确性和及时性，就需要选择有效的分析方法。在实际操作中，比较常用的调查数据分析方法有以下几种：

1. 频率分布。即按照一定的组距把某一职位的薪酬划分为不同等级，再根据调查资料列出各个等级出现的次数。

表 13 –6　　　　　　　　　　某职位薪酬频率分布表

等级	薪酬（元/月）	次数
1	3 500 以上	2
2	3 001～3 500	2
3	2 501～3 000	5
4	2 001～2 500	3
5	1 500～2 000	1

2. 集中趋势分析。主要体现出某职位普遍的薪酬水平，一般通过中位数、均值、众数表现出来。中位数是将薪酬数据排序后，处于最中间的数值；均值是将调查数据进行加权加总后的平均数；众数是在频率分布表中分布最多的数值。

3. 分位数分析。薪酬调查结果常出现薪酬的平均数、25P、50P、75P。这里的25P、50P、75P是指如果在调查中对某个职位进行了 100 抽样调查，将这 100 个薪酬水平从低到高排序，25P、50P、75P 分别代表排名第 25 位、第 50 位、第 75 位的薪酬水平。通过平均数、25P、50P、75P 之间关系可以对调查结果有一个初步的了解。一般情况下，平均数和 50P 应该比较接近，25P 与 50P 的差别应该与 75P 与 50P 的差别

比较接近。如果误差明显时，就应该认真核实有关的数据，以保证这种误差不是由于数据搜集和统计处理等人为因素所造成的。

（二）薪酬调查结果的应用

1. 为薪酬定位提供依据。通过与调查对象的薪酬水平的比较，检查卫生组织薪酬政策的合理性，以及是否与市场发展趋势保持一致。通过分位图能比较直观地看出组织与不同分位薪酬之间的关系，为卫生组织的薪酬定位提供依据。

2. 调整薪酬水平。薪酬调查的主要目的在于对薪酬水平的动态调整，以吸引和保持人才。薪酬水平的调整包括整体薪酬水平的调整和具体职位薪酬水平的调整。卫生组织通过对市场平均薪酬水平的把握可以确定自己的薪酬水平是高于还是低于同地区其他卫生组织的薪酬水平，再结合实际支付能力，兼顾劳资双方的利益，来对整体薪酬水平进行定位。对于用于调查的典型性职位的薪酬水平的调整，卫生组织在进行准确的职位描述基础上，比较职位之间的相似性，依据市场行情来调整该职位的薪酬水平。

3. 优化薪酬结构。薪酬调查的内容不仅反映出调查对象的薪酬水平，还可以反映薪酬结构的内容。通过比较，卫生组织可以确定和调整薪酬等级、级差，调整薪酬结构的类型，贯彻内部公平性的原则，实现物质薪酬和精神薪酬、固定薪酬和浮动薪酬、短期薪酬和长期薪酬的结合。

薪酬调查是卫生组织实现薪酬战略管理的重要工具，对组织薪酬策略的制定有着重大影响。在进行薪酬调查和运用薪酬调查总结时，还应该注意以下几点：调查范围是否合适；调查内容是否完备；调查对象是否具有连续性；调查方式方法是否合理；所获数据是否最新；职位的描述是否清楚；数据分析是否科学；调查总结是否得到及时有效的利用。

第四节　卫生人力资源薪酬结构设计

一、薪酬结构的概念

薪酬结构有广义与狭义之分。狭义的薪酬结构是指在同一组织内部不同职位或不同技能之间的薪酬水平的排列形式或对比关系，包括不同层次工作之间报酬差异的相对比值和不同层次工作之间报酬差异的绝对水平；广义的薪酬结构还包括不同薪酬形式之间的比例关系，如基本薪酬、可变薪酬与福利薪酬之间的比例关系等，通常也将这种关系称为薪酬组合。

薪酬结构主要反映职位与员工之间基本薪酬的对比关系，尽管其他的薪酬形式，如可变薪酬、福利薪酬也具有等级结构的形态，但没有基本薪酬那样典型。薪酬结构所强调的是组织内部职位或技能薪酬等级的数量、不同职位或技能等级之间的薪酬差距以及确定这种差距的标准。

二、薪酬结构的构成

一般而言，薪酬结构的构成要素是：薪酬等级、薪酬区间和相邻薪酬等级的交叉与重叠。

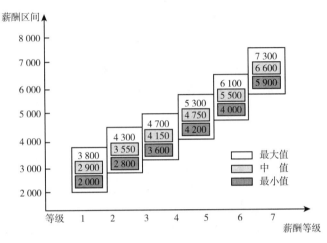

图 13 - 1　薪酬结构模型

（一）薪酬等级

薪酬等级是指在同一个组织当中，薪酬标准由于职位或者技能等级的不同而形成的一种序列关系或梯次结构形式。在薪酬管理实践中，薪酬等级划分的数量应视组织的规模和工作的性质而定，其数量多少没有绝对的标准。

薪酬等级的划分由"等"的划分和"级"的划分构成，在薪酬体系中"等"的划分可能多达二十层，而"级"的划分一般多在 7～10 级，比"等"的划分数目要少得多，在薪酬管理实践中可能是一等一级，也可能是一等多级。而宽带薪酬结构多适用于扁平化的组织，组织层级比较少，其"等"的划分数目一般在 4～15 等。当然，薪酬等级的划分除了与组织结构是否扁平化有关外，还与组织中各个岗位或技术职称设置的复杂性等有关。就卫生行政单位和卫生事业单位的薪酬等级划分而言，国家对其有明确的规范。

（二）薪酬区间

1. 薪酬区间。

薪酬区间，也称薪资变动范围，实际上是指在某一薪酬等级内部允许薪酬变动的最大幅度。薪酬变动范围说明的是在同一薪酬等级内部，最低薪酬水平和最高薪酬水平之间的绝对差距的问题。

2. 薪酬变动比率。

薪酬区间可以用薪酬变动比率来衡量。薪酬变动比率是指同一薪酬等级内部的最高值和最低值之差与最低值之间的比率。有时候，为了使用的方便，也会计算以中值为基础的薪酬变动比率。这时，往往采用以下两种计算方式，两种方式计算的薪酬变动比率数值应该是相同的：

上半部分薪酬变动比率 = (最高值 − 中值)/中值

下半部分薪酬变动比率 = (中值 − 最低值)/中值

通常情况下，薪酬变动比率的大小取决于特定职位所需的技能水平、任职资格等各种综合因素。对技能水平要求较低的职位其薪酬变动比率要小一些，有较高技能水平要求的职位其薪酬变动比率要大一些。原因在于较低职位对任职技能、经验、承担的责任等要求较低，相对稳定的薪酬变动比率则有益于管理和人工成本控制。

3. 薪酬区间中值。

薪酬区间中值，也称为薪酬范围中值、薪酬变动范围的中值或薪酬等级中值，它是薪酬结构管理中的一个非常重要的因素，它通常代表该等级职位在外部劳动力市场上的平均薪酬水平。之所以说薪酬区间中值是薪酬结构管理中一个非常重要的因素，是因为在薪酬结构设计中既要考虑每个职位等级本身的价值，又必须考虑任职者的个人素质因素。一般的处理原则为，通过职位对应的薪酬等级的中值点来确定职位的价值，而任职者的个人能力的价值则体现在每个等级内部的薪阶中，这样就形成了以"级"来体现职位价值、以"阶"来体现个人价值的薪酬结构。

4. 薪酬区间渗透度。

薪酬区间渗透度是在对同一薪酬区间内部的员工薪酬水平进行分析时所使用的一个概念，它用来计算员工的实际基本薪酬与区间的实际跨度（即最高值和最低值之差）的关系。其计算方法为：

薪酬区间渗透度 = (实际所得基本薪酬 − 区间最低值) + (区间最高值 − 区间最低值) × 100%

薪酬区间渗透度实际反映了某一特定员工在其所在的薪酬区间中所处的相对地位，即反映了员工薪酬水平的高低，它是衡量员工薪酬水平的有效工具。

（三）相邻薪酬等级的交叉与重叠

1. 相邻薪酬等级的交叉与重叠。相邻薪酬等级的交叉与重叠是指除了最高薪酬等级的区间最高值和最低薪酬等级的区间最低值之外，其余各相邻薪酬等级的最高值和最低值之间往往会有一段交叉和重叠的区域。在实践中，组织可以根据自身的需要设计有交叉重叠的薪酬区间，也可以设计无交叉重叠的薪酬区间。

2. 薪酬等级级差。薪酬等级级差也称为级差，包括中点级差和中值级差，是指相邻两个薪酬等级中值之间的差距。在最高薪酬等级的中值和最低薪酬等级的中值一定的情况下，各薪酬等级中值之间的级差越大，则薪酬结构中的等级数量就越少，反之则越多。薪酬等级的区间中值级差越大，同一薪酬区间的变动比率越小，则薪酬区间的重叠区域就越小，反之则越大。

三、薪酬结构的设计方法

(一) 工作评价法

工作评价法包括基准职位定价法和设定工资调整法。

1. 基准职位定价法。主要是利用市场薪酬调查来获得基准职位的市场薪酬水平，并利用对基准职位的工作评价结果建立薪酬政策线，进而确定薪酬结构。该方法能够很好地兼顾薪酬的外部竞争性和内部一致性。

2. 设定工资调整法。组织根据经营状况自行设定基准职位的薪酬标准，然后根据工作评价结果设计薪酬机构。组织设定薪酬水平的典型做法是：首先设定最高与最低两端的薪酬水平，然后以此为标杆，酌情设定其他职位的薪酬水平。这种薪酬结构的设计比较重视内部一致性，但忽视了外部竞争性。

(二) 非工作评价法

非工作评价法包括直接定价法和当前工资调整法。

1. 直接定价法。组织中所有职位的薪酬完全由外部市场决定，根据外部市场各职位的薪酬水平直接建立组织内部的薪酬结构。这是一种完全市场导向型的市场结构设计方法，体现了外部竞争性，但忽略了内部一致性。

2. 当前工资调整法。在当前工资的基础上对原组织薪酬结构进行调整或再设计。薪酬结构调整的本质是对员工利益的再分配，这种调整将服从于组织内部管理的需要。

四、卫生人力资源薪酬结构的调整

(一) 薪酬调整的概念

薪酬调整是指组织的薪酬体系运行一段时间后，随着组织发展战略以及人力资源战略的变化，现行的薪酬体系可能不适应组织发展的需要，这时对组织薪酬管理做出系统的诊断，重新确定的薪酬策略，同时对薪酬体系做出调整的措施。薪酬调整是保持薪酬动态平衡、实现组织薪酬目标的重要手段。

内部一致性和外部竞争性始终都是确定薪酬结构的两个依据，组织必须兼顾两者，否则就会产生诸多的问题。而如何才能很好地平衡内部一致性和外部竞争性，到目前为止还没有找到一个完美的解决方式。一般来讲，组织在确定其薪酬结构时，首先，考虑组织的发展战略，这关系到组织在激烈的市场竞争中立足与否；其次，考虑组织在目前所处的发展阶段，根据本组织的实际需要确定是按照传统的岗位或技能设计薪酬结构还是根据市场导向设计具有外部竞争性的薪酬结构。

诚然，并非不能在内部一致性与外部竞争性的矛盾中找到平衡点，目前比较流行的新型的薪酬管理方式——宽带薪酬，已经使一些新型组织如比较重视团队精神、市场导向的组织很好地平衡了内部一致性和外部竞争性的关系。

（二）宽带薪酬

宽带薪酬实际上是一种新型的薪酬结构设计模式，主要是对传统等级薪酬结构的改进与优化，在我国目前尚处于探索阶段。对宽带薪酬的定义主要是依据美国薪酬管理学会对其的定义，它是指对多个薪酬等级以及薪酬变动范围进行重新组合，从而变成只有相对较少的薪酬等级以及相应较宽的薪酬变动范围。

在宽带薪酬结构中，一般可能只有不超过四个等级的薪酬级别，而每个薪酬级别的最高值与最低值之间的区间变动比率要达到100%或100%以上，甚至可能达到200%~300%，而传统的薪酬区间的变动比率通常只有40%~50%。宽带薪酬主要适合于采用扁平化组织结构、团队导向、能力导向等新型管理模式的组织，它是对传统薪酬结构的改进、创新和优化，更适合21世纪知识经济时代的新型组织的需求。近年来有学者对宽带薪酬在我国大型公立医院的适用性进行了分析，结论如下。

1. 宽带薪酬本质满足公立医院改革要求。

近几年卫生行政部门指导下的公立医院改革要求公立医院推行岗位管理制度，实行以服务量和岗位工作量为主的综合绩效考核和岗位绩效工资制度。医院绩效管理成为对各级医院的重要考核与评价指标，管理者必须建立一套与员工绩效密切相关的薪酬制度。由宽带薪酬的基本含义与特征可以看出，宽带薪酬体制是以绩效为实质内容和管理灵魂的。在宽带薪酬体制下，确定岗位级别薪酬的依据是员工所在岗位的岗位价值等因素，而确定同一薪酬内岗位薪酬的依据则是员工的绩效表现，由此看出，宽带薪酬与绩效管理是紧密联系在一起的。显然，宽带薪酬的本质是符合公立医院发展的趋势的要求，是值得公立医院管理者付诸实践的。

2. 宽带薪酬与大型公立医院行政管理人员的适用性。

公立医院岗位的类型大致分为：行政管理人员、专业技术人员及后勤人员。从公立医院的现状看，基层后勤人员比例较小且对技术性及创造性要求不高，可以继续采用"一岗一薪"的模式。公立医院的性质决定其具有事业单位行政管理模式的弊端，在分配体系上"大锅饭"意识和官本位思想根深蒂固。不同岗位，同级别人员，无论工作强度、工作风险，工资差距较小；同一岗位，同一级别，编制内外，工资差距较大。管理人员薪酬的增加，只能通过年资的增长以及职务的提升来实现。其结果往往导致医院行政人员冗多、办事效率低、缺乏积极性和创造性。

建立一支职业化的医院管理队伍是做好医院行政管理工作的关键，宽带薪酬的产生正好打破了传统薪酬模式下所维护和强化的等级和身份的观念。鼓励公立医院在行政管理方面建立一个扁平的组织结构，创造学习型组织氛围，引导员工转变观念，将注意力从职位晋升转移到不断提高自身能力上来。合同制人员淡化因为编制的"身份"问题而产生的不公平感，初生牛犊不需要因为年资尚浅在薪酬方面体现不出价值而感到沮丧。在宽带薪酬的体制中，强调自身的主观能动性，从工作找人向人找工作转变，年资、职位和身份不再是薪酬的决定性因素。

3. 宽带薪酬与大型公立医院专业技术人员的适用性。

以技术和能力为导向的薪酬体系有利于激励员工不断增强自身的能力和素质，尤其对高级专业技术人员密集的医疗机构组织显得更为重要。在公立医院实际工作中，专业技术人员的薪酬水平应以工作质量、工作风险大小、医教研能力及贡献程度为依据。而在现实的分配体制中，重经济效益，轻科研能力，经济性的绩效考核比例过重，科研人员鼓励不足，积极性不高。从各医院分配体制上看，将总收入用于支付员工收入部分，按照业务收入比例分配到科室，各科室再根据自定的职称系数，按照相应比例分配到个人，简单地说则是"赚的多分的多，职称高得的高"。然而这样的模式导致专业技术人员为保证薪酬水平专注于创收而忽视创新，不仅不利于合理使用医疗资源，更重要的是这种过分追求量的增长而忽视质的积累的理念，最终影响到的是医院的长远发展及医学科技的进步。

建立宽带薪酬模式，将过去不同薪酬等级的岗位处于同一个薪酬等级中，同职称可不同薪，不同职称可以同薪，将薪酬与人员不同的表现联系起来，专业技术人员注重发展医院所需要的技能和能力，并能够为医院发展做出贡献，就可以获得相应的报酬。由于不同科室的人员也在同一个薪酬等级中，专业技术人员横向调动也容易很多，这也有利于员工专注自己所擅长的事情，从而更好地发展自己的事业，最终实现组织的目标，故此"宽带薪酬"也被称为"生涯薪酬宽带"。它更加凸显了注重效率和公平，而公平却又不代表平均。

4. 宽带薪酬理论推动良好的组织文化。

宽带薪酬通过弱化头衔、等级，员工不需要为了薪酬的增长而去计较职位的晋升，尊重个人才能，进而弱化了员工间的不良竞争，促进彼此间的合作，实现共同进步，这种良好的激励作用和导向作用，推动着行政管理人员管理理念的创新，推动着专业技术人员技术和服务的创新，形成良好的组织文化。

第五节　卫生人力资源薪酬评估与成本控制

一、薪酬满意度分析

（一）薪酬满意度概念

薪酬满意度是指一个员工获得组织回报的经济性报酬和非经济性报酬与他的期望值相比较后所形成的感觉状态。

薪酬满意度 = 获得经济性报酬和非经济性报酬的实际感受/期望值

这个概念表示的是一组相对的概念：超出期望值——满意；达到期望值——基本满意；低于期望值——不满意。用一个量化的指标把薪酬满意状况反映出来，这个量化的指标就是薪酬满意度指数。该指数可以反映员工对组织薪酬价值观、薪酬制度、薪酬水平和薪酬管理各个领域的满意状况。

（二）薪酬满意度分析

卫生组织人力资源管理部门进行薪酬满意度分析，应该充分了解并把握好员工的薪酬心态。

表 13 - 7　　　　　　　　　　各种薪酬心态的具体表现

薪酬心态	现象
等待加薪	员工此时心态较好，希望通过自己的努力获得高薪
抱怨	对获得的薪酬回报不满意，并时时向他人抱怨
消极应付工作	对薪酬不满意有些恶化，工作责任心明显降低，消极应付
要求合理加薪	对薪酬的不满意能随时寻求正当的途径加以解决
辞职不干	对目前的薪酬已完全失望，以离开作为解决的途径
寻求高薪跳槽	对目前的薪酬已完全失望，一有高薪机会立即跳槽
寻衅滋事	煽动其他人一起发泄不满情绪，有罢工、游行、闹事等行为
上告	向劳动局、电台、报社等投诉或寻求法律途径解决问题

在观察员工薪酬心态的同时，设置薪酬满意度调查也至关重要。

表 13 - 8 薪酬满意度调查问卷

为了配合组织的薪酬改革，了解组织当前薪酬管理中存在的不足，特进行本次薪酬调查。为了了解员工在薪酬方面的真实想法和建议，本次薪酬调查可署名也可不署名，而且在取得调查结果后立即销毁。因此，希望所有员工积极支持，本着认真负责和客观的态度完成问卷，于＿＿＿＿＿月＿＿＿＿＿日前交人力资源部，谢谢！

您的姓名：	（可以不填）	所在部门：	（可以不填）
年龄：	性别：	入职年限：	职位：
学历：	职称：	户口所在地：	

1. 您对自己目前的薪酬水平：
（1）非常满意（2）比较满意（3）一般（4）不满意（5）非常不满意
2. 您认为现有的薪酬制度公平吗？
（1）非常公平（2）比较公平（3）一般（4）不公平（5）非常不公平
3. 请在下列职务类别中选出三个您认为薪酬过高的（按顺序）：
（1）办公室（2）党办（3）劳动人事处（4）医务处（5）护理部（6）总务处（7）财务处（8）器械设备科
（9）药剂科（10）门诊部
4. 您认为与同行业其他组织相比，本组织的薪酬：
（1）很高（2）比较高（3）差不多（4）偏低（5）很低
5. 您对组织目前的福利状况：
（1）非常满意（2）比较满意（3）一般（4）不满意（5）非常不满意
请简要说明理由。
6. 与本部门的相似资历的员工相比，您对自己的薪酬水平：
（1）相当满意（2）比较满意（3）差不多（4）比较不满意（5）非常不满意
7. 与其他部门的相似资历的员工相比，您对自己的薪酬水平：
（1）相当满意（2）比较满意（3）差不多（4）比较不满意（5）非常不满意
8. 与其他组织相比，您认为目前本组织主管级人员的薪酬相比普通员工来说：
（1）太高（2）偏高（3）合理（4）偏低（5）太低
9. 与其他组织相比，您认为目前本组织经理级人员的薪酬相比普通员工来说：
（1）太高（2）偏高（3）合理（4）偏低（5）太低
10. 您能很明确地知道自己的月总收入是由什么部分组成的吗？
（1）是，很清楚（2）部分项目不清楚（3）完全不清楚
11. 您知道您身边的同事的收入水平吗？
（1）是的，非常清楚（2）比较清楚（3）不太清楚（4）完全不知道
12. 您认为薪酬保密好还是透明好？
（1）保密（2）无所谓（3）透明
13. 您觉得组织大部分员工的辞职：
（1）因为薪酬而直接导致（2）和薪酬有一定的关系（3）不明确（4）与薪酬关系不大（5）绝对与薪酬无关
14. 您认为本组织的薪酬结构中最不合理的部分是：
（1）基本工资（2）绩效工资（3）涨幅工资（4）年资（5）福利（6）津贴（7）加班工资
请简要说明理由。
15. 如果组织有 6 000 元要发给您，您认为哪种发放方式对您的吸引力大？
（1）一次发放（2）按月平均，每月 500
16. 如果组织要制定一个新的薪酬制度，您对新的薪酬制度的建议是：
17. 您认为目前的薪酬制度对员工的激励：
（1）很好（2）较好（3）一般（4）较差（5）非常差
18. 您认为多长时间调整一次薪酬比较合理？
（1）3 个月（2）半年（3）一年（4）两年（5）两年以上
19. 如果要降低您的薪酬，您觉得多少比例是您可以忍受的极限：
（1）5%（2）10%（3）15%（4）20%（5）25%
20. 在过去的工作中，您感觉自己的努力在薪酬方面有明显的回报吗？
（1）有（2）没有（3）有，但不明显
21. 您认为决定工资最重要的因素是（请按顺序列出前五位）：
（1）个人业绩（2）个人能力（3）学历（4）职称（5）职位高低（6）资历（7）专业（8）工作复杂程度
（9）工作中承担的责任和风险
22. 您认为薪酬收入中浮动部分（涨幅工资）占总收入的比例应该为：
（1）5%（2）10%（3）15%（4）20%（5）25%（6）30%（7）35% 或以上

薪酬满意度调查问卷一般包括调查目的、调查对象基本情况、调查项目三大部分。

二、人工成本分析

（一）人工成本的构成

人工成本是指组织投资在员工方面的各种支出的货币表现的总额。人工成本中最主要的是员工工资支付。与员工相关的成本支出包括员工工资、员工奖金、员工保险、员工培训、员工带薪休假、工作午餐补助、旅游经费等，这些都属于人工成本的范畴。在进行人工成本分析时，应该对人工成本的各项内容进行细化分析。

（二）人工成本的控制

一般来说，涨工资是人人都高兴的事情，降工资不仅带来员工的坏情绪，还会打击员工的士气、降低员工的忠诚度以及影响组织内团队战斗力指数等。因此，控制人工成本一定要考虑周到，既要理解员工的心情，又要通过恰当方式与途径向员工表明组织降低人工成本的原因，包括组织所处的环境、面临的问题以及不得不采取这种办法的种种考虑等。

有效地控制人工成本需要做到以下几点：

1. 反思管理层的金钱观。组织应当深思其"薪酬哲学"及金钱在各种薪酬组合中所处的地位，应当如何运用金钱，金钱之外如何运用其他报酬形式。我们并不否认金钱的重要性，只是员工从工作经验中形成的对金钱重要性的认识受到了管理者采用的薪酬制度类型与指导思想的影响。管理者要检查他们对薪酬问题所持的假设，同时要在实践中考察薪酬制度是否与他们的假设吻合。

2. 在薪酬控制中要考虑员工的反应，设立相应的反馈机制。例如，在薪酬预算中将自下而上预算与自上而下预算结合起来。自下而上法是指通过估算每一位员工在未来一年的薪酬数字，推算出整个部门所需要的薪酬支出，然后汇集所有部门的数字形成薪酬预算数字，编制整体的薪酬预算。这种方法比较简便可行。自上而下法是指由组织的高层主管决定整体的薪酬预算额和增薪的数额，然后再将整个预算数目分解到每个部门，各部门按照所分解的预算数额，根据本部门的实际情况，将数额分配到每一位员工。一般来说，自下而上法不容易控制总体的人工成本，而自上而下法虽然可以控制住总体的薪酬水平，却使预算缺乏灵活性，而且确定薪酬总额时主观因素过多，降低了预算的准确性，不利于调动员工的积极性。因此将两者结合起来，相互弥补，使其更好地发挥作用。

3. 对人工成本的控制。对人工成本中如培训、福利等能体现组织总体薪酬理念的软性成本，在组织经济实力允许的情况下，不要轻易做出削减这些成本的决定。因为在实践中，相对刚性较大的工资来说，这些成本的削减并不难，但往往是这些软性成本给组织效益的增加提供了有力的加速剂。

4. 劳动力市场的借鉴价值。以劳动力市场工资指导线为依据、部分重点行业人工成本为参考，分类分项建立人工成本预测预警制度，定期测试薪酬方案的激励效果，同时根据结果调试薪酬体系的总体适应性。

三、薪酬总额分析

组织为了控制成本通常会实行薪酬总额管理。一般采取工效挂钩的办法，即把组织员工工资总额与组织经济效益挂钩浮动。

（一）薪酬总额确定的影响因素

薪酬总额（支付多少）受到组织内部、外部多方面因素的同时影响。

1. 组织经济效益。卫生组织效益情况决定组织的实际薪酬支付能力。

2. 薪酬的市场水平。组织在确定薪酬总额时，需要考察市场中其他卫生组织的薪酬水平，分析其与自身水平的差距，并严格依据本组织在劳动力市场中的薪酬政策定位。

3. 组织薪酬哲学。由组织的经营战略、管理策略和人力资源政策等决定的组织薪酬哲学，对于组织如何开展薪酬总额管理的影响也很明显。

（二）薪酬总额预算控制

薪酬总额预算控制是每个组织都关心的问题。在员工人数确定的情况下，通常采取按照不同层次人员人均薪酬乘以人数的方式，预测组织的薪酬总额。在全年的员工人数无法确定的情况下，宜采用两个关键的薪酬监控指标——"人均营业额"和"人工成本率"进行薪酬总额的预算和监控，即当组织经营业绩完成情况和员工人数发生变化时，可以根据这两个指标测算出需要的薪酬总额。这两个指标的计算公式如下：

人均营业额 = 总营业额/人数

人工成本率 = 薪酬总额/总营业额

通过测算，我们可以得出：

1. 当实际收入低于组织基础目标值时，按照原来的人工成本率，已经无法满足员工固定工资，而员工也没有业绩奖金。在这样的情况下，组织要么裁减人数，要么将付出更多的人工成本，要么全员降薪。

2. 当实际收入超出组织基础目标值时，员工薪酬总额与业绩奖金总额则可以按如下公式计算：

员工薪酬总额＝实际总营业额×人工成本率

业绩奖金总额＝员工薪酬总额－岗位工资总额

四、薪酬构成分析

薪酬主要包括基本薪酬、可变薪酬、成就薪酬、间接薪酬。而薪酬构成分析中最重要的是评估薪酬的三大部分之间的搭配与组合是否合理。对某岗位仔细评定决定支付总薪酬 3 500 元，有以下两种支配方法：第一种是 3 500 元全部作为基本薪酬，无其他；第二种是基本薪酬 2 500 元，其余 1 000 元部分用作福利或提供有形服务，部分作为可变薪酬发放。毫无疑问，对员工的激励和保持员工的稳定性而言，第二种要明显优于第一种。因而，薪酬的各项构成应合理搭配。

五、薪酬水平分析

薪酬水平是指组织中各职位、各部门以及整个组织的平均薪酬水平。薪酬水平决定了组织薪酬的外部竞争性。在竞争日趋激烈的市场环境中，薪酬水平开始越来越多地关注职位和职位之间或者是不同组织中同类工作之间的薪酬水平对比，而不是笼统的组织平均水平的对比。

对于组织的薪酬水平决策产生影响的主要因素包括同地区中其他卫生组织支付的薪酬水平、组织的支付能力和薪酬战略、社会生活成本指数以及在集体谈判情况下的工会薪酬政策等。

组织薪酬水平策略是相对于当地市场薪酬行情和竞争对手薪酬水平而制定的。

1. 薪酬水平领先策略。采用该薪酬策略的组织，薪酬水平在本地区的卫生组织中处于领先地位，有利于吸引和留住优秀员工，提高员工素质，减少员工的不满心理，但组织中的人工成本高，且高薪酬还会掩盖组织中诸如工作缺乏挑战性、人际关系紧张等矛盾。

2. 薪酬水平跟随策略。采用该薪酬策略的组织，薪酬水平与市场竞争对手薪酬水平相当，薪酬水平紧跟竞争对手，使其与竞争对手或市场薪酬水平保持一致。

3. 薪酬水平滞后策略。采用该薪酬策略的组织，制订薪酬水平时不考虑市场和竞争对手的薪酬水平，而主要从组织内部出发，较多地考虑节约组织生产、经营和管理的成本，保持较低的薪酬水平。

第六节 "互联网＋"背景下卫生人力资源薪酬管理的优化

一、提高卫生组织对薪酬管理的重视程度

当前科技飞速发展的时代背景下，要进一步提高薪酬管理的工作效率，就必须提高组织内管理人员的重视程度。卫生组织管理人员应当全面意识到薪酬管理在组织中的重要地位，建立专业化的会计管理部门，提高薪酬管理的实际地位。可以从以下几个角度提高对于薪酬管理的重视程度：一是增加薪酬管理资格考试的内容和范围；二是丰富薪酬管理日常培训和教学中的内容；三是提高对于薪酬管理软硬件的配置和投入，积极宣传薪酬管理；四是创设完整的会计管理制度，为薪酬管理的顺利进行打下坚实的基础。

二、提高薪酬管理的专业能力与管理水平

随着市场竞争的日益激烈，卫生组织薪酬管理为了在竞争中具有优势，应当根据现代化的发展态势提高自己的专业能力与管理水平。尤其是在大数据和人工智能技术等现代高新科技的普及程度越来越高的时代背景下，更需要薪酬管理不断追求自身业务能力的提高，为组织管理人员进行生产经营等方面的决策提供正确的数据支持。

薪酬管理影响着卫生组织管理人员的经营决策，因此，薪酬管理需要不断更新自己的工作理念，加深对于大数据统计在当前时代背景下的理解，努力提高自己的专业能力与工作管理水平。优秀的薪酬管理需要整合组织经营能力、管理能力和组织能力，积极参加各项薪酬管理专业培训活动，借助全方位的发展提高自己的工作水平。对于卫生组织来说，要想提高薪酬管理的专业知识和管理水平，需要从招聘环节强化人员管理。提高对于薪酬管理申请人员的入职审核，重视入职后的轮岗和员工培训，提高他们的专业化水平，保障薪酬管理第一时间掌握现代化的智能知识和管理理念，提高他们的业务效率。

三、不断升级和优化卫生组织薪酬管理软件

在过去，卫生组织以人力作为财务处理的主要力量时，受限于个人精力，很多事物处理不及时，效率低下，即使购买了相关的软件设备，也由于个体的惰性，怠于学

习，导致提升效率的软件被搁置，从而影响薪酬管理的发展水平。现代计算机与互联网技术已经发展到一定的高度，创造出了许多具有复杂功能的应用软件。卫生组织需要重视薪酬管理对于软件应用的熟练程度和操作能力，在大数据统计背景下对于有关的薪酬管理应用软件进行升级和优化，充分展示薪酬管理智能化的软件应用水平。一个高效的智能化薪酬管理软件可以大大减少卫生组织对于卫生人力资源的利用率，有效提高薪酬管理的实际工作效率。

四、创新"数据调查"模式

薪酬管理是卫生组织发展中的一种激励性政策，良好的薪酬管理制度能够提高员工的工作积极性，提升组织在吸引和留用人才方面的竞争力。大数据信息的收集和分析一方面可以帮助卫生组织掌握国内劳动力薪酬水平的变动趋势，了解同行业的薪资水平；另一方面帮助组织实现薪酬的动态管理和薪酬测算，进而可以根据收集到的数据信息并结合自身的实际情况调整本组织的薪酬规划和标准，使其兼顾外部公平和内部公平，促进组织的薪酬竞争力在市场中占据优势地位。

本章小结

1. 卫生人力资源薪酬管理是组织在战略的指导下，对员工报酬的支付原则、支付标准、发放水平及结构进行确定、分配、调整的过程。

2. 卫生人力资源职位评价环节具体包括以下六个步骤：挑选典型职位、确定职位评价方法、建立职位评价委员会、对职位评价人员进行培训、对职位进行评价、与员工交流并建立申诉机制。职位评价的方法有量化评价法和非量化评价法两种。

3. 卫生人力资源薪酬调查就是通过正当途径，卫生组织获取其他相关组织或个人的整体薪酬水平和职位薪酬水平信息的过程。薪酬调查主要包括五个步骤：确定薪酬战略、确定薪酬调查的范围和对象、进行薪酬调查、形成调查报告、应用薪酬调查结果。

4. 薪酬结构主要反映职位与员工之间基本薪酬的对比关系，一般而言，薪酬结构的构成要素是：薪酬等级、薪酬区间和相邻薪酬等级的交叉与重叠。

5. 薪酬调整的目的在于，在内部一致性与外部竞争性的矛盾中找到平衡点，目前比较流行的新型的薪酬管理方式——宽带薪酬，已经使一些新型组织如比较重视团队精神、市场导向的组织很好地平衡了内部一致性和外部竞争性的关系，宽带薪酬在卫生组织的适用性也逐渐显现出来。

6. "互联网+"背景下卫生人力资源薪酬管理的优化包括：提高卫生组织对薪酬

管理的重视程度，提高薪酬管理的专业能力与管理水平，不断升级和优化卫生组织薪酬管理软件，创新"数据调查"模式。

复习思考题

1. 卫生人力资源薪酬管理的概念是什么？
2. 卫生人力资源职位评价的步骤是什么？方法有哪些？
3. 卫生人力资源薪酬调查的步骤是什么？方法有哪些？
4. 薪酬结构的构成要素有哪些？
5. 薪酬调整的目的是什么？宽带薪酬在卫生组织中的适用性如何？

应用案例

北京大学第六医院：精准高效的事业单位薪酬管理

北京大学第六医院又称北京大学精神卫生研究所、北京大学精神卫生学院，是北京大学精神病学与精神卫生学的临床医疗、人才培训与科学研究基地，是世界卫生组织（WHO）北京精神卫生研究和培训协作中心，也是中国疾病预防控制中心的精神卫生中心。

北京大学第六医院与宏景软件合作，建成了涵盖医院各类人员的完善的数据平台，在岗位管理、人员管理、报表管理、薪酬管理等领域取得了可喜的应用成效，特别是在薪酬管理方面，大幅提升了管理精准度和效率。

大多数事业单位人事部门薪酬管理的重点是干部职工薪酬核定、各类薪酬变动、薪酬标准调整以及离退休工资核定等，薪酬发放则是由财务部门按照人事部门确定的上述标准，结合绩效等情况进行。而事业单位各类薪酬核定、变动、标准调整等情况类别多样，并且都有明确严格的政策规定，这就对这项工作的精确性、规范性提出了非常严格的要求；再加上公立医院特有的一些津补贴项目，薪酬管理工作都带有较强的时效性要求，往往需要集中在较短时间内完成所有相关人员的薪酬核定，随着单位人员规模的扩大，此项工作难度可想而知。

在北京大学第六医院的电子人力资源管理（e-HR）系统建设中，有效地解决了上述各类问题。

1. 合理规划薪酬管理应用场景。

在系统建设中，双方认真梳理了北京大学第六医院所有可能涉及薪酬核定、变动等的业务场景，共包括7类、35项，涵盖了医院全部事业身份职工和合同制职工，其中事业身份职工各项业务完全按照国家各项政策法规进行，合同制职工则参照相关政策、依据院内具体办法执行。

表 13 - 9　　　　　　　　　　　　　七类薪酬管理场景

项目	描述
确定工资	大学毕业生进入单位时进行薪酬核定。
转正定级	各类人员试用期满后转正时核定薪酬。
职务变动	当职务发生变动时，包括同序列职务变动和跨序列职务变动，重新核定薪酬。
正常晋级	即薪级工资正常增长，其中还包括了医院护龄津贴变动。
调整调准	在国家对事业单位工资标准调整时重新核定薪酬，也包括了院内有人员从合同制转为事业编制时的薪酬核定。
减员处理	主要是各类人员退休时的薪酬核定。
其他变动	其他零星的薪酬核定情况。

这一过程实际上是对医院薪酬管理业务的完整梳理和分类，是进一步绘制表单、设置流程的基础。

2. 定制不同业务场景的报表与流程。

在明确了上述 7 类、35 项薪酬核定场景后，根据国家政策规定和院内管理办法，进一步梳理了适用于不同业务场景的表单和流程，并配置到系统之中。

不同业务需要差异化的表单流转，35 项业务就是 35 张表单，如果这些表单用纸质方式进行，其打印、填写、流转、保管的复杂程度很高、工作量很大。利用系统中的表格工具，可以方便地绘制表格，定义取数指标字段，系统就可以自动完成相关基础信息的填充，如姓名、出生年月、职务级别等信息。这样就省掉了大量的表格印制、基础信息填写，改变了传统上办一次业务让职工重复填写基础信息的问题，而且这些信息绝对是最新、最准确的。

不同业务还需要差异化的业务流程，传统上，不同业务的纸质表单流转签字审批方式、时间、准确性都是问题，以致一些单位出现过审批单压在某一个环节而人事部门却不知审批单下落的情况。信息系统驱动表单流转，人力资源部门可以实时掌控审批节点和进度。这就将"人跟踪表"的"跑断腿、说破嘴"问题化解掉，让工作有序、高效进行。

3. 4 年完成 900 单业务无差错。

自系统上线运行以来，处理了各类薪酬核定、晋级、退休等 900 多人次，为医院薪酬管理的精准高效运行提供了有效支撑，特别是在每年的薪级工资晋升以及 2015 年事业单位工资标准调整中发挥了重要作用。

每年年初，都要根据上年度考核结果，对所有在编人员的薪级工资进行调整。根据所有人员年度考核结果，系统自动计算出应当晋升的人员，特别是精神科医院增加固定薪级晋升的人员，系统都会在首页预警平台作出提醒；这时人事部门就可以启动审批程序，所有晋升人员基本信息和薪级晋升信息都已经提取到审批表中，可以逐一查看；随着业务流程流转，审批完成，业务流程自动在相关人员的信息子集中完成薪酬数据的更新。

在2015年的事业单位工资调整中，在系统中分别重新维护了专业技术、管理和工勤岗位的工资标准表之后，每个人原有的工资等级对应的新的工资标准就自动更新完成。这项工作，若是手工操作，必然耗费大量的时间和精力，准确性上的高要求更加大了这项工作的压力。而利用信息系统，这些工作都可以变得高效、精准起来，让人事部门将更多的精力投入到政策理解和制度设计上去。

4. 薪酬管理带动平台应用提升。

几年来，北京大学第六医院的薪酬管理业务运行得很顺畅，这项工作在得到各方面肯定的同时，也反过来进一步提升了电子人力资源管理（e-HR）平台的应用水平。

一方面，由于薪酬管理业务涉及每个职工的切身利益，而薪酬核定、发放是基于大量的基础信息进行的，这样容易引发员工对自身信息的关注，从而保证基础信息的准确。

另一方面，流程驱动表单的审批模式自动实现数据更新，各项审批完成后，系统中会自动增加一条数据，完成相应数据的更新，如员工薪级工资晋升流程审批一完成，那么这个员工相应的工资数据就自动在系统内做了更新。这就解决了以往依据纸质表单审批的诸多问题，如不同部门、人员间数据传递，更新不及时，不准确的问题，更实现了数据变动可回溯和有据可查。

在公立医院人事薪酬制度改革不断推进的背景下，随着北京大学第六医院人事管理的不断提升，电子人力资源管理（e-HR）系统将会对医院各项人事业务的开展提供持续、有效的支撑。

案例来源：吕博雅．北京大学第六医院：精准高效的事业单位薪酬管理［EB/OL］．（2017-9-20）［2021-9-24］．https：//www.sohu.com/a/193551331_766195 2017-9-20.

第十四章 卫生人力资源关系管理

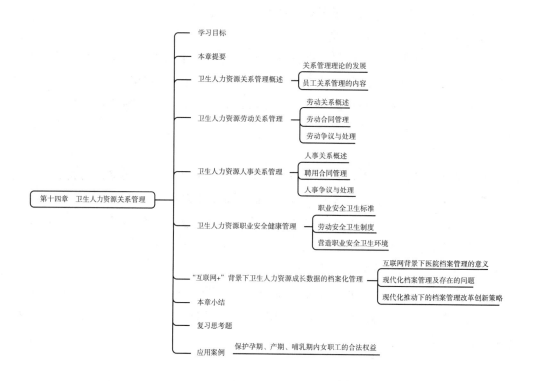

学习目标

通过本章的学习你应该能够：

掌握：聘用合同和劳动合同的订立内容变更与续订、解除与终止，人事争议和劳动争议的概念与适用范围、发生争议后的处理方式及处理程序。

熟悉：员工关系管理的内容以及每一种管理内容的概念类型及方法、人事关系和劳动关系。

了解：员工关系管理理论的发展，用人单位特别是医疗卫生机构的职业安全卫生管理。

🎯 **本章提要** ——————————————————————————————

稳定的员工关系是构建和谐社会的基石。营造和谐的卫生人力资源关系既是医疗机构实现构建和谐社会的基本责任，也是其实现组织自身目标的基本途径。在接下来的章节中，我们首先对卫生人力资源关系管理进行简单概述，了解关系管理发展的基本历史和管理内容，其次从劳动关系、人事关系、职业安全健康管理三个方面展开阐述，最后提出"互联网＋"背景下的卫生人力资源成长数据的档案化管理。

第一节　卫生人力资源关系管理概述

一、关系管理理论的发展

学术界认为，员工关系与劳资关系、劳动关系意思相近，因此，探讨员工关系管理理论的发展通常建立在劳动关系管理理论的基础上，实质上等同于劳动关系管理理论的发展。在本章统称为员工关系管理理论。

西方学者从不同立场理念和对现象的认识出发对员工关系进行多年研究，得出了不同的结论，形成了比较有代表性的五大理论学派。这五大学派可分为：新保守派、管理主义学派、正统多元论学派、自由改革主义学派、激进派。

（一）新保守派

新保守派也称新自由派或新古典学派，基本由保守主义经济学家组成。他们通过关注经济效率的最大化来研究市场规律在员工关系管理过程中发挥的重要作用。该学派认为员工关系是具有经济理性的用人单位和员工双方之间自由平等的交换关系，双方具有不同的目标和利益，这是市场机制运作的前提条件；他们主张将市场规律引入工资和福利的决定过程，采用额外支付计划，使员工的收入和绩效更加紧密地联系起来。

新保守派认为用人单位与员工的关系从长期看是趋于平衡的，供给和需求的力量保证了任何一方都不会处于相对劣势。员工可以根据其技术能力、努力程度等自身素质和条件获得与其最终劳动成果相适应的工作条件和待遇，用人单位可以通过提高工资水平促使员工更加努力工作、提高效率。因此，假如市场运行和管理方的策略不受任何其他因素的干扰，那么用人单位和员工双方都会各自履行自己的权利和义务，从而实现管理效率和生产效率的最大化。

（二）管理主义学派

管理主义学派多由组织行为学者和人力资源管理专家组成。他们通过研究用人单位对员工的管理政策的策略和实践，更加关注员工关系中员工的动机及员工对用人单位的高度认同和忠诚度问题。

该学派提出了"员工同用人单位的利益根本一致"这一创新性的观点，认为用人单位与员工之间存在冲突的主要原因在于：员工认为自己始终处于被管理的从属地位，而这种管理与服从的关系是员工产生不满的根源。该学派认为，如果用人单位能够采用高绩效模式下进步的或高认同感的管理策略，冲突就可以避免，并且会使双方保持和谐的关系。这种高绩效管理模式的内容包括：高工资、高福利，保证员工得到公平合理的待遇，各种岗位轮换制度和工作设计等。若这些管理政策得到切实实施，那么生产效率就会提高，员工辞职率和缺勤率就会降低。工作中存在的其他问题也会迎刃而解。管理主义学派更加强调员工与用人单位直接的相互信任和合作，尤其赞赏高绩效模式中的"高度认同"，其包括工作设计改革、雇员参与改革以及积极的雇佣政策。

他们虽然主张政府不应该直接干预经济，但鼓励政府间接地介入，扶持那些对国家经济发展具有特殊战略优势的产业，加大对人力资源培训和开发的支持力度，并且为用人单位提供服务，提高其参与国际竞争的能力。

（三）正统多元论学派

正统多元论学派是第二次世界大战以来，发达市场经济国家奉行的传统理念的延续，主要由传统上采用制度主义方法的经济学家和劳动关系学者组成。该学派主要关注经济体系中对效率的追求与雇佣关系中对公平的需求之间的平衡，主要研究劳动、法律、工会、集体谈判制度等。

该学派认为员工对公平和公正待遇的关心同用人单位对经济效率和组织效率的关心是相互对立、相互冲突的，同时也认为这种冲突仅仅局限于诸如收入和工作保障等这些具体问题，这些问题可以通过双方共同的根本利益来解决。例如，对于员工个人需要面对劳动力市场的机会稀缺问题，即在劳动力市场中他们可以选择的工作种类很少，如果辞职就很难再有选择机会。而这个对于员工来说相对不利的问题可以通过工会和集体谈判来平衡。

该学派的核心假设是：通过劳动法和集体谈判来确保公平和效率的和谐发展，是建立最有效劳动关系的途径。

该学派尤其支持政府在经济结构调整和教育培训方面发挥更加积极的作用，主张由员工、用人单位和政府三方组成经济管理体系，三方都有权对员工关系有关的公共问题施加影响，平等制定决策。

（四）自由改革主义学派

自由改革主义学派比较具有批评精神，积极主张变革。该学派非常关注如何减少或消灭工人受到的不平等和不公正待遇，认为员工关系是一种不平衡的关系，管理方凭借其特殊的权力而处于主导地位。现存的劳动法不能为员工提供足够的权利保护，要确保员工获得公正平等的待遇，必须加大政府对经济的干预。

该学派最大的特点是提出了"结构不公平"理论，即将经济部门划分为"核心"和"周边"两个部门。核心部门由于经济实力强大，更能消化和转移附加成本，在核心部门工作的雇员有更多的关系力量，所以核心部门能够为雇员提供更优厚的劳动条件，采用更先进的管理方式。这种结构的不公平说明工会的存在和开展集体谈判是非常必要的。

该学派支持强有力的劳动法和各种形式的工人代表制度，认为政府应该限制和改变市场经济所产生的负面影响，反对市场化，反对自由贸易协议。该学派支持政府"增加对用人单位和高收入群体的赋税，从而降低失业率；增加教育和培训支出，以此减少贫困；加强对妇女儿童、少数民族及因裁员和关闭工厂失去工作的弱势群体的保护；加强健康和安全法规的执行力度等"。该学派还主张强势工会，认为工会应该更加关心广泛的社会问题和事务。

（五）激进派

激进派主要由西方马克思主义者组成，具有比其他学派更加深刻的思想内涵。该学派关注员工关系中双方的冲突以及对冲突过程的控制，认为在经济中代表员工的利益与代表用人单位的利益是完全对立的，这种对立关系在劳动关系中比在其他地方表现得更明显。

该学派认为其他学派提出的"和谐的劳动关系"只是一种假象，只要资本主义经济体系不发生变化，工会的作用就非常有限，尽管工会有可能使员工的待遇得到某些改善，但这些改善都是微不足道的，要使工会真正发挥作用，必须提高员工对自身劳动权益报酬索取权的认识，了解劳动关系对立的本质，进而开展广泛的运动。

该学派在实践模式上面临的主要问题是用何种社会制度来代替资本主义制度以及如何完善这种新制度。该学派的主要倾向是建立雇员集体所有制。

二、员工关系管理的内容

（一）沟通管理

1. 沟通的概念。

沟通（Communication）是指为了达到预定的目标，凭借一定的符号载体在个人与个人、个人与群体间互通信息、传达思想、交流情感的过程。沟通存在于管理的全过程，如同事间、领导者与下属间的工作交流和感情联络。它不仅是信息的交流，还包括情感态度的交流，心理因素在沟通过程中发挥着重要作用。

2. 沟通的类型。

（1）按照组织系统，可以分为正式沟通与非正式沟通。正式沟通就是在固有的组织结构中按照规定的信息传递渠道进行信息交流和传达，如公文传递、通知传达、例行会议和谈话交流等。这种沟通方式对信息传达的途径方式和对象都有严格的规定，具有沟通效果好、易于保密等优点；缺点是方式刻板、沟通速度较慢、缺乏相应的反馈和互动交流。

非正式沟通指的是通过非正式沟通渠道进行的信息交流和传达，由于非正式组织的存在，组织成员往往会通过非正式渠道获取和反馈大量信息，如果管理者能够对组织内部非正式沟通渠道加以合理利用和引导，就可以获得许多无法从正式渠道取得的信息，在达成理解的同时解决潜在的问题，最大限度地提升组织内部的凝聚力，发挥整体效应。与正式沟通相比较，非正式沟通具有以下特点：第一，非正式沟通信息交流速度快、效率高。由于非正式沟通往往存在于非正式组织系统内，不需要正式沟通中的很多程序和准备，因此加快了沟通的速度。非正式沟通是针对个人感兴趣的话题进行的，针对性更强，所以效率更高；第二，非正式沟通的信息比较准确。非正式组织往往是因为共同的兴趣爱好等而组成的群体，所以更容易将自己的想法更真实地表达出来，不像正式沟通时有所忌讳；第三，非正式沟通也具有一定的局限性。非正式沟通既然往往存在于非正式组织中，那么人们可能更多地从本组织的角度去思考问题，而忽视正式组织的整体角度，所以需要管理者审慎选择非正式沟通的使用范围。

（2）按照沟通的方向，可以分为下行沟通、上行沟通和平行沟通。下行沟通是上级将信息传达给下属的沟通方式，是自上而下的沟通；上行沟通是指下属将信息传达给上级的沟通方式，是自下而上的沟通；上行沟通和下行沟通统称为纵向沟通。平行沟通是指同级的部门或个人之间的横向信息传递，这种沟通方式也被称为横向沟通。

（3）按照沟通的内容，可以分为绩效沟通、培训沟通、试用期间沟通、转正沟通和离职面谈等类型。

（4）按照沟通的方式，可以分为口头沟通、书面沟通、姿态语言沟通等方式。

3. 沟通管理（Communication Management）的障碍及克服。

（1）沟通管理的障碍。

在沟通管理过程中，由于受到种种因素的影响，信息往往被曲解或失真，致使信息的传递不能发挥其正常作用。其主要表现为：第一，沟通机制不畅通。员工的意见往往无从表达，有时即使提出意见却无法上传到管理层，有时可能招致更坏的后果；第二，沟通的方式会影响沟通的效果。如有的员工擅长口头表达，却碰到愿意阅读书面报告的管理者；而有的员工擅长书面表达方式，却遇到喜欢口头报告的管理者；第三，个人因素。由于沟通者之间知识结构或所处层级不同，所以每个人对信息的需求关注的角度也不同，这也可能导致沟通目标不能达成。

（2）沟通管理障碍的克服。

第一，管理者必须认识到沟通的重要性。沟通是管理的重要环节，很多管理问题都是由于沟通不畅引起的。良好的沟通可以使组织的愿景、目标得到详尽的宣传，进而被认可，也可以促进组织人际关系的和谐。沟通不良则会导致生产力品质与服务降低，使成本增加。沟通是管理者实现管理职能的基本途径，管理者必须将沟通作为工作职责之一。无论优秀的管理者拥有多么先进的管理方法，都必须将自己的意图清晰地告诉下属，以获得下属的认可和支持，最终落实到实际行动。第二，建立良性的沟通机制。良好的沟通机制是多角度的、双向的、多级的，将其纳入制度化轨道可以使信息的传递更快更顺畅。组织内部应该建立全方位的沟通机制，形成管理层与部门领导、部门领导与普通员工、管理层与普通员工、普通员工之间的多层次交流对话机制，并保持通道的畅通，要让员工意识到管理层乐于倾听他们的意见，他们所做的一切都在被关注，使每个员工都有参与和发展的机会，从而增强管理者和员工之间的理解尊重，促进感情交流。第三，管理者应该以良好的心态与员工进行沟通。管理者在与员工沟通的过程中必须把自己放在与员工平等的位置上，"开诚布公""推心置腹""设身处地"，否则员工可能会产生心理障碍，致使沟通不成功。沟通应抱有"五心"，即尊重的心、合作的心、服务的心、赏识的心和分享的心。只有具备这"五心"，才能使沟通效果更佳。第四，引入第三方作为沟通的桥梁。管理者可以为员工提供心理咨询，员工通过与咨询专家的交流沟通，表达其真实想法，再由咨询师将沟通的意见转达给组织管理者，使管理者获得员工的真实想法。

（二）冲突管理（Conflict Management）

1. 冲突的概念。

冲突是指由于某种差异而引起的争论、抵触、争执或争斗的对立状态。员工冲突的内容包括员工之间、员工与组织、管理者与员工之间的冲突等。

2. 冲突的类型。

（1）按照冲突的性质可以划分为积极冲突（或称为有效冲突）和消极冲突（或称为有害冲突）。积极冲突是指集思广益、提出各方意见，最终达到解决问题、提高效率的结果的冲突；消极冲突是指具有损害性或阻碍目标实现的冲突，最终可能会导致人力和物力分散、组织凝聚力下降等不良后果。

（2）按照产生冲突的人员在组织中所处层级的不同：可以分为与上级冲突、与下级冲突和与同级冲突。

（3）按照冲突产生的主体可以分为个体内冲突、个体间冲突、个体与群体之间的冲突、群体和群体之间的冲突。个体内冲突是指同一个个体扮演不同的角色，而人们对于不同角色的期望与要求不一致，导致角色承担者内心产生的一种矛盾与冲突。个体间的冲突是不同个体对事物的认识态度或所处的立场不同而导致的冲突。个体与群体间的冲突是指个人与组织或个体与某个亚文化组织间的不一致。群体与群体间的冲突是指部门之间的冲突，如医务部和后勤部之间的矛盾冲突。

3. 冲突管理的方法。

（1）正确认识冲突。

识别冲突调解争执是管理者需要具备的能力之一。在生活中，冲突是一种常见的现象，解决冲突的前提是正确认识冲突。

第一，不排斥冲突。传统观点往往只看到冲突的消极影响，把冲突当成矛盾、不团结的同义词，因而管理者往往极力回避或掩饰冲突。事实上，冲突是客观存在的，我们不仅应当承认冲突，还要看到冲突的积极作用。

第二，对事不对人。组织冲突往往是人们对事物或问题的认识不一致而产生的，所以当面对冲突时，冲突双方都必须让对方明白自己的想法。从事件或问题出发而不是将对方视为冲突的"责任者"。

第三，表达真实想法。双方若不能坦白地说出主观的感受，如失望、受冤屈和被伤害的感觉，则不可能解决冲突。

第四，换位思考。产生冲突时站在对方的立场上理解并分析问题，或许能探究冲突的深层次原因，更有利于冲突的解决。

（2）解决冲突的办法。

第一，审慎地选择要处理的冲突。管理者可能会面临许多冲突，其中有些冲突并不值得花时间去处理，有些冲突虽然很重要却不是自己所能解决的。管理者应当选择那些职责范围内影响面大的、对推进工作增强凝聚力有意义的冲突进行研究和解决。其他的冲突可以采用回避或授权给下一级的管理者去解决的方式。

第二，评估冲突当事人。仔细研究冲突双方的当事人或代表人物，当事人或代表人物所处的层级经历和文化背景如何，他们的观点或焦点是什么，通过对这些背景材料进行详尽的了解后，再确认解决冲突的办法。

第三，妥善采取切实有效的方法解决冲突。通常处理冲突的办法有五种：回避、强制、迁就、妥协与合作。

①回避：也称为冷处理。即当冲突不需要急切解决时，当冲突双方情绪极为激动需要时间恢复平静时，当以一己之力无法解决冲突时，当解决冲突的投入大时，可采取回避方法。

②强制：当必须对重大或紧急事件进行果断的处理时，当需要采取特殊手段处理重要问题时，当处理严重违纪行为和事故时，可以采取强制方法。即用强制手段以牺牲一方利益为代价而满足另一方的需要，事后可以再对牺牲利益的一方进行相应的平复工作。

③迁就或忍让：当维持和谐关系十分重要时，可采取迁就的方法。而且适度地采取忍让的态度，既可避免正面冲突，同时也保全了双方的尊严。但是当组织与员工或上司与下属发生冲突时，运用这一方法就应当注意掌握分寸，要有原则性。如果管理者一味地回避矛盾，妥协忍让，会使自身的人格和形象受到不同程度的损害；如果员工或下属偏偏不近情理、蛮横霸道，就不应该一让再让，而应当机立断，毫不犹豫地给予相应的回击和处分。

④妥协：在工作中总会产生不同意见、不同需求和不同利益的碰撞。当冲突双方各持己见且势均力敌时；当形势紧急，需要马上就问题达成一致时；当问题很严重又不能采取独裁或合作方式解决时；当双方有共同的利益，但又不能用其他的方法达成一致时，冲突双方一般都会做出可以承受的妥协。

⑤合作双赢：当面临事情的重大冲突时，双方会共同制订一个长远的解决办法协商处理，照顾冲突双方各自的利益，实现双赢局面。

第四，邀请第三方解决冲突。当冲突双方无法自行解决冲突时，需要邀请双方都尊重或信任的第三方来充当调解者、仲裁者或干预者。任何一种冲突都有来龙去脉，第三方的主要作用就是引导冲突双方阐述自己的立场观点，坦诚沟通重新建立信任。这也是调解、仲裁或干预冲突的基本前提。

（三）离职员工管理（Leaving Employees Management）

1. 员工离职的概念与分类：离职是指个体脱离组织，在组织中原有的身份资格以及地位发生变化的行为。员工离职一般可分为被动离职（也称非自愿离职）与主动离职（也称自愿离职）两种。

被动离职是指由于出现特定的情况而导致组织做出要员工离职的决定，而不是出于员工本人意愿的离职。

主动离职是指员工的离职行为是完全自愿的，没有受到他人的威胁或压力，是个人对组织、本人进行评估后所进行的选择性离职。

主动离职又分为功能性离职和失能性离职。功能性离职是指组织希望某个员工离职或不在乎其是否离职，这类员工对组织的效益提升没有积极影响，甚至可能损害组织的效益。如果这类员工不主动离职并在其超过组织容忍限度时，组织将采用辞退开除等方式使员工离开组织。失能性离职是指组织对员工的评价是积极的，员工为组织创造的价值是被认可的，并相信员工能够继续为组织的发展创造价值，而员工却提出离职要求的行为。这类员工的离职会对组织效益产生损害。

2. 离职对组织和员工的影响。离职对组织和员工都存在着积极和消极两种影响。对组织来说，过高或过低的离职率都会妨碍组织的成长；而对个人来说，过快的离职可能会影响再择业，而长期留在一个组织里，可能形成思维定势，不利于成长。

3. 对离职员工的管理。用人单位必须高度重视核心员工的离职问题。核心员工也称为核心人才，不同于普通员工，他们对组织的贡献巨大，且往往是不可替代的。在同等的投入下，他们能为组织创造出更大的产出，做出更大的贡献。组织在短时期内甚至在相当长的一段时间内都很难找到可替换的人选，即便是找到了这样的人才，组织也会耗费大量的招聘、培训成本。

（1）确定合理的"总报酬"。现行的报酬往往是指薪酬、福利等有形的经济形态报酬。但根据马斯洛（Maslow）的需求层次理论，人的需求具有层次性、多样性、结构性等特征，所以用人单位在设计报酬制度时，应当结合人的需求特征，设置"总报酬"制度，而不是单纯的薪酬福利制度或是薪酬总额制度。总报酬应当包括经济报酬和非经济报酬，主要有薪酬、福利、成长和认可。

（2）建立科学的激励机制。可以从以下几个方面对激励机制进行完善：第一，激励包括正激励与负激励，在建立激励制度时，应当将这两种激励都纳入激励制度的范畴，如韩非子所言"人君明乎赏罚之道，则治不难矣"。负激励是为了守住组织行为的底线，如果员工触及这一底线，将受到批评、警告、降职降级等处分；而正激励则能够引领人前进。第二，建立科学规范的人力资源管理制度，特别是建立绩效考核制度。管理制度是组织正常运行的保障，没有管理制度的组织可能会陷入混乱。绩效考核制度是员工工作取向、行为取向的引路灯，它能够指导员工如何正确做事，以达成或超越既定的预期绩效。第三，采用正式与非正式的多种激励手段。

（3）离职面谈。对用人单位内部管理秩序及价值文化做出客观、公正、大胆评价的人往往是那些选择离职的人。对于组织而言，有效的离职面谈能发现人力资源管理系统的问题，甚至是组织管理系统中存在的问题。只有发现了问题，才能制订措施解决问题，即便不能挽留某个离职者，但也不会再因为类似的问题引发新的离职。

第二节　卫生人力资源劳动关系管理

一、劳动关系概述

劳动关系（Labor Relationship）是对劳动者和用人单位之间发生的权利、责任和利益关系的总称。劳动关系的主体是确定的，一方是劳动者，另一方是用人单位。主要包括劳动者以自己的劳动为用人单位完成一定的生产和工作任务；用人单位为劳动者提供一定的劳动条件和劳动安全保障，并为劳动者支付一定的劳动报酬。

从广义上讲，任何劳动者与任何性质的用人单位之间因从事劳动而结成的社会关系都属于劳动关系的范畴。

从狭义上讲，现实经济生活中的劳动关系是指依照国家劳动法律法规、规范的劳动法律关系，即双方当事人是被一定的劳动法律规范所规定和确认的权利和义务联系在一起的，其权利和义务的实现，是由国家强制力来保障的，包括劳动用工、劳动报酬、劳动保护、社会保险、劳动纪律、劳动争议处理、劳动监察以及各方的权利和义务等。

按劳动关系规范程度将劳动关系分为三类：规范的劳动关系，即依法通过订立劳动合同建立的劳动关系；事实劳动关系，即未订立劳动合同，但劳动者事实上已成为用人单位个体经济组织的成员，并为其提供有偿劳动的情况；非法劳动关系，如招用童工和无合法证件人员、无合法证照的用人单位招用劳动者等。

二、劳动合同管理

劳动关系通过劳动者与用人单位签订劳动合同来实现。按照国家劳动法的规定，建立劳动关系须签订书面劳动合同。劳动合同（Labor Contract）是指劳动者和用人单位确立劳动关系，明确双方权利和义务的协议。可以从以下几个方面来理解劳动合同：

第一，劳动合同的主体是劳动者和用人单位，主体的一方劳动者是自然人，另一方根据法律规定可以是自然人、法人、合伙人。一般情况下，通常是指国家行政机关、用人单位、事业社会团体和个体经济组织等法人单位。

第二，劳动合同的主要内容是规定劳动者和用人单位双方的责任、权利和义务。劳动者作为用人单位的一员，既有享受用人单位为其提供工资待遇、保险福利和相应劳动条件的权利，又有承担相应工作岗位的工作、遵守用人单位的规章制度的责任和义务。用人单位作为合同主体的另一方，既有制定规章制度来约束劳动者行为，保障工作任务的顺利完成，实现用人单位利益最大化的权利，又有义务为劳动者支付相应报酬、提供劳动条件、保障劳动者享有法定的经济和政治权利。

第三，订立劳动合同旨在用书面形式确定劳动者和用人单位之间的劳动关系，是确立劳动关系的一种法律形式。合同主体双方均须按照合同内容行使各自的权利，履行义务，承担责任。

（一）劳动合同的订立

《中华人民共和国劳动合同法》（以下简称《劳动合同法》）明确了要建立劳动关系就应当订立书面劳动合同，还强调已建立劳动关系，但未同时订立书面劳动合同的，应当自用工之日起一个月内订立书面劳动合同。用人单位如果在用工前就与劳动者订立劳动合同的，劳动关系自用工之日起建立。

书面劳动合同的订立既可以避免劳动者因产生劳动纠纷而无书面依据所承受的损失，又可以帮助用人单位摆脱因不签订劳动合同被卷入劳动纠纷的尴尬。

1. 劳动合同的类型。

根据合同的期限可将劳动合同分为固定期限劳动合同、无固定期限劳动合同和以完成一定工作任务为期限的劳动合同。

（1）固定期限劳动合同是指劳动者和用人单位明确规定了合同效力的起始和终止时间，合同期限届满自动终止的一种劳动合同。合同主体双方根据工作岗位和实际需求通过协商约定合同期限，充分体现出合同双方主体的平等性。固定期限劳动合同可以签订短期的，如半年、一年或三年；也可以签订长期的，如五年、八年、十年等。固定期限劳动合同的特点是灵活多变、适用范围广、实用性强。一方面，用人单位可以根据工作岗位的需求先确定用工的时限，根据用工时限来寻求最适合该岗位的劳动者；另一方面，劳动者也可以综合自己的实际情况，从时间限度权衡利弊考虑是否适合该岗位，实现了用人单位和劳动者双方利益的最大化。

（2）无固定期限劳动合同是指劳动者和用人单位只明确规定了合同效力的起始时间，而没有明确规定合同终止时间的一种劳动合同。《劳动合同法》明确规定有下列情形之一者，用人单位需要与劳动者签订无固定期限劳动合同。第一，劳动者在该用人单位连续工作满十年的；第二，用人单位初次实行劳动合同制度，或者国有用人单位改制重新订立劳动合同时，劳动者在该用人单位连续工作满十年且距法定退休年龄不足十年的；第三，劳动者与同一用人单位连续两次签订固定期限劳动合同，待第二次签订的固定期限劳动合同期限届满时，只要劳动者提出续订劳动合同，除劳动者提出续订固定期限劳动合同或者不再续订劳动合同的情形外，用人单位就必须与劳动者签订无固定期限劳动合同。

关于无固定期限劳动合同，有些用人单位对其存在很大的误区，将其理解为无法终止的劳动合同。事实上，无固定期限劳动合同只是没有明确将合同的终止日期写在书面合同上，造成劳动合同的期限长短不能确定，但这并不意味着合同永远不能终止，更不意味着合同无法终止是劳动者重新获得"铁饭碗"的法律依据。只要出现了不符合法律规定的情形或者双方协商一致解除的，无固定期限劳动合同同样可以终止。

（3）以完成一定工作任务为期限的劳动合同是指劳动者与用人单位约定以某项工作任务的完成为合同期限的劳动合同，该项工作任务完成的日期即是本合同的终止日期。

需要强调的是，用人单位即使与劳动者签订的是以完成一定工作任务为期限的劳动合同，也仍然需要为劳动者缴纳各项社会保险。实践中，很多用人单位误以为签订此项合同均为很短期的行为，用人单位只要把这段时间的工资支付给劳动者即可，无需为劳动者缴纳社会保险，以节约用工成本。这个问题的本质错误在于用人单位没有认识到以完成一定工作任务为期限的劳动合同是劳动合同的一种，同样受《劳动合同法》的保护和约束。

2. 劳动合同的法律效力。

合同经劳动者和用人单位协商一致并经双方在合同文本上签字或者盖章后生效，并由劳动者和用人单位各执一份。根据实际情况，如果有合同代理机构参与劳动合同的订立，还可签订三份，由劳动者、用人单位和合同代理机构各执一份。依法订立的劳动合同对用人单位和劳动者具有同等的约束力，用人单位和劳动者应当自觉履行劳动合同约定的义务。

如果（1）以欺诈、胁迫的手段或乘人之危，使对方在违背真实意思的情况下订立或者变更劳动合同的；（2）用人单位免除自己的法定责任、排除劳动者权利的；（3）违反法律、行政法规强制性规定等情况下签订的劳动合同的，那么该劳动合同无效或者部分无效。其中劳动合同部分无效不会影响其他部分的法律效力，其他部分仍然有效。

（二）劳动合同的内容

劳动合同和聘用合同一样，合同条款可以分为必备条款和约定条款。

必备条款是指劳动合同必不可少的条款。约定条款是指法律没有明确规定必须写入劳动合同的条款，而是经过劳动者与用人单位协商一致根据实际情况需要加入劳动合同里的条款。

需要特别说明的是试用期包含在劳动合同期限内，试用期的长短与劳动合同期限的长短有着密切的关系。《劳动合同法》第十九条明确规定劳动合同期限为三个月至一年之间的试用期不得超过一个月；劳动合同期限为一年至三年之间的试用期不得超过二个月；三年以上固定期限和无固定期限的劳动合同，试用期不得超过六个月。而且，同一用人单位与同一劳动者只能约定一次试用期。

（三）劳动合同的变更与续订

1. 劳动合同的变更。

劳动合同的变更是指劳动合同依法订立生效以后，合同尚未履行或者尚未履行完毕之前，用人单位与劳动者就劳动合同内容作部分修改、补充或者删减的行为。劳动者和用人单位都可以提出变更劳动合同的要求，提出变更要求的一方应将变更劳动合同的原因、变更内容和条件等及时告知对方；另一方应及时作出是否同意变更的答复。

变更劳动合同应该和订立劳动合同一样，遵循平等自愿、协商一致的原则。根据《劳动法》和《劳动合同法》相关条款，出现下列情形之一的，合同双方可以变更合同内容：①在不损害国家集体和他人利益的情况下双方协商一致的；②劳动合同订立时所依据的客观情况发生了重大变化，经合同双方协商一致的；③由于不可抗力的因素致使劳动合同无法完全履行的。不可抗力是指当事人所不能预见不能避免并不能克服的客观情况，如自然灾害、意外事故、战争等；④劳动合同订立时所依据的法律、法规已修改的；⑤劳动者的身体健康状况发生变化、劳动能力丧失或部分丧失，所在岗位与其职业技能不相适应、职业技能提高了一定等级等，造成原劳动合同不能履行或者如果继续履行原合同规定的义务对劳动者明显不公平的；⑥法律、法规规定的其他情形。

变更劳动合同和签订劳动合同一样，应当采取书面形式，变更合同的双方要签订变更合同协议书。协议中要写明变更的具体内容，并经劳动者和用人单位双方签字盖章后生效，交由劳动者和用人单位各一份。有合同代理机构参与的，还需交给合同代理机构一份备案。

2. 劳动合同的续订。

劳动合同期满或者有法定或约定合同终止的条件出现时，如果合同双方中任何一方有意愿继续保持劳动关系，需于合同终止前三十日向对方提出延续签订劳动合同，并及时与对方协商，经协商一致依法续订劳动合同。

在续订劳动合同时，如果原劳动合同条款发生较大变化，劳动者和用人单位双方可以协商一致签订新的劳动合同文本；如果原劳动合同条款变动不大，双方只需签订延续劳动合同的协议书，并在协议书中明确延续的劳动合同期限和双方认为需要明确的其他事项，经双方签字盖章后生效，交由劳动者和用人单位各一份。有合同代理机构参与的，还需交给合同代理机构一份备案。

（四）劳动合同的解除与终止

1. 劳动合同的解除。

合同解除是指劳动合同从订立后到合同期限届满前或按照其他规定或约定合同终

止日期前，由于出现某种原因导致劳动合同一方或双方要求提前消灭劳动关系的法律行为。

《劳动合同法》规定劳动者单方面解除劳动合同的情况可分为以下三类：

第一类：劳动者只要提前三十日以书面形式通知用人单位，就可以解除劳动合同；

第二类：劳动者在试用期内只要提前三日通知用人单位也可以解除劳动合同；

第三类：用人单位有下列情形之一的劳动者可以解除劳动合同：①未按照劳动合同约定提供劳动保护或者劳动条件的；②未及时足额支付劳动报酬的；③未依法为劳动者缴纳社会保险费的；④用人单位的规章制度违反法律、法规的规定，损害劳动者权益的；⑤因本法第二十六条第一款规定的情形致使劳动合同无效的；⑥法律行政法规规定劳动者可以解除劳动合同的其他情形。

用人单位以暴力、威胁或者非法限制人身自由的手段强迫劳动者劳动的，或者用人单位违章指挥强令冒险作业危及劳动者人身安全的，劳动者可以立即解除劳动合同，不需事先告知用人单位。

劳动者在单位从事接触职业病危害作业且未进行离岗前职业健康检查，或者疑似职业病病人在诊断或者医学观察期间；在本单位患职业病或因工负伤并被确认丧失或者部分丧失劳动能力的；患病或者非因工负伤在规定的医疗期内的；在本单位连续工作满十五年且距离法定退休年龄不足五年的；女职工在孕期、产期、哺乳期等。出现上述情形者，用人单位不得与之解除劳动合同。用人单位违反《劳动合同法》解除劳动合同的，应当按照法律规定经济补偿标准的二倍向劳动者支付赔偿金。

2. 劳动合同的终止。

劳动合同终止，是指劳动合同期限届满或到达规定或约定的合同终止日期时，劳动合同一方或双方除劳动关系的法律行为。

《劳动合同法》规定的劳动合同终止的情形有：①劳动合同期满的；②劳动者开始依法享受基本养老保险待遇的；③劳动者死亡，或者被人民法院宣告死亡或者宣告失踪的；④用人单位被依法宣告破产的；⑤用人单位被吊销营业执照责令关闭撤销或者用人单位决定提前解散的；⑥法律行政法规规定的其他情形。

劳动合同期满时，如遇到《劳动合同法》规定的用人单位不得与劳动者解除劳动合同的情形出现时，劳动合同需延续至相应的情形消失时再终止。其中若出现在本单位患职业病或因工负伤并被确认丧失或者部分丧失劳动能力的，必须按照国家有关工伤保险的规定执行。

用人单位在终止劳动合同时需注意两点：第一，用人单位需要与劳动者签订书面形式的终止劳动合同协议书。用人单位若违反规定未向劳动者出具终止劳动合同的书面证明，由劳动行政部门责令改正，给劳动者造成损害的，应当承担赔偿责任；第二，用人单位违反《劳动合同法》终止劳动合同的，应当按照法律规定经济补偿标准的二倍向劳动者支付赔偿金。

三、劳动争议与处理

随着市场经济的不断发展，劳动者与用人单位之间的矛盾逐渐显露出来，并表现出不断上升的趋势。劳动者是社会财富的直接创造者与推动社会进步的中坚力量。因此，只有保护好劳动者的利益，通过法律手段处理好劳动者与用人单位之间的矛盾，才能够最大化地缓解社会矛盾，构建一个和谐稳定的社会。

（一）劳动争议的概念与适用范围

劳动争议是指处于劳动关系主体地位的劳动者和用人单位之间因享受劳动权利及履行劳动义务所发生的争议。

劳动争议的两个基本特点：第一，劳动争议是发生在劳动者和用人单位这两个劳动关系主体之间的。第二，劳动争议的内容必须围绕劳动权利和劳动义务等劳动关系展开的。如果争议发生的主体是劳动者与劳动者之间或者是用人单位与用人单位之间的，则不能算是劳动争议；同样，如果发生在劳动者和用人单位之间的争议不是因为劳动关系而是因为其他关系的纠纷，也不能算是劳动争议。

《中华人民共和国劳动争议调解仲裁法》第二条明确指出了劳动争议的适用范围，包括用人单位与劳动者之间因确认劳动关系，因订立、履行、变更解除和终止劳动合同，因除名、辞退和辞职、离职，因工作时间、休息休假、社会保险、福利、培训以及劳动保护，因劳动报酬、工伤医疗费、经济补偿或者赔偿金等发生的争议以及法律、法规规定的其他劳动争议。

《最高人民法院关于审理劳动争议案件适用法律若干问题的解释（二）》第七条指出了不属于劳动争议范围内的情形：劳动者请求社会保险经办机构发放社会保险金的纠纷；劳动者与用人单位因住房制度改革产生的公有住房转让纠纷；劳动者对劳动能力鉴定委员会的伤残等级鉴定结论，或者对职业病诊断鉴定委员会的职业病诊断鉴定结论产生的异议纠纷；家庭或者个人与家政服务人员之间的纠纷；个体工匠与帮工学徒之间的纠纷；农村承包经营户与受雇人之间的纠纷。

（二）劳动争议的处理方式及程序

《中华人民共和国劳动争议调解仲裁法》第五条指出：发生劳动争议，当事人不愿协商、协商不成或者达成和解协议后不履行的，可以向调解组织申请调解；不愿调解、调解不成或者达成调解协议后不履行的，可以向劳动争议仲裁委员会申请仲裁；

对仲裁裁决不服的除本法另有规定的外，可以向人民法院提起诉讼。这简要说明了劳动争议发生后，劳动者与用人单位双方当事人可以通过协商、调解、仲裁和诉讼的方式来解决争议。

1. 协商。劳动争议协商是指劳动者和用人单位在发生劳动争议后，双方当事人在平等自愿的基础上，通过自行协商或者劳动者请工会，或其他第三方共同与用人单位进行协商协调，双方当事人的权利和义务，从而实现化解矛盾，解决争议、达成和解协议的行为。这里所指的第三方可以是本单位的人员，也可以是本单位以外的、双方都信任的人员。

协商是一种最节约成本的解决纠纷的方式，能将矛盾和纠纷化解在最初的萌芽状态。由于其没有固定的程序可循，形式灵活多样，因此是劳动者与用人单位普遍使用的一种处理劳动争议的方式。但由于协商完全是建立在双方自愿的基础上，任何一方当事人或者第三方都不能强迫另一方当事人进行协商；而且协商达成的和解协议不具备强制执行力，因此协商也是一种比较脆弱的解决纠纷的方式。

2. 调解。劳动争议调解是指独立于劳动者和用人单位之外的第三方主体，即劳动争议调解组织在双方当事人自愿的基础上，根据当事人的申请，依据法律法规和政策规定对申请调解的劳动争议纠纷经过查明事实、分清责任，劝导当事人化解矛盾，从而促使双方当事人自愿就争议事项达成不违反法律、法规和规章的协议，达到解决劳动争议目的的一种解决纠纷的方式。

（1）调解的主体：《中华人民共和国劳动争议调解仲裁法》规定了劳动争议的调解组织包括用人单位劳动争议调解委员会、依法设立的基层人民调解组织、在乡镇街道设立的具有劳动争议调解职能的组织。其中用人单位劳动争议调解委员会是由职工代表和用人单位代表组成的。职工代表由工会成员担任或者由全体职工推举产生，用人单位代表由用人单位负责人指定，调解委员会主任由工会成员或者双方推举的人员担任。

（2）调解的程序

根据《中华人民共和国劳动争议调解仲裁法》的规定，劳动争议调解的程序如下：

第一步，申请。发生劳动争议的用人单位和劳动者一方或双方当事人向劳动争议调解委员会提出书面或口头申请。采取口头申请的，调解组织应当当场记录申请人基本情况、申请调解的争议事项、理由和时间。采取书面申请的申请书内容一般包括申请人和被申请人的姓名、性别、年龄、职业、工作单位和住所，如果被申请人是单位，则应写明单位的名称、住所、法定代表人或者主要负责人的姓名、职务、发生争议的事实、申请人的主张和理由等。

第二步，受理。对提请调解的劳动争议案件调解，委员会应予受理并成立调解小组。调解小组一般不少于三名调解工作人员，调解委员会指定一名调解工作人员担任组长；简单的劳动争议案件，调解委员会也可指定一名调解工作人员独任处理。

第三步，调查。调解小组要对劳动争议的具体情况进行调查，通过听取双方当事人的陈述，了解当事人的想法和要求，并请双方当事人提供证据；对比较复杂的案情，还需要请专业机构和专业技术人员参与进行鉴定，确保能够查明事实，分清双方责任。

第四步，拟定调解意见。调查委员会在查明事实的基础上，要以事实为根据，根据法律法规和政策规定对双方当事人陈述利害，动之以情晓之以理，帮助双方当事人达成协议，拟定调解意见。

第五步，达成调解协议书。经调解双方当事人达成一致协议的，调解小组应当根据协议内容制作调解协议书。调解协议书由双方当事人签名或者盖章，经调解员签名并加盖调解组织印章后生效，对双方当事人具有约束力。调解即告结束，双方当事人开始履行调解协议书。

劳动争议调解是建立在双方当事人自愿协商的基础上进行的一种解决纠纷的方式，它和劳动争议协商一样，并不是劳动争议处理的必经程序，即并不是在发生争议后当事人双方必须要通过调解来解决争议。劳动争议调解也不是劳动争议仲裁受理的必要条件，劳动争议发生后，当事人双方可以在自愿的基础上请第三方来进行调解，也可以不通过调解，直接向劳动争议仲裁机构申请仲裁；或者经过调解但双方当事人未达成协议，调解不成的，当事人任何一方都可以向劳动争议仲裁机构申请仲裁。

3. 仲裁。劳动争议仲裁，是指由居于劳动者和用人单位双方当事人之间的依照法律法规被授予劳动争议仲裁权的专门机构，对有争议的当事人自愿提交的争议进行调解和裁决的一种解决争议的方式。经仲裁形成的调解和裁决结果对双方当事人具有同等的强制性和约束力。

（1）仲裁的主体：《中华人民共和国劳动争议调解仲裁法》规定，劳动争议仲裁委员会按照统筹规划合理布局和适应实际需要的原则设立。省自治区人民政府可以决定在市县设立；直辖市人民政府可以决定在区县设立。直辖市设区的市也可以设立一个或者若干个劳动争议仲裁委员会。劳动争议仲裁委员会不按行政区划层设立。劳动争议仲裁委员会由劳动行政部门代表、工会代表和用人单位方面代表组成劳动争议仲裁委员会，组成人员应当是单数。劳动争议仲裁委员会下设办事机构，负责办理劳动争议仲裁委员会的日常工作。

（2）仲裁的程序，概括起来如下：

第一步，申请。劳动争议当事人在争议发生之日起一年内，以书面形式向仲裁委员会申请仲裁并按被申请人数递交副本。

申请仲裁时需要注意三点：第一，劳动争议申请仲裁的时效期间为一年。仲裁时效期间是从当事人知道或者应当知道其权利被侵害之日起计算。因不可抗力或者有其他正当理由当事人不能在一年内申请仲裁的仲裁时效中止，从中止时效的原因消除之日起，仲裁时效期间继续计算。劳动关系存续期间因拖欠劳动报酬发生争议的劳动者申请仲裁不受一年仲裁时效期间的限制，但是劳动关系终止的应当自劳动关系终止之日起一年内提出。第二，仲裁申请书应当载明下列事项：①劳动者的姓名、性别、年龄、职业、工作单位和住所，用人单位的名称、住所和法定代表人或者主要负责人的姓名、职务；②仲裁请求和所根据的事实理由；③证据和证据来源证人的姓名和住所。第三，劳动争议申请人书写仲裁申请确有困难的，可以口头申请由劳动争议仲裁委员会记入笔录并告知对方当事人。

第二步，受理。劳动争议仲裁委员会收到仲裁申请之日起五日内，认为符合受理条件的，应当在受理仲裁申请后五日内将仲裁申请书副本送达被申请人；认为不符合受理条件的应当书面通知申请人不予受理，并说明理由。

被申请人收到仲裁申请书副本后，应当在十日内向劳动争议仲裁委员会提交答辩书。劳动争议仲裁委员会收到答辩书后，应当在五日内将答辩书副本送达申请人。被申请人未提交答辩书的，不影响仲裁程序的进行。

第三步，调解。仲裁庭处理劳动争议时应先行调解，在查明事实分清责任的基础上促使当事人双方自愿达成协议。协议内容不得违反法律、法规。调解达成协议的仲裁庭应当根据协议内容制作调解书。调解书应当写明仲裁请求案件的事实和当事人协议的结果。调解书由仲裁庭成员签名加盖劳动争议仲裁委员会印章送达双方当事人。调解书必须直接送达当事人，送达至委托人或其他代收人等均不能发生法律效力。调解书必须经双方当事人本人签收后，才能发生效力。调解未达成协议或调解书送达前当事人一方反悔的，仲裁庭应当及时进行仲裁。

第四步，仲裁。劳动争议仲裁委员会裁决劳动争议案件实行仲裁庭制，仲裁应当开庭进行审理。当事人协议不开庭，或者仲裁庭认为不宜开庭的，可以书面仲裁。决定开庭处理的仲裁庭应当于开庭前 5 日内将开庭时间地点等书面通知双方当事人，双方当事人经书面通知无正当理由拒不到庭或未经仲裁庭同意中途退庭的，对申请人按撤回申请仲裁处理，对被申请人按缺席处理。当事人应当对自己的主张提供证据，经查证属实的，仲裁庭应当将其作为认定事实的根据。当事人在仲裁过程中有权进行质证和辩论。质证和辩论终结时，首席仲裁员或者独任仲裁员应当征询当事人的最后意见并作出裁决。仲裁庭应当将开庭情况记入笔录。当事人和其他仲裁参加人认为对自己陈述的记录有遗漏或者差错的，有权申请补正。如果不予补正，应当记录该申请。笔录由仲裁员、记录人员当事人和其他仲裁参加人签名或者盖章。

《中华人民共和国劳动争议调解仲裁法》第三十三条指出了仲裁员回避的情形包括：仲裁员是本案的当事人或者当事人代理人近亲属的；仲裁员与本案有利害关系的；仲裁员与本案当事人、代理人有其他关系可能影响公正裁决的；私自会见当事人、代理人或者接受当事人、代理人的请客送礼的。仲裁委员会对回避申请应当及时作出决定并通知当事人。

第五步，制作并送达仲裁裁决书。仲裁庭作出裁决后，应当制作仲裁裁决书。裁决书应当写明申请人和被申请人的姓名、性别、年龄、民族、职业、职务、工作单位和住址及代理人的姓名、职务；案由、仲裁请求、争议事实、裁决认定的事实、理由和适用的法律法规和规章、裁决结果仲裁费用的负担和裁决日期。裁决书由仲裁员签名，加盖劳动争议仲裁委员会印章。对裁决持不同意见的仲裁员，可以签名，也可以不签名。裁决书一经送达，即发生效力。人民法院不受理劳动仲裁的情形。

4. 诉讼。劳动争议的诉讼，是指劳动争议当事人不服劳动争议仲裁委员会的裁决，在规定的期限内向人民法院起诉，人民法院依法受理后，依法对劳动争议案件进行审理的活动。此外，劳动争议的诉讼，还包括当事人一方不履行仲裁委员会已发生法律效力的裁决书或调解书，另一方当事人申请人民法院强制执行的活动。

第三节　卫生人力资源人事关系管理

一、人事关系概述

广义上讲，人事关系（Personal Relationship）是在社会劳动过程中，人与人、人与事、人与组织之间相互的广泛的社会关系，表现为通过用组织、协调、控制、监督等手段，达到充分发挥人的潜能，把事情做得更好，使劳动过程中的人、事组织之间的关系相互适应，实现人与人、人与事、人与组织之间关系的和谐发展。

狭义上讲，人事关系是对行政关系、工资关系和党团组织关系的总称。具体包含人员身份、职称、政审、工资记载、行政关系、职务任免、奖惩、党团组织关系等。

在计划经济时代人事管理是指对国家机关公务员、国营用人单位中的管理与专业技术人员、事业单位中的管理与专业技术人员等国家公职人员（即国家干部）实施的录用、考核、调配、培训、工资、福利等一系列行政管理活动。人事关系是国家公职人员与国家机关、国营用人单位和事业单位发生的一种行政化色彩浓厚的社会关系。

进入市场经济时代，干部分类管理应运而生，原有的人事关系范围缩小。国营用人单位与其管理和专业技术人员发生的关系由原来的人事关系调整为劳动关系；国家行政机关与其公务员仍然是一种行政化管理，仍属于人事关系管理范围；而事业单位在不断的改革中，用工形式逐渐多样化，出现了包括人事关系、劳动关系和劳务关系并存的多种人事管理形式。

本章第一节里提到，本章所指的员工关系，是包括事业单位与受聘人员通过签订聘用合同形成的人事聘用关系，和其他非事业单位与劳动者通过签订劳动合同形成的劳动关系。本节所指的人事关系，是专门针对事业单位编制内的公职人员与单位发生的一种权利义务关系，双方通过签订聘用合同实现人事管理。除按照国家公务员制度进行人事管理以及转制为用人单位以外的其他事业单位，都要逐步试行人员聘用制度。事业单位与职工通过签订聘用合同，明确聘用单位和受聘人员与工作有关的权利和义务。

二、聘用合同管理

(一) 聘用合同的订立

1. 聘用合同（Employment Contract）是用人单位与受聘人员经过平等协商达成一致，用书面形式明确双方的权利、责任和义务以确定双方聘用关系的一种合同形式。在聘用合同订立之前，一方当事人有权向另一方当事人了解与其建立聘用关系相关的情况，双方均须向对方如实说明情况。

聘用合同作为一种合同形式，有其特定的内涵。首先，聘用合同的主体是用人单位和受聘人员。根据《关于在事业单位试行人员聘用制度的意见》（以下简称《意见》）以及《事业单位试行人员聘用制度有关问题的解释》的相关规定，这里的用人单位专指除按照国家公务员制度进行人事管理的单位以外的事业单位，这些单位与其他独立的市场主体有很大区别，受到国家宏观管理的程度较大。主要体现在编制经费和工资制度均受国家的宏观调控；受聘人员是指原固定用人制度职工、合同制职工、新进事业单位的职工。其次，聘用合同是在平等自愿的基础上进行的合同，内容主要是主体双方约定各自的权利责任和义务，签订聘用合同双方当事人具有身份上的隶属关系。作为事业单位的一名职工受聘人员，既要按照合同规定履行自身义务，又有享受事业单位为其提供的工资待遇、保险福利和相应劳动条件的权利。

聘用合同是近年来事业单位实行人事制度改革的产物。《意见》指出在事业单位实行人员聘用制度，主要包括公开招聘、签订聘用合同、定期考核、解聘、辞聘等制度。其中聘用合同管理贯穿始终。聘用合同是事业单位实现人事关系管理的载体，是事业单位实行聘用制管理的基础和主要方式。

《意见》明确指出聘用单位与受聘人员订立聘用合同时，不得向受聘人员收取任何形式的抵押金、抵押物或者其他财物。

2. 聘用合同的类型。按照合同期限可以将聘用合同分为短期、中期、长期和以完成一定工作为期限四种类型。

短期合同一般是指受聘人员与事业单位签订的三年以下的聘用合同。事业单位岗位设置和资金来源的特殊性决定了事业单位的流动性，与用人单位等其他市场主体的流动性相比较弱，所以在事业单位里流动性相对较强、技术含量低的岗位一般需签订三年以下的短期合同。短期合同的优势在于可将竞争引入事业单位内部，有助于增强职工忧患意识，改变职工传统的"旱涝保收"思想，改变单位缺乏竞争效率低下的局面；缺点在于人员变换过于频繁会降低单位的运作效率，人员更替需要进行工作交接，会造成时间成本和人力资源成本的增加。

中期合同是指受聘人员与事业单位签订三年以上的聘用合同。事业单位的流动性相对较弱，因此签订中期合同的事业单位职工所占比例相对较大。中期合同是聘用合同中最主要的一种形式。中期合同对于那些需要稳定工作环境，工作连续性要求很高的岗位，特别是那些有教学科研任务的单位最为常见。

长期合同是指受聘人员与事业单位签订的至受聘人员退休为合同终止日期的聘用合同。《意见》指出，对在本单位工作已满25年或者在本单位连续工作已满10年，且年龄距国家规定的退休年龄已不足10年的人员提出订立聘用至退休的合同的聘用单位，应当与其订立聘用至该人员退休的合同，也即长期合同。这类合同主要适用于在本单位工作时间较长，为单位贡献了人生最宝贵时间的职工，或者是那些从固定工转制的职工。

以完成一定工作为期限的合同是指没有明确规定合同终止日期的一类合同，这类合同把工作任务的结束日期作为合同终止的日期。

受聘人员与聘用单位经协商一致，根据工作任务确定合同期限，可以订立上述任何一种期限的合同。合同期限最长不得超过应聘人员达到国家规定的退休年龄的年限。

3. 聘用合同的试用期。根据《意见》以及《事业单位试行人员聘用制度有关问题的解释》的相关规定，聘用单位与受聘人员签订聘用合同可以约定试用期。试用期一般不超过3个月；情况特殊者，聘用期可以适当延长，但最长不得超过6个月。此外，如果被聘人员为大中专应届毕业生，试用期还可以延长至12个月。这样，一方面用人单位可以有充足的时间对受聘人员进行考核；另一方面，受聘人员也有充分的时间来认清主客观形势，以便更加科学理性地选择职业方向。

需要注意的是：第一，试用期包括在聘用合同期限内；第二，试用期的规定只适用于单位新进的人员，试用期只能约定一次；第三，原固定用人制度职工签订聘用合同时无需再规定试用期；第四，军队转业干部复员、退伍军人等政策性安置人员可以签订中长期合同，首次签订聘用合同不得约定试用期，聘用合同的期限不得低于3年。

4. 聘用合同的效力。聘用合同自聘用单位与受聘人员双方当事人签字、盖章之日起生效，当事人对生效的期限或者条件有约定的，从其约定。当事人双方均产生法律约束力。

《事业单位试行人员聘用制度有关问题的解释》明确规定：下列聘用合同为无效合同：①违反国家法律法规的聘用合同；②采用欺诈、威胁等不正当手段订立的聘用合同；③权利义务显失公正严重损害一方当事人合法权益的聘用合同；④对未经本人书面委托，由他人代签的聘用合同，本人提出异议的。无效的聘用合同自始至终不会产生法律效力，合同约定的条款对双方当事人没有任何的法律约束力。

聘用合同如被确认部分无效的，如果不影响其余部分的法律效力，其余部分仍然有效。

无效合同由有管辖权的人事争议仲裁委员会认定，由于聘用合同一方当事人的原因导致聘用合同无效或者部分无效，给对方造成损害的，应当承担损害赔偿责任。

5. 首次签订聘用合同应注意的问题。《事业单位试行人员聘用制度有关问题的解释》指出了推行聘用制度以后首次签订聘用合同遇到的一系列有关问题。

第一，事业单位首次实行人员聘用制度，可以按照竞争上岗，择优聘用的原则，优先从本单位现有人员中选聘符合岗位要求的人员签订聘用合同，也可以根据本单位的实际情况，在严格考核的前提下，采用单位与现有在职职工签订聘用合同的办法予以过渡。

第二，有下列情况之一的聘用单位不应以此为由拒绝与职工签订聘用合同：①现役军人的配偶；②女职工在孕期、产期、哺乳期内的；③残疾人员；④患职业病或因工负伤，经劳动能力鉴定委员会鉴定为1～4级伤残的；⑤国家政策有明确规定的。

第三，经指定的医疗单位确诊患有难以治愈的严重疾病、精神病的暂缓与其签订聘用合同，缓签期延续至前述情况消失；或者只保留该职工人事关系和工资关系，直至该职工办理退休（退职）手续。

第四，职工经劳动能力鉴定委员会鉴定完全丧失劳动能力，聘用单位需按照国家有关规定为其办理退休（退职）手续。

第五，在首次签订聘用合同中，职工拒绝与单位签订聘用合同的，聘用单位给予其不少于3个月的择业期，择业期满后仍未调出者，聘用单位应当劝其办理辞职手续，未调出又不辞职者，用人单位可予以辞退。

（二）聘用合同的内容

聘用合同由聘用单位的法定代表人或者由法定代表人的委托人与受聘人员以书面形式订立。聘用合同可以分为必备条款和约定条款。

必备条款是指聘用合同必不可少的条款。《意见》明确指出聘用合同的必备条款有：聘用合同期限；工作岗位及岗位职责要求；岗位纪律；岗位工作条件；工资待遇；聘用合同变更解除和终止的条件；违反聘用合同须承担的责任。这些条款缺一不可，否则聘用合同将不能成立。

约定条款是指法律没有明确规定必须写入聘用合同里，经过受聘人员与聘用单位协商一致，根据实际情况写入聘用合同里的条款。《意见》也指出经受聘人员与聘用单位双方当事人协商一致，可以在聘用合同中约定试用期、聘用单位对受聘人员进行培训和继续教育、聘用单位知识产权保护、解聘提前通知时限等条款。例如聘用合同双方当事人可以对由聘用单位出资招聘、培训或者提供其他特殊待遇的受聘人员的服务期作出约定；受聘人员在涉及国家机密或聘用单位机密岗位工作的，聘用合同双方当事人可以在聘用合同或者保密协议中约定受聘人员应当承担保密义务；聘用合同双方当事人协商一致后，聘用单位可以对受聘人员违反服务期约定或保守机密约定的行为约定违约金。

（三）聘用合同的变更与续订

1. 聘用合同的变更。聘用合同的变更是指聘用合同依法订立生效以后，合同尚未履行或者尚未履行完毕之前，聘用单位与受聘人员就聘用合同内容做出修改补充或者删减的行为。受聘人员和聘用单位都有提出变更聘用合同的要求，提出变更要求的一方应将变更聘用合同的原因、变更内容和条件等及时告知对方；另一方及时做出是否同意变更的答复。变更聘用合同应遵循平等自愿、协商一致的原则。

2. 聘用合同的续订。聘用合同期满，或者有法定或约定合同终止的条件出现时，如果合同双方中任何一方有意愿继续保持聘用关系，需于合同终止前三十日向对方提出延续签订劳动合同并及时与对方协商，经协商一致符合续聘条件的，双方可以按照规定的程序依法续订聘用合同。

续签聘用合同时需注意：第一，续签聘用合同应当在聘用合同期满前三十日内办理；第二，续签的聘用合同期限和工作内容等由双方协商确定；第三，双方应签订书面形式的聘用合同续签书；第四，聘用合同期满，没有办理终止聘用合同手续而存在事实聘用工作关系的，视为延续聘用合同，延续聘用合同的期限与原合同期限相同，但最长不超过受聘人员达到退休年龄的年限。

（四）聘用合同的解除与终止

1. 聘用合同的解除。聘用合同的解除，是指聘用合同从订立后到合同期限届满前，或按照其他规定或约定合同终止日期前，由于出现某种原因导致聘用合同一方或双方要求提前消除聘用关系的法律行为。

根据《意见》《事业单位试行人员聘用制度有关问题的解释》和《人事部办公厅关于印发〈事业单位聘用合同（范本）〉的通知》的相关规定，聘用合同的解除可以分为，受聘人员单方面解除、聘用单位单方面解除和受聘人员与聘用单位双方经协商一致解除三种情形。

受聘人员可以随时单方面解除聘用合同的情形有：①受聘人员在试用期内的；②受聘人员考入普通高等院校的；③受聘人员被录用或者选调到国家机关工作的；④受聘人员依法服兵役的；⑤聘用单位未按照聘用合同约定向受聘人员支付工资报酬、提供工作条件和福利待遇的；⑥聘用单位以暴力、威胁或者非法限制受聘人员人身自由的手段强迫其工作的；⑦合同订立时所依据的客观情况发生重大变化，致使合同无法履行，经合同双方当事人协商不能就变更合同达成协议的。

除上述情形外，受聘人员提出解除聘用合同未能与聘用单位协商一致的，受聘人员应当坚持正常工作继续履行聘用合同，6个月后再次提出解除聘用合同仍未能与聘用单位协商一致的，即可单方面解除聘用合同。但对在涉及国家秘密岗位上工作，承担国家和地方重点项目的主要技术负责人和技术骨干不适用此项规定。

根据《意见》和《事业单位试行人员聘用制度有关问题的解释》的规定，受聘人员经聘用单位出资培训后解除聘用合同，对培训费用的补偿在聘用合同中没有约定的，聘用单位不得收取其培训费用；有约定的，按照合同的约定收取培训费，但不得超过培训的实际支出，并按培训结束后每服务一年递减20%执行。受聘人员解除聘用合同后，违反规定使用或者允许他人使用原所在聘用单位的知识产权、技术秘密的，依法承担法律责任。涉密岗位受聘人员的解聘或者工作调动，应当遵守国家有关涉密人员管理的规定。

聘用单位单方面解除聘用合同的，聘用单位应当根据被解聘人员在本单位的实际工作年限向其支付经济补偿。经济补偿以被解聘人员在该聘用单位每工作1年支付其本人1个月的上年月平均工资；月平均工资高于当地月平均工资3倍以上的，按当地月平均工资的3倍计算。注意，聘用单位对被解聘人员的经济补偿是按职工在本单位工作的工龄核定补偿标准，不是对其在本单位工作的工龄补偿。聘用单位分立、合并、撤销的，上级主管部门应当制定人员安置方案，重点做好未聘人员的安置等有关工作，妥善安置人员；不能安置受聘人员到相应单位就业而解除聘用合同的，应当按照上述规定给予经济补偿。

受聘人员与所在聘用单位的聘用关系解除后，聘用单位要按照国家有关规定及时为职工办理社会保险关系调转手续，做好各项社会保险的衔接工作。单位和个人应当在三个月内办理人事档案转移手续。单位不得以任何理由扣留无聘用关系职工的人事档案，个人不得无故不办理档案转移手续。

聘用单位和受聘人员双方经协商一致可以解除聘用合同。这种情况下聘用单位无须向受聘人员支付经济补偿。聘用单位在与受聘人员解除聘用合同时要提高警惕，严格按照法律法规的规定来操作。争取做到：第一，无论使用哪种类型解除聘用合同，聘用单位都要与拟解聘人员签订书面形式的解除聘用合同协议书，或者由拟解聘人员书面提出辞聘说明后，聘用单位出具解除聘用合同的书面证明；第二，聘用单位要增强记录搜集、保留"证据"的意识及保留书面证明的意识；第三，聘用单位在与受聘人员签订聘用合同或者在制定单位规章制度时，内容要明确且可量化，岗位要求，工作规定或操作规程要清晰界定，比如何谓"严重扰乱工作秩序""严重后果""失职、渎职"等，清楚说明何谓"不能从事"等；第四，聘用单位在对受聘人员进行考核时，坚持客观公正的原则，实行领导考核与群众评议相结合、考核工作实绩与考核工作相统一的方法，将考核结果分为优秀、合格、基本合格、不合格 4 个等次并明确每个等次的标准。考核结果是续聘解聘或者调整岗位的重要依据。

2. 聘用合同的终止。聘用合同的终止，是指聘用合同期限届满或到达规定或约定的合同终止日期，聘用合同一方或双方消除聘用关系的法律行为。

人事部办公厅印发的《事业单位聘用合同（范本）的通知》里关于《事业单位聘用合同（范本）》规定了聘用合同终止的情形有：合同期限届满的；聘用单位和受聘人员双方约定的合同终止条件出现；受聘人员按照国家有关规定退休或退职的；受聘人员死亡或者被人民法院宣告死亡的；聘用单位被依法注销、撤销或者解散的。

聘用合同终止后，聘用单位应当为被解聘人员开具终止聘用合同证明书，并办理相关工资和保险关系转移手续。

聘用合同期满或到达规定或约定的合同终止日期时，如遇《意见》规定的聘用单位不得与受聘人员解除聘用合同的情形出现时，聘用合同需延续至相应的情形消失时再终止；当遇到相应情形无法消失，如受聘人员因工负伤治疗终结后经劳动能力鉴定机构鉴定为 1~4 级丧失劳动能力的受聘人员，患职业病以及现有医疗条件下难以治愈的严重疾病或者精神病的，或国家规定的不得解除聘用合同的其他情形，聘用单位不得终止聘用合同。

聘用合同一方当事人违反合同约定的，应当承担相应的责任；给对方造成损失的应当按照实际损失承担赔偿责任；聘用合同一方当事人违反本合同约定造成另一方中断履行合同的应继续履行合同，同时负责赔偿在合同中断期间另一方的经济损失；聘用合同双方都违反聘用合同约定的，应当各自承担相应的责任。

三、人事争议与处理

（一）人事争议的概念与适用范围

随着社会主义市场经济的发展和人事制度改革的深化，国家行政机关、事业单位等实行聘用制管理的单位人事争议逐步增多。

广义的人事争议是指国家行政机关事业单位、用人单位内部实行聘用制管理的职工与单位因录用聘用合同发生解聘、辞聘、辞职、辞退、工资福利等人事管理事项的争议。它适用于国家行政机关、事业单位、用人单位以及法律法规规定的其他主体与其履行聘用合同的工作人员发生的争议。

狭义的人事争议特指事业单位内具有事业编制身份的人员与单位之间发生的争议，不包括国家行政机关和用人单位与其公职人员、管理人员和专业技术人员之间的争议。本书提到的人事争议是指狭义的人事争议。

（二）人事争议的处理方式及程序

人事争议发生后当事人可以通过协商、调解、仲裁和诉讼等方式进行处理协商，人事争议协商是指事业单位内具有事业编制身份的公职人员与单位之间发生争议后，双方当事人在平等自愿的基础上，就化解矛盾、解决争议、协调彼此的权利和义务共同进行合法商谈，达成和解协议的行为。

1. 协商。是一种最节约成本的解决纠纷的方式，没有固定的程序可循，适用范围广泛，能将矛盾和纠纷化解在萌芽状态，是事业单位和职工常用的一种处理人事争议的方式。需要说明一点，协商虽然是一种常用的解决纠纷、处理争议的方式，但它并不是人事争议处理的必经程序，即并不是在发生争议后，当事人双方必须要通过协商来解决争议。人事争议发生后，当事人双方可以进行自愿协商，也可以不通过协商，直接向人事争议调解机构申请调解，也可以直接向人事争议仲裁机构申请仲裁。

2. 调解。人事争议调解是指独立于事业单位和职工之外的第三方主体，即人事争议调解组织根据当事人的申请，依据法律法规和政策规定，对申请调解的人事争议纠纷讨论查明事实、分清责任，从而促使当事人双方自愿达成不违反法律、法规和规章的协议，达到解决人事争议目的的一种解决纠纷的方式。

（1）调解的主体。事业单位的人事争议调解主体一般是由主管单位事业单位人事部门和有关方面的代表组成的人事争议调解委员会，组成人员应是单数，调解委员会应设立一个办事机构负责日常事务。

（2）调解的程序

第一步，申请调解。发生人事争议的事业单位和职工一方或双方当事人向人事争议调解委员会提出书面或口头申请。

第二步，人事争议调解委员会在接到当事人的调解申请后，一般应遵循下列程序：

①受理：对提请调解的人事争议案件自争议发生之日起 60 日内，调解委员会应予受理并成立调解小组。调解小组一般不少于三名调解工作人员，调解委员会指定一名调解工作人员担任组长；简单的人事争议案件调解委员会也可指定一名调解工作人员独任处理。调解工作人员应要求申请人填写调解申请书并在 5 日内将调解申请书送达被申请人。

②调查：调解小组要对人事争议的具体情况进行调查，通过听取双方当事人的陈述，了解当事人的想法和要求，并请双方当事人提供证据；对一些复杂的案情，还需要请专业机构和专业技术人员参与进行鉴定，确保能够查明事实、分清双方责任。

③拟定调解意见：调解达成协议的调解小组应当根据协议内容制作调解书。调解书由调解小组成员签名，加盖调解委员会印章。

④送达调解书：将调解书送达双方当事人。调解书经双方当事人签收后，调解即

告结束，双方当事人开始执行调解协议书。

人事争议调解是建立在双方当事人自愿协商的基础上进行的一种解决纠纷的方式。它和人事争议协商一样，并不是人事争议处理的必经程序，也不是人事争议仲裁受理的必要条件。人事争议发生后，当事人双方可以在自愿的基础上请第一方来进行调解，也可以不通过调解直接向人事争议仲裁机构申请仲裁；或者经过调解但双方当事人未达成协议，或调解书送达前当事人反悔符合仲裁条件的人事争议，当事人也可以向人事争议仲裁机构申请仲裁。

3. 仲裁。是一种比较有效的、最常用的解决纠纷的方式。人事争议仲裁是指由居于争议双方当事人之间的、依照法律法规被授予人事争议仲裁权的机构，对有争议的当事人自愿提交的纠纷和争议进行调解和裁决的一种解决争议的方式。经仲裁形成的调解和裁决结果对双方当事人具有同等的强制性和约束力。

（1）仲裁的特征

①仲裁是解决人事争议的必经程序。即当发生人事争议时，争议双方可以不通过协商、调解的方式直接进行人事争议仲裁。

②仲裁的依据是包括事业单位推行聘用制、事业单位辞职辞退在内的人事工作的政策规定、相关的法律法规和事业单位内部的规章制度等。

③仲裁的前置程序是调解：仲裁委员会在处理人事争议时要实行先行调解和及时仲裁，不经调解不能进入裁决程序。与上文提到的调解不同，此处的调解是作为仲裁的一个必要程序进行的。

（2）仲裁的主体。《人事争议处理暂行规定》和《人事争议处理办案规则》中明确规定了中央至地方各级开展人事争议仲裁的主体单位：人事部设立中央国家行政机关在京直属事业单位人事争议仲裁委员会。省（自治区、直辖市）、副省级市、地（市）县（市区）设立人事争议仲裁委员会分别负责处理管辖范围内的人事争议。

《人事争议处理暂行规定》第六条指出：仲裁委员会由主任一人、副主任一至四人和委员若干人组成。仲裁委员会的主任可以由同级人民政府分管人事工作的负责人或者政府人事行政部门的主要负责人副主任、委员可以聘请有关方面的人员担任。仲裁委员会组成人员应当是单数。此外，仲裁委员会还可以聘任政府有关部门的人员、专家、学者和律师为专职或兼职仲裁员，而且兼职仲裁员与专职仲裁员在执行仲裁公务时享有同等权利。第七条指出：仲裁委员会下设办事机构，负责案件受理、仲裁文书送达、档案管理、仲裁费用的收取与管理等日常工作，办理仲裁委员会授权的其他事宜。仲裁委员会办事机构设在同级人民政府人事行政部门。

（3）仲裁的程序。《人事争议处理暂行规定》和《人事争议处理办案规则》详细规定了人事争议仲裁的程序，概括起来如下：

第一步，申请。人事争议当事人在争议发生之日起60日内，以书面形式向仲裁委员会申请仲裁时，需要注意两点：第一，此处所说的"争议发生之日"指的是事业单位或受聘人员当事人知道或者应当知道自己的权利受侵害之日。当事人因不可抗拒的事由或者其他正当理由超过申请时效的，人事争议仲裁委员会应根据情况决定是否受理。第二，仲裁申请书应当载明下列事项：①申请人和被申请人的姓名、性别、年龄、职业、工作单位和住所；如果被申请人是单位，则应写明单位的名称、住所、法定代表人或者主要负责人的姓名、职务；②仲裁请示和所根据的事实和理由；③证据和证据来源、证人姓名和住所。

第二步，审查。负责人事争议案件受理日常工作的仲裁委员会办事机构接到仲裁申请书后，应在 10 日内对下列事项进行初步审查：①申请人是否与本案有直接利害关系；②申请仲裁的人事争议是否属于仲裁委员会的受理范围；③该人事争议是否属于本仲裁委员会管辖；④申请书及有关材料是否齐备并符合要求；⑤仲裁申请是否符合申请仲裁的时效规定。

第三步，立案。对经审查符合条件的仲裁申请，仲裁委员会办事机构应在 5 日内作出立案或不立案的决定。决定立案的，应当自作出决定之日起 7 日内向申请人发出书面通知，将申请书副本送达被申请人，并要求被申请人在 15 日内提交答辩书和有关证据。被申请人没有按时提交或者不提交答辩书的，不影响仲裁程序的进行，决定不予立案或者初步审查不符合立案条件的，应当在作出决定或者审查结束之日起 5 日内制作不予受理通知书，送达申请人。

第四步，受理。对决定受理的人事争议案件，仲裁委员会应当自作出决定之日起 7 日内组成仲裁庭。仲裁庭由三名或以上（总数须是单数）仲裁员组成，其中一名为首席仲裁员。简单的人事争议案件可由一名仲裁员独任处理。首席仲裁员和仲裁员由仲裁委员会指定或者仲裁委员会授权的办事机构指定。仲裁庭成员应认真审阅案件材料，审查证据、分析案情、查明争议事实，在遇到专门问题时，还可向专家咨询或者委托专门机构进行勘验或鉴定。

第五步，调解。仲裁庭处理人事争议时应先行调解，在查明事实、分清责任的基础上促使当事人双方自愿达成协议。协议内容不得违反法律、法规。调解达成协议的，仲裁庭应当根据协议内容制作调解书。调解书应当写明仲裁请求、案件的事实和调解结果。调解书由仲裁庭成员签名加盖仲裁委员会印章送达双方当事人。调解书必须直接送达当事人，送达至委托人或其他代收人等均不能发生法律效力。调解书必须经双方当事人本人签收后，才能发生效力。调解未达成协议或调解书送达前当事人一方反悔的，仲裁庭应当及时进行仲裁。

第六步，仲裁。仲裁应当开庭进行。当事人协议不开庭或者仲裁庭认为不宜开庭的可以书面仲裁。决定开庭处理的仲裁庭应当于开庭前 5 日内，将开庭时间地点等书面通知当事人。当事人经书面通知无正当理由不到庭，或未经仲裁庭许可中途退庭的，对申请人按撤回申请处理，对被申请人按缺席处理。当事人应当对自己的主张提供证据，在仲裁过程中有权进行辩论。辩论终结时，首席仲裁员或者独任仲裁员应当征询当事人的最后意见并作出裁决。

《人事争议处理暂行规定》第二十五条指出了仲裁员回避的情形，仲裁委员会对回避申请应当及时作出决定并通知当事人。

第七步，制作并送达仲裁裁决书。仲裁庭作出裁决后应当在 5 日内制作仲裁裁决书。裁决书应当写明申请人和被申请人的姓名、性别、年龄、民族、职业、职务、工作单位和住址，及代理人的姓名、职务、案由、仲裁请求、争议事实、裁决认定的事实理由和适用的法律法规和规章、裁决结果、仲裁费用的负担和裁决日期。裁决书由首席仲裁员书记员签名加盖仲裁委员会印章。当庭宣布裁决的应在 5 日内发给裁决书；定期宣布裁决的宣布裁决后立即发给裁决书。裁决书一经送达，即发生效力。

《人事争议处理办案规则》第 33 条至第 37 条规定了关于送达仲裁书的注意事项。

第一，送达仲裁书必须有送达回证，由受送达人在送达回证上记明收到日期、签名或盖章。受送达人在送达回证上的签收日期为送达日期；第二，仲裁书应当直接送交受送达人；本人不在的，交其同住成年家属签收；受送达人已向仲裁委员会指定代收人的，交代收人签收；受送达人一方是法人或者非法人组织又没有向仲裁委员会指定代收人的，可以交其负责收件人签收；第三，受送达人拒绝接受仲裁书的，送达人应邀请有关组织的代表或其他人到场见证，并在送达回证上写明情况，由送达人见证人签名或盖章，把仲裁书留在受送达人的住所，即视为送达；第四，直接送达仲裁书有困难的，可以委托当事人所在地的仲裁委员会代为送达，或者挂号邮寄送达。邮寄送达以挂号查询回执上的收件日期为送达日期；第五，受送达人下落不明或者用本规定的其他方式无法送达仲裁书的，可公告送达。自公告之日起经过 30 日，即视为送达。人民法院不受理人事争议仲裁。

4. 诉讼。仲裁虽然是一种最常用的解决纠纷的方式，但仲裁只是解决人事争议纠纷的前置程序，并不是最终解决方式。所谓的前置程序，是指如果发生人事争议时，必须要先交由人事争议仲裁委员会进行处理，只有经人事争议仲裁委员会处理未能解决的争议和纠纷，当事人才能向人民法院提起诉讼。未经人事争议仲裁委员会仲裁，直接向人民法院提起诉讼的，人民法院不予受理。

诉讼是将人事争议纠纷问题的解决纳入了国家司法程序，为人事争议纠纷案件提供了最终的解决途径，是解决人事争议纠纷的最终机制。

（1）依据：人民法院对事业单位人事争议案件的实体处理适用有关的法律行政法规、地方性法规法律。行政法规、地方性法规没有明确规定的，可以参照与法律法规不相抵触的部门规章、地方政府规章；法律、法规、规章尚无规定的，可以参照县级以下人民政府及其人事行政部门发布的与法律、法规规章不相抵触的人事管理规范性文件；法律、法规、规章及规范性文件均未明确，且纠纷性质与劳动争议相似的，可以适用或参照处理劳动争议的相关法律、法规、规章或规范性文件。

事业单位经过民主程序制定并予以公告或公示的内部规章制度，且与法律法规规章及规范性文件不相违背的，可以作为人民法院审理人事争议案件的依据。

（2）程序事业单位人事争议案件由用人单位所在地或者聘用合同履行地的基层人民法院管辖。人民法院受理的人事争议案件应由主管劳动争议案件的民事审判庭审理。

人民法院审理事业单位人事争议案件的程序，适用《中华人民共和国民事诉讼法》及《中华人民共和国劳动法》的相关规定。

第四节　卫生人力资源职业安全健康管理

安全与健康是用人单位生产效率的保障。为了保障员工安全健康、保证用人单位效益，必须加强职业安全卫生管理（Occupation Safety and Health Management），严格执行国家相关安全卫生标准和制度。

一、职业安全卫生标准

安全与健康是保障生产效率的首要条件。员工出现工伤事故或患病会显著地降低单位的效率。如果用人单位存在不安全和不健康因素，会导致员工的士气低落。一旦出现伤亡事故，不仅给受害员工本人及其所在用人单位造成损失，有时甚至会把这种巨大的损失转嫁给消费者，成为社会不安定的隐患因素。所以任何组织用人单位都必须关注员工的职业安全卫生，医疗卫生机构因其行业特殊性，更应严格执行国家规定的职业安全卫生标准。

（一）劳动安全技术规程

劳动安全技术规程是国家为了防止和消除生产过程中的伤亡事故，保障劳动者的安全，减轻劳动者繁重的体力劳动，防止生产设备遭到破坏而制定的法律规范。各用人单位必须建立健全劳动安全卫生制度，执行国家劳动安全卫生规程和标准，为劳动者提供符合劳动卫生标准的劳动条件；对劳动者进行劳动卫生教育和劳动保护技术培训。

（二）劳动卫生规程

劳动卫生规程是国家为了保护劳动者在生产过程中的健康，防止和消除职业危害而制定的各种法律规范和技术标准的总和。包括各种工业生产卫生、医疗预防和健康检查等技术措施。具体内容如下：

1. 防止有毒有害物质危害。各用人单位应当严格按照国家《有毒作业分级》标准，对劳动者进行保护；

2. 防止粉尘危害。各用人单位应当严格按照国家《生产性粉尘危害程度分级》标准的要求，为劳动者提供保护；

3. 防止噪声和强光刺激；

4. 防止电磁辐射危害；

5. 降温和防冻取暖严格执行《高温作业标准》《低温作业分级》《冷水作业分级》标准，工作场所在35℃以上、5℃以下采取相应的防范措施；

6. 通风和照明；

7. 防护用品和生产辅助设施；

8. 职业病防治。

作为用人单位的医疗卫生机构要结合自身特殊条件，按照上述规程为医技护等人员提供劳动卫生保障，特别是在涉及有毒有害物质、电磁辐射、高温作业以及个人防护用品和生产辅助设施等方面加强防范，提高警惕。

二、劳动安全卫生制度

国家为了保护劳动者在生产过程中的健康，根据生产的客观规律和生产实践经验，为用人单位规定了必须执行的安全生产管理制度。

（一）安全生产责任制度

用人单位各级领导职能部门和个人，对各自的职务或职责范围内的劳动安全卫生都负有相应的责任。安全生产责任制度是从用人单位体系上规定用人单位各级人员的劳动安全卫生责任，使各个层次的安全卫生责任与管理责任、生产责任统一起来。用人单位法定代表人对本单位安全卫生负全面责任，分管安全卫生的负责人和专职人员对安全卫生负直接责任，各职能部门和各级生产部门对本管辖范围内的安全卫生负责任，各级员工在各自的岗位上承担遵守单位劳动安全技术规程的义务。

（二）安全生产教育培训制度

安全生产教育培训制度要求用人单位对员工进行安全技术知识的教育，主要包括以下几点：

1. 党和国家的劳动保护、职业健康、安全生产的方针、政策；

2. 单位职业健康安全管理规章制度、劳动职业健康安全纪律，危险源辨识；

3. "三不伤害"教育：遵守操作规程不伤害自己，讲究职业道德不伤害他人，居安思危不被他人伤害；

4. 遵章守纪反对违章指挥，反对违章操作；

5. 单位内、外工伤事故的教训。

医疗机构单位教育的具体执行人应当对教育内容做好培训记录，并就培训内容进行考核造册登记。教育人和接受教育人要签字备查。

（三）安全技术措施计划管理制度

安全技术措施计划管理制度是指企业在编制年度生产、技术、财务计划的同时，必须编制以改善劳动条件，防止和消除伤亡事故和职业病为目的的技术措施计划的管理制度。

（四）安全卫生认证制度

通过对劳动安全卫生的各种因素是否符合劳动安全卫生要求进行审查，包括政府保障部门对医疗机构的认证和医疗机构内部的检查落实，对需要具备正式认可才允许进入生产过程中的各种岗位进行严格的认证检查。

（五）个人劳动安全卫生防护用品管理制度

个人劳动保护用品管理制度分为两类：一是国家关于医疗机构安全卫生个人防护用品的国家标准和行业标准的制定，生产特种个人劳动防护用品的医疗机构生产许可证颁发、质量检验检测的规定；二是医疗机构内部有关个人防护用品的购置、发放、检查、修理、保存和使用的规定，包括个人防护用品的发放、检查修理制度、相关教育培训制度等。其目的是保证防护用品充分发挥对操作人员的保护作用。

（六）劳动者健康检查制度

用人单位应当制定并严格执行健康检查制度，包括对新入职的员工进行健康检查、对在职的员工定期进行健康检查。另外应当对正在办理离职的员工进行健康检查，避免劳动者在进入同类行业其他用人单位出现健康问题时无法界定责任。

三、营造职业安全卫生环境

（一）树立"安全第一、预防为主"观念

"安全第一、预防为主"的劳动安全卫生观点应该成为医疗机构劳动安全卫生保

护工作的主导观念。"安全第一"是处理生产与安全关系的基本准则,安全与生产发生矛盾时,首先应当考虑并满足安全的需要甚至是放弃生产要求,安全重于生产。同时不允许任何人以生产目标为由进行具有安全隐患的生产任务。"预防为主"是处理职业危害中预防和治理关系时应当遵守的原则。把预防作为安全卫生的重点要求,尽量使用安全技术、安全材料、无害设备、无害工艺,对于无法避免的特殊工种应当配备特殊的劳动保护用品进行预防,而不是在不安全不卫生的因素形成或是造成职业危害之后进行补救和治理。

"安全第一、预防为主"的观念同样适用于医疗卫生机构。在医疗机构内部虽然以抢救病人为核心任务,但同时也必须保证医护人员的健康和安全,特别是医护人员在使用各类锐利器械进行手术时,更要严格按照锐器使用方式进行操作。

(二)建立健全安全卫生制度建设

发生卫生事故的原因之一是由于存在不安全行为,如医务人员可能在配制化疗药物过程中因违章操作行为而受到损害。医疗卫生机构应当依法制定管理制度,为医护人员的诊疗行为和救护行为设定依据与标准,从制度上规范加强管理,令行禁止。

第五节 "互联网 + "背景下卫生人力资源成长数据的档案化管理

为了更好展现特色医疗服务体系,保障人人医保工作的全面落实,实现全面素质水平的提升,基于医疗改革变化角度,做好医疗改革措施的实施显得非常重要。医疗改革措施可以进一步降低医疗成本,解决过高医疗成本问题,为群众提供便捷、高效医疗卫生服务。在互联网背景之下,医院的档案管理工作可以更好地融入各种新兴技术,尤其是大数据、云计算以及互联网等,可以直接应用到医疗诊断以及管理等工作中,实现管理工作综合效益的持续提升。

一、互联网背景下医院档案管理的意义

在互联网背景之下,医院档案管理的信息化管理工作主要是借助计算机、信息化技术的应用,将不同科室以及相关职能部门构建一个网络化的管理,并突出落实信息的针对性管理,实现档案资料的及时录入与归档,在构建电子档案的同时,可以借助电子档案实现对信息的储存、共享以及检索、查询等功能的高效率支持。对于医院而言,对于在职与离职、退休人员等相关信息的整理也具备较高的适应性,可以更加及

时地更新药物的相关信息，并及时发布后勤的相关服务信息，可以将所获取的资料内容、信息文本、表格图片甚至是视频资料等内容进行共享传输。在信息收集和整理等工作中，可以借助医院内部的局域网络实现信息的高效率检索，以便于科室与职能部门之间的信息传递，特别是对于业务科室而言，可以更好地实现患者信息的高质量共享，从而提升临床工作效率。

另外，现代化技术的支持还可以进一步提升档案信息管理的有效性。管理工作本身相对繁杂，单纯借助人工统筹方式进行管理，工作量庞大且效率较低，同时也不利于医院的持续发展，还会导致患者的诊治延误。对此，信息采集的相关工作可以更好地推动医院档案管理工作的发展，档案管理人员在档案资料收集以及整理期间，对信息可以实现及时性的筛查，对档案不完善的患者，可以及时进行完善，提升档案管理的综合效率，保障信息的准确性。随着技术的持续发展，大数据信息技术在行业中的渗透也越发深入，纸质办公逐渐被摒弃，此时电子化技术的应用便会成为社会的必然发展趋势。

二、现代化档案管理及存在的问题

在档案管理过程中，档案管理现代化属于一种全新的理念，在不同时期所体现出来的价值与内涵并不相同。当前我国的档案管理现代化的特征主要体现在三个方面：

1. 管理组织形式现代化。在档案管理工作中，我们可以通过先进的管理学经验，构建档案科学化管理理念，并落实到实际工作中，指导档案工作的管理方式保持高度现代化。

2. 科学化管理。针对档案管理人员而言，应当有意识地落实现代化管理工作，充分展现现代化管理知识的储备，构建一支不仅拥有丰富科学知识还具备较强业务技术水平的工作团队。

3. 技术现代化。在档案管理工作不断发展的环境之下，档案管理的技术方式也会不断发展创新，其中信息化技术属于当代社会档案管理技术的主要表现，在档案管理技术不断发展的同时，也可以进一步强化管理工作技术的现代化，从而推动档案管理工作持续发展。

但是，从当前的档案管理工作现状来看仍然存在一些问题，主要集中为两点：第一，意识不强。在档案管理现代化发展过程中，档案管理的意识仍然存在薄弱与陈旧的特征，许多管理人员以及专业人员的管理理念都停留在基础层面上，部分领导在思想层面上并不重视。而管理人员的管理意识也存在陈旧特征，对于信息化管理的重视度不足，认为传统管理模式就够用了，导致管理工作水平相对较差。第二，管理设备陈旧。因为档案管理的发展很大程度依赖于财政的支持，再加上管理意识欠缺，导致资源投入于档案管理的水平并不高，管理设备陈旧，管理资源较少，导致管理工作的整体水平较差。

三、现代化推动下的档案管理改革创新策略

（一）建立信息化档案管理理念

在当代社会数据发展环境之下，档案管理模式创新已经成为必然发展趋势，为了更好地适应这一环境的改变，需要提高对档案管理工作的重视度，基于档案管理的工作现状做好信息化的创新。另外，基于档案管理的合理性也需要进行适当的改进，积极构建档案管理工作制度体系，促使档案管理工作有相应的规范与依据可以执行，在出现差错时可以及时追究责任人的责任并实现惩处体系的实施。档案管理工作的制度必须从分层责任制的角度着手，将工作以细化方式进行处理，并将责任落实到每一个岗位上，制度体系的内容应当涉及档案的查阅、收纳以及传递，规避档案在管理与使用期间出现混乱，而呈现出质量较差、信息泄露等风险问题。还需要定期做好人员的培训教育，强化人员素质培训，以持续提高管理人员的综合素质水平。对档案管理人员而言，人员培训属于档案事业发展的关键。针对档案管理人员的培训主要是以信息化档案管理技术以及服务理念为主，强化档案管理的综合工作质量。

（二）完善医院网络建设

在新医改环境之下，互联网技术的应用显得非常重要，基于互联网技术的支持可以及时构建一个理想的医院档案管理体系，并为管理人员提供便捷化的工作环境。医院档案管理工作的信息化落实重点在于基础设施的完善，特别是强化医院信息网络的建设工作。以网络工作为基础，进一步强化医院档案管理的流程化特征。对此，需要管理人员进一步强化基础设施以及条件方面的建设，相关部门需要做好相应设备的引入以及人才的重视，及时完善网络管理系统并强化对系统的维护管理重视度，规避内部出现信息的丢失以及泄漏等问题，强化档案的信息化管理综合水平，保障大数据背景之下医院档案管理工作持续发展。

（三）推进档案的信息化建设

在现代化背景下，档案资料的管理工作必然会向着信息化方向发展，此时也会衍生出大量的信息化档案资料。对此，在今后一方面需要加大关于档案管理现代化的资源投入，增加关于技术与设备的投入，保持与社会环境的同步发展。每一年都需要做好资金方面的投入，做好设备与系统的维护与更新。另一方面需要进一步强化信息化管理工作的资源投入，借助不同部门之间的相互配合，持续提升档案管理方面的信息

化水平。现代化档案管理的服务工作不仅在于信息的管理与储存，更多的是在于信息的加工与价值挖掘，强化服务终端的信息化建设水平，提高档案资料的信息化汇总与分析能力，可以引入大数据技术实现对档案数据的价值挖掘，强化档案现代化建设的综合信息化水平。

（四）细化档案管理措施，提高管理效益

在档案管理工作中必须保持工作质量水平的持续提升。首先需要确保档案管理的细化性归档工作，在工作中及时制定完善的档案归档范围，这一范围必须保持细致性与明确性，并且在工作职能调整以及业务发展期间，可以保持持续性的发展。在制定具体的范围时，需要充分考虑档案的储存完整性以及资料的全面性，确保内部控制体系建设的综合水平。同时还需要做好文件档案的环节性管理工作，不仅需要落实档案工作机制，还需要及时制订归档计划，并基于归档工作的突出问题，在年末做好重点排查工作，及时落实集中化与全面性的归档管理，保障归档工作的细致与全面性。对于医院而言，需要进一步做好人员配资工作，将文件档案资料的交接当作第一任务，以规范化措施作为基础，保障资料信息的清晰性。另外，还需要持续强化人员方面的培训教育工作，借助现场指导、视频教育以及手册宣传等多种途径，实现对人员专业性技术水平的培养，提升档案管理工作的针对性水平，提高档案管理工作人员的自觉意识，确保档案管理团队保持较高的综合性水平。随着信息化技术的持续发展，档案管理工作的信息化程度也会不断增强，所以还需要持续强化档案管理人员的信息化技术水平，确保人员层面上可以推动档案管理工作持续发展。

（五）强化协调工作水平

在新医改背景之下，医院档案管理工作可以借助计算机实现对文字、文档、音频以及视频等多种信息的储存，并借助计算机、信息化技术的支持实现数据的高效率传输与共享，开展系统化的档案管理。对于管理人员而言，需要进一步提升对信息更新的重视程度，同时需要注重科室之间的相互协调，掌握管理领域和计算机软件的相关前瞻性技术，及时提高医院档案管理工作整体水平，构建完善的管理机制，为后续的管控、措施的落实奠定基础。医院的各个科室以及职能部门之间需要坚持管理需求的融合性发展，更好地实现信息的共享，真正落实档案内部信息的及时传播以及高效率传递，在保障硬软件正常运行的情况下，推动医院档案管理工作持续发展。

本章小结

1. 卫生人力资源关系管理是在用人单位整个卫生人力资源管理体系中，各级管理

人员和人力资源职能管理人员，通过拟定和实施各项人力资源政策和管理行为，调节员工与员工之间、员工与用人单位之间的相互关系，从而实现组织和个人的目标。

2. 沟通管理、冲突管理、离职员工管理的概念、类型及方法。

3. 人事关系的依托载体是聘用合同，劳动关系的依托载体是劳动合同。

4. 聘用合同是用人单位与受聘人员经过平等协商达成一致，用书面形式明确双方的权利、责任和义务，以确定双方聘用关系的一种合同形式。包括聘用合同的订立、内容、变更与续订、解除与终止，以及人事争议的概念与适用范围，发生人事争议后的处理方式及处理程序。

5. 劳动合同是指劳动者和用人单位确立劳动关系，明确双方权利和义务的协议。包括劳动合同的订立、内容、变更与续订、解除与终止，以及劳动争议的概念与适用范围，发生劳动争议后的处理方式及处理程序。

6. 用人单位（特别是医疗卫生机构）的职业安全卫生管理。

复习思考题

1. 劳动合同的类型？
2. 解决冲突的途径？
3. 如何营造健康的职业安全卫生环境？

应用案例

保护孕期、产期、哺乳期内女职工的合法权益

一、案例背景

2009 年 7 月 6 日，某公司与张某（女）订立《劳动合同书》，约定张某从事销售工作，合同期限至 2011 年 7 月 5 日。2010 年 3 月 30 日，经公司提出，张某与公司签订《协商解除劳动关系协议书》，约定双方于次日解除劳动关系，公司支付张某经济补偿 3 000 余元。2010 年 4 月 16 日，经医院诊断，张某"早孕"。2010 年 7 月 15 日，经医院诊断，张某"宫内中期妊娠，单活胎；超声孕周：18 周 2 天"。后张某以自己早已怀孕，按照法律规定，单位不得与其解除劳动合同为由，向劳动争议仲裁委员会申诉，要求撤销上述《协商解除劳动关系协议书》，恢复双方之间的劳动关系。

某公司辩称：张某提供的医院诊断证明不足以证明其在 2010 年 3 月 30 日前怀孕，亦不足以证明解除劳动合同时张某不知悉自己怀孕。无论协商解除劳动合同前张某是否怀孕，作为成年人，张某应对自己的行为负责。另外双方协商解除劳动合同并不违

反劳动法的相关规定。故不同意张某的上述请求。

二、审理结果

劳动争议仲裁委员会经审理认为，公司在张某怀孕期间与张某解除劳动合同，违反劳动法的相关规定，故裁决恢复双方之间的劳动关系。公司不服该裁决，在法定期限向有管辖权的基层人民法院提起诉讼。一审法院经审理认为，张某主张在解除劳动合同前其已经怀孕，但其不知情，并提交医院出具的诊断证明。公司虽对此持有异议，但未能提供相应的证据，故对张某的前述主张，应予以采信。2010年3月30日前张某已经怀孕，且张某不知情，故应认定张某在签订上述协议书时存在重大误解的情形，该协议书应予撤销，双方之间的劳动合同亦应继续履行。故判决撤销公司与张某签订的《协商解除劳动关系协议书》，双方于2009年7月6日签订的《劳动合同书》继续履行。本案涉及与在孕期、产期、哺乳期内的女职工解除劳动合同的问题，属于社会关注的热点问题，同时又是审判实践中的难点问题。

我国法律关于与在孕期、产期、哺乳期内的女职工解除劳动合同的相关规定：《劳动法》第二十九条第（三）项规定：女职工在孕期、产假、哺乳期内的，用人单位不得依据本法第二十六条、第二十七条的规定解除劳动合同。《劳动法》第二十六条的规定是指，"有下列情形之一的，用人单位可以解除劳动合同，但是应当提前三十日以书面形式通知劳动者本人：（一）劳动者患病或者非因工负伤，医疗期满后，不能从事原工作也不能从事由用人单位另行安排的工作的；（二）劳动者不能胜任工作，经过培训或者调整工作岗位，仍不能胜任工作的；（三）劳动合同订立时所依据的客观情况发生重大变化，致使原劳动合同无法履行，经当事人协商不能就变更劳动合同达成协议的"。《劳动法》第二十七条的规定是指，"用人单位濒临破产进行法定整顿期间或者生产经营状况发生严重困难，确需裁减人员的，应当提前三十日向工会或者全体职工说明情况，听取工会或者职工的意见，经向劳动行政部门报告后，可以裁减人员。用人单位依据本条规定裁减人员，在六个月内录用人员的，应当优先录用被裁减的人员"。《劳动合同法》第四十二条第（四）项规定：女职工在孕期、产期、哺乳期的，用人单位不得依照本法第四十条、第四十一条的规定解除劳动合同。《劳动合同法》第四十条的规定是指，"有下列情形之一的，用人单位提前三十日以书面形式通知劳动者本人或者额外支付劳动者一个月工资后，可以解除劳动合同：（一）劳动者患病或者非因工负伤，在规定的医疗期满后不能从事原工作也不能从事由用人单位另行安排的工作的；（二）劳动者不能胜任工作的。经过培训或者调整工作岗位，仍不能胜任工作的；（三）劳动合同订立时所依据的客观情况发生重大变化，致使劳动合同无法履行，经用人单位与劳动者协商，未能就变更劳动合同内容达成协议的"。《劳动合同法》第四十一条的规定是指，"有下列情形之一，需要裁减人员二十人以上或者裁减不足二十人但占企业职工总数百分之十以上的，用人单位提前三十日向工会或者全体职工说明情况，听取工会或者职工的意见后，裁减人员方案经向劳动行政部门报告，可以裁减人员：（一）依照企业破产法规定进行重整的；（二）生产经营发生严重困难的；（三）企业转产、重大技术革新或者经营方式调整，经变更劳动合同后，仍需裁减人员的；（四）其他因劳动合同订立时所依据的客观经济情况发生重大变化，致使劳动合同无法履行的"。

三、关于本案的具体分析

根据上述规定，女职工在孕期、产期、哺乳期内的，用人单位不得依据《劳动法》第二十六条、第二十七条及《劳动合同法》第四十条、第四十一条的规定解除劳动合同。由此可见，法律并未禁止用人单位依据《劳动法》和《劳动合同法》的其他条款，与处于孕期、产期、哺乳期的女职工解除劳动合同。在本案中，公司与张某系经过协商解除劳动合同，并不适用《劳动法》第二十六条、第二十七条及《劳动合同法》第四十条、第四十一条的规定。本案的关键问题是公司与张某经过协商于2010年3月30日签订的《协商解除劳动关系协议书》是否是双方的真实意思，是否合法有效。根据现有证据，医院确认张某怀孕的第一份诊断证明的日期为2010年4月。公司主张在协商解除劳动合同时张某已经知悉自己怀孕，但未能提供相应的证据及依据。所以对张某关于解除劳动合同时其不知悉自己怀孕的主张应予以采信。张某在不知悉自己怀孕的情况下，同意与单位协商解除劳动合同，致使自己无法享受孕期女职工的相应待遇，其行为符合《最高人民法院关于贯彻执行〈中华人民共和国民法通则〉若干问题的意见（试行）》第71条"行为人因对行为的性质、对方当事人、标的物的品种、质量、规格和数量等的错误认识，使行为的后果与自己的意思相悖，并造成较大损失的，可以认定为重大误解"的规定，所以公司与张某签订的《协商解除劳动关系协议书》应予撤销。该协议书撤销后，双方之间的劳动合同应继续履行。结合本案的实际情况，笔者建议，用人单位与在孕期、产期、哺乳期内的女职工解除劳动合同时应慎重。用人单位既要认真学习并严格执行劳动法律法规关于女职工保护的相关规定，又要对民事法律行为的基本规定有所了解。只有这样，才有利于减少争议，促进劳动关系的和谐。

案例来源：刘金峰，朱光明. 中国卫生人力资源管理案例集［M］. 中国传媒大学出版社，2013.

第六篇

卫生人力资源管理热点与前沿

第十五章 卫生人力资源的反生产力行为与健康管理

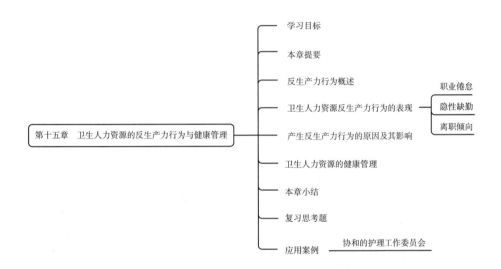

学习目标

通过本章的学习，你应该能够：

掌握：反生产力的含义，卫生人力资源反生产力行为的三种表现，包括职业倦怠、隐性缺勤和离职倾向及其产生原因和影响；

熟悉：卫生人力资源健康管理的必要性；

了解：卫生人力资源的健康管理的现状。

本章提要

本章主要针对反生产力行为进行了介绍。首先阐述了反生产力行为的含义。其次，对卫生人力资源反生产力行为的三种表现进行了阐述。随后，对产生反生产力行为的原因及其影响进行了介绍。最后，我们对卫生人力资源健康管理的必要性和现状进行了介绍。

第一节　反生产力行为概述

组织行为学的重要研究议题之一就是个体行为与组织目标的匹配问题。由此，组织行为学分解出两种不同方向的子系统：与组织目标匹配的行为和与组织目标不匹配的行为。对两者进行研究的最终目的都是要尽可能地使个体行为与组织目标相匹配，并提高组织绩效，最终实现生产价值。组织公民行为、亲社会行为等构念属于前者；反生产力行为、越轨行为以及反社会行为等则属于后者。

萨克特（Sackett）等认为，反生产力行为（Counterproductive Work Behavior）是指从组织角度来看，员工有意做出的违背组织目标的行为。其为学界认知反生产力行为提供了一个关键视角——组织。马库斯（Marcus）和舒勒（Schuler）归纳了反生产力行为的三个本质：（1）是一种受个人意志控制的故意的行为，但一些非故意行为如操作失误除外；（2）行为具有潜在的伤害性，但一些无法预料后果的行为除外；（3）行为违背了组织或其他成员的合法利益，但出于员工合法利益而不得已的行为除外，如病退。美国心理学家阿吉里斯（Argyris）曾举出组织中存在的一种现象，员工可能上班时萎靡不振，但下班后在球场或其他娱乐场所又表现得精力十足。这种现象暗示了经常被忽略的问题：基于个人的视角，员工可以在组织外为个人主动创造生产力；但基于组织的视角，这个人在工作中未必能有如此表现，甚至其行为是与组织规则和组织目标相对抗的，进而会破坏组织的生产力。但是，组织对员工的生产力评价应当是基于组织目标的完成度以及为组织带来的生产力强度，而非工作场所之外的个体行为。因此，反生产力行为表面上看似为个体行为，但在实质上要对其进行更深入的了解，还需要从组织的角度进行考量。

除此之外，其他学者也提出了不同的反生产力行为分类。根据行为暴露程度，可分为隐蔽的（Covert）和公开的（Overt）；从实施主体的意识水平上，区分为内隐的（Implicit）和外显的（Explicit）。不同的分类方式也为大众提供了更多解读视角，并为更好地理解反生产力行为提供了有益的补充。

第二节　卫生人力资源反生产力行为的表现

卫生人力资源是一个国家、地区卫生系统的重要组成部分，是卫生系统维持和强化自身功能的关键，是实施健康中国战略、构建优质高效医疗服务体系的中坚力量，是不断提高人民群众健康水平的重要保障。其出现的反生产力行为大致包括职业倦怠、隐性缺勤、离职倾向。

一、职业倦怠

职业倦怠是指工作环境中的情绪和心理困扰，不仅对卫生人员的身心健康构成了威胁，而且往往还会降低医疗机构提供医疗服务的效率和质量，对患者造成威胁，降低患者满意度，主要表现为情感衰竭、去人格化及个人成就感降低等。其中，情绪衰竭被认为是核心指标，发生在个人过度扩展自己和感到情绪崩溃；去人格化是指由于工作压力而对病人采取冷漠的态度；个人成就感降低是指工作中成就感和能力差的感觉，反映了个人工作感知的变化。据李（Lee）和亨德森（Henderson）的研究，34%的护士长具有高倦怠，49%的护士长具有高情绪耗竭。而我国有 59.1% ~ 69.1% 的护士具有职业倦怠，严重影响护士的工作效率与健康状况。特别体现在高级护士身上，其职业倦怠逐年增加，成为护士离职的关键预测因素。特别是在新冠疫情期间，卫生人力资源面临着正常救治和疫情防控的双重负担，在这一时期，其所承担的工作压力远远高于日常的护理。高强度、高风险的医疗救治工作要求卫生人员必须及时、准确地完成所面临的各项护理工作，超强的工作负担对职业倦怠带来了直接或间接影响。为了更好地保持与吸引优秀的卫生人力资源，学者们从多方提出建议：明确工作内容，减少工作量，提供合理的人力资源分配；根据卫生人力资源的特点，拓宽不同类型人员的专业发展渠道，提高其职业生涯规划技能；重视培训，完善绩效考核和激励机制，帮助卫生人力资源对其所具有的专业知识与获得的薪酬相匹配；增强卫生人力资源的工作控制，为其提供更多的人文关怀并加强不同种类的社会支持等。

二、隐性缺勤

对于隐性缺勤的定义，目前学者们有多种观点：一类作为员工的一种行为态度，是指员工出现在工作场所，但个体未全身心投入生产活动中，生产力未达到正常状态的行为；另一类作为员工坚持"带病上岗"的行为，即尽管不健康，但是不表露出自身生病缺勤的行为。但无论从何种角度出发，其结果通常都与生产力损失等负面影响伴随而至。如何减少卫生人力资源的隐性缺勤问题也是提高卫生人力劳动效率的重要议题。护士因健康状况不佳所导致的生产力受损，不仅会直接影响护士工作效率，也会影响医疗护理质量、工作效率及护患关系的稳定。而救死扶伤的工作负担也会导致卫生服务提供者出现高隐性缺勤和高工作压力。科林斯（Collins）指出，隐性缺勤所带来的生产力损失远大于因病缺勤所带来的损失。对于个人而言，隐性缺勤虽然在事实上继续完成职责工作，但是注意力不集中、精神状态不佳带来的生产力损失更为严重。并且对个人而言，不利于治理康复和保持个体健康；对组织而言，员工效率低下带来的低质量低产出所造成的经济损失更大。特别是对医务人员而言，隐性缺勤对患者造成了潜在危害。利特瓦克（Letvak）对美国 2 500 名注册护士进行隐性缺勤调查，发现每位护士因为隐性缺勤导致患者摔倒、用药错误次数和低护理质量所带来的损失达 1 346 美元，每年带来的损失高达 20 亿美元。而卡朗尼（Knani）在研究中发现，当组织引入新的技术时，员工由于需要适应和学习新知识和技术，此时加强上级领导的支持与同事的帮助可以缓解员工隐性缺勤的发生。当前，学者们也在积极开发隐性缺勤测量量表，更好地探究隐性缺勤的现状和心理因素等，并将隐性缺勤造成的生产力损失量化，转化为可考量的经济性指标，更好地用于指导实践。

三、离职倾向

离职倾向是指员工想要离开现阶段的工作环境并向外寻找新的工作机会的心理倾向。作为预测离职的重要前因，离职倾向对卫生人力资源团队的稳定性与生产力具有至关重要的作用。姜（Jiang）等人针对中国精神科护士的研究表明，约 20% 的精神科护士报告有离职意向，明显高于全国综合医院护士调查（5.1%）。但这一比例低于 Ito 等人在日本 27 家精神病医院（44.3%）和一些西方国家综合医院（美国 22.7%，英格兰 38.9%，苏格兰 30.3%）的报告。《英国医学杂志》（British Medical Journal，BMJ）曾发布一份关于中国广东省医生离职倾向因素的报告，涉及 3 563 名医务人员。结果表明，工作满意度、工作压力、工作家庭冲突、每周工作时间、工作地位于城市/农村地区、工作机构类型、年龄对医务人员的离职倾向的影响都具有统计学意义。截至 2016 年，我国每名注册护士平均需要照看 394 名潜在患者，远高于美国 113 名潜在患者。由于中国护士需要面向更多的潜在患者，对于人均护士比例不高的中国而言，护士离职所带来的影响和危害无疑更加深远。离职倾向预测的人员流失，对组织而言，不仅会导致医疗救治效果的下降，还会造成重要的人力资源浪费、新员工培训成本上升、应届生缺乏带教导师等。对患者而言，一名护士的短缺可能导致低质量的医疗保健，并导致患者自杀等不良后果。当前对于中国而言，护士短缺严重威胁各地区医疗资源与卫生服务的供给与质量，一方面限制了医院病区的扩展与救治效率；另一方面制约了现阶段中国老龄化和相关公共卫生服务的提供，特别是影响了中国"健康中国 2030"卫生保健规划的实现。因此组织有针对性地降低护士离职率、寻求缓解护士高离职倾向的有效措施具有十分深远的意义。

第三节　产生反生产力行为的原因及其影响

当前，学者们在研究过程中，积极寻找人力资源高效利用的方法。斯佩克特（Spector）等人在研究中证实了情景因素与反生产力之间存在特定联系。针对国内卫生人力资源的研究中，杨添安、邓剑伟等学者从工作压力等社会心理因素着手，探索医务人员反生产力的干预方式。通过提高卫生人力资源的工作效率，减少效率损失，以缓解当前我国卫生人力资源供给不足的状况，盘活现有的卫生人力资源存量。

在卫生人力资源的效率供给上，中国的医务人员工作压力的数量和程度非常高，工作压力对反生产力行为的影响范围最为广泛。杨添安等人接受卡瓦诺（Cavanaugh）等人的建议，将工作压力区分为具有积极意味的挑战性压力和具有消极意味的阻碍性压力，进一步衡量不同压力源对卫生人力资源效率损失带来的影响，以便对症下药。

1. 研究中发现私立医院医务人员表现出高挑战性压力和高隐性缺勤行为，公立医院医务人员则受到的阻碍性压力居多。但无论是在私立医院或是公立医院，阻碍性压力对隐性缺勤的影响均十分显著。其将隐性缺勤（Presenteeism）定义为由于健康而导致的生产力下降以及其他分散员工工作能力的事件，如带病出勤、上班拖延、闲谈等。隐性缺勤是最为重要的生产效率损失表现，医务人员出现隐性缺勤行为时，会降低其工作效率。对于医院要求完成的任务需求而言，由于全额薪酬支付给了具有隐性缺勤的义务人员，从而会降低医院的效率，使卫生人力资源的需求增加。在研究中发现，供职于不同性质医院的医务人员，其隐性缺勤的影响来源不同。组织为效率不足的员工支付全额薪资，损失了自身的人力与财力。

进一步研究中，在缓解工作压力与隐性缺勤的关系中，学者们考虑情感承诺作为重要的中介因素。它反映了员工的价值观、目标承诺和对组织的情感依赖。它既是隐性缺勤的重要前因，又是工作压力的重要结果。医务人员的隐性缺勤问题一方面可以通过增加对组织的情感承担和挑战性压力得以缓解；另一方面还可以通过限制医务人员的阻碍性压力来解决，如合理的轮班、改革薪酬结构、平衡工作家庭接口和适当的卫生保健问题治疗等。在实践中提升医务人员的情感承诺有助于增加医务人员对组织的有益行为。当面临挑战性压力时，员工会选择以问题为导向的策略，如努力工作以克服压力、完成更高的工作要求。这可能会提高员工对组织的忠诚度、满意度和情感承诺。但需要注意的是，医院提出的具有挑战性的工作可以在医护人员已经尽了最大努力的情况下得以完成，否则它们会增加医务人员的焦虑或降低他们的信心，要在阻碍性压力与挑战性压力之间找到平衡。

2. 工作压力的存在对于职业倦怠的产生也有一定影响，缓解两者之间的关系有助于改善医务人员身心健康和提升该群体的工作绩效。研究发现，这可能与私立医院既要保障较高的专业水平，也要提供优质服务以获得更好的患者满意度相关，私立医院医务人员的职业倦怠水平较高。医务人员需要接受更加严格的岗位考核，加深了其职业倦怠。并且具有高学历的医务人员拥有更强的专业技术能力，承担更为核心的工作任务，从而承担的工作压力更大。工作压力长期得不到释放也会导致职业倦怠产生。医院决策层可以为管理人员开设一些与医院管理、员工关系管理、情绪管理等相关的课程，帮助中层以上管理人员学习如何合理地管理下属，应对工作压力和工作挑战，更好地调动积极情绪，克服消极情绪，履行管理职责。与此同时，应用决策层还应了解职业倦怠所带来的巨大的潜在危害，要时刻关注管理人员的心理状态，并及时进行干预调解，以帮助管理人员提高自己的管理能力。因此，医院要先稳住现有卫生人力队伍，再拓展新的人力资源加入。

最终，医院可以通过干预医务人员工作责任、工作流程繁琐以及职业生涯发展不畅的压力，缓解当前由工作压力带来的反生产力行为，以提升医院效率，弥补由于卫生人力资源匮乏带来的巨大供给缺口。

在卫生人力资源的报酬分配上，中国医务人员的薪资水平与发达国家相距甚远，且内部分配公平度不足，严重影响了卫生人力资源的继续供职意愿。中国大部分的医务人员都是极度超负荷工作的，工作时长通常是 10 小时甚至更长。中国医务人员的工作投入与报酬严重不符，甚至出现"倒挂"现象。加强医务人员的报酬公平感，让医务人员的劳动价值得以体现，有助于减少我国卫生人力资源隐性缺勤的影响，减少护士群体的离职倾向。例如，北京 2017 年 4 月 8 日正式推行的医药分开综合改革，通过取消医院挂号费和诊疗费，设立差异化的医事服务费；通过设立医事服务费凸显医务人员的劳动价值。

在卫生人力资源的身体素质方面，中国卫生人力资源的亚健康问题不容小觑。长时间的久坐、站立、疲惫、工作压力、高度紧张和焦虑等，深刻影响医务人员的身心状况。与隐性缺勤有关的联系在很大程度上由健康来调节。医务人员感知到的健康问题越多，越容易出现隐性缺勤。对卫生人力资源健康的评价可以有效预测其生产力状况，有利于管理者合理安排排班计划。员工的健康作为最重要的考虑因素，需要进一步努力解决初级卫生保健工作者的工作压力和健康问题。通过及时关心医务人员的身心健康状况以减轻由此带来的隐性缺勤对工作效率的影响。

但是，在相关方面的研究上当前研究还存在不足，值得以后加以完善。首先，大多研究受到已有数据的限制，仅使用截面数据进行研究，未能更进一步探究影响医务人员隐性缺勤、离职等反生产力行为的原因；其次，大多数的研究数据来源于城市地区，对乡村地区涉猎不足，未能全面考虑中国的二元现实问题；最后，在考虑卫生人力资源的供给方面，学者们落脚于提高现有人员的生产力，在为医院提供如何增加卫生人力资源存量的建议上未作过多涉及。

第四节　卫生人力资源的健康管理

卫生人力资源的健康问题是盘活现有存量的基础。健康是指一个人在身体、精神和社会等方面都处于良好的状态。卫生人力资源的健康问题集中表现在两个方面：一方面，由职业暴露带来的危害影响卫生人力资源的健康。医务人员在工作过程中接触到的危险病毒、患者血液，护理过程中接触到的危险药品、用具刺伤等情况致使医务人员身体肌理健康受到损害。另一方面，由于工作压力与组织因素带来的心理影响。研究表明，我国卫生人才，特别是医务人员具有较高的工作压力，严重影响医务人员的心理健康与报酬公平感，最终危害医务人员的健康，并带来较高的隐性缺勤风险。党的十八届五中全会从维护全民健康和实现长远发展出发，推出"推进健康中国建设"的新目标。人才是卫生战线的中坚力量，是人民的健康卫士。"健康中国"要保障全民健康，卫生人力资源作为全民的一部分，其健康问题应当得到保障，卫生人力资源作为救治护理的一线奋战者，其健康问题更应当得到优先保障。

人民健康需求的变化也对卫生人力资源提出了更高的胜任要求。健康是人们全面发展和实现幸福生活的基础，习近平总书记指出，没有全民健康就没有全面小康。在新时代建设中，我国的社会主要矛盾已经发生了改变，"我国社会主要矛盾已经转化为人民日益增长的美好生活需要和不平衡不充分的发展之间的矛盾"，我国的卫生事业发展也面临新的变化挑战。随着社会经济发展与工业化、城镇化、老龄化进程的加快，我国居民两周患病率由 2008 年的 18.9% 上升到 2013 年的 24.1%，慢性患病率由 20.0% 上升到 33.0%。慢性病患者超过 2.6 亿，慢性负担已占疾病总负担的 70%。这一系列的变化，要求卫生人力资源不断提升自己的业务能力，改善我国的卫生服务体现供给能力。

保护卫生人力资源的人身安全，降低由于医患纠纷而带来的安全风险。频发的医患纠纷致使卫生工作者的人身安全受到威胁，在工作中产生心理负担，进而影响工作。卫生人力资源是人民疾病治疗者、生命救助者，社会尊称其为白衣天使，但并不代表其无所不能。医务人员希望挽救每一条珍贵的生命，希望人们病痛痊愈对生命充满希望，希望每个家庭无病无忧而人生满含快乐。人民遭遇疾病困苦时他们是唯一的选择，对医护人员尊重信任才是救治家人的明智选择。同时，也要考虑患者及家属的意愿，给予患者及家属在惊慌情景下安定的信任感，医患互相达成信任才能更好地为患者提供救助。2019 年 12 月 29 日最新发布的《中华人民共和国基本医疗卫生与健康促进法》中第五十七条，"全社会应当关心、尊重医疗卫生人员，维护良好安全的医疗卫生服务秩序，共同构建和谐医患关系。医疗卫生人员的人身安全、人格尊严不受侵犯，其合法权益受法律保护。禁止任何组织或者个人威胁、危害医疗卫生人员人身安全，侵犯医疗卫生人员人格尊严。国家采取措施，保障医疗卫生人员执业环境"。第九十六条，"国家建立医疗纠纷预防和处理机制，妥善处理医疗纠纷，维护医疗秩序"。第一百零六条，"违反本法规定，构成犯罪的，依法追究刑事责任；造成人身、财产损害的，依法承担民事责任"。此举在法律层面上保障了卫生人力资源的安全，但是在现实中真正做到医患关系和谐、避免极端行为的发生还需要进一步探索。

本章小结

1. 反生产力行为对组织而言，其本质是一种绩效，它表现为一系列违背组织目标的行为。

2. 卫生人力资源出现的反生产力行为大致包括职业倦怠、隐性缺勤、离职倾向等方面。其中，职业倦怠表现为情感耗竭、去人格化及个人成就感降低等；隐性缺勤表现为在事实上继续完成职责工作，但是注意力不集中、精神状态不佳继而带来生产力损失；离职倾向是指员工想要离开现阶段的工作环境并向外寻找新的工作机会的心理倾向，作为预测离职的重要前因对卫生人力资源团队的稳定性与生产力具有至关重要的作用。

3. 卫生人力资源产生反生产力行为的原因分为以下几类：一是在卫生人力资源的效率供给上，中国的医务人员工作压力的数量和程度非常高，工作压力对反生产力行为的影响范围最为广泛；二是在卫生人力资源的报酬分配上，中国医务人员的薪资水平与发达国家相距甚远，且内部分配公平度不足，严重影响了卫生人力资源的继续供职意愿；三是在卫生人力资源的身体素质方面，中国卫生人力资源因亚健康问题导致的生产力损失不容小觑。

4. 针对当前的卫生人力资源状况，有必要对其进行健康管理。就卫生人力资源本身而言，卫生人力资源的健康问题是盘活现有存量的基础；就卫生人力资源的工作使命而言，人民健康需求的变化也对卫生人力资源提出了更高的胜任要求；就国家卫生事业的发展角度而言，保护卫生人力资源的人身安全，降低由于医患纠纷而带来的安全风险是我国"健康中国"大计的根基。

复习思考题

1. 什么是反生产力行为？
2. 反生产力行为的本质是什么？

3. 简述职业倦怠的主要表现。

4. 简述隐性缺勤的危害。

5. 论述产生反生产力行为的原因。

应用案例

协和的护理工作委员会

员工出现职业倦怠、隐性缺勤、离职倾向等反生产力行为会对企业的绩效产生严重的消极影响，因此，企业需要从员工的工作压力、薪资水平以及薪酬公平度等方面，进行合理的规划，防止员工反生产力行为的发生。

北京协和医院在建院 90 周年之际，提出了"待病人如亲人，提高病人满意度；待同事如家人，提高员工幸福感"的新的办院理念。护理部把构建和谐护士团队、提高护士满意度列为目标管理的重点之一，通过提高福利、正向激励等系列举措，使护士们能够快乐工作、幸福生活。

护理工作委员会的成立为广大一线护理人员提供了参与医院护理重大事项决策、监督护理管理体制运行的良好平台。这个以基层护士为主体的委员会以广开言路、民主管理作为工作宗旨。大到护士分层管理，小到职工食堂改善服务，在护理工作委员会例会上都可以畅所欲言。护理部负责联络整改，对各项建议和意见逐条答复落实。同时，院长信箱、护理部主任信箱面向全院公开，护士们可以把对医院及护理部的意见和建议与院领导及护理部沟通。畅通的沟通渠道、及时有效的反馈整改使广大护理人员感受到了医院的尊重和关爱。

保障护士福利待遇是增强护士队伍稳定，提高工作积极性的基本条件。医院不断提高护士待遇，通过发放优质护理服务津贴、特殊护理岗位补助、夜班奖励以及提高夜班费等，使护士收入大幅提升。同时，绩效奖金向临床一线倾斜，使表现好、能力强、贡献大、风险高的护士在收入上得到补偿。

老前辈座谈会、名家讲坛等为护士们带来了丰富的文化盛宴；心理专家系列讲座使护士们掌握了科学的减压方法；摄影大赛、文艺汇演、集体修养等丰富多彩的文化生活使护士们在紧张的工作之余放松了心情，陶冶了情操。大处着眼，小处着手，丰富多彩的协和护理文化有效增添了队伍的凝聚力。

案例来源：医院人文关怀，构建和谐医患关系，北京协和医院实践 [EB/OL].（2019 - 12 - 16）[2021 - 9 - 24]. https：//wenku. baidu. com/view/6147de79a617866fb84ae45c3b3567ec102ddc26. html.

第十六章　可持续就业能力

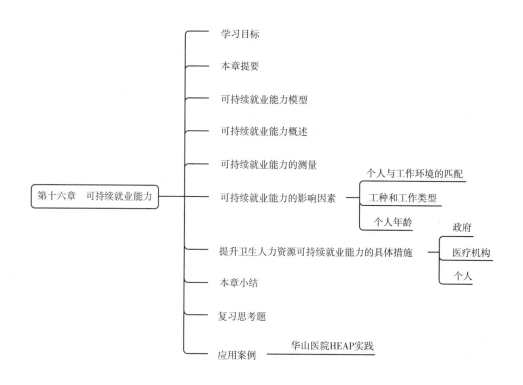

学习目标

通过本章的学习，你应该能够：

掌握：可持续就业能力的含义，可持续就业能力的国际权威测量方式并说明各自的特点，如何提升卫生人力资源的可持续就业能力。

熟悉：可持续就业能力的特点与影响因素，CA 模型。

了解：当前可持续就业能力的模型分类。

本章提要

本章主要介绍可持续就业能力。首先，介绍什么是可持续就业能力；其次，对如何测量可持续就业能力进行了分析；再次，阐述可持续就业能力的影响，并提出可持续就业能力模型；最后，就如何提升卫生人力资源的可持续就业能力进行探究。

第一节 可持续就业能力模型

能力方法模型（Capability Approach，CA）在 20 世纪 80 年代被视为福利经济学的一种替代方法，是由阿玛蒂亚 · 森（Amartya Sen）和玛莎·努斯鲍姆（Martha Nussbaum）综合了一系列非福利经济学的传统方法的想法后提出。CA 模型的核心重点是个人能够做什么（即能够做到）。CA 模型在人类发展理论和捕获能力的评估方法方面具有很大的影响力，该方法促成了人类发展指数的建立，国际卫生条例和信息产业发展的创建及其在联合国等国际组织中的应用。在与经济学家的合作中，Sen 助力使 CA 模型成为人类发展政策辩论范式的主导。此外，自 21 世纪初人类发展与能力协会成立以来，这一方法已被政治理论家、哲学家、社会科学家，以及对人类健康特别感兴趣的学者重视，并在世界范围内被广泛接纳与探讨。目前，CA 模型被越来越多地应用于老龄化人群、精神健康以及基于通用能力（Generic Capability）相关的结果变量等方面的测量与分析。

阿玛蒂亚·森（Amartya Sen）的能力方法（Capability Approach，CA）搭建了一个框架，结合了对价值的关注，反映了可持续就业能力的复杂性。CA 描述的是一种价值目标，即构成有价值工作的一组能力。CA 规定个人应该有能力设想、追求和修改他们的人生计划。CA 中有三个重要元素：能力（Ability）、强调价值的功能性活动（Functionings）和自由（Freedom）。其中，能力反映了个人做自己想做的事和成为自己想成为的人的自由。因此，能力代表了一个人实现有价值结果的机会和条件，包括个人资源、物质资源、物理环境和社交环境；功能性活动代表一个人的存在状态和行为；自由代表两个方面，塑造一个人生活和生活环境的变化的可能性、实现有价值目标的机会和可能性。

CA 的基本前提是工作应该为组织和员工创造价值。这种方法要求决策者调查员工认为有价值的、重要的东西，在特定的工作环境中员工希望实现什么，而且还要确定员工是否可以做到这一点。在工作中，每个人必须既有能力又要有动力工作。在进行工作的环境中，员工必须可以做有价值的任务，有助于实现个人和组织有价值的目标。即个人工作是为了实现员工自己的目标，而员工必须在组织更宽广的目标中实现这些目标。

此外，森（Sen）还提出员工的幸福感应该根据能力来评估，因为员工从事功能性的活动可能是被限制某些选择的结果，或者是员工的选择具有局限性，所以雇主实施有效的干预措施在于评估员工能做什么或是可以做什么，而不是他们实际上做了什么。

范德·克林克等（Van der Klink 等，2016）基于能力方法开发出了可持续就业能力模型，拓宽视野于成本、收益和有效性，但他们认为现有评估工作、健康和就业能力的模型都忽视了工作价值。对于现在的员工来说，工作除了提供收入保障以外，已经成为生活的一部分。员工处在健康的工作环境中，但工作内容变得更复杂和更需要灵活性，如需要主动设定自己的目标、做出自己的选择。员工从被动执行任务者发展为在工作中自主负责的"内部企业家"，他们也想要在工作中实现个人的重要目标和价值，如个人身份、自尊和社会关系等。工作作为实现社会和个人目标、价值的重要手段，也应该为员工提供实现员工目标和价值的机会。而能力方法加入可持续就业能力模型测量的前提就是认为工作要为组织和员工创造价值。并且，现今工作和健康的关系发生了改变，当下健康成为一种资源，而就业或工作是人们想要保持的状态，虽然有时存在健康欠佳的情况，但是启发了管理者应注重工作环境的改善以优化员工健康，使员工可以追求和实现自己的价值目标，反过来还将有助于健康和可持续的目标，有助于个人的选择和可拥有推迟退休的能力。

范德·克林克（Ven der Klink）认为可持续就业能力是指在整个工作生涯中，工人能够以一系列能力的形式获得切实的机会。其核心在于一系列在有价值的工作中进行功能性活动（Functionings），必须有个人和工作环境条件，使员工能够将个人投入和工作投入转换为进行这些真正有价值的功能性活动的机会。由此开发了可持续就业能力模型（见图 16－1）。

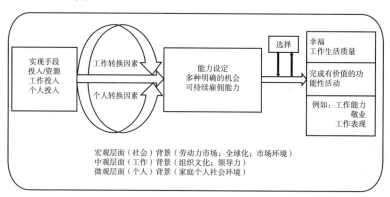

图 16－1　基于能力模型的可持续就业能力模型

可持续就业能力模型描述了一个在员工所处的环境中，员工可以将投入或资源转化为机会从而做出选择，以实现有价值的目标的过程。

模型左边是个人及工作投入或员工可以使用的资源。投入分为两个层面：个人层面指个人能力；工作层面指任务结构、工作需求等工作特征。例如，"发展知识和技能的机会"对很多员工很重要，也是研究中确定的七个工作价值之一，个人方面员工可以利用自己的知识和学习能力，或是其他一般投入的健康、教育和胜任力等；而工作层面则是一个学习环境，包括各种各样的任务、不同层次所需的技能和任务复杂度等。

模型的中心是能力集，即一系列可以用于实现有价值的功能性活动的机会，代表了潜在就业能力的最佳操作过程。"发展知识和技能的机会"，如果它是一个人在其特定工作情况下的重要价值；而工作环境（如具有挑战性的任务和适当的人力资源管理政策）使该员工能够胜任此项工作；并且该员工能够做到这一点（如拥有学习的能力），则这个价值可以被视为一个人的工作能力。这种经验价值能够通过投入和转换因素构成工作能力。

在"投入"和"能力"之间，转换因素（Conversion Factors）起着重要作用。员工不仅需要利用"投入"，而且还需把投入转换为切实的机会，以便实现与工作有关的"有价值的目标"。相关的转换因素包括个人层面中学习和获得新技能的态度和动机，以及工作层面的员工发展的人力资源管理政策。所以个人投入和工作投入既有传统上影响可持续就业能力的因素，还有只要在适当情景下就可以影响以实现有价值的功能性活动的能力集的一系列因素。

模型右边则是员工实际从事的功能性活动。这是员工根据自己的能力集，在自己和工作环境影响下选择的有价值的功能性活动。工作环境通过影响员工选择、偏好和重要性等方面，在员工选择从事的功能性活动时起着重要作用。外部力量会约束个人选择，如社会因素中的耻辱感。所以，CA 强调的是研究者需要超越个人目前所从事的功能性活动去评估个人能力到底能够做什么或者可以成为什么。

幸福和工作生活的质量之所以安排在模型右侧是因为幸福不仅与个人成就有关，也与员工的机会选择有关。能力代表的是实际的机会和自由，幸福和工作生活质量更容易受到"反应转变"（Response Shift）的影响，相比之下，幸福和工作生活的质量不太能成为衡量可持续就业能力的重要指标。并且环境因素很重要，直接影响"投入""转换因素"和"决策"。

CA 引入可持续就业能力模型中还存在两点优势：一是通过考虑价值与环境影响，可以帮助研究者确定员工压力来源；二是在当前工作环境下，为了实现可持续就业能力，员工必须能够在其工作中实现与其核心价值相一致的目标，也在提示雇主在工作中应使组织目标与个人目标相匹配。

范德·克林克（Ven der Klink）还开发了相应的确定能力问题的问卷，使用混合方法，确定了员工在工作中的七大价值，分别为"知识和技能的使用""知识和技能的发展""参与重要决定""在工作中建立和保持有意义的联系""设定自己的目标""有良好的收入""为有价值的事情做出贡献"。通过询问"对您来说有多重要？""您的工作是否为您提供了实现机会？""您在多大程度上真正实现了？"（即，是否认为有价值、是否在工作环境中使用到、是否可以实现）确定每个价值主题是否可以构成员工能力集的一部分。

该模型将可持续就业能力的关注点从主观幸福转移到员工的客观能力，从实际表现转移到员工能够实现的一系列有价值的功能。并且从单纯的资源转化到注重资源和转换因素的影响，对每个步骤都需要根据具体环境进行判断说明。

第二节　可持续就业能力概述

可持续就业能力是在就业能力基础上演变而来，目前相关研究大多围绕员工的动机、健康、就业能力等个人角度展开，主要争议在于是否将其视为个人和工作的共同特征。最新研究认为，工作和工作环境只影响个体被雇佣的预测因素，不应被考虑在概念内，一个员工是否具有可持续就业能力不取决于是否其持续被雇主所雇佣。

20世纪50年代，弗恩图赫（Feintuch，1955）提出"就业能力"是获得一份工作的一个重要决定因素，特别是确保一个人在（不久的）将来获得有报酬的工作的能力。随着80年代"可持续发展"观点的提出，学者们对可持续发展达成共识。可持续发展是一个涵盖资源、环境、人口、经济和社会的多层次体系，而"人"既是可持续发展的主导者，也是可持续发展的最终目标。由于人的可持续发展是可持续发展系统的核心，即人的行为的可持续发展（陈浩，2011），因此就业能力作为一项重要的人类行为也应考虑其可持续发展。

随着现有劳动力市场的变化，综合劳动人口趋向老龄化的现实健康与工作动机则被认为在可持续就业能力概念构建过程中不可或缺。例如，勒马良宁（Llmarinen）等曾将就业能力类比为一间四层屋子，设计了"工作能力屋（House of Workability）"。第一层为健康，是可持续就业的基石，作为可持续发展的生理基础，关系到员工的身体状况以及就业能力的发挥；第二层为能力，指员工所拥有可用于工作的知识和技能；第三层为价值观，是员工工作时所需要的态度和动机；第四层为工作，包含工作环境、工作内容、工作要求和组织。许多学者认为有必要从"终身可持续就业能力"的角度考量劳动力发展现状，而以适应现下劳动力市场的需求。这一角度注重对劳动力的探究从单纯地追求就业人数，转向追求就业者可持续的劳动能力。

范德·克林克等（Ven der Klink 等，2016）基于当代工作的复杂性，认为强调与工作相关的价值十分重要，工作应该提供除了实现收入保障之外的生活目标和价值的机会。因此，学界界定了可持续就业能力的概念，为工人可以在整个职业生涯中以一系列能力获得切实的机会，即在现在和将来，通过员工的工作实现有价值的贡献，还需要保证员工的健康和福利。可持续就业能力意味着工人在其整个工作生涯中获得一套能力获得切实的机会。弗劳伦等（Fleuren 等，2016）指出范德·克林克（Van der Klink）的概念，一是没有深入探究就业的哪些方面可以构成员工的可持续能力；二是基于在工作中实现价值，即可促进可持续就业能力的假设也未得以充分验证；三是只针对已有工作的雇员，忽视了待业或失业状态的雇员。弗劳伦（Fleuren）仍提出对可持续就业能力的定义指个人在当前和未来的工作中发挥作用的能力不会受到自身长期就业的负面影响。而后弗劳伦 BPI 等（Fleuren BPI 等，2018）引入时间序列概念，指出研究可持续就业能力就是探究人们能够工作到（或超过）正式退休年龄的条件，注重个人在工作和劳动力市场上发挥作用的能力。可持续就业能力概念内涵呈现从个人到个人与劳动力市场状况相结合的变化特点，着重强调可持续就业能力的纵向结构，将可持续就业能力描绘为一个多维的概念。

相关学者在可持续就业能力概念的探讨中，目前对可持续就业能力主要从个人角度进行考虑。范德·克林克等（Van der Klink 等，2015）提出从个人能力发展构建以能力集为基础的可持续就业能力。他提出，当工作不仅是作为一种谋生手段，并且具有自己的内在价值时，那么员工更有可能获得可持续就业的能力。弗劳伦等（Fleuren 等，2016）给出概念优化的建议，认为不可将可持续就业能力视为个人和工作的共同特征，员工在工作中实现价值也不必然带来可持续就业的能力。他认为"工作和工作环境可以预测一个人的可持续就业能力，但它们永远不可能是可持续就业能力的一部分，就业能力只是个人的一个特征"。工作和工作环境只可以是影响个体被雇佣的预测因素，特别是对处在待业状况的个人，是否具有可持续就业能力不取决于是否持续被雇主所雇佣。帕斯卡尔等（Pascale 等，2017）也认为可持续就业能力是个人的特性，即员工需要有继续工作的能力、继续工作的动力以及继续工作的机会。

第三节　可持续就业能力的测量

在不同行业领域对可持续就业能力的测量标准存在差异，主要有三种类型：一是基于个体感知的状况，如健康、疲劳、情绪耗竭、感知受雇佣的机会等；二是基于工作影响，如工作投入、工作满意度、被放置在艰苦岗位、离职、工作能力、工作动机等；三是基于起始能力的大小，如个人资源、物质资源、物理环境和社交环境见表 16 - 1。

表 16 – 1　　　　　　　　　可持续就业能力的国际权威测量方式梳理

作者与时间	测量维度	期刊	测量特点
帕斯卡尔（Pascale），2014	能力、动机、可持续的工作机会	Journal of Clinical Epidemiology	基于能力—激励—机会框架，着重关注可持续就业能力需要的工作环境
皮特斯（Peters），2015	自我评价的健康状况、疲劳、情绪耗竭、工作能力、工作投入、工作 - 家庭干扰、工作满意度、病假数	International Archives of Occupational and Environmental Health	适用于将不同工作模式群体作为测量对象
伊贝马（Ybema J F），2017	就业能力满意度、工作生产力、病假	International journal of human resource management	介绍了可持续性的概念发展，认同 SE 分为 3 个部分，最终分别探究了 3 个小变量，并没有把他们合起来作为 SE
弗劳伦（Fleuren），2018	感知到的健康状况、工作能力、对康复的需要、疲劳、工作满意度、工作动机、技能差距和感知到的就业能力等	Scandinavian Journal of Work, Environment & Health	放弃了传统的由名词推出测量维度的反射性概念，借助形成性概念构建可持续就业能力
弗劳伦（BPI Fleuren），2018	感知健康状况、恢复需求、疲劳、工作能力、技能差距、就业能力、绩效、动机和工作满意度	Journal of Clinical Epidemiology	文章是 Fleuren 的追随者，认同了定义和维度，在此基础上提出了具体的 9 个指标量表测量这一概念
黑泽尔泽特（Hazelzet E），2020	健康与生产力	Frontiers in Public Health	文章认为 SE 并不是一个个人的概念，而是雇员与组织环境的交互。衡量方式上，从 Maastricht Instrument of Sustainable Employability（MAISE）中提取的

资料来源：Ybema J F，Vuuren T V，Dam K V. HR practices for enhancing sustainable employability：implementation，use，and outcomes ［J］. International Journal of Human Resource Management，2017：1 – 22.

Fleuren B，Van A，Zijlstra F，et al. Handling the reflective – formative measurement conundrum：A practical illustration based on sustainable employability ［J］. Journal of Clinical Epidemiology，2018，103：71 – 81.

Hazelzet E，Bosma H，Rijk A D，et al. Does Dialogue Improve the Sustainable Employability of Low – Educated Employees? A Study Protocol for an Effect and Process Evaluation of "Healthy HR" ［J］. Frontiers in Public Health，2020，8：446.

　　各式测量指标在使用中可以互相交织，各有不同的应用。第一，在以不同工作模式群体为主体的测量中，维利博尔·彼得斯等（Velibor Peters 等，2015）探究不同类型工作时间的护士在可持续就业能力方面的差异，工作时间表和工作时间与消极后果具有相关性，进而采用自我评价的健康状况、疲劳、情绪耗竭、工作能力、工作投入、工作—家庭干扰、工作满意度、病假数来衡量轮班护士的可持续就业能力。测量健康状况时，采用"总的来说，你对自己的健康有多满意"条目，赋值 1 ~ 10 分，从"非常不满意"到"非常满意"。疲劳采用斯梅特等人（Smet 等，1995）的多维疲劳量表进行测量，有四个条目，如"我觉得很累"。采用李克特（Likert）5 点量表，从"是，这是真的"到"不，这不是真的"。分数越高，说明疲劳程度越高。情绪耗竭采用荷兰版的工作倦怠感量表（Maslach Burnout Inventory）进行测量，该量表共有 5 个条目，，如"我对我的工作感到筋疲力尽"。工作能力使用工作能力指数（WAI）中"对当前的工作与一生中最好的工作能力进行主观评估"，得分从"0 = 完全不能工作"到"10 工作能力最佳"。工作投入用来测量积极的、与工作相关的成就感状态，使用乌特雷切（Utrecht）工作投入量表进行测量。其包含 9 个条目，从"0 = 从不"到"6 = 总是和每天"，分数越高表明工作投入程度越高，如"在工作中，我感到精力充沛"。工作—家庭干扰采用尼杰梅根（Ni jmegen）调查的工作—家庭干扰量表进行测量，有 8 个条目，从"0 = 很少或从不"到"3 = 非常经常"。分数越高，互相尊重的程度越高，如"你的工作时间安排曾多少次让你难以履行家庭义务"。工作满意度则用"你对自己的工作总体上有多满意"来衡量，得分从"1 = 非常不满意"到"10 = 非常满意"。疾病缺勤由组织的缺勤报告评估，规定了怀孕不属于缺勤范畴。组织根据每个人缺勤的次数和持续时间进行登记，划分为"无缺勤""短缺勤（<8 天）"和"长缺勤（>7 天）"。范德文等人（Van de Ven 等，2014）则在研究男性轮班工人和白班工人的可持续就业能力时，采用三个二分变量"被放置在艰苦的工作岗位上""长于六天的病假"和"离开组织"进行测量。

第二，在基于工作环境的测量中，帕斯卡尔等人（Pascale 等，2017）在关于不同概念年龄与可持续就业能力的研究中，对可持续就业能力需要的工作环境提出要求。工作环境通过提供继续工作的机会来促进员工的可持续就业能力。在测量可持续就业能力时，基于能力—激励—机会（Ability - Motivation - Opportunity，AMO）框架，采用能力、动机、可持续的工作机会三个指标进行衡量。其中在测量上采用荷兰工作条件调查关于就业力、能力和动机转变的研究，使用"你认为自己在多大程度上——生理上和心理上——能够继续目前的工作通过感知内部和外部就"条目测量继续工作的能力。"你想一直工作到什么年龄"用于测量工作动机，评分标准从 1 代表"年龄 <60 岁"到 10 代表"66 岁或以上"。通过感知内部和外部就业能力的三个项目量表来评估继续工作的机会，得分都在李克特五点量表（Five - Point Likert Scale）上，1 = 绝不（Absolutely，not to），5 = 绝对是（Absolutely），如"我相信，在不同的公司找到一份有吸引力的新工作对我来说很容易"。

第三，在基于概念构建的形式中，概念构建形式分为由名词推出测量维度的反射性概念和由不同维度综合反映名词含义的形成性概念，弗劳伦等人（Fleuren 等，2018）采用形成性概念，使用2012 年和2014 年马斯特里赫特（Maastricht）前瞻性队列研究（MCS）的两波数据中的 2 672 名受访者为调查样本进行分析。在研究中常使用的是反射性概念构造方法，用于构造反射性概念的测量指标都可以归为有相同意义的一类，具有相同的基本含义，并且指标之间互相相关，表示出一定的内部一致性。并且从中删除一些指标并不会改变被测量概念的含义。例如，可以使用 X、Y、Z 测量"疲劳"，去掉 X 后，余下的 Y、Z 仍然可以继续用于测量"疲劳"。而弗劳伦（Fleuren）使用形成性概念构造的方法，与反射性概念相反，形成性模型中指标衡量的是构成假设形成因素的不同方面，因为指标可以互相关联，也可以没有联系。他们用于衡量可持续就业能力的观察项目，包括个人在工作中和在劳动力市场中需要的不同能力。其测量可持续就业能力使用形成性测量模型，构造的概念与测量指标之间具有因果关系，其将不同观察项目视为测量维度，反映的是所要构造概念的其中一部分，最终概念的形成是由这些观察到的项目的得分引起的，意味着正在研究的结构是多维结构，也可以视为可持续就业能力的概念是在不同观察项目上的总结。此外，如果从度量模型中去掉一个形成性指标，则余下的指标构造的意义可能改变。例如，社会威望不能直观测量，通过观察个人的"收入""教育程度"和"职业"体现出来，但若去掉"收入"，则剩下的两个变量测量的就不再是社会威望。由此，使用弗劳伦（Fleuren，2016）定义的可持续就业能力，个人在当期和未来的工作中发挥作用的能力由一系列特征（感知到的健康状况、工作能力、对康复的需要、疲劳、工作满意度、工作动机、工作绩效、技能差距和感知到的就业能力）组成，这些因素共同描述了一个人在整个工作生活的不同阶段能够被雇佣的程度（图 16 - 2）。

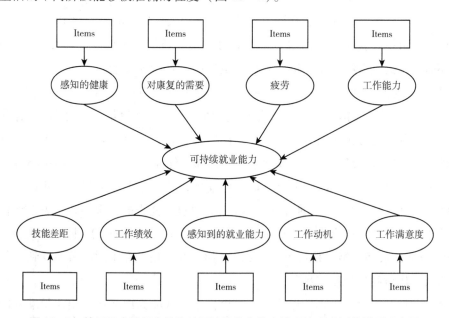

图 16 - 2　基于形成性概念构造的可持续就业能力的理论形成测量模型示意图

　　测量由上述 9 个维度构成，每个维度都包括个人在工作和劳动力市场中发挥作用和能力的不同方面。从多个时间点上考虑上述维度，能够形成一个稳定可增长的可持续性。通过自我报告问卷和个人强度检查表的动机亚量表进行测量，9 个维度的分数经过标准化后以每个维度的高分表明对可持续就业能力的积极贡献，然后以相等的权重添加，最后将可持续就业能力构造为一个九维复合变量。

第四节　可持续就业能力的影响因素

可持续就业能力的影响因素主要包括以下三个方面：一是在工作模式方面，工作时间、工作制度、轮班制度均在不同程度上影响员工的可持续就业能力；二是在工作境况方面，对工作环境的干预可以影响员工的可持续就业能力，而体力工作量的高低则是促进可持续就业能力的必要因素；三是在个体因素方面，一类为与肌体相关的个人行为、锻炼等；另一类为社会心理因素中的自主性、支持、工作中的情绪需求、心理健康问题以及组织年龄、功能年龄和寿命年龄，这些都可能会对可持续就业能力起到促进或抑制作用。

一、个人与工作环境的匹配

可持续就业能力需要个人与工作环境有良好的匹配，也需要各个年龄段的人保持和提升工作能力，以防止能力衰退和可能的提前离职。当个人与他们工作的内在需求相匹配时，会使个人与组织之间产生较好的结果，符合可持续就业能力的要求。乔迪·奥科曼等人（Jodi Oakman 等，2018）对工作场所进行干预，如对针对个人的行为改变或锻炼计划，针对组织的工作环境、工作制度和工作时间的改变，使用荟萃分析（Meta – Analysis）发现这种改变有较小的积极作用，因此工作场所干预也可能提高员工的工作能力。雷滕等人（Leijten 等，2013）也积极探究与工作有关的因素，如自主性、支持、工作需求、工作中的情绪需求和体力工作量，这些被认为是促进可持续就业的必要因素。他们认为低自主性和高工作要求增加了一系列常见慢性健康问题与缺勤之间的联系，而心理健康问题对工作能力和工作效率有不利影响，这些因素都应该被视为抑制可持续就业能力的重要危险因素，也应成为工作场所健康干预的重点，并从根本上促进可持续的就业能力。

二、工种与工作类型

可持续就业能力同时也受到工种与工作类型的影响。范德文等人（Van de Ven 等，2014）研究男性轮班者和白班工作者的可持续就业能力，发现由于生理和昼夜规律被破坏，轮班制工作对工人来说可能是一种负担，使他们可能面临可持续就业能力降低的风险。维利博尔·彼得斯等人（Velibor Peters 等，2015）认为不同类型工作时间的护士在可持续就业能力方面存在差异，固定早班护士的可持续就业能力的表现最优，而轮班制都影响了护士的可持续就业能力。

三、个人年龄

可持续就业能力还会受到个人年龄的制约。目前，由于人口老龄化而延长了劳动者的工作寿命，这要求他们在整个生命过程中都可以保持工作能力。帕斯卡尔等（Pascale 等，2017））认为老龄化与可持续就业能力相关，并将老龄化分为四个具体概念：日历年龄、组织年龄、功能年龄和寿命年龄。其中有孩子的劳动者其寿命年龄与继续工作的能力呈负相关；组织年龄又与继续工作的动机呈负相关；功能年龄与继续工作的能力、动机和机会都表现出显著的负相关。弗劳伦等人（Fleuren 等，2018）认为年龄和时间对可持续就业能力有影响，随着年龄的增长和时间的流逝，可持续就业能力受到的影响从整体上看较为微弱。年龄对可持续就业能力中的"就业能力"和"感知健康"方面有较小的影响；在时间方面，特殊时间点通过周期效应和世代效应对员工的"疲劳""工作绩效"和"技能差距"有较小影响，这表明，老龄化过程对劳动者的工作能力和劳动力市场功能的影响有限。其使用 APC 模型评估可持续就业能力的影响因素，认为年龄影响可能会被时期和队列效应所扭曲，即在考虑个体特征发展时，年龄（Age）、时期（Period）和队列（Cohort）三个效应互相关联，隐含在时间研究中。

APC 模型（Age – Period – Cohort model）由弗罗斯特（Frost，1939）首次提出，通过年龄、时期、队列三个维度对肺结核发病原因进行研究。此后，APC 模型被广泛应用在流行病学和人口学研究中，特别是针对慢性疾病的发病率和死亡率变化趋势的分析，以及预测未来疾病发展的变化。该模型以泊松分布为基础，可在同时调整年龄、时期和队列等因素的条件下，估计一定人群的在特定领域内的特定行为或状态，体现这些行为状态在年龄、时期和队列上的变化趋势。其经典公式为：$\ln\left(\frac{y_{ij}}{n_{ij}}\right) = \mu + \alpha_i + \beta_j + \gamma_k$，其中，$y_{ij}$ 代表发病或死亡人数，假设服从独立泊松分布；n_{ij} 代表人口数；；μ 表示年龄、时期、队列参数的疾病危险性参照水平，通常参数的第一个水平是其他水平的参照；α_i 表示年龄效应；i 为年龄分组，$i = 1, 2, 3\cdots$；β_j 表示时期效应；j 为具体年份，$j = 1, 2, 3\cdots$；γ_k 表示出生队列 k 的效应，是指与第 i 层年龄和第 j 层时期有关的出生队列作用。而后，波茨坦（Blossfeld）在 1986 年提出 APC 模型，用来探究"年龄""时期"和"队列"三类不同因素对社会现象的不同影响，以找出影响该现象的最终的原因。它以泊松分布为基础，可在同时调整年龄、时期和队列等因素的条件下，估计一定人群在特定领域内的特定行为或状态，体现这些行为状态在年龄、时期和队列上的变化趋势。此后，该模型在劳动力就业市场的分析中也有应用，已成为一种常见的分析工具。

传统方法在研究现象与个体的关系时是观察不同时期该事件的发生率，往往研究者对受访者的年龄、生活经历不加以区分，但是每个观察期的事件发生率同时受到年龄和出生队列的影响，即同一事件对不同时代出生的人们在不同的年龄阶段有不同的影响。而关于这两个因素如何影响该事件以及影响程度的大小，无法直接得到并提出合理解释，由此会造成结果在推广至全年龄阶段时出现各类偏差。学者们需要对年龄、时期、队列三个因素在各个不同亚组层面上对该事件起到的作用相对大小进行探究。APC 模型可以将年龄、时期、出生队列的作用数量化，弥补传统方法的不足，为学者们进一步探索各个效应的影响提供理论支撑。

将 APC 模型应用于可持续就业领域中，要将劳动力视为一个动态发展的过程，它在不同的阶段都会随时间变化。将不同队列、不同时期参加工作的对象区分开来，再对不同层次劳动力的可持续就业能力进行分析。其中年龄效应指从个体角度出发，因为年龄变化导致其技能、经验、劳动能力的变化而影响职业机会；时期效应指劳动力市场在某个时刻发生变化，则该时刻身处其中的所有人均会受到影响；队列效应则是不同世代的人群，其进入劳动力市场的不同情境，导致了不同的职业机会。APC 模型的本质，是探究在劳动力市场中不同队列的劳动者的作用机制，以及不同社会情境下劳动者在职业生涯开始过程和周期长短上的变化情况。

第五节　提升卫生人力资源可持续就业能力的具体措施

可持续就业能力受多种因素的影响，总体上可以分为三类：工作模式、工作环境及个人生理心理因素，因此，在提升卫生人力资源的可持续就业能力方面，宏微观主体应该共同努力、对症下药，实现多方共赢的局面。

一、政府

1. 政策与战略支持。将卫生人员可持续就业能力计划作为国家长期卫生战略和更广泛发展战略的一部分，加强其内容和实施，重点关注卫生人员的生理、心理及社会健康问题，实现"全民敬医"的大环境。

2. 充分利用老龄医务工作者的就业能力。由于人口老龄化，老龄医务工作者的比例比以往任何时候都要高。帮助和鼓励年长工人留在劳动力市场是很重要的，老龄医生意味着经验、阅历与资历，充分调动老年人的潜力是对这些人口结构变化的关键回应。因此，政府应该设立相关工作机制，针对老年医务人员的工作制度进行指导性安排，让他们愿意回到工作岗位并积极奉献。

3. 建立健全监督与惩戒机制。政府应当建立监督与惩戒机制保护卫生工作者免受攻击和伤害。在脆弱、不安全和政治不稳定形势下保护卫生工作者的需求越发紧迫，伤害可能来自基于性别的暴力或身体、言语和心理虐待，必须为卫生工作者提供履行职责所需的工具和物资，并使他们能够在这些环境下履行并调整其卫生职责。

二、医疗机构

根据工作需求—控制模型可知，较多的工作资源匹配较少的工作控制时，员工会更能感知到工作的内在意义与价值，对工作的满意度更高，组织承诺和工作绩效也更高。

1. 培训计划。现代社会千变万化，细菌与病毒也处于不断进化过程中，因此医务工作者在执业阶段必然会遇到医学难题，这要求医院等医疗机构树立变化意识与责任观念，建立健全医务工作者的培训计划，对新形势下的医学专业问题进行研究和系统性培训，提高其就业能力和水平。

2. 轮班制度与自主性。有研究指出，与工作有关的自主性、弹性工作等工作需求是促进可持续就业的必要因素，这意味着医疗机构应当充分重视员工的自主性需求，实行弹性工作制，优化完善轮岗制度，给予员工充分的休息时间，以合理化员工的工作量，提高工作能力和与健康相关的生活质量。

3. 组织关怀。给予医务工作者充分的组织关怀对于医疗机构而言是十分有必要的，尤其是在当前医患关系紧张、伤医事件频发的社会背景下，医疗机构应当设立咨询室并积极开放，对医务人员定期访谈，了解其工作需求与倾向，尽可能使其得到组织支持与关怀，提高其组织承诺与工作满意度，进而提升工作投入和绩效。

4. 宣导工作。有研究考察了内在激励性工作（内在工作价值）和年龄支持性环境对于员工可持续就业能力、工作投入和情感承诺三个指标的影响，并最后得出内在工作价值与所有年龄雇员可持续就业的三个指标均呈显著正相关的结论。这意味着医疗结构应当充分重视工作的内在意义，强调医务工作的价值和使命感，帮助医务人员产生内在激励，提升可持续就业能力。

三、个人

1. 提高教育水平与终身学习的意识。大量研究证明，高教育水平的员工具有更高的就业水平和能力，对于工作性质的选择权也更大，所谓"活到老，学到老"，医务人员有必要提高教育水平和终身学习的意识。

2. 强身健体，保持健康的体魄。医务工作者长期的高强度工作会对其生理和心理产生双重伤害，不仅容易造成身体疲惫，更容易产生倦怠心理，对工作失去热情。因此个人有必要建立锻炼计划，以提高其在工作和恢复之间平衡的能力，尤其是承受长时间高强度工作的能力。

本章小结

1. 可持续就业能力是在就业能力基础上演变而来的，目前相关研究大多围绕员工的动机、健康、就业能力等个人角度展开，主要争议在于是否将其视为个人和工作的共同特征。

2. 可持续就业能力的测量标准在不同行业领域存在差异，主要有三种类型：一是基于个体感知的状况；二是基于工作影响；三是基于起始能力的大小。

3. 可持续就业能力的影响因素主要包括以下三个方面：一是在工作模式方面；二是在工作境况方面；三是在个体因素方面。

4. 可持续就业能力模型描述了一个在员工所处的环境中，员工可以将投入或资源转化为机会从而做出选择，以实现有价值的目标的过程。

5. 可以从个人、医疗机构、政府三个主题来提升卫生人力资源的可持续就业能力。

复习思考题

1. 简述什么是可持续就业能力。
2. 列举当前可持续就业能力的国际权威测量方式并说明各自的特点。
3. APC 模型应用于可持续就业能力中具有什么特点。
4. 阐述什么是 CA 模型。
5. 论述可持续就业能力模型如何帮助员工实现有价值的目标的过程。

应用案例

华山医院 HEAP 实践

遭遇病人投诉，内心感到委屈，如何进行心理调适？工作压力大，亲子关系紧张，怎样处理家庭矛盾？对于很多白大褂来说，这些都曾困扰着他们的日常工作和生活。

自 2013 年起，华山医院工会和华山"心灵绿洲"工作室借鉴员工帮助计划（Employee Assistance Program，EAP）模式，融入心理管理学、社会学相关理论，在全市卫生系统中率先启动"华山医院员工关爱计划"，为构建和谐医患关系、缓解职工身心压力做出积极努力。

当前，卫生行业面临来自社会、患者的多重压力，医务人员除了要面对繁重的工作、超长的工作时间、不可避免的医患矛盾之外，还要面临带教、科研、继续深造和职称晋升等多种挑战。这些长期而持续的压力都对医务人员造成了一定的消极影响，容易使其产生职业倦怠。作为医院最宝贵的资源，员工的心理状况直接影响着他们的身体健康、精神状态和工作效率。

为此，多年前华山医院就设立专门的 HEAP（华山医院员工关爱计划）实施团队，由工会、人力资源部等部门人员组成，组织和培养心灵关爱师团队，通过巴林特活动、"和谁一起午餐"、心灵热线、"幸福华山"主题培训、正念瑜伽课程等方式，帮助员工减少或消除导致职业心理压力和心理问题的因素，建立起一个积极的、支持性的工作环境。经过近 7 年的扎实推进和理论创新，华山医院无论从实践操作还是理论探索，都闯出了一条具有医院特色的员工关爱之路，横向包含身心健康、个人成长、职业生涯发展、社会适应等四大模块；纵向囊括危机前、危机中、危机后三级援助体。据了解，对于心理压力和职业倦怠特别严重的员工和科室部门，华山 EAP 项目中还制订了小型 EAP 专案，定期提供针对性的团体心理辅导、个体心理咨询和团队拓展活动，保证员工能够顺利、及时地获得心理咨询及团队支撑。华山医院老年科顾洁医生是该院巴林特小组组长，她向记者介绍，目前医院定期以科室为单位开展巴林特小组活动，基本每月开展一次，"活动中，我们发现小组成员情感上的负面情绪得到抒发，在认知上发生了可喜转变"。有一次，一位来自 ICU 重症监护室的护士小 A 诉说了自己的委屈：有一位病人做完脑部开颅手术，进入 ICU 重症监护室观察一夜，因为治疗需要，身体被仪器做了约束。小 A 当晚上大夜班，负责对三个重症病人进行照理，包括这位病人。在晚上值班过程中，小 A 按照规定每两小时进行了一次巡视，"在最后一次巡视中，病人说手冷，我就为她把被子盖好。然而，在第二天医院客服人员对病人进行调查时，病人却向客服反映昨晚睡得比较冷，说我没有照顾好她"。虽然护士长并没有指责小 A，但是小 A 仍然对接到投诉感到非常不解和委屈。她十分迷惘，甚至开始怀疑自己选择这份工作的初衷。针对小 A 的委屈，巴林特小组通过提出问题、组员分享等环节，由小组成员扮演"病人""护士""护士长""客服人员"等角色，帮助求助者分析原因，换位思考，顾洁告诉记者，"最终，这位护士在小组成员的陪伴下，从多个角度体会到了各个当事人的感受，更深层次理解到他们的想法，从而获得心理上的支持性力量，委屈变少了，对生命的关爱更主动，对自己的职业信心更坚定了。这份体验，仿佛是她的职业生涯中一颗宝贵的种子，陪伴她慢慢成长。

华山医院 HEAP 的开展，以实现人的全面发展为目的，引导员工提高自我调节能力，塑造积极向上的阳光心态，形成互相帮助的和谐氛围，创造有利于员工成长的人文环境。据统计，华山医院开展员工关爱计划前，2012 年职工总体满意度为 83.18%，2014 年为 86.73%，2016 年为 90.60%，2018 年达到 94.6%，比 2012 年增长 13.7%。与此同时，HEAP 的探索也越来越得到社会的关注和肯定：2014～2019 年华山医院 HEAP 先后荣获国际 EAP 协会中国分会客户专委会"最佳实践奖"，上海市公共关系协会"优秀实践案例金奖"，国际 EAP 协会中国分会 20 周年"最佳实践案例奖"。医院连续 3 届获评上海市"劳动关系和谐职工满意企事业单位"，并荣获"上海市人文关怀心理疏导示范点"，中国医院协会"人文爱心医院"。

医疗卫生行业的工作性质、服务对象和其他行业相比具有很大的差异，各地各级各类医院也明显存在文化特征和员工需求的地域性差异，员工的压力源和主要心理问题具有行业特殊性，因此，不能直接照搬应用国外或国内其他行业的 EAP。找到一种适合的模式和方法对于全面深入开展医院员工关爱具有必要性和紧迫性，华山医院也将在该领域继续探索。

2018～2019 年，华山医院结合医改形势及全球企业组织发展对职场健康的追求，尝试将 HEAP 与卫生行业职业健康促进的项目实施和体系建设相融合，与医院管理与文化建设相融合，探索"HEAP＋"，内容覆盖医务人员身心健康、职业病防护、职业环境安全、社会适应和家庭支持，并进一步在"HEAP＋思政工作""HEAP＋医务社工""HEAP＋职业健康""HEAP＋人本管理""HEAP＋健康促进"等领域探索。

案例来源：营造良好氛围让医务人员轻松执业 [EB/OL].（2020 - 5 - 21）［2021 - 9 - 24］. http：//www. doc88. com/p - 89616907196168. html.

第十七章 卫生政策对卫生人力资源管理的影响

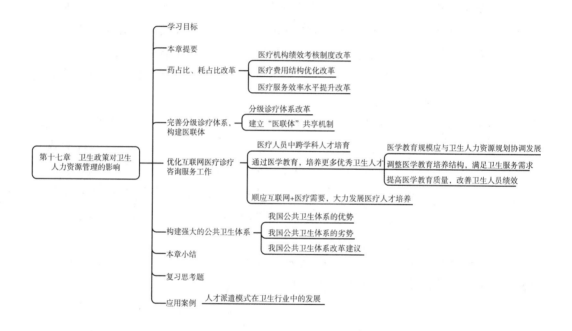

🎯 学习目标

通过本章的学习，你应该能够：

掌握：我国医疗改革的背景与内容，分级诊疗与医联体的发展与关系，互联网医疗的发展方向与目标。

熟悉：卫生人力资源的现状与培养方式，了解我国的公共卫生体系。

🎯 本章提要

卫生政策是开展卫生人力资源管理的前提和纲领性文件，因此，了解我国当前的卫生政策对卫生人力资源管理的影响对卫生组织的发展、转型具有与时俱进的指导性意义。本章主要介绍当前我国的主要卫生改革方针对组织卫生人力资源管理的影响。首先，介绍药占比、耗占比改革的影响以及当前分级诊疗体系、医联体的完善手段；其次，介绍"互联网＋"政策下医疗服务的内容和优化方式；最后，阐述了当前我国公共卫生体系的建设与发展。

第一节　药占比、耗占比改革

药占比一度是公立医院综合改革的重要抓手。药占比考核贯通"国家—省—市—县"各级公立医院，级级发文，层层加码。作为与"取消药品加成"并行的改革举措，药占比考核致力于倒逼公立医院的收入结构调整，逐步降低药品的收入占比，提高医疗服务的收入占比，并通过"腾笼换鸟"体现医务人员的劳务技术价值。对患者而言，药占比在一定程度上扭转了部分公立医院"重用药，轻服务"的局面，有效降低了患者的诊疗总支出。《国务院办公厅关于加强三级公立医院绩效考核工作的意见》（以下简称《意见》）剔除了药占比、耗占比等医院考核指标。国家卫生健康委医政医管局局长张宗久表示，本次绩效考核用合理用药的相关指标，取代了单一药占比指标，更注重医务人员的处方合理性和患者用药的质量安全。这标志着公立医院绩效考核揭开了精细化控费的序幕。

不过，粗放控费措施也带来一些弊端：一是成本费用转嫁，公立医院的药品、耗材费用增速压下来了，但公立医院办医的自主性和积极性被压缩；二是遏制患者需求，特别是在每年的考核期末，部分公立医院往往以各种理由拒收手术病人，拒绝使用必要的高值药物，不仅影响患者就医体验，还可能延误患者病情；三是妨碍政策落地，受药占比影响，一些进入国家、省级医保目录的药物无法打通进入公立医院的"最后一公里"。

正是顺应医院、患者、产业的呼声，《意见》取消了药占比的考核指标。作为替代，在费用控制方面，新增了次均费用指标，更注重患者单次就医负担的感知度；在合理用药方面，将药占比细化为基本药物占比（含门诊、住院）、国家组织药品集中采购（俗称"4＋7"带量采购）中标药品使用率等指标，划清政府调控权与医院自主权的界限。当然，如果认为取消药占比将为高值药的医院准入"大松绑"，这是不准确的。随着公立医院面临医保/财政预算"紧平衡"、业务拓展"紧箍咒"、绩效评估"紧约束"，公立医院绩效考核不会变松只会更严，考核指标不会变粗只会更细，医疗界、产业界需要适应精细化控费的新常态。

下一步，考核指标、考核办法还有进一步精细化的较大空间。例如，一是防止费用分解，需要医保部门协同推进按人头付费、疾病诊断相关分组（Diagnosis Related

Groups，DRG）等医保支付方式改革，避免患者就医总费用在短期内反弹。二是重视患者获益，各地要结合实际情况，更注重临床疗效、患者生存质量等患者就医刚需的"结果指标"；在满足公立医院公益性、完成基本医疗服务的基础上，甄别不同区域、不同经济发展水平的患者的差异化医疗需求，对药品耗材使用、医疗资源配置等指标制定差异化的考核规则，避免"一刀切"引发过度医疗或医疗不足。有条件的地方还要综合运用移动互联网、大数据、智能可穿戴设备，实现患者长程疗效追踪和满意度反馈。三是补信息化欠账。举例来说，上海市率先实现了全市公立医疗机构数据互联互通，在国内较早取消药占比等费用控制指标，通过对药品、耗材、病组等指数/单价进行实时监控，运用精细化技术管理、行政管理手段，维持着医疗费用控制、医疗质量提升的微妙平衡。

一、医疗机构绩效考核制度改革

1. 公立医院绩效考核与绩效工资改革的背景。根据国务院 2006 年关于事业单位工作人员收入分配制度改革方案的规定，事业单位岗位绩效工资由岗位工资、薪级工资、绩效工资和津贴补贴四部分组成。改革体现两个基本的原则：第一，突出公益性，公立医院改革要确保人民群众得到安全、有效、方便、价廉的基本医疗服务；第二，要发挥医疗系统，特别是医疗机构队伍的积极性。确定了改革的大方向是坚持公益性、调动积极性，从而也确定了绩效薪酬改革的方向。公立医院是差额拨款的事业单位，在中国 96% 的医院是公立医院，但每年财政拨款仅占公立医院总收入的 7%～8%，其余 90% 以上必须靠医疗服务收费和药品收益。在这种情况下，医院必然将经济效益放在十分重要的位置上。由此看来，能否调动医务人员维护公益性，而非创收的积极性，也就成了公立医院绩效改革的关键。如何通过薪酬绩效体系的变革改变已经习惯以营利模式运营的医院，使之回归公益并兼顾医院自身的发展，成为新形势下医院薪酬绩效改革的重要命题。

2. 中国公立医院收入分配的现状。中国现阶段公立医院一般实行级别工资，分为基本工资、奖金两部分，副高以上职务人员还有挂号费提成。其中，基本工资是按照 2006 年事业单位收入分配制度改革方案，根据工作人员职务与级别的不同，执行国家统一的政策与标准。而奖金作为内部分配的薪酬，各个公立医院均有不同的考核与分配方案。尽管在公立医院改革中提倡拉大不同级别与岗位的薪酬差别，然而目前各医院的奖金分配基本上还是"大锅饭"，虽然每个科室的奖金不一样，但同一个科室的医护人员，多是按人头平均分配，奖金分配对关键岗位、业务骨干和成绩突出的工作人员虽有不同程度的倾斜，但倾斜程度还远远不够。另外，大多数医院由于政府投入不足、资金短缺，其奖金分配的导向仍倾向于注重经济效益，与工作人员的医疗服务收入紧密挂钩。由于缺乏科学的激励机制和满意的分配制度，导致公立医院出现人才流失、工作积极性降低、服务效率低下、资源利用效率低，以及对低收入患者的漠视、患者满意度下降等一系列问题，也是造成患者看病难、看病贵的一个重要原因。为此，"新医改"方案已明确提出公立医院要实现其公益性职能，解决医疗卫生费用增长过快及"群众看病难、看病贵"等突出问题。因此，实施科学的绩效管理与绩效工资制度，就成为每一个医院管理者迫切需要解决的问题。

3. 公立医院绩效考核与绩效工资改革的难点。首先，缺乏对绩效管理的正确认识。大部分公立医院领导层对绩效管理的认识不足，认为绩效管理只是针对员工个人的绩效问题，缺乏对科室绩效的计划、考评、分析与改进。甚至将绩效管理等同于单纯的奖励、奖金分配方案，导致绩效管理工作流于形式而缺乏统一的绩效管理制度，从而使绩效管理失去了激励员工业绩、持续改进并最终实现医院战略目标的效用。其次，绩效指标的分层难。医院在绩效指标分层分解的过程当中，存在着许多难以量化的关键绩效领域。医院不同于企业，强调的是产品数量和质量，医院作为特殊行业，工作人员的工作量、床位使用率、患者满意度、医疗质量、服务质量、实际贡献和科室效益等相关因素不好量化，也没有统一的标准可以执行。当前医院普遍存在要么标准制订过于详细，而检验执行难；要么标准过于简单而导致出现主观评价的现象。另外，科室之间公平性难以把握。由于医院所具有的岗位构成复杂性、绩效的群体性和行为指标的难以量化等特性，其公平性很难把握。公立医院原来在事业单位管理模式下，主要设置行政职能科室、临床一线科室、辅助检查科室、后勤科室4个层次。各系统（包括外科、内科等）乃至各科室收入差别较大，如果各项目按同一比例来核算，导致各科室绩效收入相差甚远，如何平衡这种关系，是当今医院管理阶层感到为难的一件事情。最后，考核执行难。绩效考核是绩效管理的重要环节，也是绩效薪酬分配的主要依据。由于医院所具有的岗位构成复杂性、绩效的群体性和行为指标的难以量化性等特点，决定了医院绩效考核的难度，指标体系构成复杂，考核的工作量特别大，国家也没有统一的标准，执行时就直接牵涉医务人员的个人切身利益，由于每个人出发点不同，评价事情的方法和最后的结论就会出现争议。

4. 公立医院绩效考核与绩效工资改革的基本原则。首先，体现优质服务的原则。医院的医疗服务和护理服务实质就是一种特殊的劳务商品。医院作为一种服务性行业，应该为患者提供优质的医疗服务，造就人性化的医院。医院分配制度应在制订分配制度中将这项工作作为一个报酬原则，对相关科室和个人的服务质量量化，计入医务人员的报酬中。其次，体现按劳分配、效率优先的原则。以按劳分配为主体，效率优先，兼顾公平，是市场经济条件下分配制度应遵循的原则，由于传统的思维定式，迫使国家只能在奖励上作些细微的补偿，未能从政策、法律上将员工的收支平衡予以兑现，有的医务人员创造了很大的社会和经济价值，也只拿略高于普通医务人员的工薪，显然是贡献与收入的不协调。医院薪酬分配制度要充分体现效率化分配的公平性，它是对市场经济条件下人才全面素质竞争结果的肯定。另外，要体现公平原则。医院薪酬分配制度是以年度为单位对医务人员计算薪酬和风险收入的分配制度。医院薪酬分配制度不是高薪制，而是利益—效率的公平回报，这种动力和压力同在、风险和收益共生、付出和获取并存的回报机制，医务人员最先看中的绝不是收获而是对风险的预测，所以他们所得到的回报与其说是薪酬，不如说是责任和风险的回报。最后，体现优胜劣汰竞争上岗的原则。优胜劣汰机制的形成是医院薪酬分配制度改革活力的源泉，而优胜劣汰机制的建立，使优秀的经营管理人才和技术人才脱颖而出，使不称职者淘汰出局，用竞争选聘机制取代行政任命制，能者上，庸者下，并予以相应薪酬。

二、医疗费用结构优化改革

1. 推进医疗服务价格改革的背景。近年来，按照党中央、国务院决策部署，发展改革委会同有关部门规范医疗服务价格管理，放开了非公立医疗机构医疗服务价格，围绕公立医院综合改革，调整医疗服务价格，有力促进了医疗机构新型补偿机制的建立，医院收入结构得到优化，医务人员工作积极性得到激发，工作取得了积极成效。但受多种因素影响，医疗服务价格尚未完全理顺，管理方式仍需改进，价格行为有待进一步规范，需要进一步深化改革。推进医疗服务价格改革，是价格机制改革和深化医药卫生体制改革的重要内容。中共中央、国务院印发的《关于推进价格机制改革的若干意见》（中发〔2015〕28号），已将医疗服务价格改革列入价格改革重点任务，并明确了改革目标和实现路径。按照深化医改的总体部署，要求通过推进医疗服务价格改革，逐步理顺医疗服务比价关系，为推进公立医院综合改革创造良好环境。此次推进医疗服务价格改革，是贯彻落实党中央、国务院决策部署的重要举措，是建立科学合理的医药价格形成机制、理顺医药价格的重要内容，也是2015年推进药品价格改革的姐妹篇。通过改革，将逐步建立一个符合中国医疗卫生特点的医药价格管理体系，促进医疗卫生事业健康发展。

2. 推进医疗服务价格改革的目标和主要内容。根据价格机制改革和深化医改的总体部署安排，国家发展改革委会同国家卫生计生委、人力资源和社会保障部、财政部，在深入调研、广泛听取意见的基础上，研究制定了《推进医疗服务价格改革的意见》（以下简称《意见》）。改革的主要目标是：到2017年，逐步缩小政府定价范围，改革医疗服务项目管理，改进价格管理方式，与公立医院综合改革同步调整医疗服务价格。到2020年，逐步建立以成本和收入结构变化为基础的价格动态调整机制，基本理顺医疗服务比价关系。同时积极探索建立通过制定医保支付标准引导价格合理形成的机制。《意见》从5个方面提出了推进医疗服务价格改革的任务。一是推进医疗服务价格分类管理。公立医疗机构提供的基本医疗服务实行政府指导价，提供的特需医疗服务和市场竞争比较充分、个性化需求比较强的医疗服务实行市场调节价；非公立医疗机构提供的医疗服务落实市场调节价政策。二是逐步理顺医疗服务比价关系。围绕公立医院综合改革，统筹考虑取消药品加成及当地政府补偿政策，同步调整医疗服务价格。在此基础上，通过规范诊疗行为，为降低药品、耗材等费用腾出空间，动态调整价格，逐步理顺比价关系。三是改革医疗服务价格项目管理。国家制定医疗服务项目技术规范，指导医疗机构规范开展服务，各地确定具体收费项目。及时受理新增医疗服务项目，促进医疗新技术尽早进入临床使用。四是推进医疗服务定价方式改革。扩大按病种、按服务单元收费范围，逐步减少按项目收费的数量。各地可结合实际，按照有关法律规定，授权设区市和有条件的县（市）对医疗服务价格进行调整。五是加强医疗服务价格监管。加强医疗服务成本监审和价格监测，完善定价过程中公众参与、专家论证等制度。强化医药费用控制和价格行为监管，合理确定医药费用总量，明确控费指标，依法严肃查处各种乱收费行为。

3. 积极稳妥推进医疗服务价格改革的措施。医疗服务价格改革涉及面广、影响大、情况复杂，因此在改革中必须强化价格与医药、医保、医疗等政策的衔接联动，以确保医疗机构良性运行、医保基金可承受、群众总体负担不增加。一是协同推进改革，形成政策合力。医疗服务价格改革，将与公立医院补偿机制、薪酬制度、药品流通体制、医保支付、分级诊疗、医疗行为监管等改革衔接配套，增强改革的系统性、整体性和协同性。特别强调医保支付、医疗控费政策必须与医疗服务价格改革政策同步出台、同步实施。二是明确部门分工，落实改革责任。围绕改革要求和重点任务，进一步细化任务分工和时间进度，并落实到具体部门。价格主管部门主要是统筹研究制订医疗服务价格改革政策，推进医疗服务价格调整工作和定价方式改革，强化价格行为监管；卫生计生部门主要是制订规范医疗服务行为、控制医疗费用不合理增长的政策措施，加强行业监管和医疗机构管理；医保部门主要是做好医保与价格政策的衔接配合，积极推进医保支付方式改革，加强医保对医疗服务行为和费用的监管，制订医保支付标准的政策措施。三是稳步有序实施，及时完善政策。要求加强整体谋划，把握好时机、节奏和力度，分步实施，有序推进，同时加强跟踪评估，对改革中出现的新问题要及时研究分析，提出解决的政策措施，以确保改革平稳实施，防止价格异常波动，加重群众医疗费用负担。

4. 调整医疗服务价格，逐步理顺医疗服务比价关系的措施。医疗服务价格调整工作是推进医疗服务价格改革的一项重要内容。医疗服务价格与群众切身利益相关，改革充分考虑到社会和群众承受能力，采取了分步实施、稳步推进的方式，逐步理顺医疗服务比价关系。一是围绕公立医院综合改革，取消公立医院药品加成，对于取消药品加成减少的合理收入，通过调整医疗服务价格弥补一部分，并采取有升有降的结构性调整。二是逐步建立以成本和收入结构变化为基础的价格动态调整机制，动态调整医疗服务价格，最终实现医疗服务比价关系基本理顺的目标。调整医疗服务价格，重点是降低大型医用设备检查治疗和检验价格，提高诊疗、手术、康复、护理、中医等体现医务人员技术劳务价值的医疗服务价格，不断优化医疗服务价格结构。

5. 实行市场调节价的部分医疗服务价格有效监管的措施。按照改革要求，医疗服务价格将实行分类管理，对部分医疗服务实行市场调节价管理。总体上看，价格将保持基本稳定，不会出现大幅的价格波动。一是放开价格的主要是公立医疗机构提供的市场竞争比较充分、个性化需求比较强的医疗服务。这部分项目的数量比较少，非公立医疗机构也在提供，患者选择面广，市场竞争强。二是已明确要求医疗机构要遵循公平、合法和诚实信用的原则，合理制订和调整实行市场调节价的医疗服务价格，并保持相对稳定。同时，建立全方位、多层次的价格监督机制，发挥12358价格监管平台的作用，严厉查处各种乱收费行为。三是对于这部分服务项目，已要求医保经办机构综合考虑医疗服务成本以及社会各方面承受能力等因素，合理确定医保支付标准，引导价格合理形成。从地方实践看，河北、江苏、山东、吉林等省都陆续尝试放开了公立医院部分医疗服务价格，目前市场价格总体平稳。

三、医疗服务效率水平提升改革

1. 满足群众多层次、多样化医疗需求。"当前，我国已转向高质量发展阶段，人民群众多层次多样化医疗健康服务需求持续快速增长。加快提高医疗健康供给质量和服务水平，是满足人民美好生活需要的要求。"国家卫健委副主任介绍，《意见》坚持以人民为中心，加强公立医院主体地位。坚持政府主导、公益性主导、公立医院主导，坚持医防融合、平急结合、中西医并重。强化体系创新、技术创新、模式创新、管理创新，加快优质医疗资源扩容和区域均衡布局。为更好提供优质高效医疗卫生服务、防范化解重大疫情和突发公共卫生风险、建设健康中国提供有力支撑。《意见》强调，要按规定落实政府对符合区域卫生规划公立医院的投入政策。国家发改委社会发展司负责人介绍，在"十三五"时期，国家持续加大医疗卫生服务体系的建设投入力度，累计安排中央预算内投资超1 400亿元，支持了7 000多个医疗卫生项目建设。"十四五"时期，将充分发挥中央预算内投资的支持和带动作用，重点实施4项重大工程：公共卫生防控救治能力提升工程、公立医院高质量发展工程、重点人群健康服务补短板工程、促进中医药传承创新工程。《意见》要求，构建公立医院高质量发展新体系。国家将推进国家医学中心和区域医疗中心建设，让它们成为国家医学进步的重要引擎。建设省级高水平医院，减少跨省就医。发展紧密型城市医疗集团和县域医共体，按照网格化布局，探索一体化管理，推动从以治病为中心转向以健康为中心。落实分级诊疗制度，建立健全分级分层分流的重大疫情救治体系，提升公立医院的医疗水平是重点。《意见》要求加强临床专科能力建设，加强基础研究和临床研究，开展关键核心技术攻关，推动科技成果转化。建设智慧医院，发展远程医疗和互联网诊疗，推广多学科诊疗、日间手术等服务模式。国家卫健委医政医管局局长介绍，《意见》起草过程中，始终把提高群众看病的获得感作为公立医院高质量发展的重要目标之一。《意见》提出了一系列的工作安排，包括通过建立高质量的分级诊疗体系来增加优质医疗资源供给，创新医疗服务模式等，从而更好地满足群众多层次、多样化的医疗需求。医保基金是公立医院的重要资金来源。国家医保局医药服务管理司司长介绍，国家医保局将积极发挥"战略购买者"的职能作用，持续推进符合不同医疗服务特点的支付方式改革，让公立医院有动力合理用药、控制成本，有动力合理地收治和转诊患者，从而支持和促进公立医院的高质量发展。

2. 建立健全现代医院管理制度。《意见》以建立健全现代医院管理制度为目标。力争通过 5 年努力，公立医院发展方式从规模扩张转向提质增效，运行模式从粗放管理转向精细化管理，资源配置从注重物质要素转向更加注重人才技术要素。"三个转变"是实现公立医院转型升级的路径选择，是维护公益性、调动积极性、保障可持续发展的治本之策。公立医院必须把发展的着力点放在提升质量和效率上，要更加注重内涵发展、技术发展、能力水平发展、服务质量发展，提高发展的"含金量"。公立医院要善于运用现代管理理念和管理工具、管理方法、管理技术，将基于人的经验管理与基于制度和标准的循证管理相结合，进一步提升医院管理的精细化、信息化、规范化、科学化水平。要借助信息化手段，将医院管理的基础精准到科室、精准到诊疗组、精准到每个医务人员和重点病种，科学评价绩效，引导医院回归功能定位，激发降低成本、提高效率的内生动力，使有限的医疗资源发挥最大的社会效益。推动公立医院高质量发展，人才是第一资源。要从保护和发展生产力的高度，把医院资源配置的重点从硬件建设转向人力资源发展，充分调动医务人员工作积极性、主动性、创造性。《意见》提出，建设公立医院高质量发展新文化。要建设以患者需求为导向的医院文化，坚持以病人为中心的服务理念，来凝练医院核心价值观和特色鲜明的医院文化。公立医院要大力弘扬伟大抗疫精神和崇高职业精神，凝聚广大医务人员对工作极端负责、对人民极端热忱、对技术精益求精的精神力量。《意见》强调，坚持和加强党对公立医院的全面领导。公立医院要全面执行和落实党委领导下的院长负责制，充分发挥党委把方向、管大局、作决策、促改革、保落实的领导作用。加强公立医院领导班子和干部人才队伍建设，全面提升公立医院党组织和党员队伍建设质量，落实公立医院党建工作责任。"《意见》的出台对于纠正医药购销领域的不正之风也会起到积极作用。"通过薪酬制度的改革，包括医疗服务价格和支付方式的改革，更好地体现医务人员的技术劳务价值，让他们能够有阳光、体面的收入。医务人员应该遵守医学伦理道德，遵循临床诊疗规范。通过规范医务人员的临床诊疗行为，遏制医药购销领域的不正之风。

3. 调动医务人员积极性。医务人员是人民健康的忠诚守护者，也是健康中国建设的主要推动者。《意见》要求，激活公立医院高质量发展新动力，在人事管理、薪酬待遇、培养评价等方面，激发医务人员的工作动力。国家卫健委体制改革司司长介绍，推动公立医院的高质量发展，要始终保护好、发挥好广大医务人员的积极性、主动性和创造性，合理提高医务人员的薪酬水平。医疗行业的特点是培养周期长、职业风险高、技术难度大、责任担当重，应当得到合理的薪酬。要允许医疗卫生机构突破现行事业单位工资调控水平，允许医疗服务收入扣除成本并按规定提取各项基金后主要用于人员奖励。合理确定、动态调整医务人员的薪酬水平，建立主要体现岗位职责和知识价值的薪酬体系，实现以岗定责、以岗定薪，责薪相实、考核兑现。要更加注重发挥薪酬制度的保障功能，使付出和待遇相匹配，激发广大医务人员干事创业的动力和活力。拓宽医务人员职业发展空间。健全医务人员培养培训制度，使每位医务人员都有接受继续教育和职业再培训的机会，实现知识更新。加快培养高层次复合型医学人才，造就一批具有国际水平的战略人才、领军人才和创新团队。改革完善人才评价机制，坚持分层分类评价，遵循医疗行业的特点和人才成长的规律，合理设置评价标准，突出品德能力业绩导向，注重临床工作质量指标，探索实行成果代表作制度，破除唯论文、唯学历、唯奖项等倾向，做到人尽其才、才尽其用。关心爱护医务人员身心健康。建立保护关心爱护医务人员的长效机制，改善工作环境和条件，减轻工作负荷。要落实学习、工作、休息和带薪休假制度，维护医务人员合法权益，切实解决医务人员实际困难。鼓励公立医院通过设立青年学习基金等多种方式，关心年轻医务人员成长。加强医院安全防范，强化安保队伍建设，完善必要的安检设施。将解决医疗纠纷纳入法治轨道，健全完善医疗纠纷预防和处理机制，依法严厉打击医闹、暴力伤医等涉医违法犯罪行为，坚决保护医务人员安全。提升医务人员社会地位。建立医务人员职业荣誉制度，营造全社会尊医重卫的良好氛围，让广大医务人员感受到实现价值的自豪感、贡献社会的成就感、受到尊重的职业荣誉感。广大医务人员要恪守医德医风医道，以充满人文关怀的医疗服务赢得患者、社会的信任和尊重。

第二节　完善分级诊疗体系，构建医联体

一、分级诊疗体系改革

"分级诊疗"就是按照疾病的轻、重、缓、急及治疗的难易程度进行分级，不同

级别的医疗机构承担不同疾病的治疗，各有所长，逐步实现从全科到专业化的医疗过程。党的十八届三中全会《中共中央关于全面深化改革若干重大问题的决定》明确提出，要"完善合理分级诊疗模式，建立社区医生和居民契约服务关系"，加快形成基层首诊、双向转诊、急慢分治、上下联动的分级诊疗模式也是"新医改"的重点工作之一；分级诊疗也被视为优化医疗资源配置、缓解"看病难、看病贵"的"救命稻草"。分级诊疗已是大势所趋，事实上分级诊疗已在各地如火如荼地开展，并取得了一定的成效；但由于现阶段人财物等医疗资源的错配和顶层设计的不完善，使我国的分级诊疗体系尚未取得实质性的进展，分级诊疗破冰前行，还需要各方的努力。

1. 我国分级诊疗现状。国家在相关文件中多次提出要加快形成有序的分级诊疗体系，缓解老百姓"看病难、看病贵"的问题。目前全国全面实施分级诊疗制度的地方仍然不多，截至2013年底，除青海、北京、青岛等部分省区市推行分级诊疗外，全国范围内的分级诊疗和双向转诊制度还未真正得到确立。不过随着"新医改"的深入，越来越多的省区市开始推行分级诊疗工作，江苏、浙江、四川等省区市分别以省级人民政府名义或多部门联合下发了关于分级诊疗工作的专门文件，从资源配置、制度建设、保障措施、考核评价等方面对分级诊疗制度作出了相应规定。上海、宁夏、重庆等地在医疗联合体、医疗集团管理相关政策文件中，对分级诊疗作出了制度安排。但很多体制机制问题还没有得到解决，如各级医疗机构之间的利益分配问题、技术问题、药品衔接问题等，加上相关部门没有出台具体的操作细则等，导致了我国的分级诊疗体系至今还没有真正形成。

2. 我国分级诊疗存在的问题。首先，制度设计不完善使分级诊疗推行困难。分级诊疗要得到顺利实行，必须有完善的制度作保障。虽然国家在相关文件中多次提到要加快形成分级诊疗体系的步伐，但是相关部门却迟迟没有出台具体的操作细则，也没有相应的激励与约束机制来促进分级诊疗工作，这使各级医疗机构在实行分级诊疗时没有具体的实施细则可循，以致分级诊疗推行困难。若没有具体可行的实施方案作指导，那么分级诊疗只能是一纸空文。其次，患者对基层不信任，存在趋高心理因素。一项来自丁香园的调查数据显示，68.3%的受访者不信任身边社区医院的医疗水平；患病之后，61.2%的患者会首选二级以上医疗机构就诊。按理来说，患者的就诊路径应该是金字塔型的，即一般常见病、多发病在基层诊治，疑难杂症等在大医院诊治。但是现阶段的就诊路径却呈现出倒金字塔型，居民一旦患病，无论大病小病，首先选择大医院，以至于出现大医院人满为患，基层医疗机构门可罗雀的怪现象，这些都源于群众对基层医疗机构的不信任，对大医院有惯性的依赖心理。另外，基层医疗机构技术水平亟待改善。有学者实地调研后认为，目前，基层医疗机构大多基础设施差，没有足够的业务用房面积，且多数机构没有房屋产权，是租房经营；设备简陋，就医环境差，难以满足城乡居民的就医需要。加上基层医务人员的工资待遇、培训体系、职称晋升等制度不完善，以至于优秀医师不愿到基层医疗机构行医。有调查显示，67.8%的受访者在看病时最在意"医生水平高"。患者信不过基层医疗机构，主要是对基层医生技术水平的不信任。所以基层医疗机构技术水平也是影响分级诊疗体系进展的原因之一。同时，各级医疗机构对分级诊疗的认识不到位。随着市场经济的发展，加上国家对医疗机构的补偿机制尚不健全，各医疗机构都是自负盈亏，医务人员的各种奖金福利等都需要医院自行解决，各级医院受到经济利益的驱使，所以不愿将本院的患者转到其他医疗机构，对分级诊疗工作还没有深刻的认识。各级医疗机构认识的不到位使分级诊疗得不到快速发展。最后，医疗信息共享平台尚未建立，阻碍分级诊疗的推行。医疗信息的交流不畅，使各级医疗机构之间缺乏有效的沟通。由于相互不了解，信息不通畅，加上现在紧张的医患关系，以至于各级医疗机构之间不敢轻易转诊患者；同时由于患者的医疗信息共享机制尚未建立，患者的各种医学检验结果在各医疗机构之间也不能相互得到认可，这不仅增加了患者负担，同时也不利于医师对患者的诊断治疗，影响了分级诊疗的进程。

3. 分级诊疗改革措施。首先，完善制度，使分级诊疗有章可循。如果没有强制性的规章制度作保障，各医疗机构会因为经济利益而拒转病人，因此会影响分级诊疗的实现。所以相关部门必须尽快出台具体可行的分级诊疗实施细则，甚至可以考虑通过立法的形式以保证分级诊疗的有序进行。其次，加大投入，改善基层医疗机构硬件水平。基层医疗机构的硬件设备是病人感受最直接、最真切的一部分，硬件建设也是基层卫生组织发展的重要标志。所以应按照深化医药卫生体制改革的要求，坚持"保基本、强基层"的原则，相关部门要加强对基层医疗机构硬件设施的投入，提供诊疗的必要设备，改善居民就医环境，提升基层医疗机构服务水平，从硬件方面吸引老百姓到基层医疗机构首诊，促进分级诊疗的实施。另外，建立一支高素质的基层医师队伍。医师多点执业的开展能平衡优质的医师资源。实现医师多点执业，能够使大医院的优质医师下沉到基层，直接为基层患者诊治；同时能够加强对基层医师的技术指导，提升基层医师的技术水平，从而整体上提升基层医疗机构的医疗服务能力，增强患者对基层医疗机构的信任度。由于基层医疗机构医师的职称晋升等受到限制，医师不愿意留在基层医疗机构。人才队伍的建设和稳定是基层卫生服务机构长期持续稳定发展的重要决定因素。完善基层医务人员的职称晋升评价体系对稳定基层人才队伍有重要作用。所以相关部门要针对基层医疗机构的实际情况，制订出一套适合基层医师的职称晋升评价体系，在职称评审中更加注重医师的临床实践能力，这样有利于吸引并留住人才为基层服务。建立科学合理的基层医院人才培训体系，注重建设人才培养长效体系，这样才能从根本上真正提升基层医师的医疗技术水平。各级卫生部门要重视基层医师的培训工作，为基层医师提供各种学习的方式与渠道。建立完善的医师培训体系能有效提升基层医疗机构医师的技术水平。第一，医学院校要加大对医学定向生的培养，开设适合基层医疗的相关医学课程，提高医学生的技术水平，给基层医疗机构注入新鲜的血液；第二，可通过派基层医师定期到大医院进修学习交流等方式，提升基层医师的医疗水平；第三，完善全科医师的培训内容，加大对全科医师的培训力度，真正发挥全科医师作为"健康守门人"的作用。要实现分级诊疗，首先，必须得到各级医疗机构的大力支持，所以提高各级医疗机构对分级诊疗的认识是很有必要的，可通过各种研讨会对各医疗机构进行分级诊疗的宣传与学习；其次，可考虑将分级诊疗纳入医院的绩效考核之中，与国家对医院的补助等挂钩，从而使各医疗机构支持分级诊疗。居民作为分级诊疗的受益者，相关部门更应该通过各种新闻媒体、宣传栏等形式进行宣传，提高居民对分级诊疗的认识，使居民改变过去无序的就医习惯，促使分级诊疗真正得到老百姓的赞同和支持。最后，加快信息化建设的步伐，实现医疗信息共享。各级医疗机构之间医疗信息不能共享阻碍了分级诊疗的进程。构建区域卫生信息平台有助于实现区域内医疗卫生信息的高度共享与交换。国家要加大对信息化建设的投入，建立并完善患者就诊信息共享平台，可通过就诊一卡通的方式实现患者信息在各医疗机构之间的共享；同时可考虑建立区域检验中心，实现医疗检验结果的共享。

二、建立"医联体"共享机制

1. 医联体背景。医联体是指以区域为中心、不同层级的医院组建而成的区域团体，通常以技术或产权为纽带，以达到设备、人才队伍、技术等资源的共享，有助于提升现有区域内比较小或者级别比较低的医院的服务能力，促进分级诊疗，方便患者就诊；目前国内医联体主要存在四种模式：医疗集团、医疗共同体、专科联盟、远程医疗协作网。医联体作为一种新型管理模式，被列入"新医改"的重点举措，随着互联网信息技术的发展和分级诊疗的机制的完善，二级、三级医院与基层医疗卫生机构的远程医疗协作以及医院共享机制中沟通路径的完善和共享平台的规范等都是信息化建设下医联体发展体系的重点。

2. 医联体与分级诊疗的关系。通过组建区域医联体的形式促进分级诊疗。区域医疗联合体是指由区域内二级、三级综合医院和社区卫生服务中心组成的跨行政隶属关系、跨资产所属关系的医联体。通过组建区域内的医联体，可有效加强各级医疗机构之间的联系，高效利用医联体内的各种医疗资源，三级医院可通过采取免费技术指导、专家咨询等方式来提高基层的医疗水平，这样经过一段时间后，基层医疗机构也能形成良好的品牌和口碑，从而使分级诊疗得以实现。通过医联体的建设，也能把信息渠道和转诊渠道搭建起来，培养民众的就医新习惯，为分级诊疗构建必要的体制基础。

3. 我国医联体改革现状。北京以行政手段为主，组建上下分工协作的一体化区域医疗共同体，组建医疗联盟、医疗共同体、医疗联合体等，试图形成层级就医的格局。

镇江合纵联横推进资源整合，在纵向协作机制上与北京相似；武汉推行"直管式"医联体，在保持社区卫生服务机构公益性质、独立法人身份、"六位一体"职能不变的前提下，将其人、财、物统一移交给上一级医院，形成"1+N"的区域医疗协作体；湖北宜城的医疗集团模式，以"医疗机构集团化、职工身份社会化、投资渠道多元化、公卫服务均等化"为主导，组建了以市人民医院、中医院和妇幼保健院为主体医院，10家乡镇卫生院为附属医院，186个村卫生室为网底的三大医疗集团，建立了法人治理结构，成立了集团理事会；湖北十堰的"医疗协作模式"，二级医院与周边乡镇卫生院、社区卫生服务中心等基层医疗卫生机构组建"区域医疗服务协作体"，限于双向转诊和技术、设备扶持；河南郑州按照地图式定位，把全市划分为五个区域，计划将现有卫生资源筹建成5个区域医疗联合体，区域内医疗服务范围、服务责任、服务监管整合在一起，推行城乡"片医"；上海由不同三级医院联合若干二级医院、社区卫生服务中心，组成以联合体章程为共同规范的非独立法人组织，实行理事会负责下的总监负责制，探索构建统一、节约、高效的内部运行机制。医务人员在联合体内柔性流动，财务统一管理，探索建立统一的后勤服务平台及医疗设备、药品、耗材等医用物资的统一采购平台。联合体内部以信息化为基础，开展检查检验结果共享互认、预约诊疗、双向转诊等，将建立区域检验检查中心和影像诊断中心等辅助诊断中心。上海不同于其他城市的特点体现为两个方面：首先是联合体内部由不同医疗机构分散独立管理，调整为联合统筹管理，实行理事会领导下的总监负责制；其次是支付方式改革：一是由原先的市、区（县）两级财政对不同层级医疗机构分别投入，调整为对联合体统一投入；二是由医保对各级医疗机构的单独支付，调整为对联合体统一预付；三是将当前按"项目付费"的支付方式，改为"总额预算+按服务量付费"；四是居民就医模式由居民分散就医，调整为选择联合体定点就医，在联合体内部通过医保杠杆，形成居民"基层首诊、梯度就诊、双向转诊"新模式，从而逐步形成"小病在基层、大病到医院、康复回社区"的有序医疗卫生服务格局。

4. 探索医疗联合体进程中面临的挑战。首先，行政区划分割造成的体制性环境限制。由于我国不同层级财权与事权统一分级管理的体制原因，外在阻力大，进行纵向医疗资源统一管理、优化组合的协调难度大。囿于这种层级管理分割的体制原因，目前国内试点的大部分医疗联合体，只能是松散式的上下层级机构的自由组合、分工协作，重点是加强技术支持、人员培训、管理指导，在一定程度上实行双向转诊。没有建立责、权、利对等的整体筹资分配机制，尚未触及利益分配，降低了运行效率，未达到使医疗联合体主动积极地去寻求以服务需方健康管理为目的的医疗卫生服务目标。其次，配套政策支撑不具协同性。由于目前大部分纵向医疗联合体探索采用以行政手段、考核指标为主的组织形式，筹资机制没有改变，医保政策也没有给予筹资和引导分级诊疗的协同支撑，使医联体欠缺内在激励机制。一方面，使患者在双向转诊中就诊不便；另一方面，没有一个良好的筹资和支付机制，医联体的效率不足以显现，向服务需方提供整体健康管理的内在动力也不足以发挥。此外，各层级医疗机构纵向协作的内在动力不足。另外，群众对于创新服务体系的组织形式缺乏理解和认同。由于服务能力的差异，基层医疗机构与上级医疗机构对接的能力不足，对下转患者的接纳量不够，体现在床位量、科室、专业人员对接方面。目前基层首诊存在一定困难，主要是群众对医联体不够信任，对基层医疗卫生机构不够认同，部分机构也出现基层医疗机构暂时没有能力接纳下转患者，部分患者也不愿意下转的情况。这些均进一步加剧了基层首诊的困难。目前大部分试点探索的医联体也还没有建立统一的内部医疗质量标准。最后，区域卫生信息网络化不完善。从国家及省级层面上推进区域基层卫生信息平台建设的进度来看，大部分地区目前的信息化网络支撑不够完善，是当前显现的一个突出问题。医联体的有效运行依赖于信息化，只有实现医联体内部卫生信息实时采集与共享，建立以电子健康档案和电子病历为基础的区域卫生信息平台，才可以将不同层级医疗机构及其服务过程整合起来。同时，信息化的运用可以精确测量工作量，是科学合理的机构和人员绩效考核的基础，这也是医疗联合体内部精细化管理和内部结算所需要的。

5. 医联体改革措施。首先，开展医联体政策的顶层设计。精细的分工协作、纵向整合的卫生服务体系，需要政府强有力的制度安排。建议中央层面首先明确政策设计，改革管理机制，实行管办分离，即在规划中不同层级医疗机构以单个医疗联合体的组织成员存在，原建制可以不变更，法人不变，财务、人员等内部治理由医联体理事会负责下的总监管理。原本不同层级拨付的发展建设支出（包括基本建设、大型设备配备、人员经费等）仍然可以分级拨付，维持不变，但是运行经费统一拨付给医联体，可由各地市的卫生局或医院管理局统一执行经办。县域层面、地市层面则要按区域总体规划，合理设置成若干个医联体。同一区域发展几个医联体，鼓励竞争，鼓励患者向医联体签约，自由选择。建议以地域行政区划为基本单位，如以县为基本单位，以地级市为大单位，将现有不同层级医疗机构分区域按床位量、服务能力进行合理规划和设置，组成若干区域医疗联合体，对居民实行契约式服务。其次，完善医联体的各项配套政策。改革支付方式，总额预付，按服务签约涵盖人头数打包支付。这既是控费的需要，也是提高医联体内运行效率、加强管理、控制运行成本、提高其区域竞争力的需要，更是激发医联体内合理有效使用资源、对服务需方进行全面健康管理、降低人群疾病发生率的内在驱动力。合理的筹资体系是按照服务人群的数量将总额拨付给医疗联合体，医联体内部财务全部统一管理，财务独立核算，内部分配、协议结算。医联体将负责区域内所有人群的健康管理，包括基本医疗和公共卫生服务，以契约式服务方式包干。医联体内不同层级机构成员以利益和责任共同体出现，利益和责任对等。完善医保的系统配套政策支持。建立一定的制度安排，首诊在基层，医联体内上下转诊。在基层首诊的，按医保规定报销；不在基层首诊的，提高自付比例，依据病种（可按疾病费用分为几大类）按阶梯比例自付费用，依次提高自付比例。在医联体内经过基层首诊、给予双向转诊的患者，医保报销自付比例应低于不在基层首诊的患者。医联体内不同层级医疗卫生机构采用同一报销起付门槛，且一个疾病过程只设立一次起付门槛。建立分级分类诊疗的医疗秩序。中央层面需要界定不同层级医疗机构服务项目、制订分级诊疗标准，精确定位分级诊疗标准和服务项目，以防止出现因医疗机构服务能力过强或过弱造成的患者被随意转诊或不被转诊，而影响医疗质量和患者转归及费用情况。实施临床路径管理，可实行分级诊疗、分段计费。医联体实行理事会负责下的总监负责制，设立章程，共同遵守，统一管理，组成以联合体章程为共同规范的非独立法人组织。医联体管理部门（如地方卫生局或医管局）要给予医联体总监整体运行的决策权、经营权和监督权，在发展规划、经费使用分配，以及人才柔性调配和流动、人才培养培训方面给予完全自主权。制订统一的管理标准和质控标准，进行全面的质量管理。医联体内部要制订适用于本医联体内不同层级医疗机构的统一的医学检查质量控制标准，从后勤辅助科室到临床科室，不同层级机构只要是医疗联合体内成员，均采用同一个标准。医联体内医疗资源共享，包括检验中心、放射中心、人才培训，医联体内信息互通互联。建立外部对于区域医联体的运行评价和效果效益评价，包干服务人群的健康管理和健康产出，使之与总额预付的经费挂钩结算。可以由地方卫生局或医院管理局执行，也可以委托第三方社会组织或机构执行。另外，提高患者对基层医疗卫生机构的认同感和信任度。如果在政策设计中将医联体视为一个整体对待，那么医联体本身就有内在动力通过人才柔性流动和灵活调配人员、人才培养培训、加强基层医疗机构建设等措施，提高基层机构的服务能力。此外，继续加大提高基层医疗机构服务能力的政策实施力度，多渠道、多层面推进人才队伍培养培训，并加快进度，因为人才问题已经是制约"瓶颈"。同时用提高收入、骨干津贴、补贴、周转住房、特岗待遇，以及将不同功能定位所属层级的医疗机构医务人员职称晋升，按其功能定位给予分开归类评定等政策，吸引医学生留在基层工作。在我国城乡区域差别不能弥合的相当长时期内，必须有特殊人才政策吸引人才。在岗人员培训和降低执业准入门槛须结合进行。最后，对县域整合型服务体系作出制度安排。在整合型服务体系构建方面，县域具有天然优势。县域历来是我国行政管理的基本单元。建议对县域做出整体制度安排，按整合型服务体系的理念进行规划运行，将县域作为重点，加强整合型农村卫生服务体系建设。在制度安排方面，可将县域内的县、镇（街道）、村不同层级医疗机构分片划分组成1~3个医疗联合体，按照医联体模式运作，在现阶段，可以不改变机构建制和单一机构法人，实行理事会负责下的总监负责制，负责筹资机制、支付方式和内部治理建设、绩效考核、外部监督评价等。

第三节　优化互联网医疗诊疗咨询服务工作

一、医疗人员中跨学科人才培育

作为医疗卫生人才输送源泉的医学高等教育，在疫情中也受到了不小的影响，面临着新的挑战。主要表现在以下几个方面：一是医学生的人文素养仍有待进一步加强。随着医学模式向"生物—心理—社会医学"模式转变，医学生除了掌握扎实的专业基础和医疗技术，也要有更高的道德责任和精神追求。在疫情期间，学校延迟开学，医学研究生纷纷退出了临床，但主动请战的学生却屈指可数。虽然有医疗资源紧缺、临床保障不充分的客观因素存在，但医学生是否以救死扶伤、治病救人为己任，是否具有高度的责任心和医学职业素养，需要反思。二是要关注医学生的心理健康。医学生从本科开始就面临繁重的专业学习任务，进入临床工作后，学习、临床、科研之间的协调也成为压力来源。新冠肺炎疫情暴发后，除了普遍存在的焦虑、恐慌和害怕自己被传染等负面情绪，还有延迟开学、毕业带来的一系列心理问题，凸显了医学生心理教育的短板。三是要优化医学教育课程和体系。疫情发生后，众多课程被迫采取线上教学方式开展，传统以线下教育为主的课程设置和体系需要重新优化和调整。

基础医学、临床医学和预防医学是现代医学的三大支柱，而对临床医学专业的学生来说，基础医学、临床医学课程的比重明显偏多，设置门类、学时数较多，预防医学课程设置显得比较单薄。在临床实践中，由于医院规模的逐渐壮大，临床学科越分越细，需要将更多的精力投入专科的学习中。除了传染学科外，预防医学在临床中的应用也更多集中在对慢性病的预防中，对于应对突发的急性传染病，很难积累到相关的经验。因此，在医学教育后续课程整合中，需要积极推动基础与临床融合、临床与预防融合，这对医学教育改革尤为重要。

此外，随着以人工智能、大数据、云计算等为代表的科技的发展，高校应该主动培养"医学＋"的复合型人才，让他们成为医学和大数据、人工智能的纽带，未来提供医疗服务的人员中除了医生、护士、医学技术人员外，将还需要新型的"医学＋"复合型人才，依靠大数据、人工智能进行疾病预测、诊断、治疗、康复的决策支持技术人员。

应积极响应"新医科"建设，推动建设开放、实质的区域医学教育协同网络，构建和制订医学教育标准体系，通过课程共享、师资互聘等形式，促进区域医学创新人才同质化、一体化培养。同时，探索完善前瞻性、多中心临床研究和"互联网＋区域医联体"模式，进一步深化区域医疗卫生合作，联合打造区域医学教育、临床研究一体化高地。

在医学人才的培养中加强创新性研究，应从学校、教师和学生三个方面加以考虑。一是学校层面提供平台。实行本科生创新学分制度，或设立学科竞赛类奖学金、科研创新类奖学金；开设一些创新能力训练和工具课程，如《医学科研方法》等；适当给予科研创新经费支持，孵化优秀项目。二是教师层面积极引导。积极开展本科生导师制，帮助学生制订学习规划；大力改革实验教学，教师辅助、学生自行设计实验方案并加以实施；积极创造条件，支持本科生参与科研活动，使学生早进课题、早进实验室、早进团队。三是学生层面掌握方法。学生只有掌握学习方法，才能更好地掌握各学科专业知识，才能更敏锐地发现医学科研方向，在此基础上也更容易激发学生的科研兴趣。

在"新医科"建设中应该更重视公共卫生与预防医学。一是促进人工智能、大数据与预防医学结合，催生"新预防医学"。这次疫情防控已充分体现了大数据在疫情防控中的作用。在今后公共卫生与预防医学类人才培养中，应增加大数据、人工智能知识融入，这一点，正好是综合性大学的优势。二是促进临床和预防的融合。临床医学专业学生应进一步加强公共卫生与预防医学知识的学习，而预防医学专业学生，则应增加传染病学学习和实践学时。三是促进公共卫生学院与疾病预防控制中心融合。要探索建立疾控、医院、高校人员互通机制，让疾控专家到高校当老师，公卫老师则到疾控中心工作一段时间，并与职称晋升挂钩等。此外，政府也要加大对公共卫生学院投入，给予政策倾斜。

二、通过医学教育，培养更多优秀卫生人才

通过医学教育培养医学生来满足卫生人力市场对人才的需求，医学院校培养的医学生的数量和质量将直接影响到卫生服务的提供能力。首先，医学教育的招生规模以及毕业生就业率是决定卫生人员数量的重要因素；其次，医学教育的学制和专业结构、医学教育的形式和内容，在很大程度上影响着卫生人员的结构和分布；最后，卫生人员的绩效表现与卫生人员的知识和技能密不可分，而后者主要受医学教育质量的影响。具体来说，为了更有力地促进卫生系统中人力资源的发展，可以从以下几个方面来改善医学教育。

1. 医学教育规模应与卫生人力资源规划协调发展。医学教育规模与卫生人力的结构、质量和效益直接相关，未来医学教育的发展需要对教育规模的发展予以足够重视。对于卫生人力资源数量和医学院校招生规模问题，教育及卫生行政部门应加强协作。医学教育机构应根据卫生人力规划和医疗卫生体系发展的需求，量入为出，合理制订

招生规模，使医学教育与卫生人力资源协调发展。

2. 调整医学教育培养结构，满足卫生服务需求。目前中国医学教育的结构层次偏低，优化医学教育的结构与布局是卫生事业改革与发展的需要，也是医学教育改革的当务之急。合理的专业结构应该是研究生教育趋于专业化，趋向高精尖技术和科研，而本科和专科教育应该着眼于医疗、预防、保健、康复一体化，着眼于解决实际的健康问题和满足人群的健康需求。未来应拓宽专业口径，增强各专业的社会适应性。

3. 提高医学教育质量，改善卫生人员绩效。医学教育应向知识态度和技能的培养方向上发展，注重核心能力的培养和终身教育，优化教学内容和方法，同时推进以问题为中心和以岗位胜任能力为基础的医学教育改革。考虑到中国医学教育大规模扩招的国情，在推进医学教育改革的过程中可能有很多阻碍，但是应该加强以问题为中心的临床医学教学模式，早期接触临床实践，为医学和临床课程的学习提供专业意识，促进临床思维的形成和临床技能的掌握，进而培养医学生的岗位胜任能力；另外，建立行之有效的医学继续教育制度，保证卫生服务水平的不断提高。

三、顺应"互联网＋"医疗需要，大力发展医疗人才培养

1. 人才培养现状。高等院校开设医学信息管理相关专业，院校教育为我国医疗信息化的建设培养了大批的人才。不少医学院校开展医学信息管理等相关专业，为互联网人才发展提供了人才保证。根据统计，目前全国有49所高等院校设置了卫生信息管理本科专业，学制四年。主要开设八门核心课程，包括信息管理学、数据结构与数据库、信息组织、信息存储与检索、计算机网络、管理信息系统等。2016～2018年，我国卫生信息管理专业的计划招揽人数逐年递增，分别是2 293人、2 452人、2 573人，并且有继续增长的趋势。除了医学院校外，还有400多家高等院校经教育部备案，开设了信息管理与信息系统本科专业。各地在推进"互联网＋"医疗健康工作中认识到人才队伍建设的重要性，并陆续将人才培养纳入保证"互联网＋"医疗健康发展措施的范畴内。广东、湖北、陕西等多个省份都在相关文件中明确了"互联网＋"医疗健康人才队伍建设的相关内容，具体措施包括以下几个方面：完善人才培养；构筑人才发展高地；整合资源搭建平台；大力培养高素质人才。2019年底，国家卫健委人才中心根据规划信息司和医政医管局的指导，联合山东省卫健委发起了山东省互联网医疗人才培训项目。通过建设培训基地，开展线上线下结合的培训实践，提升互联网背景下医疗人才的诊疗水平，并通过对试点进行总结，提炼行之有效的培训方式、内容和模式，为在全国范围内开展优质互联网医疗人才培训项目提供参考，并进一步探索制订标准规范。在"互联网＋"医疗健康发展需求推动下，医疗机构面向医务工作者积极组织相关培训，帮助他们更新知识体系，提升互联网医疗服务能力。近期课题调研

发现，2019 年，组织开展全院规模的"互联网＋"医疗健康培训的机构包括77%的三级医院、74%的二级医院、68%的基层医院。

2. 人才问题制约"互联网＋"医疗产业发展。首先，医院管理层的认可程度和认知水平差异较大，影响"互联网＋"医疗健康整体发展水平的提升。"互联网＋"医疗健康作为正在探索中发展的新事物，建设发展的每一步都离不开医院领导的重视。然而，由于不同医院的管理者对于"互联网＋"医疗健康的认可程度和认知程度差异较大，对于互联网医疗的价值和趋势的理解差异较大，导致"互联网＋"医疗健康发展水平的严重不均衡（其中，医院管理者包括院长、副院长和院长助理）。有一部分院长对互联网医疗发展态度积极，认为互联网技术可以帮助医院打破瓶颈，拓展新型服务模式，是分级诊疗和医联体有效落地、高效运转的技术保障之一，让病人、医生和医院三个方面都受益；还有一部分院长对互联网医疗发展持怀疑或者观望的态度。医院管理者对于运用互联网思维提升管理和服务效益的能力水平和认知水平不统一。有些医院一把手是互联网发烧友，互联网医院建的非常好，能够顺应医院发展需求，把信息化、互联网、大数据等先进科技，与医院的管理、医疗、服务等各方面工作结合起来，非常领先；有些院长则恰恰相反，一提到互联网、大数据、信息化，就是一头雾水。在他们的观念里，信息化、互联网都价格不菲。但是在当今的互联网时代，如果医院管理人员的互联网认知水平不够，一定会成为医院发展的障碍。医疗卫生信息化人才的培养和使用严重脱节，数据分析运营管理能力是医疗卫生信息人才队伍的短板。其次，医疗卫生信息化人才培养和使用衔接不足。目前我国有 49 所高校开展了卫生信息管理专业，但是由于缺少顶层设计和系统规划，人才培养目标不明确、不清晰；院校相关的专业课程设置、师资配备、评价体系都缺失科学性、系统性，并且多年没有更新；核心课程设置还停留在 1998 年，造成学科发展的严重滞后。这些问题导致高校人才培养和社会需求脱节。另外，医疗卫生机构信息技术部门的用人需求不够与时俱进。随着信息化在医疗卫生机构持续渗透，信息化和业务结合程度越来越紧密，如何运用互联网、大数据等信息技术对业务流程进行优化并为决策提供支撑，对于年轻的信息中心来说，是目标也是挑战。然而，目前医疗卫生机构信息技术部门岗位职责仍然以系统建设和运维智能建设为主，对数据的挖掘、利用还远远不足，导致医疗健康数据的价值难以发挥出来。同时，互联网医院运营管理面临人才挑战。调查显示，从医院院长、信息科主任到医务处负责人一致认为，运营管理能力是目前互联网医疗建设的一个短板。迈向互联网时代，公立医院的运营管理水平暴露出一些不足，主要体现在：对内，制度设计和管理能力不足，没有充分调动医务人员的积极性；对外，宣传不到位，患者对互联网医疗的认知度和接受度不高。最后，医疗卫生信息人才发展相关政策和机制不健全，行业吸引力不足，体现在以下四个方面：第一，岗位职责不清。一些医疗卫生机构中，信息人员的岗位职责定位不清，人才标准不明确；第二，薪酬待遇不高。与临床医务人员相比，信息技术人员的待遇普遍偏低；第三，上升渠道不通。信息技术人员在医疗卫生机构内部的上升渠道不通畅；第四，环境理解不足。医务人员在信息化建设过程中参与度不高，容易限制信息化应用水平。并且，医疗卫生信息人员与管理者、医务人员等服务对象相互之间理解不够充分。假如信息技术人员对医院的发展和医务工作的流程和规范不够了解，对不同服务对象的需求掌握不够准确，很难做好医院信息化应用落地，推动医院信息化整体发展。要做好医疗卫生信息化，要求每一个需求的"甲乙双方"共同努力。作为甲方的医疗卫生机构管理者、应用者和服务对象应该了解信息化的一些知识，作为乙方的信息人员要了解医院的基本流程、基本模式。要把智慧医院建设好，一定要有人具备提出问题的能力，有人具备理解问题的能力，有人具备解决问题的能力，还要有一个"总导演"统筹各方面资源，规划并推进整个信息化进程，就是医疗卫生机构的首席信息官（Chief Information Officer，CIO）。

3. 提升"互联网 +"医疗健康人才队伍建设能力的建议。首先，加强医疗健康信息化学科建设，推进人才培养和需求实现的有效衔接。针对医疗健康信息化人才培养，应从三个方面加强，分别是：加强学历教育；强化继续教育；针对复合型人才和领军人物加大培养力度。其次，优化医疗健康信息化人才发展环境，提高行业吸引力。围绕医疗健康信息化人才的培养、引进、使用、评价、激励几个环节，全面优化医疗健康信息化人才的发展环境；建立柔性的人才引进机制；不求所有，但求所用；完善准入和晋升机制；优化薪酬激励机制；对紧缺、急缺的高层次人才，探索试行绩效工资、项目工资等方式提高待遇；在条件适宜的地区率先实行三级医院 CIO 制度等。同时，提升全体医疗卫生从业者的信息素养，分层分类开展多样化的人员培训。当前，以互联网、大数据、人工智能为代表的新技术和医疗健康行业的深度融合，不仅对信息化人才的工作和发展息息相关，对全体医疗卫生从业者的工作学习以及思维方式都影响深远。卫生行政管理及相关机构应根据不同群体的工作需求分层分类开展多种形式的人员培训，以提升全体人群的信息素养；医疗机构同样需要因地制宜，开展信息素养相关培训。针对医院管理人员，应该重点加强国家的宏观政策和健康中国战略指导下的互联网医疗等实践开展培训，提升医院运营管理能力和互联网思维；针对医务人员，应该从以提升服务能力和确保医疗安全为目的开展学习，进一步掌握当前工作和个人职业成长密切相关的职业规范、前沿技术等。针对医疗卫生服务对象，可以发放智慧医疗、互联网医疗宣传卡片进行普及。此外，卫生行政管理部门和医疗机构应组织开展常态化的组织信息技术学习培训，使全体从业人员始终保持对医疗健康信息化领域相关的法律法规、政策标准以及新技术新知识等的持续了解和学习。另外，还应开展不同程度的信息安全教育，提升相关人员的安全态势感知能力，自觉规范信息技术的使用行为。最后，完善"互联网 +"医疗健康从业管理制度，调动所有人员的积极性。"互联网＋"医疗健康建设离不开医院领导的高度重视和总体引领、业务部门的需求驱动、信息技术部门乃至第三方企业的技术创新和有效支撑。在"互联网＋"医疗健康建设过程中，参与的主体多、涉及的领域广、专业性强、隐私安全风险高，需要多部门、跨学科协作和有机融合。医疗机构要理顺互联网医疗的管、建、运、维四个环节，离不开管理、业务、技术等各方面人员的整体支撑，因此，医院应该将"互联网＋"医疗健康工作纳入所有相关人员的绩效评价和年度考核体系之中，并明确相关部门的职责分工，完善工作机制。

第四节　构建强大公共卫生体系

一、我国公共卫生体系的优势

我国不仅疆域辽阔，而且地形与气候的多样性是中东地区地中海式气候无法相比的。地域及民族的多样性使我国居民的健康情况更加复杂，从热带病到牧区疾病，从急性传染病到慢性非传染性疾病，以及各种地方病、高原病和意外伤害，疾病谱宽泛多样。因此，我国医疗卫生工作者的经验较为丰富。经过40多年的改革开放，我国的经济实力和综合国力显著增强，在国际卫生合作中物资、财力、人员方面的基础雄厚。尤其是一线、二线城市的公立三甲医院的基础设施、医疗设备状况、医务人员业务水平等相对于土耳其及伊朗均具有比较优势。政治背景方面，我国决策和行政效率高，在弥补地区间差异的转移支付方面具有优势。由于政治稳定，我国的各项远景规划均可以得到稳步推进。此外，我国有丰富的对外直接卫生援助经验，20世纪60年代初以来，我国先后向60多个国家派遣过医疗队，共派出援外人员2.5万人次，治疗患者近3亿人次。截至2017年6月，中国共有1300多名公共卫生专家和医务人员在全球50多个国家工作，为外国培养了2万多名卫生领域的管理者和技术人员。2020年新冠肺炎疫情暴发后，中国向世界卫生组织捐款2000万美元，将最新诊疗计划、防控计划等一套技术文件与全球180个国家和10多个国际地区组织进行共享，帮助他们维护全球健康安全。到目前为止，中国对国际卫生应急救援行动的态度逐渐由参与向引领转变，先后加入对安哥拉、圭亚那黄热病、寨卡病毒疫情的应急处置行动，受到世界卫生组织和受援国的好评。在公共卫生领域，经过非典（重症急性呼吸综合征，SARS）的洗礼，我国疾控体系建设已走在世界前列，在传染病监控网络信息化建设、疾控科研、疫苗研制和生产等方面均取得了长足进步，在医药产业方面，我国的药企基本可以满足国内医疗行业的需要，市场存在充分竞争，充满活力。

二、我国公共卫生体系的劣势

既往我国参与全球卫生治理工作缺乏统一的领导，在领导组织体系中，主要由外交部、商务部、卫健委牵头，其他相关部门共同参与，如财政部和中国进出口银行。商务部起主导作用，负责对外援助，外交部协助开展卫生外交，卫健委是中坚力量和技术指导者。以商务部作为对外卫生合作的主导，在国际上并不常见。参与全球卫生治理本质上是卫生外交，由外交部主导、卫生部门实施更为妥当。

三、我国公共卫生体系改革建议

1. 优化传染病联防联控卫生监督体系。我国未来应该建立实质性、常态化的传染病联防联控机制，共享流感、自然疫源性疾病、肺结核等传染病的信息。在疾控设备、应急卫生储备、传染病快速诊断技术等方面应互通有无，取长补短，建立协调、互信的工作机制。我国一直积极开展人畜共患病的预防和控制研究，也是世界少有的拿出专项资金防治包虫病并提供免费救治的国家之一。因此，我国可以发挥这方面的优势，开展学术研讨和新知识、新技术的交流，建立主要人畜共患病监测和检测技术沟通机制，形成固定并且灵活的人畜共患病专家及机构合作组织，规范疾病信息统计流程及疾病治疗路径。

2. 建立联合医疗服务机构。中国和其他国家建立联合医院的合作较少，目前，中国与中东国家签署了众多战略合作。在这一背景下，中方的居民对中东的医疗服务认可度较高，存在就医需求。中东在中国的人员将日益增多，他们的就医需求也很难得到满足。因此，在医疗服务领域存在合作空间，中国未来应考虑以一定形式实现行医资格互认，进而在对方公民集中居住的城市设立联合诊所，既方便了对方公民，也可以为国际医疗服务提供各方面的深度合作积累经验。

3. 卫生政策与医疗保障制度学术交流与合作。近年来，尤其是 2009 年以来，我国在既往"医改"经验教训的基础上，开始了新一轮医药卫生体制改革，提出了切实缓解"看病难、看病贵"的近期目标，未来将建立覆盖城乡的基本医疗卫生制度，这些举措，可能会对其他国家有借鉴意义。中国既往在医疗保障制度方面的交流合作较少。在近期，中方和土耳其、伊朗等卫生官员和医疗行业管理专家学者可以深入开展学术交流，借鉴彼此的成功经验，为中长期政策制度方面的合作奠定基础。

4. 全球卫生治理领域合作。中国与"一带一路"伙伴国家充分发挥"一带一路"国际合作平台作用，在抗疫方面做了很多事情，一方面是共同致力于把"一带一路"建设成为保障人民生命安全的"生命之路"。通过打通陆上、海上、空中运输通道，尽可能多、尽可能快地从中国向"一带一路"相关国家运输抗疫物资。另一方面是中国与"一带一路"伙伴国家共同开发疫苗。中国企业同俄罗斯、埃及、印度尼西亚、巴基斯坦、阿联酋等"一带一路"伙伴国家合作开展疫苗三期试验，都已取得良好效果。有的疫苗已经开始使用，有些国家如土耳其、埃及等国已经开始使用中国企业生产的疫苗。因此，中国应加强区域经济合作，推进智库之间、智库与政府部门、智库与企业等合作的机制化建设，共建"一带一路"智库国际合作网络。

📑 本章小结

药占比是公立医院综合改革的重要抓手，应调整医疗服务价格，逐步理顺医疗服务比价关系的措施，建立健全现代医院管理和监督制度。

分级诊疗和医联体建设是我国医疗改革的重点，应该积极完善制度这一保障。组建上下分工协作的一体化区域医疗共同体，组建医疗联盟、医疗共同体、医疗联合体等，支持分级诊疗工作的展开。

随着人工智能和互联网的发展，未来提供医疗服务的人员中除了医生、护士、医学技术人员外，还需要新型的"医学+"复合型人才。

要建立强大的公共卫生体系，我国不仅要优化传染病联防联控卫生监督体系，健全医疗服务系统网络，还要与周边国家积极开展公共卫生合作与技术发展。

📑 复习思考题

1. 阐释中国医疗费用改革的主要措施。
2. 分析执行分级诊疗制度改革政策所面临的主要障碍。
3. 简述激励一线卫生人力的相关理论研究。
4. 当前国家培养卫生人才应该重点关注哪些方面？

📑 应用案例

人才派遣模式在卫生行业中的发展

一、案例背景

人才派遣，亦称人才租赁、员工派遣、劳务派遣，根据业内较为常见的定义，人才派遣是指派遣机构根据用人单位的需求，将符合要求的员工派遣至用人单位工作，然后为员工和用人单位提供相关服务，并收取一定的服务费用。派遣机构和用人单位签订派遣协议，形成劳务关系；派遣机构和派遣员工签订劳动合同，建立劳动关系。经过多年的快速发展，它已在国内大中城市中发展成为一种普遍且流行的用人方式，在各行各业遍地开花。

2000 年年初，全国各省区市卫生领域陆续开始实行人才派遣这种用人方式。2009 年 12 月 31 日，卫生部、国家发改委等部门联合印发了医改配套文件《关于加强卫生人才队伍建设的意见》（以下简称《意见》），指出要全面建立聘用制度和岗位管理制度，人才服务机构要积极开展代理、派遣、评价、培训、交流、存档等服务，提高服务的能力和水平。卫生领域采用人才派遣的用人方式，有利于深化医药卫生体制改革，有利于转换单位的用人机制，健全用人制度，推行聘用制度和岗位管理制度，真正实现卫生人才管理由固定用人向合同用人转变，由身份管理向岗位管理转变。

从全国卫生领域实行人才派遣的用人单位看，派遣员工形成了以初中级专业技术人员和普通工勤人员为主要力量的结构。派遣员工的层次明显提高，其所从事的岗位也越来越多，主要涉及医生、护士等专业技术岗位以及工勤、保安、洗刷工等服务岗位。从卫生领域人才派遣的扩展地区来看，大城市人才派遣发展较快、规模较大，但一些中小城市还未开展人才派遣业务，全国卫生领域人才派遣呈现遍地开花但发展不均衡的特点。

二、正文

在人才派遣业务蓬勃发展的大环境下，为配合国家医改、人事制度改革、社会保障体制改革，更好地服务于卫生事业的发展，北京卫人人力资源开发有限公司（以下简称开发有限公司）于 2004 年年底着手筹备开展人才派遣工作，这是一家由卫生部人才交流服务中心（以下简称人才中心）主办，专门从事全国卫生人力资源开发与管理的综合性人才机构。该机构从 2005 年年初正式启动人才派遣业务，至今已有 7 年的发展历程。7 年中，开发有限公司的人才派遣业务不断"升级"，派遣员工从最初的几十人激增到现在的 8 000 多人，采用人才派遣的单位也已经发展到 80 多家，业务范围已覆盖北京市各区县，人才派遣业务也已由原来的单一医院扩大到卫生行业各领域，呈现出多元化、全方位发展的趋势。派遣员工主要以专业技术人员为主，初中高级人才约占派遣员工总数的 90%。近几年，派遣员工的层次明显提高，所从事的岗位也逐渐增多，除医护岗位外，还有工勤、行政、科研等岗位。

中国医学科学院肿瘤医院（以下简称肿瘤医院）是一所集肿瘤医疗、科研、教学为一体，全方面进行肿瘤预防、诊断及治疗的研究型专科医院。肿瘤医院自 2005 年开始与开发有限公司合作，正式实施人才派遣。在具体操作过程中，医院从人员招聘、委托管理、考核激励等方面不断完善人才派遣管理制度，对于规范单位的编外用人起到了积极的推动作用。其中，对编外工勤人员实行派遣，明显提高了工勤队伍的稳定性，降低了引发劳动纠纷的风险。

以工勤人员的人才派遣为例，后勤保障是医院正常运转的一个不可或缺的重要环节。随着近年来后勤社会化进程的推进，保安、保洁、电梯等行业已经采用"外包形式"。由于部分工作岗位的特殊需要，一些后勤保障职能不适合完全外包，如水暖、电力、制冷、氧气供应等岗位，属于医院后勤保障的关键岗位，岗位责任大，需要一支懂技术、有责任心且相对稳定的人员队伍。但由于一些原因，这些岗位上有许多已经在医院工作多年的"不临时的临时工"，他们技术相对熟练，又对其工作的岗位和院内环境非常熟悉。而其他一些岗位临时用工人员的变化较频繁，工作周期短，流动性强，这些岗位没有很高的技术要求，以农民工为主要成员，他们外出打工有很强的季节性，少则 1~3 月，多则 6~10 月，特别是在农忙和春节期间，易出现用人紧缺的现象。如何管理和使用这部分人员，保障他们的合法权益，同时又维持单位用人的稳定性，就成了一个必须面对的问题。

为了解决这个问题，肿瘤医院自 2008 年开始实施工勤人员的人才派遣。首先，医院与后勤各用人科室领导共同对工勤人员的情况进行摸底，并开展心理疏导工作，倾听他们的呼声和诉求，深入了解其本质需求和心理状态。其次，开发中心的工作人员为工勤人员开办了专项讲座，普及社会保险等知识，加深工勤人员对社会保险重要性的认识，提高其自我防范、自我维护的意识和能力。此外，在开发中心的指导下，将其中大部分符合条件的编外工勤人员纳入派遣人员队伍。为了保障这部分人员的待遇问题，医院将所有派遣的工勤人员的社会保险中个人缴纳部分的费用，等额补回到他们的工资中，保证他们在派遣前后的实际到手收入没有差别。

随着人才派遣工作的深入开展，医院的派遣员工已经从最初的护理人员逐渐向更多的岗位拓展，包括临床医技科室的技术员、药剂人员、收费员、实验室的实验员、行政管理人员、工勤人员以及临床医师和科研研究人员。派遣人员类别和岗位呈多元化发展趋势。

2005 年开展人才派遣工作时，派遣员工全部为大专毕业生，近几年，越来越多的本科生以及研究生充实到这支队伍中来，派遣员工逐渐向高学历化发展。通过不同专业、不同学历的多元化用人方式，合理调配了岗位需求与人员配给，达到人尽其才。基本满足了医院不同岗位的用人需求，稳定了科室的专业人才队伍，促进了科室的稳步发展。如 2008 年医院开展编外工勤人员派遣工作，经过积极组织协调，138 人中有 69 人选择派遣方式。截至 2010 年 6 月，这批人员中有 66 人仍在岗，人员流失率从派遣前的 59.4% 降至 4.3%，工勤人员流失率比以前大大降低。虽然医院的人力成本稍有增加，但维持了工勤队伍的稳定性，降低了流动性，保证了后勤保障工作的正常运转。同时，通过人才派遣还进一步规范了工勤人员的管理，降低了劳动纠纷等风险。

开发有限公司在人才派遣业务开展过程中，主要有以下一些工作流程：与用人单位达成派遣意向，签署派遣协议，是开展人才派遣业务的首要环节。开发有限公司依据各用人单位的实际需求，有针对性地提供人才派遣服务项目。同时，根据提供的服务项目与使用人员规模的情况，开发有限公司确定收费标准及提供协议文本，并确认派遣人数、拟派遣人员名单、岗位情况、预计接收或派出时间、合同期限、试用时段、工时计算方式、合同工资标准、其他福利情况、工资发放日期、工资发放形式等具体问题。派遣协议正式签署后，开发有限公司具体业务负责人将用人单位信息录入数据库，并依据用人单位需求开展如下日常管理工作：派遣员工招聘管理。开发有限公司依据用人单位的招聘需求计划，利用报纸、杂志、网络等各种渠道发布招聘信息，之后，对候选人的应聘条件与相关岗位需求的匹配度进行客观分析，认真筛选，为用人单位提供适合岗位要求的应聘者。此外，开发有限公司还协助用人单位对候选人的专业素质进行考核，为用人单位提供专业的用人建议。若用人单位有需求，开发有限公司可为用人单位组织拟录用人员的体检工作。

派遣员工入职管理。开发有限公司的人事专员依据用人单位确认的录用人员名单，及时与录用人员联系，并告知其办理入职手续所需的相关证件，证件齐备且真实者按正常程序办理入职手续。

派遣员工劳动合同管理。根据《中华人民共和国劳动法》与《中华人民共和国劳动合同法》及国家有关法律、法规，开发有限公司对所有派遣员工劳动合同的签订、履行、续订、变更、解除、终止等工作进行管理。人事专员根据派遣员工信息系统，及时告知合同即将到期人员并进行合同续签工作。严把合同解除与终止关口，规避产生争议的风险。

派遣员工人事管理。开发有限公司人事专员依据派遣员工数据信息系统对所有派遣员工进行统一管理，为他们出具相关工作、收入等证明，出具相关考核材料并配合用人单位进行员工工资核定等管理。

派遣员工工资发放。开发中心根据国家及北京市工资管理的相关规定，结合用人单位的实际情况，确定派遣员工薪酬、福利发放标准及发放时间。人事专员每月依据用人单位提交的考勤情况，统一汇交财务人员核算工资并与用人单位进行核对确认。

派遣员工离职管理。依据用人单位通知，开发有限公司区别合同期满、员工辞职、员工离职、用人单位解除劳动合同等不同情况，在派遣员工与用人单位办好工作交接后，为即将离职的员工办理解除劳动合同手续，解除劳动合同手续社会保险、公积金及人事档案转移等手续，同时出具社会保险情况证明及员工年度考核等相关材料。

派遣员工保险缴纳及待遇享受。开发有限公司按照国家及北京市社会保险及公积金政策的有关规定，为派遣员工缴纳社会保险和公积金，并依据各用人单位实际情况，提供补充医疗保险方案。在员工合同存续期间，依照相关规定为员工办理养老保险、工伤保险、生育保险及公积金等待遇享受工作。

（一）个性化管理与人性化服务

为了保证人才派遣业务的可持续发展，开发有限公司将用人单位和派遣员工的利益摆在首位，为他们制订个性化管理方案并提供人性化服务，力求最大限度地发挥人才派遣应有的作用。

针对用人单位，开发有限公司通过专业化的管理团队为用人单位提供人力资源服务。根据需要，开发有限公司设立了派遣业务组、工资业务组、信息业务组及劳动争议业务组等，各组之间相互配合，从各方面保障派遣工作的顺利开展。此外，还有社会保障处专门负责派遣员工社会保险及公积金办理工作。其中，派遣业务组有人事专员对口负责用人单位业务，定期走访，及时了解工作中存在的问题，现场记录、反映并力求解决问题。同时，还为用人单位的中高层人事管理工作者组织定期培训，以使各方信息对等，便于工作顺利开展。劳动争议组聘请多位资深的劳动关系专家做顾问，为解决用人单位发生的复杂劳动争议提供支持，帮助用人单位降低用工风险，建立适应市场竞争的人力资源管理机制。

开发有限公司还提供专业化的人才招聘及猎头服务，从各层次上保障用人单位的用工需求。依托于中国卫生人才网这一全国卫生行业权威的网络平台，开发中心为用人单位人才招聘工作提供强大的人才储备库，确保为用人单位随时选派优秀派遣员工。同时，开发有限公司提供专业的人才测评服务，针对卫生行业专业技术人员提供专业化的考题及测评，为用人单位了解在岗人员业务水平、制定薪酬考核制度、人员晋升等方面提供参考。

针对派遣员工，开发有限公司对签订劳动合同人员进行入职前培训，内容包括人才派遣用工形式、社保、公积金缴纳、待遇享受、档案办理、工资发放等各个方面，使派遣员工在入职时即对派遣用工方式及自身待遇等相关问题有所了解。

管理员工档案。开发有限公司委托人才中心档案代理处负责所有派遣员工的人事档案管理，派遣员工的人事档案根据用人单位的需求及员工便利的原则进行管理。

负责派遣员工中的党员管理。开发有限公司积极鼓励派遣员工加入党组织，重视派遣人员的教育指导工作，定期组织流动党员参加党支部的各项活动。

派遣员工工会组织管理。开发有限公司每年定期组织派遣员工进行郊游活动等，不断增进人事专员与派遣员工的交流与互动，给予他们更多的关怀。

组织评优表彰。开发有限公司每年根据用人单位对派遣员工的考核，对优秀派遣员工进行表彰和奖励，获奖材料归入员工个人档案，同时在中国卫生人才网上予以公布。

（二）人才派遣的优势及存在的问题

人才派遣作为一种有效的用人方式，在用人单位的人力资源管理中发挥了重要作用。通过人才派遣，用人单位可有效调整人力资源结构，降低及规范人力资源使用中劳动争议、纠纷、仲裁的风险成本，解决人才紧缺问题，增强核心竞争力，实现人力资源的科学化管理。同时，人才派遣有利于人才供需双方的双向选择，有助于保障用人单位和派遣员工双方的合法权益。

1. 对用人单位的积极作用。首先，用人单位采用人才派遣的用人方式，可以大量减少事务性的人事管理工作，包括培训、招聘、发放工资、缴纳社会保险及住房公积金等，使用人单位能够专注于其内部关于人力资源配置等技术含量高的工作，降低人事管理成本。其次，人才派遣为用人单位提供了一种弹性用人机制。当面临大量临时性和替代性的用人需求时，人才派遣机构可以提供所需人员。用人单位不仅节约了员工管理费用，减轻了人事管理负担，也避免了因人才紧缺或人才过剩影响本单位的正常运行。再次，有利于合理规避风险。派遣员工与派遣机构签订劳动合同，被派遣到医疗机构，派遣员工的各项保险和福利待遇由派遣机构承担。用人单位通过人才派遣的方式，对用人结构进行优化和调整，在保证合法用工的情况下，使派遣员工能够合理流动，降低了用人风险。由于用人单位与派遣机构是一种劳务关系，不存在劳动关系，而派遣机构与派遣员工签订的是劳动合同，双方是一种劳动关系，因此所产生的劳动纠纷和劳动争议原则上转嫁给派遣机构来解决，用人单位在一定程度上能够规避风险。同时，人才派遣方式可以在用人单位内部形成良好的激励机制。一方面，对于用人单位的正式员工来说，派遣员工的到来将给他们造成一定的竞争压力，进而促使他们更加努力工作；另一方面，对表现出色的优秀派遣员工，用人单位也可以在符合法律规定的情况下将他们转为编制内的正式员工或建立更稳定的长期劳动关系。

2. 对派遣员工的积极作用。人才派遣机构为个人尤其是毕业生提供了一种新型的就业选择，让毕业生在人才流动中找到最适合自己的工作机会。同时，人才派遣机构储备了大量的人力资源信息，能够为毕业生和用人单位搭建平台，为其提供更多的就业机会和就业渠道，使其才华得到施展，更好地实现自身价值。由于人才派遣这种用人形式是建立在双方自愿的基础上，派遣员工可以根据自己的情况自由选择从事工作的医疗机构，这种情况客观上有助于丰富派遣员工的工作经验和知识积累，以及自身职业生涯规划和自身价值的提升，真正实现了"人才为社会所有"，不再被用人单位所束缚。派遣员工通过派遣机构与用人单位进行沟通，促使用人单位制定规范的用人制度，并由派遣机构监督，避免出现拖欠工资和用工不规范等现象，为派遣员工提供安全的工作环境，保障他们的合法权益。

虽然人才派遣具有诸多积极作用，但目前仍存在不少需要研究解决的问题，如雇主责任模糊。人才派遣制度实现了雇佣劳动与使用劳动相分离，在派遣员工、派遣机构和用人单位之间形成了三方法律关系，这就极易产生雇主责任模糊的问题，而厘清人才派遣三方关系，维护各方权益，对于减少劳动争议和纠纷具有重要意义。另外，派遣员工的心理契约不稳定。由于派遣员工与派遣机构及用人单位关系上的差异，在人才派遣用工方式中，存在着双雇主心理契约，即派遣员工对派遣机构的心理期望主要集中在福利待遇、劳动权益、帮助协调与用人单位的关系、职业生涯规划等方面，对用人单位的心理期望主要集中在工作技能的发展、工作环境的保障、组织内公平竞争等方面。实践表明，由于派遣员工的流动性及一些用人单位操作不规范，造成了派遣员工心理契约的不稳定性，影响了对派遣机构的认同感及工作积极性。另外，派遣机构、用人单位、派遣员工对人才派遣的认知不同。目前，大多数用人单位的行政部门对人才派遣这种用人方式持认可态度。但也有业务部门由于缺乏对这种用人方式的了解，在用人过程中，容易与派遣员工发生劳动争议和纠纷。对于派遣员工来说，由于用人单位不重视正式员工与派遣员工的差异性管理，使派遣员工缺乏归属感和信任感，使自己处于边缘人的角色，导致人才派遣这种用人方式未能深入人心。最重要的是，监管人才派遣的相关立法滞后。与美国、日本等国家相比，人才派遣在我国还处于成长发展的阶段，我国人才派遣的相关法律制度还不够完善和健全。对于政府来说，人才派遣虽然有利于促进就业与再就业，能够为我国的经济体制和人事制度改革实践服务，为劳动者提供更多的就业选择机会，满足了我国在市场经济条件下市场主体的需要，但是由于没有制定专门的派遣法，立法的滞后和不完善，导致现实中存在人才派遣用工不规范等诸多问题。

案例来源：刘金峰，朱光明. 中国卫生人力资源管理案例集［M］. 中国传媒大学出版社，2013.

参考文献

［1］赵永乐，王慧．基于人力资源管理的岗位胜任力素质模型的建立［J］．东南大学学报（哲学社会科学版），2007，9（1）：4．

［2］赵霞，李小华．"十四五"期间医院信息化建设发展的若干思考［J］．中国医院，2021，25（1）：3．

［3］杨添安，马名旭，郭义娜，等．北京市公立医院与私立医院医务人员工作压力及其影响的对比分析［J］．中国卫生事业管理，2017，34（08）：622－625．

［4］杨添安，侯飞，郭义娜，等．私立医院医务人员挑战性、阻碍性工作压力与职业倦怠的关系研究［J］．中国卫生事业管理，2017，34（05）：384－387．

［5］杨芳，姚燕，李虹彦，等．护士人群健康生产力受损现状及相关因素研究［J］．中华健康管理学杂志，2012，6（6）：405－408．

［6］杨德胜．关于企业对新员工招聘甄选的方法研究［J］．中国商贸，2011（21）：61－62．

［7］王永芳．信息化在医院人力资源管理中应用的探讨［J］．中国卫生事业管理，2010（10）：668－679．

［8］王鑫．E－learning系统在医院教学培训中的应用探讨［J］．医学信息，2017，30（14）：15－17．

［9］唐镳，史珍珍．企业招聘效果评估研究［J］．中国人力资源开发，2011（03）：10－14．

［10］孙晓玲．山东省某三级综合医院医务人员锐器伤发生现状与防护对策研究［D］．山东：山东大学，2015．

［11］孙会，吴价宝．怎样做好知识员工背景调查［J］．企业管理，2011（12）：86－87．

［12］师田．公共部门人力资源管理的有效性分析——从选拔录用的角度出发［J］．青年文学家，2012（11）：181－181．

［13］任晓慧，王思钰，崔延泽，等．护理人员职业倦怠与组织承诺、工作满意度的关系研究［J］．中国医院管理，2021，41（2）：80－83．

［14］龙立荣，方俐洛，凌文辁．组织职业生涯管理及效果的实证研究［J］．管理科学学报，2002（04）：61－67．

［15］刘贝妮，杨河清．工作场所隐性缺勤行为研究述评［J］．经济与管理研究，2016，37（4）：66－73．

［16］李燕萍，齐伶圆．"互联网＋"时代的员工招聘管理：途径、影响和趋势［J］．中国人力资源开发，2016（18）：6－13，19．

［17］李艳萍．我国医院信息化的现状和发展趋势探究［J］．现代经济信息，2017（28）：55．

［18］李弘毅．职业分层的方法论及其功能［J］．学术交流，2004（12）：113－118．

［19］杜丽，毛红波．三级医院临床护士组织职业生涯管理感知水平及影响因素研究［J］．护理学杂志，2020，35（16）：11－14．

［20］丁娥，田申，程敏，等．某三甲医院医务人员血源性职业暴露现状调查［J］．中华劳动卫生职业病杂志，2019，37（8）：593－596．

［21］池重．企业"互联网＋人力资源"的新突破［J］．人民论坛，2019（14）：82－83．

［22］陈倩，马腾阳，周炯，等．北京市医药分开综合改革对某三甲医院医疗服务供给的影响［J］．医学与社会，2019，32（3）：68－71．

［23］陈春花，刘祯．反生产力工作行为研究述评［J］．管理学报，2010，7（6）：825－833．

［24］常小华．"互联网＋"时代下人力资源管理的新趋势及对策分析［J］．科技经济市场，2017（08）：192－193．

［25］朱光明，王洪秋．补齐短板，加快公共卫生人才队伍建设［N/OL］．光明日报，2020－07－13［2021－11－06］．https：//baijiahao. baidu. com/s？id＝1672076521065882476&wfr＝spider&for＝pc．

［26］中华人民共和国中央人民政府．发展改革委就推进医疗服务价格改革答记者问［EB/OL］．（2016－07－06）［2021－11－06］．http：//www. gov. cn/xinwen/2016－07/06/content_5088789. htm．

［27］中华人民共和国中央人民政府．中共中央国务院印发《"健康中国2030"规划纲要》［EB/OL］．（2016－10－25）［2021－11－06］．http：//www. gov. cn/zhengce/2016－10/25/content_5124174. htm．

［28］赵淑贤．大数据时代薪酬管理方法在企业管理中的应用［J］．经济与社会发展研究，2021（13）：128．

［29］张明吉，侯志远，严非．卫生人力资源研究中"激励"及相关基本概念的变化［J］．中国卫生政策研究，2015，8（3）：65－71．

［30］张凯．中铁十六局电气化公司员工激励机制改进研究［D］．江西：华东交通大学，2019．

［31］张博．"互联网+"背景下企业人力资源管理创新路径探析［J］．中国商论，2020（14）：116－117．

［32］赵昂．医学毕业生不愿穿"白大褂"之忧［EB/OL］．人民网，（2012－08－19）［2021－11－06］．http：//politics. people. com. cn/n/2012/0819/c70731－18776066. html．

［33］许心怡，杨迪．取消药占比，精细化控费仍在路上［EB/OL］．人民网，（2019－02－12）［2021－11－07］．http：//health. people. com. cn/n1/2019/0212/c14739－30624035. html．

［34］谢蕾，伍林生．公立医院绩效考核与绩效工资改革的难点及对策［J］．重庆医学，2011，40（6）：3．

［35］肖华．激励理论视域下高校创新创业教育体系探究［J］．教育与职业，2018（22）：72－73．

［36］乡村卫生人才队伍建设步伐加快［N/OL］．健康报，（2021－02－25）［2021－11－07］．http：//wsjk. sjz. gov. cn/col/1585276196038/2021/02/25/1614236545970. html．

［37］卫生部统计信息中心.2014中国卫生人力发展报告［M］．北京：中国协和医科大学出版社，2012．

［38］王瑶．基于双因素理论的公立医院财务人员激励研究［J］．现代商贸工业，2021，42（16）：83－84．

［39］王青，吕洁．海氏分析法在儿科护理岗位评价中的应用效果［J］．护理实践与研究，2018，15（17）：1－4．

［40］王枫．职工总体满意度超过九成－华山医院员工关爱计划坚持多年 医护人员找到"心灵港湾"［N/OL］．劳动报，（2021－11－05）［2021－11－06］．https：//m. thepaper. cn/baijiahao_4136636．

［41］田景芝，王艳娟．医院人力资源管理模式创新研究［J］．财讯，2018（14）：177．

［42］谭沙沙．公立医院招聘管理现状［J］．人力资源，2020（08）：63．

［43］史明丽．我国纵向型区域医疗联合体的进展与挑战［J］．中国卫生政策研究，2013，6（07）：28－32．

［44］邵莹．大数据背景下企业人力资源管理创新［J］．环球市场，2021（4）：81．

［45］任文杰，朱文豪．医疗联合体人力资源管理模式选择与路径探讨［J］．医

学与社会，2015，28（7）：23－26.

［46］任娜，刘军卫，赵炜，等．医联体人力资源管理探析［J］．现代医院，2019（8）：1128－1129.

［47］邱艳，偶崇阳，卢杨．医务人员薪酬制度主要问题与对策［J］．解放军医院管理杂志，2009（6）：557－558.

［48］闵锐，谢婉银，方鹏骞."十四五"规划实施中 公立医院医务人员激励机制发展策略与展望［J］．中国医院管理，2021，41（3）：21－25.

［49］毛静馥．卫生人力资源管理［M］．北京：人民卫生出版社，2013.

［50］刘昕．薪酬管理［M］．北京：中国人民大学出版社，2007：101.

［51］刘小艳．公立医院招聘工作存在的问题及对策分析［J］．经济师，2020（06）：257＋259.

［52］梁玉成．现代化转型与市场转型混合效应的分解——市场转型研究的年龄、时期和世代效应模型［J］．社会学研究，2007（04）：93－117.

［53］李中斌，曹大友，章守明，等．薪酬管理理论与实务［M］．湖南：湖南师范大学出版社，2007.

［54］李文静．绩效管理［M］．大连：东北财经大学出版社，2008.

［55］李梦茹，耿仁文，林凯程，等．宽带薪酬在我国大型公立医院的适用性分析［J］．中国卫生经济，2014（7）：19－20.

［56］李玲．大数据背景下机关事业单位人力资源绩效管理创新策略分析［J］．商品与质量，2020（39）：22

［57］李成彦，唐人洁，李秋香．组织薪酬管理［M］．大连：东北财经大学出版社，2008.

［58］朱英．解读《"十三五"全国卫生计生专业技术人员培训规划》［EB/OL］．卫生计生委网站．（2021－11－05）［2021－11－07］．http：//www. gov. cn/zhengce/2017－01/05/content_5156759. htm#1.

［59］柯颖达．营造良好氛围让医务人员轻松执业［J］．中国卫生人才，2019（8）.

［60］单国旗，吴海燕，朱妙英．基于人力资源开发的可持续发展案例剖析［J］．商场现代化，2009，000（003）：288－289.

［61］黄照，马文军．年龄－时期－队列模型［J］．华南预防医学，2017，43（4）：4.

［62］黄姝娟．大数据背景下医院人力资源管理创新对策研究［J］．环渤海经济瞭望，2020（6）：124.

［63］护理人．国家卫健委：大幅增加医护编制；分层培养，提高地位！［EB/

OL］．（2021 – 11 – 5）［2021 – 11 – 07］．http：//med. china. com. cn/content/pid/243828/tid/1026.

［64］胡君辰，宋源．绩效管理［M］．成都：四川人民出版社，2008.

［65］何思长，赵大仁，张瑞华，等．我国分级诊疗的实施现状与思考［J］．现代医院管理，2015，13（02）：20 – 22.

［66］中国人民政治协商会议大连市委员会．关于加强大连市公共卫生服务基层队伍建设的提案及答复［EB/OL］．（2020 – 11 – 29）［2021 – 11 – 06］．http：//www. dlzx. gov. cn/news/view_5623. html.

［67］崇云丰．公共卫生体系短板怎么补［N/OL］．重庆日报，（2020 – 05 – 27）［2021 – 11 – 07］．https：//baijiahao. baidu. com/s？ id = 1667819104644160735&wfr = spider&for = pc.

［68］方振邦．战略性绩效管理［M］．北京：中国人民大学出版社，2007.

［69］杜英梅．绩效管理［M］．北京：对外经济贸易大学出版社，2003.

［70］程潇，唐昌敏，方鹏骞．我国"十四五"期间医院卫生人力资源发展战略及实现路径探析［J］．中国医院，2021，25（05）：10 – 13.

［71］陈浩．可持续就业的理论诠释［J］．云南财经大学学报，2011（06）：10 – 14.

［72］车颖，张丽萍，魏霞，等．海氏评价法在医院体检中心护理岗位评价中的应用效果［J］．中华现代护理杂志，2016，22（1）：130 – 132.

［73］Zhang L, Qi H, Wang L, et al. Effects of the COVID – 19 pandemic on acute stress disorder and career planning among healthcare students［J］. International Journal of Mental Health Nursing, 2021.

［74］Venkatapuram S . Health Justice. An Argument from the Capabilities Approach ［M］. 2011.

［75］Ven H, Hesselink J K, Bültmann U, et al. , Individual and work – related predictors of work outcomes related to sustainable employment among male shift and day workers ［J］. Scandinavian Journal of Work Environment & Health, 2013, 40（3）：287 – 294.

［76］Peters V, Engels J A, de Rijk A E, et al. , Sustainable employability in shift-work：related to types of work schedule rather than age［J］. Int Arch Occup Environ Health, 2015, 88（7）：1 – 13.

［77］Perry J L, Wise L R. , The Motivational Bases of Public Service［J］. Public Administration, 1990, 50（03）：367 – 373.

［78］Sen A K. Development As Freedom［J］. International journal（Toronto, Ont. ）, 1999, 55（1）.

[79] Oakman, Jodi, Neupane, et al. Workplace interventions to improve work ability: A systematic review and meta-analysis of their effectiveness [J]. Scandinavian journal of Work, Environment and Health, 2018, 44 (2): 134-146.

[80] Lu Y, Hu X M, Huang X L, et al. The relationship between job satisfaction, work stress, work-family conflict, and turnover intention among physicians in Guangdong, China: a cross-sectional study [J]. Bmj Open, 2017, 7 (5): e014894.

[81] Leijten F R, Heuvel S, Ybema J F, et al. Do work factors modify the association between chronic health problems and sickness absence among older employees? [J]. Scandinavian Journal of Work Environment & Health, 2013, 39 (5): 477-485.

[82] Leijten F R, Heuvel S, Ybema J F, et al. The influence of chronic health problems on work ability and productivity at work: a longitudinal study among older employees [J]. Scandinavian Journal of Work Environment & Health, 2014, 40 (5): 473-482.

[83] Le B, Van der Heijden Beatrice I. J. M, Tinka V V. "I WILL SURVIVE" A Construct Validation Study on the Measurement of Sustainable Employability Using Different Age Conceptualizations [J]. Frontiers in Psychology, 2017, 8: 1690.

[84] Koolhaas W. Sustainable employability of ageing workers [D]. University of Groningen, 2014.

[85] Kooij D. Successful Aging at Work: The Active Role of Employees [J]. Pediatrics, 2015, 1 (4): 309.

[86] Kokko K, Pulkkinen L. Unemployment and Psychological Distress: Mediator Effects [J]. Journal of Adult Development 1998, 5: 205-217.

[87] Ilmarinen J., Tuomi K., Seitsamo J.. New dimensions of work ability [J]. International Congress Series. 2005; 1280: 3-7.

[88] Hazelzet E., Picco E., Houkes I., et al. Effectiveness of Interventions to Promote Sustainable Employability: A Systematic Review [J]. International Journal of Environmental Research and Public Health, 2019, 16 (11): 1985.

[89] Hazelzet E., Bosma H., Rijk A. D., et al. Does Dialogue Improve the Sustainable Employability of Low-Educated Employees? A Study Protocol for an Effect and Process Evaluation of "Healthy HR" [J]. Frontiers in Public Health, 2020, 8: 446.

[90] Fleuren B. P. I., Grip A. D., Jansen N. W. H., et al. Critical Reflections on the Currently Leading Definition of Sustainable Employability [J]. Scandinavian Journal of Work, Environment & Health, 2016, 42.

[91] Fleuren B., Van A., Zijlstra F., et al. Handling the reflective-formative measurement conundrum: A practical illustration based on sustainable employability [J].

Journal of Clinical Epidemiology, 2018, 103: 71 – 81.

［92］Fleuren B. , Amelsvoort L. V. , Grip A. D. , et al. Time takes us all? A two – wave observational study of age and time effects on sustainable employability ［J］. Academy of Management Annual Meeting Proceedings, 2018, 2018 (1): 10807.

［93］Dam K. V. , Vuuren T. V. , Kemps S. . Sustainable employment: the importance of intrinsically valuable work and an age – supportive climate ［J］. The International Journal of Human Resource Management, 2016, 28 (17): 1 – 24.

［94］Evan R. . Amartya S. . The Idea of Justice ［J］. Human Rights Review, 2011, 12 (1): 139 – 141.

［95］Antoncic B. , Hisrich R. D. . Clarifying the intrapreneurship concept ［J］. Journal of Small Business & Enterprise Development, 2003, 10 (1): 7 – 24.

［96］2020 年我国卫生健康事业发展统计公报 ［EB/OL］. 中华人民共和国国家卫生健康委员会, (2021 – 11 – 5) ［2021 – 11 – 06］. http: //www. nhc. gov. cn/guihua-xxs/s10743/202107/af8a9c98453c4d9593e07895ae0493c8. shtml

［97］宋安琪. "十三五"多措并举加强基层卫生健康人才队伍建设 ［EB/OL］. 国新网, 2020 – 10 – 28. http: //www. scio. gov. cn/xwfbh/xwbfbh/wqfbh/42311/44085/zy44089/Document/1690862/1690862. htm.

［98］Feintuch A. , Improving the Employability and Attitudes of " Difficult – to – Place" Persons ［J］. Psychological monographs, 1955, 69 (7): 1 – 20.

［99］王坤朔. 以"医学 +"推动跨学科交叉融合 ［EB/OL］. 光明日报. (2020 – 4 –22) ［2021 – 11 – 06］. https: //m. gmw. cn/baijia/2020 – 04/22/33758547. html.

［100］Whitehouse D. , Workplace presenteeism: how behavioral professionals can make a difference ［J］. Behavioral Healthcare Tomorrow, 2005, 14 (1): 32 – 35.

［101］Kivim? Ki M. , Head J. , Ferrie J. E. , et al. Working While Ill as a Risk Factor for Serious Coronary Events: The Whitehall II Study ［J］. American Journal of Public Health, 2005, 95 (1): 98 – 102.

［102］Johns G. , Presenteeism in the workplace: a review and research agenda ［J］. Journal of Organizational Behavior, 2010, 31 (4): 519 – 542.

［103］Yuan, Zhang, Laura, et al. Relationships among employees' working conditions, mental health, and intention to leave in nursing homes ［J］. Journal of Applied Gerontology the Official Journal of the Southern Gerontological Society, 2014.

［104］Ybema J. F. , Vuuren T. V. , Dam K. V. . HR practices for enhancing sustainable employability: implementation, use, and outcomes ［J］. International Journal of Human Resource Management, 2017: 1 – 22.

[105] Yang T. , Ma M. , Zhu M. , et al. Challenge or hindrance: Does job stress affect presenteeism among Chinese healthcare workers? [J]. Journal of Occupational Health, 2018, 60 (2): 163 - 171.

[106] Jjl V. D. K. , Bültmann U. , Burdorf A. , et al. Sustainable employability - definition, conceptualization, and implications: A perspective based on the capability approach [J]. Scandinavian Journal of Work Environment & Health, 2015, 42 (1) .

[107] Yang T. , Guo Y. , Ma M. , et al. Job Stress and Presenteeism among Chinese Healthcare Workers: The Mediating Effects of Affective Commitment [J]. International Journal of Environmental Research & Public Health, 2017, 14 (9): 978.

[108] Spector P. E. The relationship of personality to counterproductive work behavior (CWB): An integration of perspectives [J]. Human Resource Management Review, 2011, 21 (4): 342 - 352.

[109] Spector P. E. , Fox S. An emotion - centered model of voluntary work behavior: Some parallels between counterproductive work behavior and organizational citizenship behavior [J]. Human Resource Management Review, 2003, 12 (2): 269 - 292.

[110] Sen, Amartya. Commodities and capabilities [M]. Amsterdam New York New York, N. Y. , U. S. A: North - Holland Sole distributors for the U. S. A. and Canada, Elsevier Science Pub. 1985.

[111] Sackett P. R. The Structure of Counterproductive Work Behaviors: Dimensionality and Relationships with Facets of Job Performance [J]. International Journal of Selection & Assessment, 2010, 10 (1 - 2) .

[112] Pit S. , Hansen V. The relationship between lifestyle, occupational health and work - related factors with presenteeism amongst general practitioners [J]. Archives of Environmental & Occupational Health, 2015, 71 (1): 00 - 00.

[113] Oxtoby, K. Why doctors need to resist " presenteeism ". BMJ, 2015, 351, h6720.

[114] O'Brien - Pallas L. , Murphy G. T. , Shamian J. , et al. Impact and Determinants of Nurse Turnover: A Pan - Canadian Study [J]. Journal of Nursing Management, 2010, 18 (8): 1073 - 1086.

[115] Mowday R. T. , Mcarthur K. A. W. The Psychology of the Withdrawal Process: A Cross - Validation Test of Mobley's Intermediate Linkages Model of Turnover in Two Samples [J]. Academy of Management Journal, 1984, 27 (1): 79 - 94.

[116] Marcus B. , Schuler H. Antecedents of Counterproductive Behavior at Work: A General Perspective [J]. Journal of Applied Psychology, 2004, 89 (4): 647 - 660.

［117］ Luan X. , Wang P. , Hou W. , et al. Job stress and burnout: A comparative study of senior and head nurses in China ［J］. Nursing & Health Sciences, 2017, 19 （2）: 163 – 169.

［118］ Letvak S. A. , Ruhm C. J. , Gupta S. N. Nurses' Presenteeism and Its Effects on Self – Reported Quality of Care and Costs ［J］. The American journal of nursing, 2012, 112 （2）: 30 – 38.

［119］ Lee V. , Henderson M. C. Occupational stress and organizational commitment in nurse administrators ［J］. Journal of Nursing Administration, 1996, 26 （5）: 21 – 28.

［120］ Lee H. F. , Yen M. , Fetzer S. , et al. Predictors of Burnout Among Nurses in Taiwan ［J］. Community Mental Health Journal, 2015.

［121］ KNANI M. Exploratory study of the impacts of new technology implementation on burnout and presenteeism ［J］. International Journal of Business & Management, 2013, 8 （22）: 92 – 97.

［122］ Kachi Y. , Otsuka T. , Kawada T. Precarious employment and the risk of serious psychological distress: a population – based cohort study in Japan ［J］. Scandinavian Journal of Work Environment & Health, 2014, 40 （5）: 465 – 472.

［123］ Jiang F. , Zhou H. , Rakofsky J. , et al. Intention to leave and associated factors among psychiatric nurses in China: A nationwide cross – sectional study ［J］. International Journal of Nursing Studies, 2019, 94: 159 – 165.

［124］ Ito H. , Eisen S. V. , Sederer L. I. , Yamada, O. , Tachimori H. , 2001. Factors affecting psychiatric nurses' intention to leave their current job. Psychiatr Serv 52 （2）, 232 – 234.

［125］ Hayward D. , Bungay V. , Wolff A. C. , et al. A qualitative study of experienced nurses' voluntary turnover: learning from their perspectives ［J］. Journal of Clinical Nursing, 2016, 25 （9 – 10）: 1336 – 1345.

［126］ Fleuren B. , Van A. , Zijlstra F. , et al. Handling the reflective – formative measurement conundrum: A practical illustration based on sustainable employability ［J］. Journal of Clinical Epidemiology, 2018, 103: 71 – 81.

［127］ Anand P. , Hunter G. , Carter I. , et al. The development of capability indicators ［J］. Journal of Human Development and Capabilities, 2009, 10 （1）: 125 – 152.

［128］ Bing M. N. , Stewart S. M. , Davison H. K. , et al. An integrative typology of personality assessment for aggression: implications for predicting counterproductive workplace behavior ［J］. J Appl Psychol, 2007, 92 （3）: 722 – 744.

［129］ Argyris C. Personality and Organization ［M］. New York: Harper &

Row, 1957.

[130] Appleby L. Staff turnover and complaints in mental health trusts could be suicide warnings [J]. 2015.

[131] Baum A. , Kagan I. Job satisfaction and intent to leave among psychiatric nurses: closed versus open wards [J]. Arch Psychiatr Nurs, 2015, 29 (4), 213 – 216. 10. 1016/ j. apnu. 2015. 03. 004.

[132] Aiken L. H. , Clarke S. P. , Sloane D. M. , et al. Nurses'reports on hospital care in five countries [J]. Health Affairs, 2015, 20 (3): 43.

[133] Adeolu J. O. , Yussuf O. B. , Popoola O. A. Prevalence and correlates of job stress among junior doctors in the university college hospital, Ibadan [J]. Annals of Ibadan Postgraduate Medicine, 2016, 14 (2): 92 – 98.